临床专科护理实践

LINCHUANG ZHUANKE HULI SHIJIAN

主编 苟淑萍 徐春美 刘 凤 杨运良
郭 莲 王英波 宋国丽

黑龙江科学技术出版社
HEILONGJIANG SCIENCE AND TECHNOLOGY PRESS

图书在版编目（CIP）数据

临床专科护理实践 / 苟淑萍等主编. -- 哈尔滨：
黑龙江科学技术出版社，2023.4
ISBN 978-7-5719-1893-4

Ⅰ．①临… Ⅱ．①苟… Ⅲ．①护理学 Ⅳ．①R47

中国国家版本馆CIP数据核字（2023）第065570号

临床专科护理实践
LINCHUANG ZHUANKE HULI SHIJIAN

主　　编	苟淑萍　徐春美　刘　凤　杨运良　郭　莲　王英波　宋国丽	
责任编辑	陈兆红	
封面设计	宗　宁	
出　　版	黑龙江科学技术出版社	
	地址：哈尔滨市南岗区公安街70-2号　　邮编：150007	
	电话：（0451）53642106　传真：（0451）53642143	
	网址：www.lkcbs.cn	
发　　行	全国新华书店	
印　　刷	黑龙江龙江传媒有限责任公司	
开　　本	787 mm×1092 mm　1/16	
印　　张	29.75	
字　　数	752千字	
版　　次	2023年4月第1版	
印　　次	2023年4月第1次印刷	
书　　号	ISBN 978-7-5719-1893-4	
定　　价	238.00元	

前 言
FOREWORD

护理学是一门自然科学和社会科学相结合的综合性应用学科,是研究护理现象及其发生发展规律的学科,其任务是促进健康、预防疾病、恢复健康、减轻痛苦。护理学的发展得益于护理前辈对护理的概念、理论、模式等方面的完善与创新。随着生命科学和现代科技的飞速发展,临床医学的研究成果不断更新,新理论、新技术、新方法如雨后春笋。在这种时代背景下,临床护理工作者既需要不断适应当今医学模式的变化与发展,也需要随着现代医疗科技的发展不断丰富和更新自己的知识。因此,为了培养临床护理工作者发现问题、分析问题、解决问题的能力,编者编写了《临床专科护理实践》一书。

本书总结了现阶段临床常见疾病的护理重点,反映了现阶段护理领域发展的最新成果,实现了将护理理论与临床实践相结合。在结构层次方面,本书首先介绍了绪论、临床常用护理技术与重症护理,随后以临床科室为分类标准,介绍了呼吸内科、胸外科、普外科等科室的常见疾病,最后介绍了手术室护理;在内容方面,每种临床常见疾病按照病因、临床表现、治疗、护理评估、护理措施的顺序,重点介绍了疾病的护理评估和护理措施等方面,充分考虑了临床实践性和可操作性。本书的编写着眼于临床,以现代临床常见疾病的护理为中心,根据临床需求进行编写,理论联系实践,表述浅显易懂,适合各级医院临床护士及医学院校护理专业师生阅读使用。

由于编者编写时间仓促、学识水平有限,书中存在的疏漏和错误之处,敬请广大读者批评指正,以便再版时修正。

《临床专科护理实践》编委会

2023 年 1 月

目 录
CONTENTS

第一章 绪 论

第一节 护理学的概念

护理学是一门以自然科学和社会科学为理论基础的综合性应用科学,它从出现到发展成为一个独立学科走过了一百多年的历程,也就是英国人弗洛伦斯·南丁格尔创建护理教育、开办护理事业以来的历史过程。在这较长的历史进程中,随着医学科学与相关科学的发展和在某个特定时期人们对健康定义的认识和需求的不断提高,护理概念的演变大致经历了以疾病护理为中心、以患者护理为中心、以人的健康护理为中心的三个历史阶段。这些理论认识的进步,是在护理实践的积累和对护理学总体研究的基础上发展形成的。

一、以疾病护理为中心阶段

这个阶段的初期护理,仅作为一种劳务为患者提供一些生活、卫生处置方面的服务。随着护理教育的开展,护理人员能将简单的护理知识与技术应用于临床,如为患者进行口腔护理、皮肤护理等。在人们心目中,护理只是一种操作或一种技艺,是医疗工作中的辅助性劳动。随着自然科学的不断发展及各种科学学说的创立,医学科学理论和临床实践逐渐摆脱了宗教和神学的束缚,人们开始用生物医学模式的观点来解释疾病,即疾病是由细菌感染或外来因素袭击导致的损伤和/或脏器与组织功能障碍,此阶段,人们仅以机体是否有损伤作为健康与不健康的界定标准。在这种健康概念的指导下,医疗行为着眼于对躯体或患病部位疾病的诊断和治疗,从而形成了以疾病为中心的指导思想。在这种思想的影响下,人们认为护理是依附于医疗的,因此,护士扮演着医嘱执行人的角色,把协助医师对疾病进行检查、诊断、治疗看成是护理工作的主要内容;把认真执行医疗计划、协助医师除去患者躯体上的"病灶"和修复脏器、组织功能作为护理工作的根本任务、目标和职责。护理工作处在附属、被动的地位,这在相当程度上影响了护理学的理论发展,护理学没有自己完整的理论体系,护理学教程基本上是套用医疗专业基础医学、临床医学理论外加疾病护理常规和技术操作规程的内容。因此,以疾病护理为中心的护理模式,决定了护理人员是医师助手的附属地位,造成了护理人员被动执行医嘱的局面。

事物都是在不断实践中发展,又在发展中加以验证的。以疾病为中心的护理模式是护理学发展过程的第一个历史阶段,这一时期的护理实践及其发挥的作用具有以下特点:①护理工作虽处于从属地位,但与医疗工作分工比较明确,责任界定比较清楚,护理工作在整个生命科学中占有重要的地位;②在一个较长时期的护理实践中,经过前辈们的努力、总结、建立了一整套护理制度、疾病护理常规、技术操作规程等,为护理学的发展提供了理论依据和实践基础;③以基础医学、临床医学、疾病护理为主的课程的开办,为完善现代护理学科的理论体系奠定了良好的基础;④以疾病为中心的护理,因对疾病的发生、发展、转归与患者的心理、情绪、精神,以及社会等因素的关系不了解,使护理过程只局限在患者躯体、局部病灶上,而忽略了对患者心理及其他因素的护理。这个阶段延续到了20世纪60年代。

二、以患者护理为中心阶段

一般认为,以患者护理为中心的理论来源于美国籍奥地利理论生物学家贝塔朗菲的系统论,玛莎·罗杰斯的护理概念理论、美国心理学家马斯洛的需求层次论、生态学家纽曼的人和环境的相互关系的学说等,这些学说的研究和确立,为人们提供了重新认识健康与心理、情绪、精神、社会环境几者关系的理论依据。马斯洛认为,对人合理的基本需要的满足可以预防疾病,不能满足需要就孕育着疾病,而恢复这些需要可以治疗疾病。也就是根据人体的整体系统性和需要层次性来对患者进行身心护理,就能更好地帮助患者提高健康水平。1948年世界卫生组织(WHO)对人的健康作出了新的定义,"健康不仅仅是没有躯体上的疾病和缺陷,还要有完整的心理和社会适应状态",这一健康观念的更新,使护理内容、护理范畴得到了充实和延伸,为护理学的研究开辟了新领域。1955年,美国的莉迪亚·霍尔提出在护理工作中应用护理程序这一概念。程序是事物向一定目标进行的系列活动,护理程序则是以恢复或促进人的健康为目标,进行的一系列前后连贯、相互影响的护理活动。护理程序的提出,是第一次将系统的、科学的方法具体用于护理实践,使护理工作有了转折性的发展。随着高等教育的设立及一些护理理论的相继问世,护理专业跨入了一个新的高度。

20世纪60年代,美国护士玛莎·罗杰斯首次提出:"应重视人是一个整体,除生物因素外,心理、精神、社会、经济等方面的因素都会影响人的健康状态和康复程度。"70年代,美国罗彻斯特大学医学家恩格尔提出了生物、心理社会这一新的模式,引起了健康科学领域认识观的根本改变,在护理学领域产生了深刻的影响。这一模式强化了身心是一元的,形神是合一的,两者是不可分割的整体,身心疾病和心身疾病是交互的,既可"因病致郁"又可"因郁致病",只不过主次、先后转化不同而已,进一步阐明了人是一个整体的概念。在这种新要领的指导下,护理工作由对疾病护理为中心转向了以患者护理为中心的护理方式。应用护理程序全面收集患者生理、心理、社会等方面的资料,制定相应的护理计划,实施身心整体护理。新的医学模式给护理学注入了新的活力,使护理理论、护理内容、活动领域拓宽到了心理、行为、社会、环境、伦理等范畴。护理概念、护理研究任务和研究内容、学科知识体系等发生了根本性变化,并肩负起了着特定的任务和目标,护理学得到了充实和发展。这一阶段是护理学开始形成独立的、较完整的理论体系和实践内容的重要历史时期,对未来护理事业的发展产生了深远的影响,给现实护理工作带来了诸多变化。

(一)护理内容、护理范畴的转化和延伸

(1)从单纯的医院内床边护理转向医院外为社区、家庭提供多种服务。

(2)从单纯的治疗疾病护理转向对一个完整的人的护理,也就是根据人的整体系统性和需要层次性来满足患者各种合理的需要,并进行健康咨询、保健指导。

(3)护士由单纯执行医嘱、实施医疗措施转向卫生宣教、心理护理、改变环境条件等,独立完成诸多促进、维护患者康复、战胜病痛、减轻痛苦的护理工作。

(二)护患关系由主动和被动向指导合作及共同参与的方向转化

以疾病护理为中心阶段,由于生物医学模式观念的影响,护士主动做的是协助医师解决患者躯体上的病,而不是护理患病的人,在这种情况下,患者也只能被动地接受治疗和护理。其心理、精神、情绪、家庭等方面的问题,得不到护理人员的帮助和照顾,更不可能参与疾病治疗、护理方案的决策。由于护患之间缺乏交流和沟通,导致彼此关系冷漠,患者无法起到在恢复健康、预防疾病方面的主观能动作用。在以患者护理为中心阶段,由于健康概念的更新,医护人员认识到患者是一个系统的整体,故在护理过程中除完成一般诊疗护理计划,更多的是对患者进行心理疏导、康复教育,以及满足患者的需求。在制定医疗护理计划时,重视对患者的意见和要求的采纳,这样可以提高患者的参与意识,取得更好的治疗效果。

(三)护理人员的知识结构发生了根本性变化

随着医学模式的转变、健康定义的更新和护理学的自成体系,护理人员所掌握的知识内容必须发生相应的变化,否则就不能适应新的护理模式的要求。如护理学教育的课程设置由原来单纯以疾病为中心的医学知识,转向以医学知识为基础,增加了一些自然科学、心理学、人际关系学、行为学、伦理学、美学、管理学等知识,开始建立起以人的健康为中心的护理学教育模式,并为护理学的进一步发展奠定了理论基础。

(四)护理管理指导思想的转变

以疾病护理为中心阶段,护理管理尤其病房管理多以方便护理工作为出发点。因此,规章制度限制患者这样、那样活动的内容占有一定的比重,给患者带来诸多不便;而在以患者护理为中心阶段,制定的护理制度、护理措施是以把患者看成一个统一的整体为出发点,处处以患者需要为准则,重视患者的个体差异,因人施护。在病房管理工作中,积极争取患者的参与并尊重他(她)们的意见。对护理人员工作质量的评价中,除了需要具有娴熟的专业知识和技术,还要考查其对患者的服务是否具有系统性和全面性。

(五)护理学的研究方向、研究范围、研究内容发生了很大变化

随着医学模式的转变、健康定义的更新,护理学的功能面临新的挑战,为完成新时期的护理任务,促进护理学科的发展,除需对基础护理、专科护理、新业务、新技术的理论进行研究,还要开展对人整体系统性的研究,如人的心理、精神、情绪、社会状况与健康的关系;医院环境对患者康复的影响及护理过程中人际关系的研究,如医师与护士、护士与患者之间的关系,这是护理过程中基本的人际关系;未来社会人们的健康状况及对护理学的要求,疾病谱的变化给护理学带来的影响等。

三、以整体人的健康保健为中心阶段

随着健康定义的更新,人们的保健意识也发生了相应的变化,健康保健已成为每个公民的迫切需求。在以疾病护理为中心阶段,人们在患病后才感到健康受到损害并寻求治疗,在局部病灶治愈后则认为自己完全恢复了健康。在这种观念的影响下,医疗保健的重点是面向急、危、重症的少数患者。另外,随着医学科学的进步和新药物的问世,传统的疾病谱发生了很大的变化,由细菌所致的疾病得到了很好的控制,但与心理、情绪、行为、环境等因素有关的疾病却大为增加,如心脑血管病、恶性肿瘤、糖尿病等,这再次说明了疾病具有整体性。

1978年世界卫生组织正式公布了在人类健康保健方面的战略目标,即"2000年人人享有卫生保健"。这一目标的提出,促使世界各国政府不得不重新考虑本国的卫生工作方向,以及将财政开支、人力资源转移至农村、社区、家庭的问题。1980年,美国护士协会(AMA)根据护理学的发展和人类对健康保健的需求,对护理实践的性质、任务和范畴下了一个科学性的定义,即"护理是诊断和治疗人类对现存的和潜在的健康问题的反应",这一定义再次反映了护理的整体概念。从定义中可以看出护理的着重点是人类对健康问题的"反应",而不是健康问题和疾病本身,这就限定了护理是为人类健康服务的专业,也是与医疗专业相区别之处。

定义指出,护理是诊断和治疗人类对健康问题反应的活动过程。"诊断"是找出问题或确定问题的过程;"治疗"是解决问题的过程;"反应"是多方面的,如生理的、病理的、心理的、行为的反应等,这些反应均发生在整体的人身上。因此,护理的对象是整体的人,而不是单纯某局部的病,定义还提到护理对象是有"现存的和潜存的健康问题"的人,"健康问题"是指与人类健康有关的各种问题,也就是对维持或恢复人类健康状态有损害作用的各种因素;这些因素或问题现存于或潜在于人们的机体、生理、心理、自然环境及社会环境中。这就意味着,护理对象不仅是已经生病的患者,还包括尚未生病但有潜在致病因素或存在健康问题的人。定义中指出的"人类对健康问题的反应",是针对健康问题的,即患者在康复过程中也会存在影响健康的问题,这就不难看出"问题"和"疾病"是两个不同的概念。因此,护士比医师需要解决的问题更多。定义中的"健康问题"及"人类对健康问题的反应",适应了新的健康定义和医学模式的转变,护理学开始涉及人类学、哲学、心理学、自然科学等学科领域。这不仅有助于护理学成为一门专业,延伸了护理学的活动范畴,提高护理实践的深度,还在理论上使护理人员获得了前所未有的自主决策权。护理学在理论和实践的发展中又进入了一个新的历史时期。这一时期的护理任务是促进健康、预防疾病、帮助康复、减轻痛苦,提高全人类的健康水平。为此,要加强护理学教育,调整护理学教育,调整护理人员的知识结构,提高护理队伍的整体素质,使护理人员能更好地完成时代赋予的护理任务。

AMA对护理的定义对护理工作的影响是广泛的、深刻的,它使护理学成了现代科学体系中一门综合自然科学、社会科学知识体系,为人类健康服务的应用科学;使护理工作任务由原来对患者的护理,拓宽了到从人类健康至疾病护理的全过程;使工作范畴从医院延伸到了社区、家庭,从个体延伸到了群体护理的工作方法是通过收集资料、制定护理方案、落实护理计划、评价护理效果。进行护理诊断和治疗是一个自主性、独立性很强的活动过程,与传统的被动执行医嘱形成了明显的反差。这种护理模式解决了以往传统护理中被忽略却又客观存在的大量健康问题,使护理成为人类健康有力的科学保证。

(刘　凤)

第二节　护理学的性质、任务和范畴

一、护理学的性质

护理学是一种什么性质的科学,不同的护理概念会有不同的解释。随着护理概念的更新,护理学有了新的内涵。我国著名研究者周培源认为,"护理学是社会科学、自然科学理论指导下的一门综合性的应用科学""护理学是医学科学中分出来的一个独立学科,它不仅有自己完整的理论体系,而且在应用新技术方面有许多新的发展。护理学在医学中越来越占有重要地位"。我国护理专家林菊英认为,"护理学是一门新兴的独立学科""护理理论逐渐自成体系,有其独立的学说与理论,有明确的为人民保健服务的职责"。顾英奇曾说过,"护理学是一门独立的学科,它在整个生命科学中占有重要的地位"。著名护理专家安之璧也曾对护理的性质下过定义,"护理学是医学科学领域中的一项专门的学科,是医学科学的重要组成部分,又是临床医学的一个重要方面(因为它属于医学领域中的一门学科,涉及临床医学内容较多,但又不完全属于临床医学的内容)。正因为它与其他科学有一定的横向联系,因此,它又是社会科学、自然科学相互渗透的一门综合性的应用科学"。

国外护理界一些知名人士对护理学的性质也有各种各样的见解。伊莫金·金认为,"护理是行动、反应、相互作用和处理的过程,护士帮助各种年龄和社会经济地位的人在日常生活中满足他们的基本需要,并在生命的某些特殊时期应付健康和疾病的问题"。美国《Journal of Aduanced Nursing》的一篇《关于四种护理理论的提法的比较》,认为护理是一门科学,它可帮助人们达到最完善的健康状态。英国人弗洛伦斯·南丁格尔对护理学虽未予以明确定义,但她认为:"人是各种各样的,由于社会、职业、地位、民族、信仰、生活习惯、文化程度的不同,所得的疾病和病情也不同,要使千差万别的人都能达到治疗和康复所需要的最佳身心状态,本身就是一项最精细的艺术。"

虽然国内外研究者对护理学的性质看法不一,概括词句和角度不尽相同,但均涉及关于护理学性质的三个问题:护理学是不是一门科学? 护理学是不是一门独立的学科? 护理学是不是一门自然科学、社会科学的综合性应用科学?

(一)护理学是一门科学

在说明护理学是一门科学之前,首先要明确什么是科学。概括地讲,科学是自然、社会和思维的知识体系,它是通过人们的生产、社会实践发展起来的。科学的任务是揭示事物发展的规律,是对实践经验的总结和升华,是实践经验的结晶。每一门科学都只是研究客观世界发展过程中的某一阶段或某种运动方式。这就说明科学有经验科学与理论科学的区别,科学与科学理论有密切的联系,有内涵的重叠。护理学是一个实践性、技术性很强的专业,是以一定的科学原理为依据,又在活动中不断总结经验,促进理论升华的。如以疾病护理为中心、以患者护理为中心、以整体人的健康保健为中心的护理模式的演变,是在新的护理理论指导下完成,又在实践中不断总结经验,不断完善的。这就是说明在护理学的整体活动中,既要有理论科学又要有经验科学,才能完成护理任务。

鉴于以上客观现实和理论,护理学就是一门科学。但由于护理学尚属一门新兴科学,它的兴起与发展只经历了一百余年的历史,前八九十年的发展比较缓慢,后四五十年发展虽较快,但它的理论才刚刚形成,学科建设还在起步中,大量的护理实践还未能被更好地总结,护理模式尚需要进一步验证。尽管如此,护理学是一门科学的信念是不可动摇的。只有树立护理学是一门科学的观念,才能振奋护理人员的精神,推动护理事业的发展。

(二)护理学是一门独立学科

在论证护理学是一门科学的同时,还应讨论护理学是不是一门独立学科,这对确定护理学的性质是至关重要的。护理学是不是一门独立学科,不同的研究者持有不同的理论和观点。有人认为护理学既不完全依赖其他学科,也不是完全独立的学科;有人则认定根据护理学的知识体系、服务对象和任务,可以说护理学是一门独立的学科。我们认为后一种说法是有道理的。论证护理学是不是独立学科,首先要对"独立"有个正确的概念。所谓"独立",其含义只能是相对的,而不是绝对的。在新发明、新发现并应用到实际工作中去的周期日益缩短,科学知识量急剧增加的今天,学科相互渗透是必然的。不与其他学科不发生任何关系、不借用其他学科的成就来充实自己的情况是不存在的。把护理学理解为如此的"独立"是不恰当的,对任何一个独立学科采取如此的看法,也是不符合客观现实的。

那么为什么有的人对护理学是不是一门独立学科会产生疑问呢,原因之一是将"独立"理解得太绝对,没有认真地分析"独立"的含义;其次是因为临床护理和预防保健工作的理论支持多以医学的若干学科为基础。因此,有人认为护理学既然运用的是医学理论,就应该是附属于医学的,而不是独立的。诚然,护理工作中的基础护理、专业护理等,是根据基础医学和有关临床医学的理论延伸、发展而来的,但在运用过程中不是简单的重复,而是在护理学领域中通过实践形成了自身的特定内容、目标和任务,旨在为治疗患者的身心疾病、减轻患者的痛苦、满足患者的需要、促进人类的健康创造优良的环境和条件。由此看来,护理学要完成本学科的既定任务,除了需要医学理论外还要借助自然科学、社会科学、行为科学及心理学等理论的支持,这些理论既丰富了护理学的知识体系,又构成了护理学的特定内容体系。这就说明,护理学有自己的理论与观点,有自己的活动领域与活动范围,有自己的研究任务与研究内容,因此护理学已自成体系,完全有理由认定护理学是一门独立学科。

在论证护理学是一门独立学科的同时,还应明确其属性问题,这对确定护理学的性质是有意义的。要认识护理学的属性,必须对其承担的任务和达到目标所采取的手段进行分析。前面已经讲过"护理是诊断和治疗人类对现存的和潜在的健康问题的反应",是护理与医疗专业相区别之处。但是在完成本学科任务时,除了需要借助社会学、心理学、行为学等理论外,在很大程度上还要以医学理论和方法为基础,来满足患者恢复健康和帮助健康人提高健康水平的各种需求。另外,为做好上述工作,护理人员须为患者创造良好的心理环境和周围环境,也就是说护理任务的完成不仅需要运用医学知识提供的手段,而且需要运用心理学、社会学和行为学方面的知识提供的手段。再有,从"人是一个整体"这一观念出发,护理的对象不仅是生病的人,还包括尚未生病但有潜在致病因素或存在健康问题的人。这就说明健康不仅意味着人体生物学变量的偏离被纠正,而且也包括建立心理和社会状态的平衡。综上所述,护理学是自然科学、社会科学理论指导下的综合性应用科学,它具有自然科学和社会科学的双重性。

二、护理学的任务和范畴

(一)护理学的任务

随着护理事业的发展,护理概念的更新,护理的任务和职能正经历着深刻的变化。如美国研究者卡伦·克瑞桑·索伦森和茹安·拉克曼合著的《基础护理》一书,在"护士作用的变化"一节中提到:"早在1948年,护士埃丝特·露西尔·布朗(Esther Lncille Brown)就告诉护士们要把她们的作用看成是变化的,是朝气蓬勃的,而不是固定不变的。当代护理正处在变化和适应时期,对扩大或护士作用扩大这种词正开展着讨论"。国内外研究者对护理学的任务给予了充分的关注,纷纷阐述了各自的看法和观点。1965年,德国法兰克福会议上讨论修订的《护士伦理学国际法》规定,护理学任务是"护士护理患者,担负着建立有助康复的、物理的、社会的和精神的环境,并着重用教授和示范的方法预防疾病,促进健康。他们为个人、家庭和居民提供保健服务,并与其他行业合作"。1978年,世界卫生组织与德国在斯图加特召开的关于护理服务、提高护理学理论水准的专题讨论会上议定:"护士作为护理学这门学科的专业工作者的唯一任务就是帮助患者恢复健康,并帮助健康人提高健康水平"。1980年,美国护士协会提出了现代护理学定义,"护理是诊断和治疗人类对现存的和潜在的健康问题的反应"。1986年,我国在南京召开的全国首届护理工作会议上,原卫生部副部长顾英奇在讲话中指出,护理工作除配合医疗执行医嘱外,更多更主要的是对患者的全面照顾,促进其身心恢复健康……护理学就是要研究社会条件、环境变化、情绪影响与疾病发生、发展的关系,对每个患者的具体情况进行具体分析,寻求正确的护理方式,消除各种不利的社会、家庭、环境、心理等因素,以促进患者康复……随着科学技术的进步,社会的发展,人民生活水平的提高,护士将逐步由医院走向社会,更多地参与防病保健。因此护理学有其明确的研究目标和领域,在卫生保健事业中与医疗有着同等重要的地位"。

以上这些论述表明,随着时代的进步和在某个特定时期人们对健康定义的认识和对保健需求的提高,护理学的任务、功能、作用和服务对象发生了很大的变化。这些变化是传统护理学向现代护理学过渡的重要标志,是护理概念更新的重要依据。主要变化有以下几个方面。①护理不再是一项附属于医疗的、技术性的职业,而是独立、平等地与医师共同为人类健康服务的专业。美国研究者卡伦·克瑞桑·索伦森和茹安·拉克曼载文认为:"护士的独特作用是帮助患者或健康人进行有益于健康的活动或使之恢复健康"。②新的护理的任务,已经不只是对患者的护理,而是扩展到了对人的保健服务。护理人员除了需要完成对疾病的护理,还担负着心理、社会方面的治疗任务。护理的目标除了谋求纠正患者局部或脏器功能变异外,还要致力于保证患者心理的平衡。这就说明护理对象既包括在生理方面有疾病的人,也包括未患疾病但有健康问题的人或既有现存的也有潜在的健康问题的人。这就使得护理任务由对患者的护理扩展到了从健康到疾病的全过程。③由于护理学是为人类健康服务的专业,就要设法消除各种不利健康的社会、家庭、心理等因素,创造一个使人愉快和有利于治疗疾病及恢复健康的环境。这就说明,护理工作的场所不再限定在医院床边,而要拓宽至社会、家庭和所有有人群的地方,开展卫生教育,进行健康咨询和防病治病。

(二)护理学的范畴

随着护理观念的更新,护理任务及作用的改变,护理学的研究方向、研究任务、研究内容也发生了相应的转变。在以疾病护理为中心阶段,护理学的研究主要围绕疾病护理和技术护理开展,因此,在疾病专科护理、常规护理、技术操作方面积累了较丰富的经验,形成了较系统的内容,为现代护理学研究奠定了理论和实践的基础。随着健康定义的更新,为更好地实现人类健康这一总目标,护理任务、活动领域、服务对象都在发生着相应的变化。因此,护理学的研究方向、研究内容必须发生改变,人们需要用科学的理论、实践适应和促进护理学的发展。护理学研究应充实以下主要方面。

(1)更新传统的研究内容。疾病护理、护理技术等方面的研究,过去有较好的基础,现今面临的任务是进一步总结、创新、引进各种先进的经验和方法,使之更加科学、严谨和规范,引导护理技术现代化。不断发现各新病种的护理理论和护理技术并应用于临床,特别是与心理、行为、精神、环境密切相关的疾病,如心脑血管病、恶性肿瘤、糖尿病及老年病等,应加强研究,攻克护理中的难点。

(2)充实关于人的研究。人是生理、心理、精神、文化的统一体,是动态的,又是独特的。随着健康观念的更新,如何开展人的心理(包括患者心理)、精神、社会状况、医院环境(包括护患关系)对疾病发生、发展、转归及对健康影响的研究,是现代护理学研究的核心问题。只有对这些问题进行深入的研究,才能引导护理人员全面地为整体的、动态的健康人、有潜在健康问题的人和患者提供高质量的护理。

(3)新的护理定义决定了护理学是为人的健康服务的专业。因此,以患者护理为中心必须向以整体人健康护理为中心的方向转化。这就要求护理人员在工作中既要重视人类现存的健康问题,还要顾及潜在的影响健康的因素,更要做好预防保健和卫生宣教工作。这就不难看出,护理工作的对象不仅是患者,还有存在致病因素的人和健康的人;护理工作的活动领域从医院延伸至社区、家庭和有人群的地方。这就很自然地改变了传统的工作程序、内容和模式。为使护理工作适应变化的情况,面对新问题提出的挑战,护理人员必须,履行新的职责,进行新的研究和探索。①成立什么样的管理机构,组织协调财政开支、转移人力资源,使护理人员从医院走向社区、家庭和有人群的地方;用什么方法激励护理人员自身的积极性,培养其责任心,使其能主动开展卫生教育,做好健康咨询和防病治病工作;根据人群的文化素养、生活条件、地理条件和周围环境的不同应制订些什么计划和措施,怎样组织实施。②要使护理人员适应变化的工作环境和内容,更好地承担起为人类健康服务的职责,必须进行专业培训或护理学继续教育。对于采取什么方式和进行哪些教育,应进行研究和探索。在这方面不仅需要理论研究,还要在实践中不断探索,尽快总结出一套符合中国国情的护理模式。③对一些特殊领域的人群,如长时间于水下和地层深处作业、宇航人员等,健康保健怎样开展?由于环境特殊,对护理提出哪些新的要求?这些都是需要研究的新领域、新课题。

(4)新的护理定义反映了护理的整体观念。在实施中遇到的具体问题,如医疗诊断与护理诊断是一种什么关系、护理诊断与护理问题是一个什么概念、护理程序与护理过程有什么区别、整体护理与心身疾病护理有什么差异,这些均属概念性问题。只有概念明确了,才能做好工作。因此,必须进行理论和实践方面的研究,求得正确的答案。

(5)护理学是医学领域里的一门独立学科,已被社会所承认,其任务和服务范围在不断向纵深延伸,传统的知识体系(学科群)不再适应新形势的要求,因此,必须加以充实、补充和调整。从我国护理教育现状来看,虽然一些护理专家努力进行了的探索和改革的尝试,护理学发生了一些可喜的变化,但仍未完全摆脱传统的知识体系模式。设置一个什么样的学科群才能适应现代护理学的要求,是值得大家思考的问题。著名护理专家林菊英认为:"在各类护士学校的课程内,既有加强护士基本素质的人文科学,如文学、美学、音乐、伦理学科,也有社会科学,如社会学、行为科学等,还有为护理学提供基础的医学基础课。但这些课的安排不是按医学生需要的内容和学时,而是按护理学的要求,从人的生老病死全过程讲起。同时结合社会保健组织中护士的作用、对不同人群所需的护理保健知识,其中包括对患者的护理技术。"正确认识这些问题并解决这些问题,对建设护理学科、开拓护理事业、培养护理人才是十分重要的。

(齐丽丽)

第三节　护理人员的职业道德

一、护理职业道德的概念

道德是一种社会意识形态，属上层建筑的范畴，它是依靠社会舆论、内心信念和传统习惯力量，来调整人们相互之间关系的行为规范的总和，作为一种精神力量，调动着人们生产或工作的积极性，影响着人们之间的关系。

职业道德是从事一定职业的人，在特定的工作或劳动中的行为规范，是一般社会道德在职业生活中的特殊表现。职业道德主要包括对职业价值的认识、职业情感的培养、敬业精神的树立、职业意志的锻炼，以及良好职业行为的形成。职业道德是促进人们自我修养、自我完善的重要保证，它可影响从事这一职业的人的道德理想、道德行为和职业的发展方向，影响和促进整个社会道德的进步。我国广泛开展的精神文明建设，实际上就是对各行各业的工作者或劳动者进行的职业道德教育。职业道德可影响和决定本职业对社会的作用。

职业道德是人类社会所特有的道德现象，这种现象包括两方面的内容，即职业道德意识和职业道德行为。职业道德意识是职业道德的主要方面，它包括职业道德的观念、态度、情感、信念、意志、理想及善恶概念等。职业道德行为是在道德意识指导下进行的职业活动。护理人员的职业道德是一种特殊的意识形态，是护理人员在履行自己职责的过程中，调整个人与他人、个人与社会之间关系的行为准则和规范的总和。在护理实践中，这些行为标准和规范又可作为对护理人员及其行为进行评价的一种标准存在，影响着护理人员的心理意识，以至形成护理人员独特的、与职业相关的内心信念，从而构成护理人员的个人品质和职业道德境界。因此，也可以说，护理职业道德是护理人员在实施护理工作中，以好坏进行评价的原则规范、心理意识和行为活动的总和。

随着医学模式的转变，护理概念和健康定义的更新及护理学作为独立学科的确立，规定了护理学是为人的健康服务的专业。护理工作任务和目标发生了根本性转变，由单纯以疾病护理、以患者护理为中心，转变为以整体人的健康护理为中心。护理对象既包括有心理又有生理问题的人，还有未患疾病但有潜在健康问题的人。护理工作范畴由单纯的医院内护理，拓宽至社区、家庭和有人群地方的防病治病和卫生保健。为更好地适应这些转变，完成护理任务，护理人员的职业道德也应从调整个体人际关系，扩大到包括调整护理事业与社会关系在内的更广阔的领域。因此，护理人员职业道德的内涵和外延，正在向着更深入更广泛的范畴发展。

强调护理人员的职业道德是事业的需要，是促进人类健康的需要。其意义体现在预防和治疗患者的疾病，以及促进人类健康。根据"护理是诊断和治疗人类对现存的和潜在的健康问题的反应"的定义，不难看出现代护理学的根本任务有着新的内涵和外延，由此，也决定了新的护理内容和方法。基于这种情况，护理已不再是一种单纯的应用性操作技术，而是一门科学技术与艺术结合的完整独立的科学体系。护理也绝非生物医学护理与心理医学护理的简单相加，而是要做到心身是一元的、形神是合一的，两者必须有机结合形成系统的整体护理，因此，护理必须具有更高的要求和囊括更丰富的内容。为此，护理人员必须有独特的角色、责任和任务，而这角色、责任的体现和任务的完成,直接取决于护理人员的专业能力和道德水平。也就要求护理人员既要有高深的专业知识和技术,又要有高度的责任心、同情心、事业心和使命感,才能不断提高护理质量,满足患者不同层次的需求。为促进人类健康提供专科护理、健康咨询、膳食营养及安全舒适环境等,这些工作的完成质量都与护理人员的道德水准有关,而道德水准差、对人类健康事业漠不关心、缺乏敬业精神和责任感、工作马虎、作风懒散的护理人员,护理质量自然下降,甚至会因为工作失误给患者造成严重后果。衡量护理人员职业道德水准的标准,就是护理质量和效果,就是在护理全过程中能否尽职尽责地履行职业道德责任,达到保护生命、减轻痛苦、促进人类健康的目的。

二、护理人员的职业道德要求

护理工作的服务对象是人,包括患者、有潜在健康问题的人和健康人。要最大限度地满足这些人的卫生保健需要,主要限制因素是护理人员的专业理论、专业技术和道德水平,这些因素是相互促进、相互转化的。其中护士的道德理想、道德信念和道德品行,影响和决定着护士对待服务对象的根本态度,促进着护士的护理行为。通过护理人员的自觉意识,并借助社会舆论的支持,影响和制约护士业务技能的发挥和对服务对象的同情心和责任感,使护理工作得以正常进行并能保持优良的质量。另外,护理工作的全过程充分体现着科学性和服务性的特点,科学性表现在护理学已形成了理论体系和新概念,每项专业护理、基础护理、技术操作均有理论依据,每项措施均有严格的时间性、连续性、准确性,而且有规范的工作程序和标准要求。服务性表现在对服务对象全面的照顾,包括提供理想的生活、治疗、休养环境、膳食营养、防病治病知识、临终关怀等。在完成上述任务的过程中,往往会发生患者病情危重、昏迷和无人监督的情况,因此,只有靠护理人员高尚的职业良心,牢固树立社会主义的人道主义思想,遵循全心全意为人类健康服务的宗旨,才能做好护理工作。

(一)热爱护理事业

热爱护理事业是要求护士有敬业精神,具有一生献身护理事业的愿望和情感,树立在护理岗位上全心全意为促进人类健康贡献毕生的决心。热爱护理事业来源于对护理工作正确与深刻的认识,来源于对护理工作价值与作用的体验。护理是促进人类健康的专业,保护劳动力重要因素的医学科学的组成部分,是通过保护生命、减轻痛苦、预防疾病、促进健康的间接形式促进社会的发展,护士是不可缺少的社会角色。在国家,在现实生活中,人人都是被服务对象,人人又都为他人服务,而且每个人只有在为他人、为社会服务中才能实现个人的价值,才能取得生存的物质基础。护理工作虽然具体而又繁忙,但正是这种平凡的工作在为社会做贡献,为人类谋幸福。在中外护理史上有不少护理工作者,由于热爱护理事业,在自己的工作岗位上留下了可歌可泣的事迹,受到了人们的颂扬和爱戴。

(二)热爱服务对象

护理服务对象是有生理功能、思维能力和情感的人。不仅有健康人,更有躯体上、精神上、心理上受疾病折磨的人,甚至有在死亡线上挣扎的人。这些人寄希望于医护人员,护士的职业行为直接关系到人们的生老病死,关系到千家万户的悲欢离合。因此,护理人员一定要满腔热忱地关心患者的疾苦,爱护患者,把患者利益放在第一位。要做到这一点,必须树立高度的同情心和责任感。同情心、责任感是护理人员的一种道德感情,是心灵的表露,是护理人员必须具备的道德品行。对患者深切的同情和认真负责的精神是一切高尚行为的基础,同情患者就要设身处地体察患者的痛苦,帮助患者;同情患者就不能对患者的痛苦麻木不仁,司空见惯,习以为常;同情患者就应该以患者为中心,就应该认真负责地做好患者的整体护理。

热爱服务对象,就应该与服务对象心心相印,对他们不能待答不理,不能嫌烦怕乱,更不能不尊重他们,应做到有问必答,有事必帮,尊重他们维护健康的权利,采纳他们的建议,欢迎他们积极参与防病治病和卫生宣教工作,以提高全民族的健康水平,这些都是护理人员应遵守的职业道德规范。

(三)严格遵守护理制度

护理制度是护理人员在长期的护理实践中,根据护理工作的性质、任务、特点、工作程序、技术标准、信息传递,以及与这些内容有关的人力、物力、设备、人际关系等的管理,经过反复实践与验证制定出来的确保患者安全和护理质量的有关规定,经卫生行政部门按照组织程序确定下来的制度。

由此可见,护理制度是护理工作规律的客观反映,是各项护理工作的保证。因为护理工作除了具有分工细、内容多、范围广、人际接触广的特点,全程护理工作还要严格遵循科学性、技术性、服务性的要求。如何使护理工作正常运转,做到护理人员坚守岗位、忠于职守、确保医疗、护理计划准确,患者在接受治疗、检查、护理过程中的安全,以及更好地为患者提供生活、心理、休养环境和膳食营养护理等,必须有一套完整、系统、科学、有效的制度作保证。例如,交接班制度、查对制度、分级护理制度、岗位责任制度、预防院内感染制度、差错事故管理制度、膳食管理制度及物品管理制度等。有了护理制度才能保证护理教学、护理科研和继续护理学教育等的贯彻执行。因此,护理人员必须严格遵守各项护理制度,这不仅是护士的基本职业要求,也是制约护理人员履行职责的重要保证。

1.严密细致地观察患者病情变化

观察患者病情变化是护理人员的一项重要职责,是护理人员必须具备的道德要求。护理人员必须以高度的责任感,耐心细致地观察病情,及时准确地捕捉每一个瞬息变化。观察病情及时准确对患者的康复是至关重要的,可根据病情制定有针对性的医疗、护理计划,可为危重患者赢得抢救时间,挽救生命,还可发现和预防并发症的发生。观察病情时,夜班护理人员更要加强责任心,因为病情变化发生在夜间的机会相对较多,但夜班人员少,工作忙,容易忽略病情变化,再加上夜间缺乏监督,思想容易松懈,护理人员如不保持警惕,可能会忽略患者的病情变化,在这种情况下,道德责任、道德信念、道德良心就会起着主导作用。

2.严格遵守操作规程

护理工作是为人类健康服务的,要求护理人员对每项操作都持审慎的态度。"审",即详细、周密、明察;"慎",即小心、谨慎、精确。"审慎"就是要求护理人员对操作认真负责,一丝不苟,严查细对,并以这种严肃认真的负责态度,给患者以安全感,保证操作质量,取得患者的信任。"审慎"是护士责任的一个重要心理素质,也是高尚道德的一种表现。哲学家伊壁鸠鲁认为"最大的善乃是审慎,一切美德乃由它产生"。这就说明,一个人对待工作持审慎态度是重要的,护理工作更是如此。在医院里,绝大部分的医疗、护理措施都要护理人员执行,如口服给药、肌内给药、静脉给药、灌肠、导尿、气管插管、人工呼吸、心外按压、呼吸机应用、正压给氧、心脏电击复律等,这些操作均有严格的规程要求。护理工作中出现的打错针、服错药、输错血、灌错肠、插错胃管等,无一不是违反操作规程造成的。就查对程序来说,操作中如不按程序查对,或不按要求全部查对,或不认真查对,就可发生差错事故,就可给患者造成痛苦、残疾甚至死亡,这方面的教训是极其深刻的。因此,护理人员在进行工作时必须严格执行操作规程,实行医疗、护理措施时,必须做到严禁工作马虎、草率从事,对患者要有高度的同情心、责任心、细心和耐心,才能做到一丝不苟地遵守操作规程,这也是职业道德的要求。

(四)努力钻研专业理论和技术,提高自身专业水平

一个职业道德良好的护理人员,不仅要有热爱护理事业、忠于患者利益、自觉遵守各项护理制度的优秀品质,还必须具有扎实的护理医学理论基础、精湛的护理技术水平和解决护理疑难问题的能力,才能很好地完成工作任务。现代科学技术发展迅速,不断出现新学科、新理论、新技术、新领域,据有关资料介绍,近年来科学技术的新发明、新发现比过去两千多年的总和还要多,而且科学技术的发明、发现被应用至实际工作中的周期日趋缩短。有人分析医学知识量大约每10年翻一番,这样,知识更新的周期必然缩短。18世纪,科学技术更新的周期约为80年,而现代只有5～10年,自然,知识废旧率相应提高。一个人一生的工龄为30～40年,在这漫长的时间里,仅靠在学校学习的知识,不进行知识更新、不钻研专业知识显然跟不上科学技术发展的步伐,适应不了工作的需要。有人统计,一个人在工作岗位上获得的知识占全部知识的80％～90％,这就说明护理人员在职钻研业务知识对提高自身素质是何等重要。随着护理观念的更新、独立学科的建立、服务领域的拓宽及健康教育的开展等,不提高自身的专业水平,就不可能更好地完成保护生命、减轻痛苦、促进健康的任务。

(五)认真做好心理护理

随着医学模式的转变,人们逐渐认识到疾病和健康不仅与先天因素、理化因素及生物因素有关,与社会环境、地理因素、工作条件、人际关系、心境状态有密切关系。因此,不仅通过药物和医疗手段能治病,而且健康的情绪和良好的心境更有利于健康和疾病的康复。有些疾病需要心理和药物治疗同时进行才能痊愈,甚至在某些情况下心理治疗可起到药物治疗所起不到的作用。因此,护理人员要从"人是一元的""形神是合一的"观念出发,认真、细致地做好心理护理。弗洛伦斯·南丁格尔认为"护理工作的对象不是冷冰冰的石块、木头和纸片,而是有热血和生命的人类"。因此,护理人员在进行心理护理时,必须以高度的同情心、责任感,从心理学的角度了解、分析患者的综合情况,在制定心理护理计划时应掌握以下原则。

1.对患者的心理需求要有预见性

护理人员要全面了解患者所受社会、心理、生理因素的相互影响,以敏锐的观察力发现患者情绪的波动、语言语调的变化、饭量的增减、睡眠的好坏,预测每个患者可能出现的心理问题和心理需求,以便及时、准确地为患者解除痛苦,满足需求。

2.心理护理要体现个体差异

由于服务对象的年龄、性格特征、文化修养、民族习惯、社会地位、经济状况、所患疾病种类等的不同,所产生的心理问题或心理需求亦不一样,故在进行心理护理时一定要有针对性,充分体现个体差异,对患者进行区别对待,才能获得好的效果。

3.心理护理要着眼于消除患者的消极情绪和有碍健康的心境

通过对患者进行心理疏导、安慰、解释、鼓励、启发、劝解,以及努力创造良好的治疗、休养环境(柔和充足的光线、适宜的温湿度、清新的空气、和谐的色彩、悦耳的音响等)和膳食条件,提高患者生活质量、树立其信心,使其主动配合治疗。临床实践证明,情绪能影响机体的免疫功能,恐惧、紧张、抑郁、悲观等情绪可使机体免疫功能低下,而欢快、乐观等情绪可提高机体的免疫功能,起到防病治病的作用。进行心理护理,就是使患者能够保持最佳心理状态,起到保持健康、预防

疾病和治疗疾病的目的。

4.心理护理需要良好的语言修养

语言不仅是表达思维、表达感情的工具,也是交流思想、传递意志的工具。语言疏导是护理人员做好心理护理的重要手段,护理人员必须加强语言修养,亲切的语言可给服务对象以安慰、鼓舞和信任;能调动患者战胜自身疾病的勇气和信心;能给同事间以协调、合作、和谐的感受,增强友善、团结和理解。职业语言应有以下原则和要求。

(1)说话要文明礼貌。说话文明礼貌能给服务对象以信任感和安全感。询问病情、解答问题、卫生宣教、指导自我护理及进行某些检查时,说话要耐心、诚恳、准确,且忌粗犷。对患者要有称呼,如同志、大爷、大娘、先生、小姐等,患者配合检查、治疗后应道声谢谢。

(2)说话语调要温和,避免生硬。护理艺术也和其他艺术一样,有情才能感人。护理人员对服务对象要有高度的同情心,说话自然就会有感情,就能做到说话亲切、语调温和,患者愿意与之交流。一个好的护理人员应该通过语言激励患者振奋精神,坚定其与病魔做斗争的信心,切忌生硬的刺激性语言,任何缺乏感情的语言都会使患者感到伤心、不安和丧失战胜疾病的信心。

(3)要注意保守秘密。患者是带着痛苦和期望来医院就诊的,为了解除身心的痛苦,因为信任医护人员,会把不给父母、亲人说的话或隐私都给医护人员倾吐,如生理上的缺陷、心理上的痛苦等。医护人员应怀着高度的同情心和责任感,帮助患者解除身心的痛苦,不应任意传播,对一些预后不良的患者,应根据其心理承受能力,与医师共同协商如何对其作恰如其分的解释,必要时需保守秘密。

(4)说话要看对象,不能千篇一律。患者来自四面八方,他们所受的教育、文化素养、社会地位、民族习惯、经济状况、性格特征、病情轻重,均有一定差异。因此,为使心理护理能有针对性,说话方式和分寸不能千篇一律,用什么词、什么口气说话需要斟酌。对性格豁达、开朗的患者就可以随便一点,甚至幽默一点;对性格内向的人,说话就要谨慎,避免发生误会;对农民或文化水平低的患者,特别是老年人,说话要通俗易懂或用方言;对病情重或预后不好的患者,视具体情况而定。

总之,护理人员在运用语言进行护理时,要坚持保护性、科学性、艺术性、灵活性相统一的原则,根据不同对象和具体情况灵活运用语言,表达意志要清楚贴切,防止恶性、刺激性语言,以获得理想的心理护理效果。

(六)团结友善通力合作

护理工作任务重、内容多、分工细、活动领域宽、独立性小,适应性大。在对服务对象实施医疗、护理计划,进行系统性整体护理时,不是孤立、封闭的,而是要与多方面相互联系、相互制约、相互支持才能完成。特别是在当今社会,医院由传统的管理转入经济核算,所提供的服务和应用的卫生材料,均向着以质论价或以价论质的方向进行转变,这本身就增加了护理工作的复杂性,而且在完成护理任务的全过程中,要与医疗、医技、总务后勤、器械设备、行政、财会等部门发生联系,需要得到他们的帮助和支持。为做好护理工作,最大限度地满足患者身心的需求,应主动与有关部门联系,调节关系,形成团结协作、相互理解、共同促进的工作气氛,使得大家都能心情舒畅地完成各自的任务,这也是职业道德的重要标志。

(徐春美)

第四节　护士与患者的关系

护理工作中的人际关系包括护患关系、医护关系和护护关系等,其中护患关系是护理人员面临的最重要的关系。

一、性质

(一)护患关系是一种治疗性的人际关系(也称专业性人际关系)

护患关系是在护理服务过程中,护理人员与患者自然形成的一种帮助与被帮助的人际关系。与一般人际关系不同,在护患关系中,护士作为专业帮助者处于主导地位,并以患者的需要为中心。护士通过实施护理程序来满足患者的需要,从而建立治疗性的人际关系。护理人员的素质、专业知识和专业技术水平等会影响护患关系的建立。

(二)护患关系是专业性的互动关系

在护患关系中,护士与患者是相互影响的。双方不同的经历、知识、情绪、行为模式、文化背景、价值观、与健康有关的经验等都会影响到彼此间的关系与交往。

二、护患关系的基本模式

美国学者萨斯和苛伦德提出了医患关系的三种模式,这一模式分类也同样适用于护患关系。

(一)主动-被动型模式

这是一种传统的护患关系模式。在护理活动过程中,护理人员处于主动、主导的地位,而患者则处于完全被动的、接受的从属地位。即所有的护理活动,只要护士认为有必要,不需经患者同意就可实施。这一模式主要存在于患者难以表达自己意见的情况下,如昏迷状态、全麻手术过程中或婴幼儿等。这需要护理人员发挥积极能动的作用。

(二)指导-合作型模式

在护理活动过程中,护患双方都具有主动性,由护理人员决定护理方案、护理措施,而患者则尊重护理人员的决定,并主动配合,提供自己与疾病有关的信息,对方案提出意见与建议。这一模式主要适用于患者病情较重,但神志清醒的情况下。此情况下,患者希望得到护理人员的指导,积极发挥自己的主观能动性。

(三)共同参与型模式

这一模式在护理活动过程中,护患双方具有大致同等的主动性和权利,共同参与护理措施的决策和实施。患者不是被动接受护理,而是积极主动配合,参与护理;护士尊重患者权利,与患者协商共同制定护理计划。此模式主要适用于患慢性病和受过良好教育的患者。

三、护患关系的分期

护患关系的建立、维持和结束可分为 3 期。

(一)第一期(初始期)

从患者与护士开始接触时就开始了。此期的主要任务是护患之间建立信任关系,并确定患者的需要。信任关系是建立良好护患关系的决定性因素之一。护士通过观察、询问、评估患者,收集资料,发现患者的健康问题,制定护理计划。患者根据护士的言行逐渐建立对护士的信任。

(二)第二期(工作期)

此期护患之间在信任的基础上开始合作,主要任务是护理人员通过实施护理措施来帮助患者解决健康问题,满足患者需要,达到护理目标。在护理过程中,应鼓励患者参与,充分发挥患者的主观能动性,减少其对护理的依赖。

(三)第三期(结束期)

在达到护理目标后,护患关系就进入结束阶段,此期的主要任务是圆满地结束护患关系。护士应了解患者对目前健康状况的接受程度,制定患者保持和促进健康的教育计划,了解护患双方对护患关系的评价,并征求患者意见,以便今后工作中进一步改进。

(徐春美)

第五节 护士与患者的沟通

一、沟通的概念

沟通是信息遵循一系列共同的规则相互传递的过程。沟通是形成人际关系的手段。

二、沟通的基本要素

沟通的过程包括沟通的背景或情景、信息发出者、信息、信息传递途径、信息接收者和反馈等6个基本要素。

(一)沟通的背景或情景

沟通的背景或情景指沟通发生的场所或环境,既包括物理场所,也包括沟通的时间和沟通参与者的个人特征,如情绪、文化背景等。不同的沟通背景或情景会影响对沟通信息的理解。

(二)信息发出者

信息发出者指发出信息的主体,既可以是个人,也可以是群体、组织。信息发出者的社会文化背景、知识和沟通技巧等都可对信息的表达和理解造成影响。

(三)信息

信息是沟通得以进行的最基本的要素,指能够传递并被接收者所接受的观点、思想、情感等。包括语言和非语言的行为。

(四)信息传递途径

信息传递途径指信息传递的手段或媒介,包括视觉、听觉、触觉等。护士在进行沟通时,应根据实际情况综合运用多种传递途径,以帮助患者更好地理解信息。

(五)信息接收者

信息接收者是接受信息的主体。信息接收者的社会文化背景、知识和沟通技巧等均可影响信息的理解和表达。

(六)反馈

反馈指沟通双方彼此的回应。

三、沟通的基本层次

沟通可分为以下 5 个层次。

(一)一般性沟通

一般性沟通又称陈词滥调式的沟通,是沟通双方参与的程度最差,彼此分享真实感觉最少的沟通。双方往往只是表达一些表面式的社交性话题,如"今天天气不错""您好吗"等。在护患关系建立的初期,可使用一般性沟通帮助建立信任关系,并有助于鼓励患者表达出有意义的信息。但如一直维持在这一层次,将无法建立治疗性人际关系。

(二)陈述事实的沟通

陈述事实的沟通是一种不掺加个人意见、判断,不涉及人与人之间关系的一种客观性沟通。如"我曾做过剖宫产手术""我今年 50 岁"等。这一层次的沟通对护士了解患者的情况非常重要,护士不应阻止患者以此种方式进行沟通,以促使其表达更多的信息。

(三)分享个人的想法

这一层次的沟通比陈述事实的沟通高一层次。患者对护士表达自己的想法,表示护患之间已建立起信任感,如患者向护士表达其对治疗的要求等。此时,护士应注意理解患者,不要随意反对患者。

(四)分享感觉

在沟通双方相互信任的基础上才会发生。沟通时个体愿意和对方分享他的感觉、观点、态度等。

(五)一致性的沟通

这是沟通的最高层次,指沟通双方对语言和非语言性行为的理解一致,达到分享彼此感觉的最高境界。如护士和患者不用说话,就可了解对方的感觉和想表达的意思。

四、沟通的基本类型

按照沟通使用的符号分类,沟通可分为语言性沟通和非语言性沟通。

(一)语言性沟通

语言性沟通是指沟通者通过语言或文字的形式与接受者进行信息的传递与交流。护士在为患者采集病史、进行健康教育和实施护理措施时都必须进行语言性沟通。

(二)非语言性沟通

非语言性沟通是指不使用语言或文字进行的沟通,而是通过躯体姿势和运动、面部表情、空间、声音和触觉等来进行信息的沟通。非语言性沟通可以伴随着语言性沟通而产生,主要目的是表达情绪和情感、调节互动、验证语言信息、维护自我形象和表示人际关系的状态。非语言性沟通具有情景性、整体性和可信性的特点。非语言性沟通形式主要包括以下几种。

1.体语

体语指通过人体运动表达的信息,如仪表、面部表情、眼神、姿态、手势、触摸等。

2.空间效应

空间效应指沟通双方对他们沟通中的空间和距离的理解与运用。个体沟通时的空间与距离

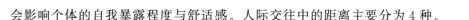

会影响个体的自我暴露程度与舒适感。人际交往中的距离主要分为 4 种。

（1）亲密区：指沟通双方距离小于 50 cm，当护士在进行查体、治疗、安慰、爱抚时，与患者之间的距离。

（2）个人区：指沟通双方距离在 50～100 cm，人们与亲友交谈、护士与患者进行交谈时主要使用此区距离。

（3）社会区：指沟通双方距离在 1.1～4 m，在工作单位和社会活动时常用，如护士同事一起工作时或护士通知患者吃饭等。

（4）公众区：指沟通双方距离在 4 m 以上，一般用于正式公开讲话中，如上课、开会等。

3.反应时间

反应时间的长短可反映对沟通的关注程度，及时的反应可鼓励沟通的进行。

4.类语言

类语言指伴随语言产生的声音，包括音质、音量、音调、语速、节奏等。这些可影响人们对沟通的注意力，同时可表达沟通者的情绪和情感。

五、影响有效沟通的因素

（一）信息发出者和信息接收者的个人因素

信息发出者和信息接收者的个人因素包括生理因素（如年龄、疲劳、疼痛、耳聋等）、情绪状态（如愤怒、焦虑、悲伤等）、知识水平（如文化程度、语言等）、社会背景（如种族、民族、职业等）、个性特征、外观形象等。

（二）信息因素

信息因素包括信息本身是否清楚、完整、符合逻辑、是否相互矛盾等。

（三）环境因素

环境因素包括物理环境（如光线、温度、湿度、整洁度、噪声及是否利于保护患者隐私等）和社会环境（如人际关系、沟通的距离、氛围等）。

（四）不适当的沟通方式

不适当的沟通方式常见的有突然改变话题、急于陈述自己的观点、匆忙下结论或表达个人的判断、虚假或不适当的安慰、针对性不强的解释、引用事实不当等。

六、常用的沟通技巧

良好的沟通技巧是达到有效沟通的重要保障，有效沟通是指信息接收者所接收的信息与发出者所要表达的一致。常用的沟通技巧包括以下几点。

（一）倾听

倾听时，护士要做到注意力集中，全神贯注，避免分心；耐心，不随意打断患者的谈话；不急于做判断；除关注患者的语言信息外还要关注患者的非语言信息，以了解患者真正要表达的意思。此外，护士应注意做到与患者经常保持眼神的交流，进行适当的提问及采用适当的非语言信息时常给患者以响应。

（二）反应

反应即信息接收者（护士）将部分或全部的沟通内容（包括语言性及非语言性的）反述给发出者（患者），使其能对自己的谈话和表现进行评估，如"您看起来好像……"。进行反应时应注意，鼓励患者显露其情绪和情感,并恰当地运用移情,帮助建立信任的护患关系。

(三)提问

提问的方式可分为明确性提问、激励性提问、征求意见性提问、证实性提问等类型。所提的问题有开放式问题和封闭式问题两种。开放式问题没有固定的答案,是让患者自由作答,因此可获得较多的信息,但需要时间较长,如"您现在有哪些不适";封闭式问题答案是限定的,只要做简单的选择即可,省时、效率高,但不利于患者表露自己的感情和提供额外的信息,如"您是否吸烟"。提问时,护士应注意组织好提问的内容,围绕谈话中心,避免跑题;所用语言应能为患者理解,避免应用术语;此外,应注意提问的时机、语气、语调和句式,避免诱导式的提问和不愉快的提问。

(四)重复

重复即指将患者关键的话重复一遍;或保持患者原意不变,将患者的话用自己的语言给予复述。恰当的重复可增强患者对护士的信任。

(五)澄清和阐明

澄清是将患者模棱两可、含糊不清或不够完整的谈话弄清楚,以增强沟通的准确性。阐明是对患者所表达的问题进行解释的过程,目的是为患者提供一个新的观点。

(六)沉默

适当地运用沉默可以给患者思考的时间,让患者感到护士在认真倾听,同时也给了护士观察患者和调试自己的时间。急于打破沉默会阻碍有效的沟通。

(七)触摸

触摸是一种非语言性沟通技巧,适当的触摸可加强沟通。护士可通过适当的触摸表达对患者的关心、理解和支持,也是护士与视觉或听觉有障碍的患者进行有效沟通的重要方法。但应注意针对不同年龄、性别、种族、文化背景等的对象采取适当的、个性化的触摸,以免产生消极后果。

(徐春美)

第二章 临床常用护理技术

第一节 铺 床 法

一、备用床

(一)目的

保持病室整洁,准备接收新患者。

(二)操作前准备

1.操作护士

着装整洁,修剪指甲,洗手,戴口罩。

2.物品准备

床、床垫、床褥、棉被或毛毯、枕芯、床罩/床单、被套、枕套。

3.环境

整洁、安静。

(三)操作过程

(1)移开床旁桌椅于适宜位置。

(2)用物按使用顺序放于床旁椅上。

(3)检查床垫。

(4)将床褥齐床头平放于床垫上,并铺平。

(5)铺床单或床罩。

(6)将棉被或毛毯套入被套内。

(7)两侧内折后与床内沿平齐。

(8)尾端塞于床垫下。

(9)套枕套,将枕头平放于床头正中。

(10)移回床旁桌、椅。

(11)处理用物,洗手。

(四)注意事项

(1)注意省时、节力,防止职业损伤。

(2)铺床时病室内无患者进食或治疗。

(五)评价标准

(1)用物准备齐全。

(2)床单位整洁、美观。

二、麻醉床

(一)目的

便于接收和护理麻醉手术后的患者;使患者安全、舒适、预防并发症。

(二)操作前准备

1.评估患者

诊断、病情、手术和麻醉方式。

2.操作护士

着装整洁、修剪指甲、洗手、戴口罩。

3.物品准备

(1)床上用物:床垫、床褥、棉被或毛毯、枕芯、床罩、一次性中单、被套、枕套。

(2)麻醉护理盘:治疗巾、开口器、舌钳、通气导管、牙垫、弯盘、吸氧管、吸痰管、棉签、压舌板、镊子、纱布。

(3)其他:心电监护仪、听诊器、血压计、吸氧装置、吸痰装置、生理盐水、手电筒、胶布、护理记录单、笔、输液架。

4.环境

安静、整洁。

(三)操作过程

(1)移开床旁桌椅于适宜位置。

(2)用物按使用顺序放于床旁椅上。

(3)从床头至床尾铺平床褥后,铺上床罩、根据患者手术麻醉情况和手术部位铺中单。

(4)将棉被或毛毯套入被套内。

(5)盖被尾端向上反折,齐床尾。

(6)将背门一侧盖被塞于床垫下,对齐床缘。

(7)将近门一侧盖被边缘向上反折,对齐床缘。

(8)套枕套后,将枕头横立于床头正中。

(9)移回床旁桌、椅。

(10)处理用物。

(11)洗手。

(四)注意事项

(1)注意省时、节力,防止职业损伤。

(2)枕头平整、充实。

(3)病室及床单位整洁、美观。

(五)评价标准

(1)用物准备齐全。

(2)操作过程规范,符合省时、省力原则。

(3)床单位整洁、美观,符合术后护理要求。

三、卧床患者更换床单

(一)目的

为卧床患者更换床单,保持清洁,增进舒适。

(二)操作前准备

1.告知患者

更换床单的目的及过程,教会患者配合方法。

2.评估患者

(1)病情、意识、身体移动能力及合作程度。

(2)有无肢体活动障碍、偏瘫和骨折。

(3)有无引流管、输液管及伤口,有无尿便失禁。

(4)年龄、性别、体重、心理状态与需求。

3.操作护士

着装整洁、仪表端庄、洗手、戴口罩。

4.物品准备

护理车、清洁的大单、一次性中单、被套、枕套、床刷及半湿状布套、污衣袋等。

(三)操作过程

(1)根据需要移开床旁桌椅。

(2)松开固定在床单上的各种引流管,防止引流管脱落。

(3)移枕头,协助患者移向对侧。

(4)松开近侧各层床单,将其上卷于中线处塞于患者身下。

(5)扫床。

(6)按序依次铺近侧各层床单。

(7)移枕头,协助患者移至近侧。

(8)同法,铺另一侧。

(9)整理盖被,更换枕套。

(10)固定引流管。

(11)协助患者取舒适卧位,必要时上床挡。

(12)整理用物,洗手。

(四)注意事项

(1)保证患者安全,体位舒适。

(2)注意节力。

(3)注意观察病情变化。

(五)评价标准

(1)用物准备齐全。

(2)操作过程规范,符合省时、省力原则。

(3)床单位整洁、美观,患者安全舒适。

(宋国丽)

第二节　机械吸痰法

一、目的

清除呼吸道分泌物,保持呼吸道通畅,预防并发症发生。适用于排痰无力、痰液黏稠、意识不清、危重、老年体弱及身体各脏器衰竭者。可通过患者口腔、鼻腔、气管插管或气管切开处进行负压吸引。

二、准备

(一)用物准备

(1)治疗盘外:电动吸引器或中心吸引器,包括:马达、偏心轮、气体过滤器、压力表、安全瓶、贮液瓶、开口器、舌钳、压舌板、电源插座等。

(2)治疗盘内:带盖缸2只(1只盛消毒一次性吸痰管若干根、1只盛有消毒液的盐水瓶)、消毒玻璃接管、治疗碗2个(1只内盛无菌生理盐水、1只内盛消毒液用于消毒玻璃接管)、弯盘、消毒纱布、无菌弯血管钳一把、消毒镊子一把、棉签一包、液状石蜡、冰硼散等,急救箱1个备用。

(二)患者、护理人员及环境准备

患者取舒适体位,稳定情绪,了解吸痰目的、方法、注意事项及配合要点。护理人员应衣帽整齐,修剪指甲,洗手,戴口罩。环境安静、整洁、光线、温湿度适宜。

三、操作步骤

(1)携用物至病床旁,接通电源,打开开关,调节负压,检查吸引器性能。

(2)检查患者口腔(昏迷患者可借助压舌板及开口器)、鼻腔,有无义齿,如有应先取下活动义齿,患者头部转向一侧,面向操作者。

(3)连接吸痰管,先吸少量生理盐水。用于检查吸痰管是否通畅,并润滑吸痰管前端。

(4)一手反折吸痰管末端,另一手持无菌弯血管钳或无菌镊子夹取吸痰管前端,插入口咽部10～15 cm(过深可触及支气管处,易堵塞呼吸道)后,放松吸痰管末端,先吸口咽部分泌物,再吸气管内分泌物。吸痰时采取上下左右旋转向上提吸痰管的方法,有利于呼吸道分泌物吸出,避免损伤呼吸道黏膜。每次吸引时间少于15秒,防止缺氧。

(5)吸痰管拔出后,用生理盐水抽吸。防止分泌物堵塞吸痰管。

(6)观察患者呼吸道是否畅通,面部、呼吸、心率、血压等情况,吸出液的色、质、量。

(7)协助患者擦净面部分泌物,整理床单位,取舒适体位。

(8)处理用物,吸痰管玻璃接头清洁后,放入盛有消毒液的治疗碗中浸泡,或清洁后,置低温消毒箱内消毒备。

(9)洗手,观察并记录治疗效果与反应。

四、注意事项

(1)严格无菌操作,吸痰管应即吸即弃。

（2）吸痰动作应轻柔,以防呼吸道黏膜损伤。

（3）痰液黏稠者可配合叩击、雾化吸入,提高治疗效果。

（4）储液瓶内的液体不得超过 2/3。

（5）每次吸痰时间不超过 15 秒,以免缺氧。

（6）两次吸痰间隔不少于 30 分钟。

（7）气管隆嵴处不宜反复刺激,避免引起咳嗽反射。

（宋国丽）

第三节　鼻　饲　法

一、目的

对病情危重、昏迷、不能经口或不愿正常摄食的患者,通过胃管供给患者所需的营养、水分和药物,维持机体代谢平衡,保证蛋白质和热量的供给需求,维持和改善患者的营养状况。

二、准备

（一）物品准备

治疗盘内:一次性无菌鼻饲包 1 套（硅胶胃管 1 根、弯盘 1 个、压舌板 1 个、50 mL 注射器 1 具、润滑剂、镊子 2 把、治疗巾 1 条、纱布 5 块）、治疗碗 2 个、弯血管钳 1 把、棉签适量、听诊器 1 副、鼻饲流质液（38～40 ℃）200 mL、温开水适量、手电筒 1 个、调节夹 1 个（夹管用）、松节油、漱口液、毛巾。慢性支气管炎的患者视情况备镇静剂、氧气。

治疗盘外:安全别针 1 个、夹子或橡皮圈 1 个、卫生纸适量。

（二）患者、护理人员及环境准备

患者了解鼻饲目的、方法、注意事项及配合要点。调整情绪,指导或协助患者摆好体位。护理人员应衣帽整齐,修剪指甲,洗手,戴口罩。环境安静、整洁、光线、温湿度适宜。

三、评估

（1）评估患者病情、治疗情况、意识、心理状态及合作度。

（2）评估患者鼻腔状况,有无鼻中隔偏曲、息肉,鼻黏膜有无水肿、炎症等。

（3）向患者解释鼻饲的目的、方法、注意事项及配合要点。

四、操作步骤

（1）确认患者并了解病情,向患者解释鼻饲目的、过程及方法。

（2）备齐用物,携至床旁核对床头卡、医嘱、饮食卡,核对流质饮食:种类、量、性质、温度、质量。

（3）患者如有义齿、眼镜应协助取下,妥善存放。防止义齿脱落误吞吐食管或落入气管引起窒息。插管时由于刺激可致流泪,取下眼镜便于擦除。

(4)取半坐位或坐位,可减轻胃管通过咽喉部时引起的咽反射,利于胃管插入。无法坐起者取右侧卧位,昏迷患者取去枕平卧位,头向后仰可避免胃管误入气管。

(5)将治疗巾围于患者颌下,保护患者衣服和床单,弯盘、毛巾放置于方便易取处。

(6)观察鼻孔是否通畅,黏膜有无破损,清洁鼻腔,选择通畅一侧便于插管。

(7)准备胃管测量胃管插入的长度,成人插入长度为45~55 cm,一般取发际至胸骨剑突处或鼻尖经耳垂至胸骨剑突处,并做标记,倒润滑剂于纱布上少许,润滑胃管前段10~20 cm处,减少插管时的摩擦阻力。

(8)左手持纱布托住胃管,右手持镊子夹住胃管前端,沿选定侧鼻孔缓缓插入,插管时动作轻柔,镊子前端勿触及鼻黏膜,以防损伤,当胃管插入10~15 cm通过咽喉部时,如为清醒患者指导其做吞咽动作及深呼吸,随患者做吞咽动作及深呼吸时顺势将胃管向前推进胃管,直至标记处。如为昏迷患者,将患者头部托起,使下颌靠近胸骨柄,可增大咽喉部通道的弧度,便于胃管顺利通过,再缓缓插入胃管至标记处。若插管时患者恶心、呕吐感持续,用手电筒、压舌板检查口腔咽喉部有无胃管盘曲卡住。如患者有呛咳、发绀、喘息、呼吸困难等误入气管现象,应立即拔管。休息后再插。

(9)确认胃管在胃内,用胶布交叉胃管固定于鼻翼和面颊部。验证胃管在胃内的三种方法:①打开胃管末端胶塞连接注射器于胃管末端抽吸,抽出胃液即可证实胃管在胃内。②置听诊器于患者胃区,快速经胃管向胃内注入10 mL空气,同时在胃部听到气过水声,即表示已插入胃内。③将胃管末端置于盛水的治疗碗内,无气泡溢出。

(10)灌食:连接注射器于胃管末端,先回抽见有胃液,再注入少量温开水,可润滑管壁,防止喂食溶液黏附于管壁,然后缓慢灌注鼻饲液或药液等。鼻饲液温度为38~40 ℃,每次鼻饲量不应超过200 mL,间隔时间不少于2小时,新鲜果汁应与奶液分别灌入,防止凝块产生。鼻饲结束后,再次注入温开水20~30 mL冲洗胃管,避免鼻饲液积存于管腔中而变质,造成胃肠炎或堵塞管腔。鼻饲过程中,避免注入空气,以防造成腹胀。

(11)胃管末端胶塞:如无胶塞可反折胃管末端,用纱布包好,橡皮圈系紧,用别针将胃管固定于大单,枕旁或患者衣领处防止灌入的食物反流和胃管脱落。

(12)协助患者清洁口腔、鼻孔,整理床单位,嘱患者维持原卧位20~30分钟,防止发生呕吐,促进食物消化、吸收。长期鼻饲者应每天进行口腔护理。

(13)整理用物,并清洁,消毒,备用。鼻饲用物应每天更换消毒,协助患者擦净面部,取舒适卧位。

(14)洗手,记录。记录插管时间,鼻饲液种类、量及患者反应等。

五、拔管

停止鼻饲或长期鼻饲需要更换胃管时进行拔管。

(1)携用物至床前,说明拔管的原因,并选择末次鼻饲结束时拔管。

(2)置弯盘于患者颌下,夹紧胃管末端放于弯盘内,防止拔管时液体反流,胃管内残留液体滴入气管。揭去固定胶布用松节油擦去胶布痕迹,再用清水擦洗。

(3)嘱患者深呼吸,在患者缓缓呼气时稍快拔管,到咽喉处快速拔出。

(4)将胃管放入弯盘中,移出患者视线,避免患者产生不舒服的感觉。

(5)清洁患者面部、口腔及鼻腔,帮助患者漱口,取舒适卧位。

（6）整理床单位，清理用物。

（7）洗手，记录拔管时间和患者反应。

六、注意事项

（1）注入药片时应充分研碎，全部溶解方可灌注。多种药物灌注时，应将药物分开灌注，每种药物之间用少量温开水冲洗一次，注意药物配伍禁忌。

（2）插胃管时护士与患者进行有效沟通，缓解紧张度。

（3）插管动作要轻稳，尤其是通过食管三个狭窄部位时（环状软骨水平处，平气管分叉处，食管通过膈肌处）以免损伤食管黏膜。

（4）每次鼻饲前应检查胃管是否在胃内及是否通畅，并用少量温开水冲管后方可进行喂食，鼻饲完毕后再次注入少量温开水，防止鼻饲液凝结。注入鼻饲液的速度要缓慢，以免引起患者不适。

（5）鼻饲液应现配现用，已配制好的暂不用时，应放在 4 ℃以下的冰箱内保存，保证 24 小时内用完，防止长时间放置变质。

（6）长期鼻饲者应每天进行两次口腔护理，并定期更换胃管，普通胃管每周更换一次，硅胶胃管每月更换一次，聚氨酯胃管留置时间 2 个月更换一次。更换胃管时应于当晚最后一次喂食后拔出，翌日晨从另一侧鼻孔插入胃管。

（7）每次灌注前或间隔 4～8 小时应抽胃内容物，检查胃内残留物的量。如残留物的量大于灌注量的 50%，说明胃排空延长，应告知医师采取措施。

（苟淑萍）

第四节 口服给药法

口服是一种最常用的给药方法。它既方便又经济且较安全，药物经口服后，通过胃肠黏膜吸收进入血液循环，起到局部或全身的治疗作用。口服法的缺点：吸收慢而不规则；有些药物到达全身循环前要经过肝脏，使药效受到破坏；有的药物在肠内不吸收或具有刺激性而不能口服。病危、昏迷或呕吐不止的患者不宜应用口服法。因此，护士应根据病情、用药目的及药物吸收的快慢，掌握用药的时间。

一、摆药

（一）病区摆药

1.用物

药柜（内有各种药物、量杯、滴管、乳体、药匙、纱布或小毛巾），发药盘或发药车，药杯，小药牌，服药单（本），小水壶内备温开水。

2.操作方法

（1）操作前应洗手、戴口罩，打开药柜将用物备齐。

（2）按服药时间挑选小药牌，核对小药牌及服药单，无误后依床号顺序将小药牌插入发药盘内配药,注意用药的起止时间,先配固体药,后配水剂及油剂。

(3)摆固体药片、药粉、胶囊时应用药匙分发,同一患者的数种药片可放入同一个杯内,药粉或含化药须用纸包。

(4)摆水剂用量杯计量,左手持量杯,拇指置于所需刻度,右手持药瓶先将药液摇匀,标签朝上,举量杯使所需刻度与视线平行,缓缓倒入所需药量(图 2-1),倒毕,以湿纱布擦净瓶口放回原处。同时服用几种水剂时,须分别倒入几个杯内。更换药液品种应洗净量杯。

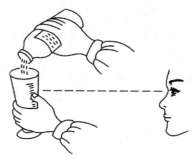

图 2-1　倒药液法

(5)药液不足 1 mL,须用滴管测量,1 mL=15 滴,滴时须稍倾斜。为使患者得到准确的药量,避免药液蘸在杯内,应滴入已盛好凉开水的药杯。

(6)药摆毕,应将药物、小药牌与服药单全部核对一遍;发药前由别人再查对一次,无误后方可发药。

(二)中心药站

有的医院设有中心药站,为住院患者集中摆药。中心药站具有全院宏观调控药品的作用,避免积压浪费,减少病区摆药、取药、退药、保管等烦琐工作。

病区护士每天查房后,将药盘及小药牌一起送到中心药站,由药站专人负责摆药、核对。摆药一次备一天的量(三次用量),之后由病区护士核对取回,按时发给患者。

各病区可另设一小药柜,存放少量的常用药、抢救药、针剂,以及极少量毒、麻、限制药品等,以备夜间及临时急用。

二、发药

(1)备好温开水,携带发药车或发药盘、服药单进病室。

(2)按规定时间送药至床前,核对床号、姓名,并呼唤患者无误后再发药物,待患者服下后方可离开。

(3)对危重患者护士应予喂服,鼻饲患者应由胃管注入。若患者不在或因故不能当时服药者,将药品带回保管。换药或停药应及时告诉患者,如患者提出疑问,应耐心解释。

(4)抗生素及磺胺类药物需在血液内保持有效浓度,必须准时给药。

三、注意事项

(1)某些刺激食欲的健胃药宜在饭前服,因为刺激舌的味觉感受器,使胃液大量分泌。

(2)某些磺胺类药物经肾脏排出,尿少时即析出结晶引起肾小管堵塞,服药后指导患者多饮水,而对呼吸道黏膜起保护性作用的止咳合剂,服后则不宜立即饮水,以免冲淡药物降低药效。

（3）服用强心苷类药物如洋地黄、地高辛等,应先测脉率、心率,并注意其节律变化,脉率低于60 次/分或节律不齐时则不可继续服用。

（4）某些药物对牙齿有腐蚀作用或使牙齿染色(如酸类或铁剂),服用时避免与牙齿接触,可将药液由饮水管吸入,服后再漱口。

四、发药后处理

药杯用肥皂水和清水洗净,消毒擦干后,放回原处备用。油剂药杯应先用纸擦净后清洗再消毒,同时清洁药盘或发药车。

（李　征）

第五节　皮内注射

一、目的

（1）进行药物过敏试验,以观察有无变态反应。

（2）预防接种。

（3）局部麻醉的起始步骤。

二、评估

（一）评估患者

（1）双人核对医嘱。

（2）核对患者床号、姓名、住院号和腕带(请患者自己说出床号和姓名)。

（3）评估患者病情、意识状态、配合能力、用药史、药物过敏史、不良反应史。

（4）向患者解释操作目的和过程,取得患者配合。

（5）查看注射部位皮肤情况(皮肤颜色,有无皮疹、感染和皮肤划痕阳性)。

（6）协助患者取舒适坐位或卧位。

（二）评估环境

安静整洁,宽敞明亮,必要时遮挡。

三、操作前准备

（一）人员准备

仪表整洁,符合要求。洗手,戴口罩。

（二）按医嘱配制药液

（1）操作台(治疗室):注射盘、无菌治疗巾、无菌镊子、1 mL 注射器、药液、安尔碘、75％乙醇、无菌棉签等。

（2）双人核对药液标签,药名、浓度、剂量、有效期、给药途径。

（3）检查瓶口有无松动,瓶身有无破裂,药液有无浑浊、沉淀、絮状物和变质。

(4)检查注射器、安尔碘、75%乙醇、无菌棉签,包装有无破裂、是否在有效期内。

(5)按正规操作抽吸药液,并贴好标识,置于无菌盘内。

(6)再次核对皮试液,并签名。

（三）物品准备

治疗车上层放置无菌盘(内置已抽吸好的药液)、治疗盘(75%乙醇、无菌棉签)、备用(1 mL注射器1支、0.1%盐酸肾上腺素1支,变态反应时用)、快速手消毒剂、注射单,以上物品符合要求,均在有效期内。治疗车下层放置生活垃圾桶、医疗废物桶、锐器盒。

四、操作程序

(1)携用物推车至患者床旁,核对床号、姓名、住院号、腕带和药物过敏史(请患者自己说出床号和姓名)。

(2)选择注射部位(过敏试验选择前臂掌侧下 1/3;预防接种选择上臂三角肌下缘;局部麻醉则选择麻醉处)。

(3)75%乙醇常规消毒皮肤。

(4)二次核对患者床号、姓名和药名。

(5)排尽空气,药液推至所需刻度,且药液不能外溢。

(6)一手绷紧局部皮肤,一手持注射器,针头斜面向上,与皮肤呈 5°刺入皮内。

(7)待针头斜面完全进入皮内后,放平注射器,固定针栓并注入 0.1 mL 药液,使局部形成一个圆形隆起的皮丘(皮丘直径 5 mm,皮肤变白,毛孔变大)。

(8)迅速拔出针头,勿按揉和压迫注射部位。

(9)20 分钟后观察患者局部反应,做出判断。

(10)协助患者取舒适体位,整理床单位。

(11)快速手消毒剂消毒双手,签名。

(12)推车回治疗室,按医疗废物处理原则处理用物。

五、20 分钟后判断结果

(1)核对患者床号、姓名、住院号和腕带(请患者自己说出床号和姓名)。

(2)须经两人判断皮试结果,并将结果告知患者和家属。

(3)洗手,皮试结果记录在病历、护理记录单和病员一览表等处。阳性用红笔标记"＋",阴性用蓝色或黑笔标记"－"。

(4)如对结果有怀疑,应在另一侧前臂皮内注入 0.1 mL 生理盐水行对照试验。

六、皮内试验结果判断

（一）阴性

皮丘无改变,周围无红肿,并无自觉症状。

（二）阳性

局部皮丘隆起,局部出现红晕、硬块,直径大于 1 cm 或周围有伪足;或局部出现红晕,伴有小水疱者;或局部发痒者为阳性;严重时可出现过敏性休克。观察反应的同时,应询问有无头晕、心慌、恶心、胸闷、气短、发麻等不适症状,如出现上述症状时不可使用青霉素。

七、注意事项

（1）皮试药液要现用现配、剂量准确。

（2）备好相应抢救设备与药物，及时处理变态反应。

（3）行皮试前，尤其行青霉素过敏试验前必须询问患者家族史、用药史和药物过敏史，如有药物过敏史者不可做试验。

（4）药物过敏试验时，患者体位要舒适，不可采取直立位。

（5）选择注射部位时应注意避开瘢痕和皮肤红晕处。

（6）皮肤试验时禁用碘剂消毒，对乙醇过敏者可用生理盐水消毒，避免反复用力涂擦局部皮肤。

（7）拔出针头后，注射部位不可用棉球按压揉擦，以免影响结果观察。

（8）进针角度以针尖斜面全部刺入皮内为宜，进针角度过大易将药液注入皮下，影响结果的观察和判断。

（9）正确判断试验结果，对皮试结果阳性者，应在病历、床头或腕带、门诊病历和患者一览表上醒目标记，并将结果告知医师、患者和家属。

（10）特殊药物皮试，按要求观察结果。

（田 荣）

第六节 皮 下 注 射

一、目的

（1）注入小剂量药物，用于不宜口服给药而需在一定时间内发生药效时。

（2）预防接种。

（3）局部供药，如局部麻醉用药。

二、评估

（一）评估患者

（1）双人核对医嘱。

（2）核对患者床号、姓名、住院号和腕带（请患者自己说出床号和姓名）。

（3）评估患者病情、意识状态、配合能力、用药史、药物过敏史、不良反应史等。

（4）向患者解释操作目的和过程，取得患者配合。

（5）查看注射部位皮肤情况（皮肤颜色，有无皮疹、感染）。

（6）协助患者取舒适坐位或卧位。

（二）评估环境

安静整洁，宽敞明亮，必要时遮挡。

三、操作前准备

(一)人员准备

仪表整洁,符合要求。洗手,戴口罩。

(二)按医嘱配制药液

(1)操作台上放置注射盘、纸巾、无菌治疗巾、无菌镊子、2 mL注射器、医嘱用药液、安尔碘、75%乙醇、无菌棉签。

(2)双人核对药液标签,药名、浓度、剂量、有效期、给药途径。

(3)检查瓶口有无松动,瓶身有无破裂,药液有无浑浊、沉淀、絮状物和变质。

(4)检查注射器、安尔碘、75%乙醇、无菌棉签等,包装无破裂,在有效期内。

(5)按正规操作抽吸药液,并贴好标识,置于无菌盘内。

(6)再次核对药液,记录时间并签名。

(三)物品准备

治疗车上层放置无菌盘(内置抽吸好的药液)、治疗盘(安尔碘、75%乙醇)、注射单、快速手消毒剂,以上物品符合要求,均在有效期内。治疗车下层放置生活垃圾桶、医疗废物桶、锐器盒。

四、操作程序

(1)携用物推车至患者床旁,核对床号、姓名、住院号和腕带(请患者自己说出床号和姓名)。

(2)根据注射目的选择注射部位(上臂三角肌下缘、两侧腹壁、后背、股前侧和外侧等)。

(3)常规消毒皮肤,待干。

(4)二次核对患者床号、姓名和药名。

(5)排尽注射器内空气,取干棉签夹于左手示指与中指之间。

(6)一手绷紧皮肤,另一手持注射器,示指固定针栓,针头斜面向上,与皮肤呈30°~40°(过瘦患者可捏起注射部位皮肤,并减少穿刺角度)快速刺入皮下,深度为针梗的1/2~2/3;松开紧绷皮肤的手,抽动活塞,如无回血,缓慢推注药液。

(7)注射毕用无菌干棉签轻压针刺处,快速拔针后按压片刻。

(8)再次核对患者床号、姓名和药名,注射器按要求放置。

(9)协助患者取舒适体位,整理床单位,并告知患者注意事项。

(10)快速手消毒剂消毒双手,记录时间并签名。

(11)推车回治疗室,按医疗废物处理原则处理用物。

(12)洗手,根据病情书写护理记录单。

五、注意事项

(1)遵医嘱和药品说明书使用药品。

(2)长期注射者应注意更换注射部位。

(3)注射中、注射后观察患者不良反应和用药效果。

(4)注射<1 mL药液时须使用1 mL注射器,以保证注入药液剂量准确无误。

(5)持针时,右手示指固定针栓,但不可接触针梗,以免污染。

(6)针头刺入角度不宜超过45°,以免刺入肌层。

(7)尽量避免应用对皮肤有刺激作用的药物行皮下注射。

(8)若注射胰岛素时,需告知患者进食时间。

(田　荣)

第七节　肌内注射

一、目的

注入药物,用于不宜或不能口服或静脉注射,且要求比皮下注射更快发生疗效时。

二、评估

(一)评估患者

(1)双人核对医嘱。

(2)核对患者床号、姓名、住院号和腕带(请患者自己说出床号和姓名)。

(3)评估患者病情、治疗情况、意识状态、用药史、药物过敏史、不良反应史、肢体活动能力和合作程度。

(4)向患者解释操作目的和过程,取得患者配合。

(5)查看注射部位皮肤情况(皮肤颜色,有无皮疹、感染和皮肤划痕阳性)。

(6)协助患者取舒适坐位或卧位。

(二)评估环境

安静整洁,宽敞明亮,必要时遮挡。

三、操作前准备

(一)人员准备

仪表整洁,符合要求。洗手,戴口罩。

(二)按医嘱配制药液

(1)操作台:注射盘、无菌盘、2 mL注射器、5 mL注射器、医嘱所用药液、安尔碘、无菌棉签。如注射用药为油剂或混悬液,需备较粗针头。

(2)双人核对药物标签,药名、浓度、剂量、有效期、给药途径。

(3)检查瓶口有无松动,瓶身有无破裂,药液有无浑浊、变质。

(4)检查无菌注射器、安尔碘、无菌棉签等,包装无破裂,在有效期内。

(5)按正规操作抽吸药液,并贴好标识,置于无菌盘内。

(6)再次核对药液,记录时间并签名。

(三)物品准备

治疗车上层放置无菌盘(内置抽吸好药液)、安尔碘、注射单、无菌棉签、快速手消毒剂,以上物品符合要求,均在有效期内。治疗车下层放置生活垃圾桶、医疗废物桶、锐器盒。

31

四、操作程序

(1)携用物推车至患者床旁,核对床号、姓名、住院号和腕带(请患者自己说出床号和姓名)。

(2)协助患者取舒适体位,暴露注射部位,注意保暖,保护患者隐私,必要时可遮挡。

(3)选择注射部位(臀大肌、臀中肌、臀小肌、股外侧和上臂三角肌)。

(4)常规消毒皮肤,待干。

(5)再次核对患者床号、姓名和药名。

(6)拿取药液并排尽空气,取干棉签,夹于左手示指与中指之间,以一手拇指和示指绷紧局部皮肤,另一手持注射器,中指固定针栓,将针头迅速垂直刺入,深度约为针梗的2/3。

(7)松开紧绷皮肤的手,抽动活塞,如无回血,缓慢注入药液,同时观察反应。

(8)注射完毕,用无菌干棉签轻按进针处,快速拔针,按压片刻。

(9)再次核对患者床号、姓名和药名。

(10)协助患者取舒适体位,整理床单位,注射后观察用药反应。

(11)快速手消毒剂消毒双手,记录时间并签名。

(12)推车回治疗室,按医疗废物处理原则处理用物。

(13)洗手,根据病情书写护理记录单。

五、常用肌内注射定位方法

(一)臀大肌肌内注射定位法

注射时应避免损伤坐骨神经。

1.十字法

从臀裂顶点向左或右侧画一水平线,然后从髂嵴最高点做一垂线,将一侧臀部划分为4个象限,其避开内角的外上象限为注射区。

2.连线法

从髂前上棘至尾骨做一连线,其外1/3处为注射部位。

(二)臀中肌、臀小肌肌内注射定位法

(1)以示指尖和中指尖分别置于髂前上棘和髂嵴下缘处,在髂嵴、示指、中指之间构成一个三角形区域,示指与中指构成的内角为注射部位。

(2)髂前上棘外侧三横指处(以患者手指的宽度为标准)。

(三)股外侧肌内注射定位法

在股中段外侧,一般成人可取髋关节下10 cm至膝关节的范围。此处大血管、神经干很少通过,且注射范围广,可供多次注射,尤适用于2岁以下的幼儿。

(四)上臂三角肌内注射定位法

取上臂外侧,肩峰下2~3横指处。此处肌肉较薄,只可行小剂量注射。

(五)体位准备

1.卧位

臀部肌内注射时,为使局部肌肉放松,减轻疼痛与不适,可采用以下姿势。

(1)侧卧位:上腿伸直,放松,下腿稍弯曲。

(2)俯卧位:足尖相对,足跟分开,头偏向一侧。

（3）仰卧位：常用于危重和不能翻身的患者，采用臀中肌、臀小肌肌内注射法较为方便。

2.坐位

为门诊患者接受注射时常用体位。可供上臂三角肌或臀部肌内注射时采用。

六、注意事项

（1）遵医嘱和药品说明书使用药品。

（2）药液要现用现配，在有效期内，剂量要准确。选择两种药物同时注射时，应注意配伍禁忌。

（3）注射时应做到"两快一慢"（进针、拔针快，推注药液慢）。

（4）选择合适的注射部位，避免刺伤神经和血管，无回血时方可注射。

（5）注射时切勿将针梗全部刺入，以防针梗从根部衔接处折断。若针头折断，应先稳定患者情绪，并嘱患者保持原位不动，固定局部组织，以防断针移位，同时尽快用无菌血管钳夹住断端取出；如断端全部埋入肌肉，应速请外科医师处理。

（6）对需长期注射者，应交替更换注射部位，并选择细长针头，以减少硬结的发生。如因长期多次注射出现局部硬结时，可采用热敷、理疗等方法予以处理。

（7）2岁以下婴幼儿不宜选用臀大肌肌内注射，因其臀大肌尚未发育好，注射时有损伤坐骨神经的危险，最好选择臀中肌和臀小肌行肌内注射。

（田　荣）

第八节　静脉注射

一、目的

（1）所选用药物不宜口服、皮下注射、肌内注射，又需迅速发挥药效时。

（2）注入药物进行某些诊断性检查，如对肝、肾、胆囊等造影时需静脉注入造影剂。

二、评估

（一）评估患者

（1）双人核对医嘱。

（2）核对患者床号、姓名、住院号和腕带（请患者自己说出床号和姓名）。

（3）了解患者病情、意识状态、配合能力、药物过敏史、用药史。

（4）评估患者穿刺部位的皮肤状况、肢体活动能力、静脉充盈度和管壁弹性。选择适合静脉注射的部位，评估药物对血管的影响程度。

（5）向患者解释静脉注射的目的和方法，告知所注射药物的名称，取得患者配合。

（二）评估环境

安静整洁，宽敞明亮。

三、操作前准备

(一)人员准备

仪表整洁,符合要求。洗手,戴口罩。

(二)物品准备

1.操作台

治疗单、静脉注射所用药物、注射器。

2.按要求检查所需用物,符合要求方可使用

(1)双人核对药物名称、浓度、剂量、有效期、给药途径。

(2)检查药物的质量、标签,液体有无沉淀和变色,有无渗漏、浑浊和破损。

(3)检查注射器和无菌棉签的有效期,包装是否紧密无漏气,安尔碘的使用日期是否在有效期内。

3.配制药液

(1)安尔碘棉签消毒药物瓶口,掰开安瓿,瓿帽弃于锐器盒内。

(2)打开注射器,将外包装袋置于生活垃圾桶内,固定针头,回抽针栓,检查注射器,取下针帽置于生活垃圾桶内,抽取安瓿内药液,排气,置于无菌盘内。在注射器上贴上患者床号、姓名、药物名称、用药方法的标签。

(3)再次核对空安瓿和药物的名称、浓度、剂量、用药方法和时间。

4.备用物品

治疗车上层治疗盘内放置备用注射器一支、安尔碘、无菌棉签,无菌盘内放置配好的药液、垫巾。以上物品符合要求,均在有效期内。治疗车下层放置生活垃圾桶、医疗废物桶、锐器盒,以及含有效氯 250 mg/L 消毒液桶。

四、操作程序

(1)携用物推车至患者床旁,核对床号、姓名、住院号和腕带(请患者自己说出床号和姓名)。

(2)向患者说明静脉注射的方法、配合要点、注射药物的作用和不良反应。

(3)协助患者取舒适体位,充分暴露穿刺部位,放垫巾于穿刺部位下方。

(4)在穿刺部位上方 5～6 cm 处扎压脉带,末端向上,以防污染无菌区。

(5)安尔碘棉签消毒穿刺部位皮肤,以穿刺点为中心向外螺旋式旋转擦拭,直径＞5 cm。

(6)再次核对患者床号、姓名和药名。

(7)嘱患者握拳,使静脉充盈,左手拇指固定静脉下端皮肤,右手持注射器与皮肤呈 15°～30°自静脉上方或侧方刺入,见回血可再沿静脉进针少许。

(8)保留静脉通路者,安尔碘棉签消毒静脉注射部位三通接口,以接口处为中心向外螺旋式旋转擦拭。

(9)静脉注射过程中,观察局部组织有无肿胀,严防药液渗漏,如出现渗漏立即拔出针头,按压局部,另行穿刺。

(10)拔针后,指导患者按压穿刺点 3 分钟,勿揉,凝血功能差的患者适当延长按压时间。

(11)再次核对患者床号、姓名和药名。

(12)将压脉带与输液垫巾对折取出,输液垫巾置于生活垃圾桶内,压脉带放于含有效氯

250 mg/L消毒液桶中。整理患者衣物和床单位,观察有无不良反应,并向患者讲明注射后注意事项。快速手消毒剂消毒双手,推车回治疗室,按医疗废物处理原则处理用物。

(13)洗手,在治疗单上签名并记录时间。按护理级别书写护理记录单。

五、注意事项

(1)严格执行查对制度,需双人核对医嘱。

(2)严格遵守无菌操作原则。

(3)了解注射目的、药物对血管的影响程度、给药途径、给药时间和药物过敏史。

(4)选择粗直、弹性好、易固定的静脉,避开关节和静脉瓣。常用的穿刺静脉为肘部浅静脉,如贵要静脉、肘正中静脉、头静脉。小儿多采用头皮静脉。

(5)根据患者年龄、病情和药物性质掌握注入药物的速度,并随时听取患者主诉,观察病情变化。必要时使用微量注射泵。

(6)对需要长期注射者,应有计划地由小到大、由远心端到近心端选择静脉。

(7)根据药物特性和患者肝、肾或心脏功能,采用合适的注射速度。随时听取患者主诉,观察体征和其病情变化。

(李桂花)

第九节　无　菌　技　术

无菌技术是医疗护理操作中防止发生感染和交叉感染的一项重要的基本操作,执行无菌技术可以减少以至杜绝患者因诊断、治疗和护理所引起的意外感染。因此,医务人员必须加强无菌操作的观念,正确熟练地掌握无菌技术,严密遵守操作规程,以保证患者的安全,防止医源性感染。

一、相关概念

(一)无菌技术
无菌技术是指在医疗、护理操作过程中防止一切微生物侵入人体和防止无菌物品、无菌区域被污染的操作技术。

(二)无菌物品
无菌物品是指经过物理或化学方法灭菌后保持无菌状态的物品。

(三)非无菌区
非无菌区是指未经过灭菌处理或虽经过灭菌处理但又被污染的区域。

二、无菌技术操作原则

(一)环境清洁
操作区域要宽敞,无菌操作前30分钟通风,停止清扫工作,减少走动,防止尘埃飞扬。

(二)工作人员准备
修剪指甲,洗手,戴好帽子、口罩(4～8小时更换1次,一次性口罩4小时更换1次),必要时穿无菌衣,戴无菌手套。

(三)物品妥善保管

(1)无菌物品与非无菌物品应分别放置。

(2)无菌物品须存放在无菌容器或无菌包内。

(3)无菌包外注明物名、时间,按有效期先后安放。

(4)未被污染下保存期为 7～14 天。

(5)过期或受潮均应重新灭菌。

(四)取无菌物注意事项

(1)面向无菌区域,用无菌钳钳取,手臂须保持在腰部水平以上,注意不可跨越无菌区。

(2)无菌物品一经取出,即使未使用,也不可放回。

(3)未经消毒的用物不可触及无菌物品。

(五)操作时要保持无菌

不可面对无菌区讲话、咳嗽、打喷嚏,疑有无菌物品被污染,不可使用。

(六)一人一物

一套无菌物品,仅供一人使用,防止交叉感染。

三、无菌技术基本操作

无菌技术及操作规程是根据科学原则制定的,任何一个环节都不可违反,每个医务人员都必须遵守,以保证患者的安全。

(一)取用无菌物持钳法

使用无菌物持钳取用和传递无菌物品,以维持无菌物品及无菌区的无菌状态。

1.类别

(1)三叉钳:夹取较重物品,如盆、盒、瓶、罐等,不能夹取细的物品。

(2)卵圆钳:夹取镊、剪、刀、治疗碗及盘等,不能夹取较重物品。

(3)镊子:夹取棉球、棉签、针、注射器等。

2.无菌持物钳(镊)的使用法

(1)无菌持物钳(镊)应浸泡在盛有消毒溶液的无菌广口容器内,液面需超过轴节以上 2～3 cm或镊子1/2处。容器底部应垫无菌纱布,容器口上加盖。每个容器内只能放一把无菌持物钳(镊)(图 2-2)。

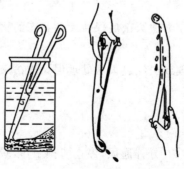

A 正确 B 不正确

图 2-2 无菌持物钳(镊)的使用

（2）取放无菌持物钳（镊）时，尖端闭合，不可触及容器口缘及溶液面以上的容器内壁。手指不可触摸浸泡部位。使用时保持尖端向下，不可倒转向上，以免消毒液倒流污染尖端。用后立即放回容器内，并将轴节打开。如取远处无菌物品时，无菌持物钳（镊）应连同容器移至无菌物品旁使用。

（3）无菌持物钳（镊）不能触碰未经灭菌的物品，也不可用于换药或消毒皮肤。如被污染或可疑污染时，应重新消毒灭菌。

（4）无菌持物钳（镊）及其浸泡容器，每周消毒灭菌 1 次，并更换消毒溶液及纱布。外科病室每周 2 次，手术室、门诊换药室或其他使用较多的部门，应每天灭菌 1 次。

（5）不能用无菌持物钳夹取油纱布，因黏于钳端的油污可形成保护层，影响消毒液渗透而降低消毒效果。

（二）无菌容器的使用法

无菌容器用以保存无菌物品，使其处于无菌状态以备使用（图 2-3）。

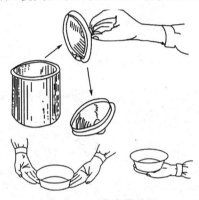

图 2-3　无菌容器使用

（1）取无菌容器内的物品，打开时将盖内面（无菌面）向上置于稳妥处或内面向下拿在手中，手不可触及容器壁的内面，取物后立即将容器盖盖严，避免容器内无菌物品在空气中暴露过久。

（2）取无菌容器应托住容器底部，手指不可触及容器边缘及内面。

（三）取用无菌溶液法

目的是维持无菌溶液在无菌状态下使用。

1.核对

药名、剂量、浓度、有效期。

2.检查

有无裂缝、瓶盖有无松动以及溶液的澄清度、质量。

3.倒用密封瓶溶液法

擦净瓶外灰尘，用启瓶器撬开铝盖，用双手拇指将橡胶塞边缘向上翻起，再用示指和中指套住橡胶塞拉出，先倒出少量溶液冲洗瓶口，倒液时标签朝上，倒后立即将橡胶塞塞好，常规消毒后将橡胶塞边缘翻下，记录开瓶日期、时间，有效期 24 小时，不可将无菌物品或非无菌物品伸入无菌溶液内蘸取或直接接触瓶口倒液，以免污染瓶内的溶液，已倒出的溶液不可再倒回瓶内（图 2-4）。

4.倒用烧瓶液法

先检查后解系带，倒液同倒用密封瓶溶液法。

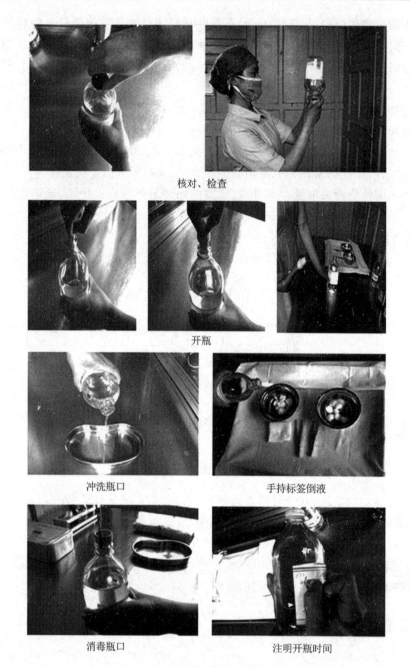

核对、检查

开瓶

冲洗瓶口　　　　　手持标签倒液

消毒瓶口　　　　　注明开瓶时间

图 2-4　无菌溶液的取用

(四)无菌包使用法

目的是保持无菌包内无菌物品处于无菌状态,以备使用。

1.包扎法

将物品放在包布中央,最后一角折盖后用化学指示胶带粘贴,封包胶带上可书写记录,或用带包扎"＋"字形。

2.开包法

(1)三查:名称、日期、化学指示胶带。

(2)撕开粘贴或解开系带,系带卷放在包布边下,先外角再两角,后内角,注意手不可触及内面,放在事先备好的无菌区域内,将包布按原折痕包起,将带以"一"字形包扎,记录,24小时有效(图2-5)。

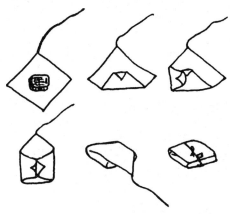

图 2-5 无菌包的使用

3.小包打开法

托在手上打开,另一手将包布四角抓住,稳妥地将包内物品放入无菌区域内。

4.一次性无菌物品

注射器或输液条,敷料或导管。

(五)铺无菌盘法

目的是维持无菌物品处于无菌状态,以备使用。

将无菌治疗巾铺在清洁、干燥的治疗盘内,使其内面为无菌区,可放置无菌物品,以供治疗和护理操作使用。有效期限不超过4小时。

(1)无菌治疗巾的折叠法:将双层棉布治疗巾横折2次,再向内对折,将开口边分别向外翻折对齐。

(2)无菌治疗巾的铺法:手持治疗巾两开口外角呈双层展开,由远端向近端铺于治疗盘内。两手捏住治疗巾上层下边两外角向上呈扇形折叠三层,内面向外。

(3)取所需无菌物品放入无菌区内,覆盖上层无菌巾,使上、下层边缘对齐,多余部分向上反折。

(六)戴、脱无菌手套法

目的是防止患者在手术与治疗过程中受到感染,处理无菌物品过程中确保物品无菌(图2-6)。

(1)洗净擦干双手,核对号码及日期。

(2)打开手套袋,取出滑石粉擦双手。

(3)掀起手套袋开口处,取出手套,对准戴上。

(4)双手调手套位置,扣套在工作衣袖外面。

(5)脱手套,外面翻转脱下。

(6)注意:①未戴手套的手不可触及手套的外面;②已戴手套的手不可触及未戴手套的手或另一手套内面;③发现手套有破洞立即更换。

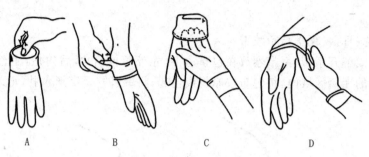

图 2-6　戴脱无菌手套

(七)取用消毒棉签法

目的是保持无菌棉签处于无菌状态下使用。

1.无菌棉签使用法

(1)检查棉签有效期及包装的完整程度,有破损时不能使用。

(2)左手握棉签棍端,右手捏住塑料包装袋上部,依靠棉棍的支撑向后稍用力撕开前面的包装袋。

(3)将包装袋抽后折盖左手示指,以中指压住。

(4)右手拇指顶出所用棉签并取出。

2.复合碘医用消毒棉签使用法

(1)取复合碘医用消毒棉签 1 包,检查有效期,注明开启时间。

(2)将包内消毒棉签推至包的右下端,并分离 1 根留置包内左侧。

(3)左手拇、示指持复合碘医用消毒棉签包的窗口缘,右手拇、示指捏住窗翼,揭开窗口。

(4)将窗翼拉向右下方,以左手拇指按压窗翼,固定窗盖。

(5)右手从包的后方将包左上角向后反折,夹于左手示指与中指之间,露出棉签手柄部。

(6)以右手取出棉签。

(7)松开左手拇指和中指,拇指顺势将窗口封好,放回盘内备用。

(李桂花)

第十节　气管插管护理技术

一、概述

气管插管是指将特制的气管导管,通过口腔或鼻腔插入患者气管内,能迅速解除上呼吸道梗阻,进行有效的机械通气,为气道通畅、通气供氧、呼吸道吸引和防止误吸等提供最佳条件,是一种气管内麻醉和抢救患者的技术。

二、病情观察与评估

(1)监测生命体征,观察呼吸频率、深度及血氧饱和度变化。

（2）观察患者意识、面色、口唇及甲床有无发绀。

（3）评估有无喉头水肿、气道急性炎症等插管禁忌证。

（4）评估年龄、体重,选择与患者匹配的气管导管型号。

（5）评估患者有无因躁动导致意外拔管的危险。

三、护理措施

（一）插管前准备

1.抢救药品

盐酸肾上腺素、阿托品、镇静剂（常用丙泊酚）等。

2.用物准备

合适型号的导管、喉镜、牙垫、连接好管道的呼吸机、氧气设备、吸痰器、简易呼吸器等。

3.抢救人员

符合资质的医师至少1名、护士2名。

（二）插管时的护理配合

（1）评估患者意识、耐受程度;约束四肢,避免抓扯;遵医嘱使用镇静剂。

（2）判断插管成功的指标:呼气时导管口有气流,人工辅助通气时胸廓对称起伏,能闻及双肺呼吸音。

（3）妥善固定导管:选择适当牙垫或气管导管固定器固定导管。

（4）监测气囊压力:维持压力 $2.5 \sim 2.9$ kPa（$25 \sim 30$ cmH$_2$O）为宜,避免误吸或气管黏膜的损伤。

（三）插管后护理

（1）体位:床头抬高 $15° \sim 30°$,保持患者头后仰,减轻气管插管对咽、喉的压迫。

（2）每班观察、记录插管长度并交接,成人经口（22 ± 2）cm,儿童为（$12 +$ 年龄 $\div 2$）cm,经鼻插管时增加 2 cm。

（3）保持呼吸道通畅,按需吸痰,观察痰液颜色、量及黏稠度。痰液黏稠者持续气道湿化或遵医嘱雾化吸入。

（4）口腔护理:经口气管插管口腔护理由2人配合进行,1人固定气管插管,1人做口腔护理。口腔护理前吸净插管内及口鼻腔分泌物。

（5）防止非计划拔管:遵医嘱适当约束和镇静。使用呼吸机的患者更换体位时,专人负责管路固定,避免气管插管过度牵拉移位发生脱管。

（四）拔管护理

拔管前吸净口腔及气道内分泌物,气囊放气后拔管。密切观察患者呼吸频率、深度及血氧饱和度。

四、健康指导

（1）告知患者及家属气管插管的目的及配合要点。

（2）告知家属行保护性约束的目的及意义。

（3）指导并鼓励患者进行有效咳嗽,做深呼吸,以及早拔管。

（4）指导患者在插管期间通过写字板、图片、宣教卡等方式进行有效沟通。

（孟洪玮）

第十一节　气管切开套管护理技术

一、概述

气管切开术是临床常用的急救手术之一,方法是在颈部切开皮肤及气管,将套管插入气管,以迅速解除呼吸道梗阻或下呼吸道分泌物潴留所致的呼吸困难。可经套管吸痰、给氧、进行人工通气,从而改善患者呼吸及氧合。

二、病情观察与评估

(1)监测生命体征,观察呼吸频率、深度及血氧饱和度情况。

(2)观察患者意识、面色、口唇及甲床有无发绀。

(3)评估气管套管位置、颈带松紧度、气囊压力。

(4)评估患者有无因躁动导致意外拔管的危险。

三、护理措施

(一)术前准备

(1)药品准备:利多卡因、盐酸肾上腺素、阿托品。

(2)用物准备:合适型号的导管、氧气设备、吸痰器、简易呼吸器等。

(3)抢救人员:符合资质的医师至少1名、护士2名。

(二)术中护理配合

(1)体位:去枕平卧,肩部垫软枕,使头部正中后仰,保持颈部过伸。

(2)气管前壁暴露后,协助医师拔除经口或鼻的气管插管。

(3)密切观察患者面色、口唇及肢端颜色、血氧饱和度。

(三)术后护理

(1)体位:床头抬高30°～45°。

(2)妥善固定:系带牢固固定气管切开套管,松紧度以能伸进系带一小指为宜,防止套管脱出。

(3)保持气道通畅:按需吸痰,观察痰液颜色、量、黏稠度,导管口覆盖双层湿润无菌纱布。痰液黏稠时给予雾化吸入或持续气道湿化。

(4)切口护理:观察切口有无渗血、发红,切口及周围皮肤用0.5%碘伏或2%氯己定消毒,每天2次,无菌开口纱布或高吸收性敷料保护切口,保持敷料清洁干燥。

(5)内套管护理:金属气管内套管每天清洁消毒2次,清洁消毒顺序为清水洗净→碘伏浸泡30分钟或煮沸消毒→0.9%氯化钠注射液冲洗。

(6)口腔护理:2～6小时1次,保持口腔清洁无异味。

(7)并发症观察:观察气管切口周围有无肿胀,出现皮下捻发音,可用头皮针穿刺皮下排气,嘱患者勿用力咳嗽,以免加重皮下气肿。

(8)心理护理:患者经气管切开后不能发音,指导患者采用手势、写字板、图片、文字宣教卡等方式进行沟通,满足其需求。

(四)拔管

首先试堵管,第一天封住 1/3,第二天封住 1/2,第三天全堵。堵管期间,严密观察呼吸变化,如堵管 24～48 小时后呼吸平稳、发音好、咳嗽排痰功能佳可考虑拔管。拔管后密切观察患者呼吸及血氧饱和度变化。

四、健康指导

(1)告知患者及家属气管切开的目的及配合要点。
(2)指导并鼓励患者进行深呼吸及有效咳嗽排痰。
(3)教会患者有效的沟通方法。

(孟洪玮)

第十二节　导　尿　术

一、目的

(1)为尿潴留患者解除痛苦,使尿失禁患者保持会阴清洁干燥。
(2)收集无菌尿标本,进行细菌培养。
(3)避免盆腔手术时误伤膀胱,为危重、休克患者正确记录尿量、测尿比重提供依据。
(4)检查膀胱功能,测膀胱容量、压力及残余尿量。
(5)鉴别尿闭和尿潴留,以明确肾功能不全或排尿功能障碍。
(6)诊断及治疗膀胱和尿道的疾病,如进行膀胱造影或对膀胱肿瘤患者进行化学治疗(化疗)等。

二、准备

(一)物品准备

1.治疗盘内

橡皮圈 1 个,别针 1 枚,备皮用物 1 套,一次性无菌导尿包 1 套(治疗碗 2 个、弯盘、双腔气囊导尿管 1 根、弯血管钳 1 把、镊子 1 把、小药杯内置棉球若干个、液状石蜡棉球瓶 1 个、洞巾 1 块),一次性手套 1 双。常用消毒溶液:0.1%苯扎溴铵(新洁尔灭)、0.1%氯己定等。无菌持物钳及容器一套,男患者导尿另备无菌纱布两块。

2.治疗盘外

小橡胶单和治疗巾一套(或一次性治疗巾),便盆及便盆巾。

(二)患者、护理人员及环境准备

患者了解导尿目的、方法、注意事项及配合要点。取仰卧屈膝位,调整情绪,指导或协助患者清洗外阴,备便盆。护理人员应衣帽整齐,修剪指甲,洗手,戴口罩。环境安静、整洁,光线、温湿度适宜,关闭门窗,备屏风或隔帘。

三、评估

(1)评估患者病情、治疗情况、意识、心理状态及合作度。

(2)患者排尿功能异常的程度,膀胱充盈度,会阴部皮肤、黏膜的完整性。

(3)向患者解释导尿的目的、方法、注意事项及配合要点。

四、操作步骤

将用物推至患者处,核对患者床号、姓名,向患者解释导尿的目的、方法、注意事项及配合要点。消除患者紧张和窘迫的心理,以取得合作。①用屏风或隔帘遮挡患者,保护患者的隐私,使患者精神放松。②帮助患者清洗外阴部,减少逆行尿路感染的机会。③检查导尿包的日期,是否严密干燥,确保物品无菌性,防止尿路感染。④根据男女性尿道解剖特点执行不同的导尿术。

(一)男性患者导尿术操作步骤

(1)操作者位于患者右侧,帮助患者取仰卧屈膝位,脱去对侧裤腿,盖在近侧腿上,对侧下肢和上身用盖被盖好,两腿略外展,暴露外阴部。

(2)将一次性橡胶单和治疗巾垫于患者臀下,弯盘放于患者臀部,治疗碗内盛棉球若干个。

(3)左手戴手套,用纱布裹住阴茎前 1/3,将阴茎提起,另一手持镊子夹消毒棉球按顺序消毒:阴茎后 2/3 部→阴阜→阴囊暴露面。

(4)用无菌纱布包裹消毒过的阴茎后 2/3 部、阴阜及阴囊暴露面,消毒阴茎前 1/3,并将包皮向后推,换另一把镊子夹消毒棉球消毒尿道口,向外螺旋式擦拭龟头→冠状沟→尿道口数次,包皮和冠状沟易藏污,应彻底消毒,预防感染。污棉球置于弯盘内移至床尾。

(5)在患者两腿间打开无菌导尿包,用持物钳夹浸消毒液的棉球于药杯内。

(6)戴无菌手套,铺洞巾,使洞巾与包布内面形成无菌区域。嘱患者勿移动肢体保持体位,以免污染无菌区。

(7)按操作顺序排列好用物,用镊子夹液状石蜡棉球,润滑导尿管前端。

(8)左手用纱布裹住阴茎并提起,使之与腹壁呈 60°,使耻骨前弯消失,便于插管。将包皮向后推,右手用镊子夹取浸消毒液的棉球,按顺序消毒尿道口,螺旋消毒龟头、冠状沟、尿道口数遍,每个棉球只可用一次,禁止重复使用,确保消毒部位不受污染,污棉球置于弯盘内,右手将弯盘移至靠近床尾无菌区域边沿,便于操作。

(9)左手固定阴茎,右手将治疗碗置于洞巾口旁,男性尿道长而且又有 3 个狭窄处,当插管受阻时,应稍停片刻嘱患者深呼吸,减轻尿道括约肌紧张,再徐徐插入导尿管,切忌用力过猛而损伤尿道。

(10)用另一只血管钳夹持导尿管前端,对准尿道口轻轻插入 20~22 cm,见尿液流出后,再插入约 2 cm,将尿液引流入治疗碗(第一次放尿不超过 1 000 mL,防止大量放尿,腹腔内压力急剧下降,血液大量滞留腹腔血管内,血压下降虚脱及膀胱内压突然降低,导致膀胱黏膜急剧充血,发生血尿)。

(11)治疗碗内尿液盛 2/3 满后,可用血管钳夹住导尿管末端,将尿液倒入便器内,再打开导尿管继续放尿。注意询问患者的感觉,观察患者的反应。

(12)导尿毕,夹住导尿管末端,轻轻拔出导尿管,避免损伤尿道黏膜。撤下洞巾,擦净外阴,脱去手套置弯盘内,撤出臀部一次性橡胶单和治疗巾置治疗车下层。协助患者穿好裤子,整理床单。

(13)整理用物。

(14)洗手,记录。

(二)女性患者导尿术操作步骤

(1)操作者位于患者右侧,帮助患者取仰卧屈膝位,脱去对侧裤腿,盖在近侧腿上,对侧下肢和上身用盖被盖好,两腿略外展,暴露外阴部。

(2)将一次性橡胶单和治疗巾垫于患者臀下,弯盘放于患者臀部,治疗碗内盛棉球若干个。

(3)左手戴手套,右手持血管钳夹取消毒棉球做外阴初步消毒,按由外向内,自上而下,依次消毒阴阜、两侧大阴唇。

(4)左手分开大阴唇,换另一把镊子按顺序消毒大小阴唇之间→小阴唇→尿道口→自尿道口至肛门,减少逆行感染的机会。污棉球置于弯盘内,消毒完毕,脱下手套置于治疗碗内,污物放置治疗车下层。

(5)在患者两腿间打开无菌导尿包,用持物钳夹浸消毒液的棉球于药杯内。

(6)戴无菌手套,铺洞巾,使洞巾与包布内面形成无菌区域。嘱患者勿移动肢体保持体位,以免污染无菌区。

(7)按操作顺序排列好用物,用镊子取液状石蜡棉球,润滑导尿管前端。

(8)左手拇指、示指分开并固定小阴唇,右手持弯持物钳夹取消毒棉球,按由内向外,自上而下顺序消毒尿道口、两侧小阴唇、尿道口,尿道口处要重复消毒一次,污棉球及弯血管钳置于弯盘内,右手将弯盘移至靠近床尾无菌区域边沿,便于操作。

(9)右手将无菌治疗碗移至洞巾旁,嘱患者张口呼吸,用另一只弯血管钳夹持导尿管对准导尿口轻轻插入尿道 4～6 cm,见尿液后再插入 1～2 cm。

(10)左手松开小阴唇,下移固定导尿管,将尿液引入治疗碗。注意询问患者的感觉,观察患者的反应。

(11)导尿毕,夹住导管末端,轻轻拔出导尿管,避免损伤尿道黏膜。撤下洞巾,擦净外阴,脱去手套置弯盘内,撤出臀部一次性橡胶单和治疗巾置治疗车下层。协助患者穿好裤子,整理床单。

(12)整理用物。

(13)洗手,记录。

五、注意事项

(1)向患者及其家属解释留置导尿管的目的和护理方法,使其认识到预防尿路感染的重要性,并主动参与护理。

(2)保持引流通畅,避免导尿管扭曲堵塞,造成引流不畅。

(3)防止泌尿系统逆行感染。

(4)患者每天摄入足够的液体,每天尿量维持在 2 000 mL 以上,达到自然冲洗尿路的目的,以减少尿路感染和结石的发生。

(5)保持尿道口清洁,女患者用消毒棉球擦拭外阴及尿道口,如分泌物过多,可用 0.02%高锰酸钾溶液冲洗,再用消毒棉球擦拭外阴及尿道口。男患者用消毒棉球擦拭尿道口、阴茎头及包皮,1～2次/天。

(6)每周定时更换集尿袋1次,定时排空集尿袋,并记录尿量。

(7)每月定时更换导尿管1次。

(8)采用间歇性夹管方式,训练膀胱反射功能。关闭导尿管,每4小时开放1次,使膀胱定时充盈和排空,促进膀胱功能的恢复。

(9)离床活动时,应用胶布将导尿管远端固定在大腿上,集尿袋不得超过膀胱高度,防止尿液逆流。

(10)协助患者更换体位,倾听患者主诉,并观察尿液性状、颜色和量,尿常规每周检查一次,若发现尿液浑浊、沉淀、有结晶,应做膀胱冲洗。

(杨运良)

第十三节　中心静脉置管护理

一、概述

中心静脉置管(central venous catheter,CVC)是指经锁骨下静脉、颈内静脉、股静脉置管,尖端位于上腔静脉或下腔静脉的导管。作为需要大量补液的输注通道,同时监测大手术或危重患者血容量的动态变化,判断是否存在血容量不足或心功能不全。

二、病情观察与评估

(1)监测生命体征,观察患者有无发热、脉搏增快等表现。

(2)观察管路是否通畅。

(3)观察穿刺点有无发红、肿胀、脓性分泌物、破溃。

(4)评估患者有无因意识不清、烦躁导致非计划拔管的风险。

三、护理措施

(一)置管前准备

(1)告知患者及家属中心静脉置管的目的,签署《中心静脉置管知情同意书》。

(2)根据病情选择单腔、双腔或三腔中心静脉导管及准备好其他用物。

(二)置管时护理配合

(1)协助医师安置患者体位:颈内静脉置管,患者去枕平卧,头偏向一侧;锁骨下静脉置管,去枕平卧,肩部垫薄枕;股静脉置管,患者穿刺侧肢体外展,充分暴露穿刺部位。

(2)穿刺过程中密切观察患者心率、血压、血氧饱和度变化。

(三)置管后护理

(1)固定与标识:用无菌透明敷贴妥善固定导管,标识并记录导管的名称、留置时间和导管插入的深度,每班交接。更换敷贴后注明更换的日期。

(2)穿刺点护理:观察穿刺点有无红肿、渗血、渗液及脓性分泌物。一般每周更换无菌敷贴

1次,如有污染、潮湿、松动、脱落及时更换。消毒穿刺点及周围皮肤(8～10 cm),操作时动作轻柔,防止导管移位或脱出。

(3)保持导管通畅:避免导管打折、移位。输液前回抽导管,如无回血,先用肝素盐水冲洗管道,经多次抽吸冲洗后仍无回血,阻力大,可能是导管阻塞,不得再使用该导管。输液完毕,用0.9%氯化钠注射液10～20 mL 或 0～10 U/mL 肝素盐水脉冲式正压封管。

(4)预防非计划拔管:烦躁患者适当约束双上肢或遵医嘱镇静,翻身及其他操作治疗时避免牵拉导管,防止非计划拔管。

(四)拔管

每天评估留置导管的必要性,病情允许时及早拔出中心静脉导管。拔管后,用无菌纱布压迫穿刺点约 5 分钟,防止发生血肿。如怀疑导管相关感染,留取导管尖端 5 cm 做培养。

四、健康指导

(1)告知患者及家属留置中心静脉导管的目的。

(2)保持穿刺部位皮肤清洁干燥,勿抓挠。

(3)指导患者选用开衫衣服,正确穿脱上衣,防止管道拉出。

(孟洪玮)

第十四节 生命体征观察与护理

生命体征是体温、脉搏、呼吸及血压的总称,是机体生命活动的客观反映,是评价生命活动状态的重要依据,也是护士评估患者身心状态的基本资料。

正常情况下,生命体征在一定范围内相对稳定,相互之间保持内在联系;当机体患病时,生命体征可发生不同程度的变化。护士通过对生命体征的观察,可以了解机体重要脏器的功能状态,了解疾病的发生、发展、转归,并为疾病预防、诊断、治疗和护理提供依据;同时,可以发现患者现存的或潜在的健康问题,以正确制订护理计划。因此,生命体征的测量及护理是临床护理工作的重要内容之一,也是护士应掌握的基本技能。

一、体温

体温由三大营养物质氧化分解而产生。50%以上迅速转化为热能,50%贮存于 ATP 内,供机体利用,最终仍转化为热能散发到体外。正常人体的温度是由大脑皮质和丘脑下部体温调节中枢所调节(下丘脑前区为散热中枢,下丘脑后区为产热中枢),并通过神经、体液因素调节产热和散热过程,保持产热与散热的动态平衡,所以正常人有相对恒定的体温。

(一)正常体温及生理性变化

1.正常体温

通常说的体温是指机体内部的温度,即胸腔、腹腔、中枢神经的温度,又称体核温度,较高且稳定。皮肤温度称体壳温度。临床上通常用口温、肛温、腋温来代替体温。在这 3 个部位测得的温度接近身体内部的温度,且测量较为方便。3 个部位测得的温度略有不同,口腔温度居中,直肠温度较高,腋下温度较低。同时在 3 个部位进行测量,其温度差一般不超过 1 ℃。这是由于血液在不断地流动,将热量很快地由温度较高处带往温度较低处,因而机体各部的温度一般差异不大。

体温的正常值不是一个具体的点,而是一个范围。机体各部位由于代谢率的不同,温度略有差异,常以口腔、直肠、腋下的平均温度为标准,个体体温可以较正常的平均温度增减 0.3～0.6 ℃,健康成人的平均温度波动范围见表 2-1。

表 2-1 健康成人不同部位温度的波动范围

部位	波动范围
口腔	36.2～37.0 ℃
直肠	36.5～37.5 ℃
腋窝	36.0～36.7 ℃

2.生理性变化

人的体温在一些因素的影响下,会出现生理性的变化,但这种体温的变化,往往是在正常范围内或是一闪而过的。

(1)时间:人的体温 24 小时内的变动在 0.5～1.5 ℃,一般清晨 2～6 时体温最低,下午 2～8 时体温最高。这种昼夜的节律波动,可能与人体活动代谢的相应周期性变化有关。如长期从事夜间工作的人员,可出现夜间体温上升、日间体温下降的现象。

(2)年龄:新生儿因体温调节中枢尚未发育完全,调节体温的能力差,体温易受环境温度影响而变化;儿童由于代谢率高,体温可略高于成人;老年人代谢率较低,血液循环变慢,加上活动量减少,因此体温偏低。

(3)性别:一般来说,女性比男性有较厚的皮下脂肪层,维持体热能力强,故女性体温较男性高约0.3 ℃。并且女性的基础体温随月经周期出现规律变化,即月经来潮后逐渐下降,至排卵后,体温又逐渐上升。这种体温的规律性变化与血中孕激素及其代谢产物的变化相吻合。

(4)环境温度:在寒冷或炎热的环境下,机体的散热受到明显的抑制或加强,体温可暂时性的降低或升高。另外,气流、个体暴露的范围大小亦影响个体的体温。

(5)活动:任何需要耗力的活动,都使肌肉代谢增强,产热增加,可以使体温暂时性上升 1～2 ℃。

(6)饮食:进食的冷热可以暂时性地影响口腔温度,进食后由于食物的特殊动力作用,可以使体温暂时性地升高 0.3 ℃左右。

另外,强烈的情绪反应、冷热的应用及个体的体温调节机制都对体温有影响,在测量体温的过程中要加以注意并能够做出解释。

3.产热与散热

(1)产热过程:机体产热过程是细胞新陈代谢的过程。人体通过化学方式产热,即食物氧化、骨骼肌运动、交感神经兴奋、甲状腺素分泌增多,以及体温升高均可提高新陈代谢率,而增加产热量。

(2)散热过程:机体通过物理方式进行散热。机体大部分的热量通过皮肤的辐射、传导、对流、蒸发来散热;一小部分的热量通过呼吸、尿、粪便而散发于体外。

当外界温度等于或高于皮肤温度时,蒸发就是人体唯一的散热形式。①辐射:是热由一个物体表面通过电磁波的形式传至另一个与它不接触物体表面的一种形式。在低温环境中,它是主要的散热方式,安静时的辐射散热所占的百分比较大,可达总热量的 60%。其散热量的多少与所接触物质的导热性能、接触面积和温差大小有关。②传导:是机体的热量直接传给同它接触的温度较低的物体的一种散热方法。③对流:是传导散热的特殊形式。对流是指通过气体或液体的流动来交换热量的一种散热方法。④蒸发:由液态转变不气态,同时带走大量热量的一种散热方法。

(二)异常体温的观察

人体最高的耐受热为 40.6～41.4 ℃,低于 34 ℃ 或高于 43 ℃,则极少存活。升高超过41 ℃,可引起永久性的脑损伤;高热持续在 42 ℃ 以上 24 小时常导致休克及严重并发症。所以对于体温过高或过低者应密切观察病情变化,不能有丝毫的松懈。

1.体温过高

体温过高又称发热,是由于各种原因使下丘脑体温调节中枢的调定点上移,产热增加而散热减少,导致体温升高超过正常范围。

(1)原因:①感染性,如病毒、细菌、真菌、螺旋体、立克次体、支原体、寄生虫等感染引起的发热,最多见。②非感染性,如无菌性坏死物质的吸收引起的吸收热、变态反应性发热等。

(2)以口腔温度为例,按照发热的高低将发热分为如下几类。①低热:37.5～37.9 ℃。②中等热:38.0～38.9 ℃。③高热:39.0～40.9 ℃。④超高热:41 ℃ 及以上。

(3)发热过程:发热的过程常依疾病在体内的发展情况而定,一般分为 3 个阶段。①体温上升期:特点是产热大于散热。主要表现:皮肤苍白、干燥无汗,患者畏寒、疲乏,体温升高,有时伴寒战。方式:骤升和渐升。骤升指体温在数小时内升至高峰,如肺炎球菌导致的肺炎;渐升指体温在数小时内逐渐上升,数天内达高峰,如伤寒。②高热持续期:特点是产热和散热在较高水平上趋于平衡。主要表现:体温居高不下,皮肤潮红,呼吸加深加快,脉搏增快并有头痛、食欲缺乏、恶心、呕吐、口干、尿量减少等症状,甚至惊厥、谵妄。③体温下降期:特点是散热增加,产热趋于正常,体温逐渐恢复至正常水平。主要表现:大量出汗、皮肤潮湿、温度降低。老年人易出现血压下降、脉搏细速、四肢厥冷等循环衰竭的症状。方式:骤降和渐降。骤降指体温在数小时内降至正常,如大叶性肺炎、疟疾;渐降指体温在数天内降至正常,如伤寒、风湿热。

(4)热型:将不同时间测得的体温绘制在体温单上,互相连接就构成体温曲线。各种体温曲线形状称为热型。有些发热性疾病有特殊的热型,通过观察体温曲线可协助诊断。但需注意,药物的应用可使热型变得不典型。常见的热型有以下 4 种。①稽留热:体温持续在 39～40 ℃,达数天或数周,24 小时波动范围不超过 1 ℃。常见于大叶性肺炎、伤寒等急性感染性疾病的极期。②弛张热:体温多在 39 ℃ 以上,24 小时体温波动幅度可超过 2 ℃,但最低温度仍高于正常水平。常见于化脓性感染、败血症、浸润性肺结核等疾病。③间歇热:体温骤然升高达高峰后,持续数小时又迅速降至正常,经过一天或数天间歇后,体温又突然升高,如此有规律地反复发作,常见于疟疾。④不规则热:发热不规律,持续时间不定。常见于流行性感冒、肿瘤等疾病引起的发热。

2.体温过低

体温过低是指由于各种原因引起的产热减少或散热增加,导致体温低于正常范围,称为体温过低。当体温低于 35 ℃ 时,称为体温不升。体温过低的原因如下。

(1)体温调节中枢发育未成熟:如早产儿、新生儿。

(2)疾病或创伤:见于失血性休克、极度衰竭等患者。

（3）药物中毒。

（三）体温异常的护理

1.体温过高

降温措施有物理降温、药物降温及针刺降温。

（1）观察病情：加强对生命体征的观察，定时测量体温，一般每天测温 4 次，高热患者应每 4 小时测温1次，待体温恢复正常 3 天后，改为每天 1～2 次，同时观察脉搏、呼吸、血压、意识状态的变化；及时了解有关各种检查结果及治疗护理后病情好转还是恶化。

（2）饮食护理：①补充高蛋白、高热量、高维生素、易消化的流质或半流质饮食，如：粥、鸡蛋羹、面片汤、青菜、新鲜果汁等。②多饮水，每天补充液量 3 000 mL，必要时给予静脉滴注，以保证入量。

由于高热时，热量消耗增加，全身代谢率加快，蛋白质、维生素的消耗量增加，水分丢失增多，同时消化液分泌减少，胃肠蠕动减弱，所以宜及时补充水分和营养。

（3）使患者舒适：①安置舒适的体位让患者卧床休息，同时调整室温和避免噪声。②每天早、晚刷牙，饭前、饭后漱口，不能自理者，可行特殊口腔护理。由于发热患者唾液分泌减少，口腔黏膜干燥，机体抵抗力下降，极易引起口腔炎、口腔溃疡，因此口腔护理可预防口腔及咽部细菌繁殖。③发热患者退热期出汗较多，此时应及时擦干汗液并更换衣裤和大单等，以保持皮肤的清洁和干燥，防止皮肤继发性感染。

（4）心理调护：注意患者的心理状态，对体温的变化给予合理的解释，以缓解患者紧张和焦虑的情绪。

2.体温过低

（1）保暖：①给患者加盖衣被、毛毯、电热毯等或放置热水袋，注意小儿、老人、昏迷者，热水袋温度不宜过高，以防烫伤。②暖箱：适用于体重＜2 500 g，胎龄不足 35 周的早产儿、低体重儿。

（2）给予热饮。

（3）监测生命体征：每小时测体温 1 次，直至恢复正常且保持稳定，同时观察脉搏、呼吸、血压、意识的变化。

（4）设法提高室温：以 22～24 ℃为宜。

（5）积极宣教：教会患者避免导致体温过低的因素。

（四）测量体温的技术

1.体温计的种类及构造

（1）水银体温计：水银体温计又称玻璃体温计，是最常用的最普通的体温计。它是一种外标刻度为红线的真空玻璃毛细管。其刻度范围为 35～42 ℃，每小格 0.1 ℃，在 37 ℃刻度处以红线标记，以示醒目。体温计一端贮存水银，当水银遇热膨胀后沿毛细管上升；因毛细管下端和水银槽之间有一凹陷，所以水银柱遇冷不致下降，以便检视温度。

根据测量部位的不同可将体温计分为口表、肛表、腋表。口表的水银端呈圆柱形，较细长；肛表的水银端呈梨形，较粗短，适合插入肛门；腋表的水银端呈扁平鸭嘴形。临床上口表可代替腋表使用。

（2）其他：如电子体温计、感温胶片、可弃式化学体温计等。

2.测体温的方法

（1）目的：通过测量体温，了解患者的一般情况及疾病的发生，发展规律，为诊断、预防、治疗

50

提供依据。

（2）用物准备：①测温盘内备体温计（水银柱甩至 35 ℃以下）、秒表、纱布、笔、记录本。②若测肛温，另备润滑油、棉签、手套、卫生纸、屏风。

（3）操作步骤：①洗手、戴口罩，备齐用物，携至床旁。②核对患者并解释目的。③协助患者取舒适卧位。④根据病情选择合适的测温方法。测腋温：擦干汗液，将体温计放在患者腋窝，紧贴皮肤屈肘臂过胸，夹紧体温计。测量 10 分钟后，取出体温计用纱布擦拭。测口温法：嘱患者张口，将口表汞柱端放于舌下热窝。嘱患者闭嘴用鼻呼吸，勿用牙咬体温计。测量时间 3～5 分钟。嘱患者张口，取出口表，用纱布擦拭。测肛温法：协助患者取合适卧位，露出臀部。润滑肛表前端，戴手套用手垫卫生纸分开臀部，轻轻插入肛表 3～4 cm。测量时间 3～5 分钟。用卫生纸擦拭肛表。检视读数，放体温计盒内，记录。⑤整理床单位。⑥洗手，绘制体温于体温单上。⑦消毒用过的体温计。

（4）注意事项：①测温前应注意有无影响体温波动的因素存在，如 30 分钟内有无进食、剧烈活动、冷热敷、坐浴等。②体温值如与病情不符，应重复测量。③腋下有创伤、手术或消瘦夹不紧体温计者不宜测腋温；腹泻、肛门手术、心肌梗死的患者禁测肛温；精神异常、昏迷、婴幼儿等不能合作者，及口鼻疾病或张口呼吸者禁测口温；进热食或面颊部热敷者，应间隔 30 分钟后再测口温。④对小儿、重症患者测温时，护士应守护在旁。⑤测口温时，如不慎咬破体温计，应立即清除玻璃碎屑，以免损伤口腔黏膜；口服蛋清或牛奶，以保护消化道黏膜并延缓汞的吸收；病情允许者，进粗纤维食物，以加快汞的排出。

3.体温计的消毒与检查

（1）体温计的消毒：为防止测体温引起的交叉感染，保证体温计清洁，用过的体温计应消毒。先将体温计分类浸泡于含氯消毒液内 30 分钟后取出，再用冷开水冲洗擦干，放入清洁容器中备用。（集体测温后的体温计，用后全部浸泡于消毒液中）。

5 分钟后取出清水冲净，擦干后放入另一消毒液容器中进行第二次浸泡，半小时后取出清水冲净，擦干后放入清洁容器中备用。

消毒液的容器及清洁体温计的容器每周进行 2 次高压蒸汽灭菌消毒，消毒液每天更换 1 次，若有污染随时消毒。

传染病患者应设专人体温计，单独消毒。

（2）体温计的检查：在使用新的体温计前，或定期消毒体温计后，应对体温计进行校对，以检查其准确性。将全部体温计的水银柱甩至 35 ℃以下，同一时间放入已测好的 40 ℃水内，3 分钟后取出检视。若体温计之间相差0.2 ℃以上或体温计上有裂痕者，取出不用。

二、脉搏

（一）正常脉搏及生理性变化

1.正常脉搏

随着心脏节律性收缩和舒张，动脉内的压力也发生周期性的波动，这种周期性的压力变化可引起动脉血管发生扩张与回缩的搏动，这种搏动在浅表的动脉可触摸到，临床简称为脉搏。正常人的脉搏节律均匀、规则，间隔时间相等，每搏强弱相同且有一定的弹性，每分钟搏动的次数为60～100 次（即脉率）。脉搏通常与心率一致，是心率的指标。

2.生理性变化

脉率受许多生理性因素影响而发生一定范围的波动。

(1)年龄:一般新生儿、幼儿的脉率较成人快。

(2)性别:同龄女性比男性快。

(3)情绪:兴奋、恐惧、发怒时脉率增快,忧郁时则慢。

(4)活动:一般人运动、进食后脉率会加快;休息、禁食则相反。

(5)药物:兴奋剂可使脉搏增快,镇静剂、洋地黄类药物可使脉搏减慢。

(二)异常脉搏的观察

1.脉率异常

(1)速脉:成人脉率在安静状态下超过 100 次/分,又称为心动过速。见于高热、甲状腺功能亢进(简称甲亢,由于代谢率增加而使脉率增快)、贫血或失血等患者。正常人可有窦性心动过速,为一过性的生理现象。

(2)缓脉:成人脉率在安静状态下低于 60 次/分,又称心动过缓。颅内压增高、病窦综合征、Ⅱ度以上房室传导阻滞,或服用某些药物如地高辛、普尼拉明、利血平、普萘洛尔等可出现缓脉。正常人可有生理性窦性心动过缓,多见于运动员。

2.脉律异常

脉搏的搏动不规则,间隔时间时长时短,称为脉律异常。

(1)间歇脉:在一系列正常均匀的脉搏中出现一次提前而较弱的脉搏,其后有一较正常延长的间歇(即代偿性间歇),也称期前收缩。见于各种心脏病或洋地黄中毒的患者;正常人在过度疲劳、精神兴奋、体位改变时也偶尔出现间歇脉。

(2)脉搏短绌:同一单位时间内脉率少于心率。绌脉是由于心肌收缩力强弱不等,有些心排血量少的搏动可发出心音,但不能引起周围血管搏动,导致脉率少于心率。特点:脉律完全不规则,心率快慢不一、心音强弱不等。多见于心房颤动者。

3.强弱异常

(1)洪脉:当心排血量增加,血管充盈度和脉压较大时,脉搏强大有力,称洪脉。见于高热、甲状腺功能亢进、主动脉关闭不全等患者;运动后、情绪激动时也常触到洪脉。

(2)细脉:当心排血量减少,动脉充盈度降低时,脉搏细弱无力,扪之如细丝,称细脉或丝脉。见于大出血、主动脉瓣狭窄和休克、全身衰竭的患者,是一种危险的脉象。

(3)交替脉:节律正常而强弱交替时出现的脉搏,称为交替脉。交替脉是左心室衰竭的重要体征。常见于高血压性心脏病、急性心肌梗死、主动脉关闭不全等患者。

(4)水冲脉:脉搏骤起骤落,有如洪水冲涌,故名水冲脉,主要见于主动脉关闭不全、动脉导管未闭、甲亢、严重贫血患者,检查方法是将患者前臂抬高过头,检查者用手紧握患者手腕掌面,可明显感知。

(5)奇脉:在吸气时脉搏明显减弱或消失为奇脉。其产生主要与吸气时,左心室的搏出量减少有关。常见于心包腔积液、缩窄性心包炎等患者,是心脏压塞的重要体征之一。

4.动脉壁异常

由于动脉壁弹性减弱,动脉变得迂曲不光滑,有条索感,如按在琴弦上,多见于动脉硬化的患者。

(三)测量脉搏的技术

1.部位

临床上常在靠近骨骼的动脉测量脉搏。最常用最方便的是桡动脉,患者也乐于接受。其次为颞动脉、颈动脉、肱动脉、腘动脉、足背动脉和股动脉等。如怀疑患者心搏骤停或休克时,应选择大动脉为诊脉点,如颈动脉、股动脉。

2.测脉搏的方法

(1)目的:通过测量脉搏,可间接了解心脏的情况,观察相关疾病发生、发展规律,为诊断、治疗提供依据。

(2)准备:治疗盘内备带秒钟的表、笔、记录本及听诊器。

(3)操作步骤:①洗手、戴口罩,备齐用物,携至床旁。②核对患者,解释目的。③协助患者取坐位或半坐卧位,手臂放在舒适位置,腕部伸展。④以示指、中指、无名指的指端按在桡动脉表面,压力大小以能清楚地触及脉搏为宜,注意脉律,强弱动脉壁的弹性。⑤一般情况下所测得的数值乘以2,心脏病患者、脉率异常者、危重患者则应以1分钟记录。⑥协助患者取舒适体位。⑦将脉搏绘制在体温单上。

(4)注意事项:①诊脉前患者应保持安静,剧烈运动后应休息20分钟后再测。②偏瘫患者应选择健侧肢体测量。③脉搏细、弱难以测量时,用听诊器测心率。④脉搏短细的患者,应由2名护士同时测量,一人听心率,另一人测脉率,一人发出"开始""停止"的口令,记数1分钟,以分数式记录:心率/脉率,若心率每分钟120次,脉率90次,即应写成120/90次/分。

三、呼吸

(一)正常呼吸及生理变化

1.正常呼吸的观察

在安静状态下,正常成人的呼吸频率为16~20次/分。正常呼吸表现为节律规则,均匀无声且不费力。

2.生理性变化

(1)年龄:一般年龄越小,呼吸频率越快,小儿比成年人稍快,老年人稍慢。

(2)性别:同龄的女性呼吸频率比男性稍快。

(3)运动:运动后呼吸加深加快,休息和睡眠时减慢。

(4)情绪:强烈的情绪变化会刺激呼吸中枢,导致呼吸加快或屏气。如恐惧、愤怒、紧张等都可引起呼吸加快。

(5)其他:环境温度过高或海拔增加,均会使呼吸加深加快,呼吸的频率和深浅度还可受意识控制。

(二)异常呼吸的评估及护理

1.异常呼吸的评估

(1)频率异常。①呼吸过速:在安静状态下,成人呼吸频率超过24次/分,称为呼吸过速或气促。见于高热、疼痛、甲亢、缺氧等患者,因血液中二氧化碳积聚,血氧不足,可刺激呼吸中枢,使呼吸加快。发热时,体温每升高1℃,每分钟呼吸增加3~4次。②呼吸过缓:在安静状态下,成人呼吸频率少于10次/分,称为呼吸过缓。常见于呼吸中枢抑制的疾病,如颅内压增高、麻醉剂及安眠药过量等患者。

（2）节律异常。①潮式呼吸：又称陈-施呼吸，是一种周期性的呼吸异常，周期为 0.5～2.0 分钟，需观察较长时间才能发现。特点表现为开始时呼吸浅慢，以后逐渐加深加快，又逐渐由深快变为浅慢，然后呼吸暂停 5 秒后，再重复上述状态的呼吸，如此周而复始，呼吸运动呈潮水涨落样，故称潮式呼吸（图 2-7）。发生机制：当呼吸中枢兴奋性减弱或高度缺氧时，呼吸减弱至暂停，血中二氧化碳增高到一定程度时，通过颈动脉和主动脉的化学感受器反射性地刺激呼吸中枢，使呼吸恢复。随着呼吸的由弱到强，二氧化碳不断排出，使其分压降低，呼吸中枢又失去有效的刺激，呼吸再次减弱至暂停，从而形成了周期性呼吸。常见于中枢神经系统疾病，如脑炎、颅内压增高、酸中毒、巴比妥中毒等患者。②间断呼吸：又称毕奥呼吸，表现为呼吸和呼吸暂停现象交替出现的呼吸。特点是有规律地呼吸几次后，突然暂停呼吸，间隔时间长短不同，随后又开始呼吸，然后反复交替出现（图 2-8）。其发生机制同潮式呼吸，是呼吸中枢兴奋性显著降低的表现，但比潮式呼吸更为严重，多在呼吸停止前出现，预后不佳。常见于颅内病变、呼吸中枢衰竭等患者。

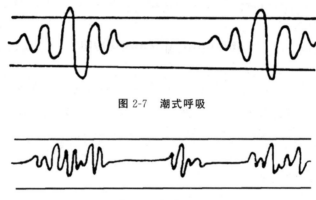

图 2-7 潮式呼吸

图 2-8 间断呼吸

（3）深浅度异常。①深度呼吸：又称库斯莫呼吸，是一种深而规则的大呼吸。见于尿毒症、糖尿病等引起的代谢性酸中毒等患者。②浮浅性呼吸：是一种浅表而不规则的呼吸。有时呈叹息样，见于呼吸肌麻痹或濒死的患者。

（4）音响异常。①蝉鸣样呼吸：吸气时有一种高音调的音响，声音似蝉鸣，称为蝉鸣样呼吸。其发生机制多由于声带附近有阻塞，使空气进入发生困难所致。见于喉头水肿、痉挛、喉头有异物等患者。②鼾声呼吸：呼气时发出粗糙的呼声。其发生机制由于气管或支气管内有较多的分泌物蓄积，多见于深昏迷等患者。

（5）呼吸困难：是指呼吸频率、节律和深浅度都有异常。呼吸困难的患者主观上表现空气不足、呼吸费力；客观上表现用力呼吸、张口耸肩、鼻翼翕动、发绀，辅助呼吸肌也参与呼吸运动，在呼吸频率、节律、深浅度上出现异常改变，根据临床表现可分为如下 3 种。①吸气性呼吸困难：是由于上呼吸道部分梗阻，使得气体进入肺部不畅，肺内负压极度增高所致，患者感觉吸气费力，吸气时间显著长于呼气时间，辅助呼吸肌收缩增强，出现明显的三凹征（胸骨上窝、锁骨上窝和肋间隙及腹上角凹陷）。多见于喉头水肿或气管、喉头有异物等患者。②呼气性呼吸困难：是由于下呼吸道部分梗阻，使得气体呼出肺部不畅所致，患者呼气费力，呼气时间显著长于吸气时间，多见于支气管哮喘和阻塞性肺气肿患者。③混合性呼吸困难：呼气和吸气均感费力，呼吸的频率加快而表浅。多见于重症肺炎、大片肺不张或肺纤维化的患者。

(6)形态异常。①胸式呼吸渐弱,腹式呼吸增强:正常女性以胸式呼吸为主。当胸部或肺有疾病或手术时均使胸式呼吸渐弱,腹式呼吸增强。②腹式呼吸渐弱,胸式呼吸增强:正常男性及儿童以腹式呼吸为主。当有腹部疾病时,如腹膜炎、腹部巨大肿瘤、大量腹水等,使膈肌下降,腹式呼吸渐弱,胸式呼吸增强。

2.异常呼吸的护理

(1)观察:密切观察呼吸状态及相关症状、体征的变化。

(2)吸氧:酌情给予氧气吸入,必要时可用呼吸机辅助呼吸。

(3)心理护理:根据患者的反应,有针对性地对患者做好患者的心理护理,合理解释及安慰患者,以消除患者的紧张、恐惧心理,有安全感,主动配合治疗和护理。

(4)卧床休息:调节室内温度和湿度,保持空气清新,禁止吸烟;根据病情安置舒适体位,以保证患者的休息,减少耗氧量。

(5)保持呼吸道通畅:及时清除呼吸道分泌物,必要时给予吸痰。

(6)给药治疗:根据医嘱给药治疗,注意观察疗效及不良反应。

(7)健康教育:讲解有效咳嗽和正确呼吸方法,指导患者戒烟。

(三)呼吸测量技术

1.目的

(1)测量患者每分钟的呼吸次数。

(2)协助临床诊断,为预防、治疗、护理提供依据。

(3)观察呼吸的变化,了解患者疾病的发生、发展规律。

2.评估

(1)患者的病情、治疗情况及合作程度。

(2)患者在30分钟内有无活动、情绪激动等影响呼吸的因素存在。

3.操作前准备

(1)用物准备:有秒针的表、记录本和笔。

(2)患者准备:情绪稳定,保持自然的呼吸状态。

(3)护士准备:着装整洁,修剪指甲,洗手,戴口罩。

(4)环境准备:安静、整洁、光线充足。

4.操作步骤

见表2-2。

表 2-2　呼吸测量技术操作步骤

流程	步骤	要点说明
1.核对	携用物到床旁,核对床号、姓名	*确定患者
2.取体位	测量脉搏后,护士仍保持诊脉手势	*分散患者的注意力
3.测量呼吸	(1)观察患者胸部或腹部的起伏(一起一伏为一次呼吸),一般情况测30秒,将所测数值乘以2即为呼吸频率,如患者呼吸不规则或婴儿应测1分钟	*男性多为腹式呼吸,女性多为胸式呼吸,同时应观察呼吸的节律、深浅度、音响及呼吸困难的症状
	(2)如患者呼吸微弱不易观察时,可用少许棉花放于患者鼻孔前,观察棉花纤维被吹动的次数,计数1分钟	
4.记录	记录呼吸值:次/分,洗手	

5.注意事项

测量患者呼吸时,患者应处于自然呼吸的状态,以保证测量数值的准确性。

四、血压

血压是指血液在血管内流动时对血管壁的侧压力。一般指动脉血压,如无特别注明均指肱动脉的血压。当心脏收缩时,主动脉压急剧升高,至收缩中期达最高值,此时的动脉血压称收缩压。当心室舒张时,主动脉压下降,至心舒末期达动脉血压的最低值,此时的动脉血压称舒张压。

(一)正常血压及生理性变化

1.正常血压

在安静状态下,正常成人的血压范围为(12.0~18.5)/(8.0~11.9)kPa,脉压为 4.0~5.3 kPa。

血压的计量单位,过去多用 mmHg(毫米汞柱),后改用国际统一单位 kPa(千帕斯卡)。

目前仍用 mmHg(毫米汞柱)。两者换算公式:1 kPa=7.5 mmHg、1 mmHg=0.133 kPa。

2.生理性变化

在各种生理情况下,动脉血压可发生各种变化,影响血压的生理因素有以下几种。

(1)年龄:随着年龄的增长血压逐渐增高,以收缩压增高较显著。儿童血压的计算公式为:

$$收缩压=80+年龄\times2$$
$$舒张压=收缩压\times2/3$$

(2)性别:青春期前的男女血压差别不显著。成年男子的血压比女性高 0.7 kPa(5 mmHg);绝经期后的女性血压又逐渐升高,与男性差不多。

(3)昼夜和睡眠:血压在上午 8~10 小时达全天最高峰,之后逐渐降低;午饭后又逐渐升高,下午4~6 小时出现全天次高值,然后又逐渐降低;至入睡后 2 小时,血压降至全天最低值;早晨醒来又迅速升高。睡眠欠佳时,血压稍增高。

(4)环境:寒冷时血管收缩,血压升高;气温高时血管扩张,血压下降。

(5)部位:一般右上肢血压常高于左上肢,下肢血压高于上肢。

(6)情绪:紧张、恐惧、兴奋及疼痛均可引起血压增高。

(7)体重:血压正常的人发生高血压的危险性与体重增加呈正比。

(8)其他:吸烟、劳累、饮酒、药物等都对血压有一定的影响。

(二)异常血压的观察

1.高血压

目前基本上采用世界卫生组织(WHO)和国际抗高血压联盟(ISH)高血压治疗指南的高血压定义:在未服抗高血压药的情况下,成人收缩压≥18.7 kPa(140 mmHg)和/或舒张压≥12.0 kPa(90 mmHg)者。95%的患者为病因不明的原发性高血压,多见于动脉硬化、肾炎、颅内压增高等,最易受损的部位是心、脑、肾、视网膜。

2.低血压

一般认为血压低于正常范围且有明显的血容量不足表现如脉搏细速、心悸、头晕等,即可诊断为低血压。常见于休克、大出血等。

3.脉压异常

脉压增大多见于主动脉瓣关闭不全、主动脉硬化等;脉压减小多见于心包积液、缩窄性心包炎等。

(三)血压的测量

1.血压计的种类和构造

(1)水银血压计:分立式和台式两种,其基本结构都包括输气球、调节空气的阀门、袖带、能充水银的玻璃管、水银槽几部分。袖带的长度和宽度应符合标准:宽度比被测肢体的直径宽20%,长度应能包绕整个肢体。充水银的玻璃管上标有刻度,范围为0~40.0 kPa(0~300 mmHg),每小格表示0.3 kPa(2 mmHg);玻璃管上端和大气相通,下端和水银槽相通。当输气球送入空气后,水银由玻璃管底部上升,水银柱顶端的中央凸起可指出压力的刻度。水银血压计测得的数值相当准确。

(2)弹簧表式血压计:由一袖带与有刻度[2.7~4.0 kPa(20~30 mmHg)]的圆盘表相连而成,表上的指针指示压力。此种血压计携带方便,但欠准确。

(3)电子血压计:袖带内有一换能器,可将信号经数字处理,在显示屏上直接显示收缩压、舒张压和脉搏的数值。此种血压计操作方便,清晰直观,不需听诊器,使用方便、简单,但欠准确。

2.测血压的方法

(1)目的:通过测量血压,了解循环系统的功能状况,为诊断、治疗提供依据。

(2)准备:听诊器、血压计、记录纸、笔。

(3)操作步骤:①测量前,让患者休息片刻,以消除活动或紧张因素对血压的影响;检查血压计,如袖带的宽窄是否适合患者、玻璃管有无裂缝、橡胶管和输气球是否漏气等。②向患者解释,以取得合作。患者取坐位或仰卧,被侧肢体的肘臂伸直、掌心向上,肱动脉与心脏在同一水平。坐位时,肱动脉平第4软骨;卧位时,肱动脉平腋中线。如手臂低于心脏水平,血压会偏高;手臂高于心脏水平,血压会偏低。③放平血压计于上臂旁,打开水银槽开关,将袖带平整地缠于上臂中部,袖带的松紧以能放入一指为宜,袖带下缘距肘窝2~3 cm。如测下肢血压,袖带下缘距腘窝3~5 cm。将听诊器胸件置于腘动脉搏动处,记录时注明下肢血压。④戴上听诊器,关闭输气球气门,触及肱动脉搏动,易地听诊器胸件放在肱动脉搏动最明显的地方,但勿塞入袖带内,以一手稍加固定。⑤挤压输气球囊打气至肱动脉搏动音消失,水银柱又升高2.7~4.0 kPa(20~30 mmHg)后,以每秒0.5 kPa(4 mmHg)左右的速度放气,使水银柱缓慢下降,视线与水银柱所指刻度平行。⑥在听诊器中听到第一声动脉音时,水银柱所指刻度即为收缩压;当搏动音突然变弱或消失时,水银柱所指的刻度即为舒张压。当变音与消失音之间有差异时,或危重者应记录两个读数。⑦测量后,驱尽袖带内的空气,解开袖带。安置患者于舒适卧位。⑧将血压计右倾45°,关闭气门,气球放在固定的位置,以免压碎玻璃管;关闭血压计盒盖。⑨用分数式即收缩压/舒张压 mmHg记录测得的血压值,如14.7/9.3 kPa(110/70 mmHg)。

(4)注意事项:①测血压前,要求安静休息20~30分钟,如运动、情绪激动、吸烟、进食等可导致血压偏高。②血压计要定期检查和校正,以保证其准确性,切勿倒置或震动。③打气不可过猛、过高,如水银柱里出现气泡,应调节或检修,不可带着气泡测量。④降至"0",稍等片刻再行第二次测量。⑤对偏瘫、一侧肢体外伤或手术后患者,应在健侧手臂上测量。⑥排除影响血压值的外界因素,如袖带太窄、袖带过松、放气速度太慢测得的血压值偏高,反之则血压值偏低。⑦长期测血压应做到四定:定部位、定体位、定血压计、定时间。

(荀淑萍)

第三章 重症护理

第一节 昏 迷

昏迷是一种严重的意识障碍,随意运动丧失,对体内外(如语言、声音、光、疼痛等)一切刺激均无反应并出现病理反射活动的一种临床表现。在临床上,可由多种原因引起,并且是病情危重的表现之一。因此,如遇到昏迷的患者,应及时判断其原因,选择正确的措施,争分夺秒地抢救,以挽救患者生命。

昏迷的原因分为颅内、颅外因素:①颅内因素有中枢神经系统炎症(脑膜炎、脑脓肿、脑炎等)、脑血管意外(脑出血、脑梗死、蛛网膜下腔出血)、占位性病变(脑肿瘤、颅内血肿)、脑外伤、癫痫。②颅外病因包括严重感染(败血症、伤寒、中毒性肺炎等)、心血管疾病(休克、高血压脑病、阿-斯综合征等)、内分泌与代谢性疾病(糖尿病酮症酸中毒、低血糖、高渗性昏迷、肝昏迷、尿毒症等)、药物及化学物品中毒(有机磷农药、一氧化碳、安眠药、麻醉剂、乙醚等)、物理因素(中暑、触电)。

一、昏迷的临床表现

昏迷是病情危重的标志,病因不同其临床表现也各异。

(1)伴有抽搐者,见于癫痫、高血压脑病、脑水肿、尿毒症、脑缺氧、脑缺血等。

(2)伴有颅内压增高者,见于脑水肿、脑炎、脑肿瘤、蛛网膜下腔出血等。

(3)伴有高血压者见于高血压脑病、脑卒中、嗜铬细胞瘤危象。

(4)伴有浅弱呼吸者见于肺功能不全、药物中毒、中枢神经损害。

(5)患者呼出气体的气味对诊断很有帮助,如尿毒症患者呼出气体有氨气味,酮症酸中毒有烂苹果味,肝昏迷有肝臭味,酒精中毒者有酒精味,DDV中毒有DDV味。

二、护理评估

(一)健康史

应向患者的家属或有关人员详细询问患者以往有无癫痫发作、高血压病、糖尿病,以及严重的心、肝、肾和肺部等疾病。了解患者发作现场情况,发病之前有无外伤或其他意外事故(如服用毒物、高热环境下长期工作、接触剧毒化学药物和煤气中毒等),最近患者的精神状态和与周围人的关系。

(二)身体状况

1.主要表现

应向患者家属或有关人员详细询问患者的发病过程、起病时有无诱因、发病的急缓、持续的时间、演变经过;昏迷是首发症状还是由其他疾病缓慢发展而来的,昏迷前有无其他表现(指原发病的表现:如有无剧烈头痛、喷射样呕吐;有无心前区疼痛;有无剧烈的咳嗽、咳粉红色痰液、严重的呼吸困难、发绀;有无烦躁不安、胡言乱语;有无全身抽搐;有无烦渴、多尿、烦躁、呼吸深大、呼气呈烂苹果味等),以往有无类似发作史,昏迷后有无其他的表现。

2.体格检查

(1)观察检查生命体征。①体温:高热提示有感染性或炎症性疾病。过高可能为中暑或中枢性高热(脑干或下丘脑损害)。过低提示为休克、甲状腺功能低下、低血糖、冻伤或镇静安眠药过量。②脉搏:不齐可能为心脏病。微弱无力提示休克或内出血等。过速可能为休克、心力衰竭、高热或甲亢危象。过缓可能为房室传导阻滞或阿-斯综合征。缓慢而有力提示颅内压增高。③呼吸:深而快的规律性呼吸常见于糖尿病酸中毒,称为Kussmual呼吸;浅而快速的规律性呼吸见于休克、心肺疾病或安眠药中毒引起的呼吸衰竭;脑的不同部位损害可出现特殊的呼吸类型,如潮式呼吸提示大脑半球广泛损害,中枢性过度呼吸提示病变位于中脑被盖部,长吸式呼吸为脑桥上部损害所致,丛集式呼吸系脑桥下部病变所致,失调式呼吸是延髓特别是其下部损害的特征性表现。④血压:过高提示颅内压增高、高血压脑病或脑出血。过低可能为脱水、休克、心肌梗死、镇静安眠药中毒、深昏迷状态等。

昏迷时不同水平脑组织受损的表现见表3-1。

表 3-1 昏迷对不同水平脑组织受损的表现

脑受损部位	意识	呼吸	瞳孔	眼球运动	运动功能
大脑	嗜睡、昏睡、昏迷、去皮质状态	潮式呼吸	正常	游动、向病灶侧凝视	偏瘫、去皮质强直
间脑	昏睡、昏迷、无动性缄默	潮式呼吸	小	游动、向病灶侧凝视	偏瘫、去皮质强直
中脑	昏睡、昏迷、无动性缄默	过度换气	大、光反应消失	向上或向下偏斜	交叉偏、去大脑强直
脑桥	昏睡、昏迷、无动性缄默	长吸气性、喘息性	小如针尖样	浮动向病灶对侧凝视	交叉偏、去大脑强直较轻
延髓	昏睡、昏迷、无动性缄默	失调性、丛集性呼吸	小或大	眼-脑反射消失	交叉性瘫呈迟缓状态

(2)神经系统检查。①瞳孔:正常瞳孔直径为2.5~4 mm,<2 mm为瞳孔缩小,>5 mm为瞳孔散大。双侧瞳孔缩小见于吗啡中毒、有机磷杀虫药中毒、巴比妥类药物中毒、中枢神经系统病变等,如瞳孔针尖样缩小(<1 mm),常为脑桥病变的特征,1.5~2.0 mm常为丘脑或其下部病变。双侧瞳孔散大见于阿托品、山莨菪碱、多巴胺等药物中毒,中枢神经病变见于中脑功能受损;双侧瞳孔散大且对光反射消失表示病情危重。两侧瞳孔大小若相差0.5 mm以上,常见于小脑天幕病及Horner征。②肢体瘫痪:可通过自发活动的减少及病理征的出现来判断昏迷患者的

瘫痪肢体。昏迷程度深的患者可重压其眶上缘,疼痛可刺激健侧上肢出现防御反应,患侧则无;可观察患者面部疼痛的表情判断有无面瘫;也可将患者双上肢同时托举后突然放开任其坠落,瘫痪侧上肢坠落较快,即坠落试验阳性;偏瘫侧下肢常呈外旋位,且足底的疼痛刺激下肢回缩反应差或消失,病理征可为阳性。③脑膜刺激征:伴有发热常提示中枢神经系统感染;不伴发热者多为蛛网膜下腔出血。如有颈项强直应考虑有无中枢神经系统感染、颅内血肿或其他造成颅内压升高的原因。④神经反射:昏迷患者若没有局限性的脑部病变,各种生理反射均呈对称性减弱或消失,但深反射也可亢进。昏迷伴有偏瘫时,急性期患侧肢体的深、浅反射减退。单侧病理反射阳性,常提示对侧脑组织存在局灶性病变,如果同时出现双侧的病理反射阳性,表明存在弥漫性颅内损害或脑干病变。⑤姿势反射:观察昏迷患者全身的姿势也很重要,临床上常见两种类型:一种为去大脑强直,表现为肘、腕关节伸直,上臂内旋和下肢处于伸展内旋位。提示两大脑半球受损且中脑及间脑末端受损。另一种为去皮质强直,表现为肘、腕处于弯曲位,前臂外翻和下肢呈伸展内旋位。提示中脑以上大脑半球受到严重损害。这两种姿势反射,可为全身性,亦可为一侧性。

(3)检查患者有无原发病的体征:有无大小便失禁,呼气有无特殊气味,皮肤颜色有无异常,肢端是否厥冷,肺部听诊有无湿啰音,听诊心脏的心音有无低钝,有无心脏杂音,腹肌有无紧张,四肢肌肉有无松弛,四肢肌力有无减退,眼球偏向哪侧,眼底检查有无视盘水肿。

(三)心理状况

由于患者病情发展快,病情危重,抢救中紧张的气氛,繁多的抢救设施,常引起患者家属的焦虑,而病情的缓解需要时间,家属常因关心患者而产生对治疗效果不满意。

(四)实验室检查

1.CT 或 MRI

怀疑脑血管意外的患者可采取本项目,可显示病变的性质、部位和范围。

2.脑脊液检查

怀疑脑膜炎、脑炎、蛛网膜下腔出血的患者可选择,可提示病变的原因。

3.血糖、尿酮测定

怀疑糖尿病酮症酸中毒、高渗性昏迷、低血糖的患者可选择本项目,能及时诊断,并在治疗中监测病情变化。此外,根据昏迷患者的其他病因选择相应的检查项目,以尽快作出诊断,为挽救患者生命争取时间。

(五)判断昏迷程度

由于昏迷患者无法沟通,导致询问病史困难,因此,护士能够正确地进行病情观察和判断就显得非常重要,首先应先确认呼吸和循环系统是否稳定,而详细完整的护理体检应等到对患者昏迷的性质和程度判断后再进行。

1.临床分级法

主要是给予言语和各种刺激,观察患者反应情况,加以判断,如呼叫姓名、推摇肩臂、压迫眶上切迹、针刺皮肤、与之对话和嘱其执行有目的的动作等。注意区别意识障碍的不同程度:①嗜睡:是程度最浅的一种意识障碍,患者经常处于睡眠状态,唤醒后定向力基本完整,但注意力不集中,记忆稍差,如不继续对答,很快又入睡。②昏睡:处于较深睡眠状态,不易唤醒,醒时睁眼,但缺乏表情,对反复问话仅能做简单回答,回答时含混不清,常答非所问,各种反射活动存在。③昏迷:意识活动丧失,对外界各种刺激或自身内部的需要不能感知。按刺激反应及反射活动等可分

3 度(表 3-2)。

表 3-2 昏迷的临床分级

昏迷分级	疼痛刺激反应	无意识自发动作	腱反射	瞳孔对光反射	生命体征
浅昏迷	有反应	可有	存在	存在	无反应
中昏迷	重刺激可有	很少	减弱或消失	迟钝	轻度变化
深昏迷	无反应	无	消失	消失	明显变化

2.昏迷量表评估法

(1)格拉斯哥昏迷量表(GCS):是在 1974 年英国 Teasdale 和 Jennett 制订的。以睁眼(觉醒水平)、言语(意识内容)和运动反应(病损平面)3 项指标的 15 项检查结果来判断患者昏迷和意识障碍的程度。以上 3 项检查共计 15 分,凡积分低于 8 分,预后不良;5～7 分预后恶劣;积分<4 分者罕有存活。即以 GCS 分值越低,脑损害的程度越重,预后亦越差。而意识状态正常者应为满分(15 分)。

此评分简单易行,比较实用。但临床发现:3 岁以下小孩不能合作;老年人反应迟钝,评分偏低;语言不通、聋哑人、精神障碍患者等使用受到限制;眼外伤影响判断;有偏瘫的患者应根据健侧作为判断依据。此外,有人提出,GCS 计分法用于评估患者意识障碍的程度,不能反映出极为重要的脑干功能状态(表 3-3)。

表 3-3 GCS 计分法

记分项目	反应	计分
Ⅰ.睁眼反应	自动睁眼	4
	呼唤睁眼	3
	刺激睁眼	2
	任何刺激不睁眼	1
Ⅱ.语言反应	对人物、时间、地点定向准确	5
	不能准确回答以上问题	4
	胡言乱语、用词不当	3
	散发出无法理解的声音	2
	无语言能力	1
Ⅲ.运动反应	能按指令动作	6
	对刺痛能定位	5
	对刺痛能躲避	4
	刺痛时肢体屈曲(去皮质强直)	3
	刺痛时肢体过伸(去大脑强直)	2
	对刺痛无任何反应	1
总分		

(2)Glasgow-Pittsburgh 昏迷观察表:在 GCS 的临床应用过程中,有人提出尚需综合临床检查结果进行全面分析,同时又强调脑干反射检查的重要性。为此,Pittsburgh 又加以改进补充了

另外 4 个昏迷观察项目,即对光反射、脑干反射、抽搐情况和呼吸状态,称为 Glasgow-Pittsburgh 昏迷观察表,见表 3-4。合计为 7 项 35 级,最高为 35 分,最低为 7 分。在颅脑损伤中,35～28 分为轻型,27～21 分为中型,20～15 分为重型,14～7 分为特重型颅脑损伤。该观察表即可判定昏迷程度,也反映了脑功能受损水平(表 3-4)。

表 3-4　Glasgow-Pittsburgh 昏迷观察表

	项目	评分		项目	评分
Ⅰ.睁眼反应	自动睁眼	4		大小不等	2
	呼之睁眼	3		无反应	1
	疼痛引起睁眼	2	Ⅴ.脑干反射	全部存	5
	不睁眼	1		睫毛反射消失	4
Ⅱ.语言反应	言语正常(回答正确)	5		角膜反射消失	3
	言语不当(回答错误)	4		眼脑及眼前庭反射消失	2
	言语错乱	3		上述反射皆消失	1
	言语难辨	2	Ⅵ.抽搐情况	无抽搐	5
	不语	1		局限性抽搐	4
Ⅲ.运动反应	能按吩咐动作	6		阵发性大发作	3
	对刺激能定位	5		连续大发作	2
	对刺痛能躲避	4		松弛状态	1
	刺痛肢体屈曲反应	3	Ⅶ.呼吸状态	正常	5
	刺痛肢体过伸反应	2		周期性	4
	无反应(不能运动)	1		中枢过度换气	3
Ⅳ.对光反应	正常	5		不规则或低换气	2
	迟钝	4		呼吸停止	1
	两侧反应不同	3			

三、护理诊断

(一)意识障碍
意识障碍与各种原因引起的大脑皮质和中脑的网状结构发生有度抑制有关。

(二)清理呼吸道无效
清理呼吸道无效与患者意识丧失不能正常咳嗽有关。

(三)有感染的危险
有感染的危险与昏迷患者的机体抵抗力下降、呼吸道分泌物排出不畅有关。

(四)有皮肤完整性受损的危险
有皮肤完整性受损的危险与患者意识丧失而不能自主调节体位、长期卧床有关。

四、护理目标

(1)患者的昏迷减轻或消失。

(2)患者的皮肤保持完整,无压力性损伤发生。

（3）患者无感染的发生。

五、昏迷的救治原则

昏迷患者的处理原则。主要是维持基本生命体征,避免脏器功能的进一步损害,积极寻找和治疗病因。具体包括以下内容。

（1）积极寻找和治疗病因。

（2）维持呼吸道通畅,保证充足氧供,应用呼吸兴奋剂,必要时进行插管行辅助呼吸。

（3）维持循环功能,强心,升压,抗休克。

（4）维持水、电解质和酸碱平衡。对颅内压升高者,应迅速给予脱水治疗。每天补液量1 500～2 000 mL,总热量1 500～2 000 kcal。

（5）补充葡萄糖,减轻脑水肿,纠正低血糖。用法是每次50％葡萄糖溶液60～100 mL静脉滴注,每4～6小时1次。但疑为高渗性非酮症糖尿病昏迷者,最好等血糖结果回报后再给葡萄糖。

（6）对症处理。防治感染,控制高血压、高热和抽搐,注意补充营养。注意口腔呼吸道、泌尿道和皮肤护理。

（7）给予脑细胞代谢促进剂。

六、护理措施

（一）急救护理

（1）速使患者安静平卧,下领抬高以使呼吸通畅。

（2）松解腰带、领扣,随时清除口咽中的分泌物。

（3）呼吸暂停者立即给氧或口对口人工呼吸。

（4）注意保暖,尽量少搬动患者。

（5）血压低者注意抗休克。

（6）有条件尽快输液。

（7）尽快呼叫急救站或送医院救治。

（二）密切观察病情

（1）密切观察患者的生命指征,神志、瞳孔的变化,神经生理反射有无异常,注意患者的抽搐、肺部的啰音、心音、四肢肢端温度、尿量、眼底视神经、脑膜刺激征、病理反射等,并及时、详细记录,随时对病情作出正确的判断,以便及时通知医师并及时做出相应的护理,并预测病情变化的趋势,采取措施预防病情的恶化。

（2）如患者出现呼吸不规则(潮式呼吸或间停呼吸)、脉搏减慢变弱、血压明显波动(迅速升高或下降)、体温骤然升高、瞳孔散大、对光反射消失,提示患者病情恶化,须及时通知医师,并配合医师进行抢救。

（三）呼吸道护理

协助昏迷患者取平卧位,头偏向一侧,防止呕吐物误吸造成窒息(图3-1)。帮助患者肩下垫高,使颈部舒展,防止舌后坠阻塞呼吸道,保持呼吸道通畅。立即检查口腔、喉部和气管有无梗阻,及时吸引口、鼻内分泌物,痰黏稠时给予雾化吸入。用鼻管或面罩吸氧,必要时需插入气管套管,机械通气。一般应使 PaO_2 至少高于 10.7 kPa (80 mmHg), $PaCO_2$ 在 4.0～4.7 kPa(30～

35 mmHg)。

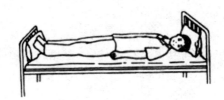

图 3-1 昏迷患者的卧位

(四)基础护理

1.预防感染

每 2～3 小时翻身拍背 1 次,并刺激患者咳嗽,及时吸痰。口腔护理 3～4 次/天,为防止口鼻干燥,可用 0.9% 氯化钠水溶液纱布覆盖口鼻。患者眼睑不能闭合时,涂抗生素眼膏加盖纱布。做好会阴护理,防止泌尿系统感染。

2.预防压力性损伤

昏迷患者由于不能自主调整体位,肢体长期受压容易发生压力性损伤,护理人员应每天观察患者的骶尾部、股骨大转子、肩背部、足跟、外踝等部位,保持床单柔软、清洁、平整,勤翻身,勤擦洗,骨突处做定时按摩,协助患者被动活动肢体,并保持功能位,有条件者可使用气垫床。

3.控制抽搐

可镇静止痉,目前首选药物是地西泮,10～20 mg 静脉滴注,抽搐停止后再静脉滴注苯妥英钠 0.5～1.0 g,可在 4～6 小时重复给药。

4.营养支持

给昏迷患者插胃管,采取管喂补充营养,应保证患者每天摄入高热量、高蛋白、高维生素、易消化的流质饮食,如牛奶、豆浆或混合奶、菜汤、肉汤等。B 族维生素有营养神经的作用,应予以补充。鼻饲管应每周清洗、消毒 1 次。

5.清洁卫生

(1)每天帮患者清洁皮肤,及时更换衣服,保持床铺的清洁干燥;如患者出现大小便失禁,应及时清除脏衣服,用清水清洁会阴部皮肤,迅速更换干净的衣服,长期尿失禁或尿潴留的患者,可留置导尿管,定期开放(每 4 小时 1 次),每天更换 1 次尿袋,每周更换 1 次导尿管,每天记录尿量和观察尿液颜色,如患者意识转清醒后,应及时拔出尿管,鼓励和锻炼患者自主排尿;如患者出汗,应及时抹干净,防止患者受凉。

(2)每天对患者进行口腔清洁,观察口腔和咽部有无痰液或其他分泌物、呕吐物积聚,如发现有,应及时清理口咽部和气管,防止患者误吸造成窒息。

(五)协助医师查明和去除病因

(1)遵医嘱采取血液、尿液、脑脊液、呕吐物等标本进行相应的检查,以查明患者昏迷的病因。

(2)及时建立静脉通道,为临床静脉用药提供方便。

(3)针对不同病因,遵照医嘱采取相应的医疗措施进行抢救。如有开放性伤口应及时止血、缝合、包扎;如消化道中毒者,及时进行催吐、洗胃、注射解毒剂;如糖尿病酮症酸中毒患者,及时应用胰岛素治疗并迅速补充液体;如癫痫持续状态患者,应及时应用苯妥英钠等药物。

(4)遵照医嘱维持患者的循环和脑灌注压,对直接病因已经去除的患者,可行脑复苏治疗(应用营养脑细胞的药物)以促进神经功能的恢复。

（六）健康教育

应向患者家属介绍如何照顾昏迷的患者，应注意哪些事项，如病情恶化，应保持镇静，及时与医师和护士联系。患者意识清醒后，应向患者和家属宣传疾病的知识，指导他们如何避免诱发原发病病情恶化的因素，并指导患者学会观察病情，及时发现恶化征象，及时就诊，以防止昏迷的再次发生。

七、护理评价

(1)患者的意识是否转清醒。

(2)患者的痰液是否有效排出。

(3)呼吸道是否保持通畅。

(4)皮肤是否保持完整，有无压力性损伤，肺部有无感染发生。

（宋国丽）

第二节　超高热危象

危象不是一个独立的疾病，它是指某一疾病在病程进展过程中所表现的一组急性综合征。多数危象的发生是由于某些诱发因素对基础疾病所导致的原有内环境急剧变化，并对生命重要器官特别是大脑功能构成严重的威胁。抢救不及时，死亡率和致残率均较高。但若能够及时发现治疗，护理措施得当，危象是可以得到有效的控制的。

体温超过 41 ℃称为高热。超高热危象是指高热同时伴有抽搐、昏迷、休克、出血等，多有体温调节中枢功能障碍。超高热可使肌肉细胞快速代谢，引起肌肉僵硬、代谢性酸中毒及心脑血管系统等的损害，严重者可导致患者死亡。

一、病因

（一）感染性发热

任何病原体（各种病毒、细菌、真菌、寄生虫、支原体、螺旋体、立克次体等）引起的全身各系统器官的感染。

（二）非感染性发热

凡是病原体以外的各种物质引起的发热均属于非感染性发热。常见病因如下。

1.体温调节中枢功能异常

体温调节中枢受到损害，使体温调定点上移，造成发热。常见于中暑、安眠药中毒、脑外伤、脑出血等。

2.变态反应与过敏性疾病

变态反应时形成抗原抗体复合物，激活白细胞释放内源性致热源而引起发热，如血清病、输液反应、药物热及某些恶性肿瘤等。

3.内分泌与代谢疾病

如甲亢、硬皮病等。

二、临床表现

(一)体温升高

患者体温达到或超过 41 ℃,出现呼吸急促、烦躁、抽搐、休克、昏迷等症状。

(二)发热的特点

许多发热疾病具有特殊热型,根据不同热型,可提示某些疾病的诊断,如稽留热常见于伤寒、大叶性肺炎;弛张热常见于败血症、严重化脓性感染等。

(三)伴随症状

发热可伴有皮疹、寒战、淋巴结或肝脾肿大等表现。

三、实验室及其他检查

有针对性地进行血常规、尿常规、便常规、脑脊液等常规检查,病原体显微镜检查,细菌学检查,血清学检查,血沉、免疫学检查、X 线、超声、CT 检查等。

四、治疗要点

(一)治疗原则

迅速降温,有效防治并发症,加强支持治疗,对因治疗。

(二)治疗措施

1.降温

迅速而有效地将体温降至 38.5 ℃是治疗超高热危象的关键。

(1)物理降温的常用方法:①冰水擦浴。对高热、烦躁、四肢末梢灼热者可用。②温水擦浴。对寒战、四肢末梢厥冷的患者,用 32～35 ℃温水擦浴,以免寒冷刺激而加重血管收缩。③酒精擦浴。30％～50％酒精擦拭。④冰敷。用冰帽、冰袋置于前额及腋窝、腹股沟、腘窝等处。

物理降温的注意事项:①擦浴方法是自上而下,由耳后、颈部开始,直至患者皮肤微红,体温降至38.5 ℃左右。②不宜在短时间内将体温降得过低,以防引起虚脱。③伴皮肤感染或有出血倾向者,不宜皮肤擦浴。④降温效果不佳者可适当配合药物降温等措施。

(2)药物降温的常用药物:①复方氨基比林 2 mL 或柴胡注射液 2 mL 肌内注射。②阿司匹林、对乙酰氨基酚、地塞米松等。③对高热伴惊厥的患者,可用人工冬眠药物(哌替啶 100 mg、异丙嗪 50 mg、氯丙嗪50 mg)全量或半量静脉滴注。

药物降温的注意事项:降温药物可以减少产热和利于散热,故用药时要防止患者虚脱。及时补充水分,冬眠药物可引起血压下降,使用前应补足血容量、纠正休克,注意血压的变化。

2.病因治疗

(1)对于各种细菌感染性疾病,除对症处理外,应早期使用广谱抗生素,如有病原体培养结果及药敏试验,可针对感染细菌应用敏感的抗生素。

(2)非感染性发热,一般病情复杂,应根据患者的原发病进行有针对性的处理。

五、护理措施

(一)一般护理

保持室温在 22～25 ℃,迅速采取有效的物理降温方式,高热惊厥的患者,置于保护床内,防止坠床或碰伤,备舌钳或牙垫防止舌咬伤。建立静脉通路,保持呼吸道通畅。

(二)严密观察病情

注意观察患者生命体征、神志、末梢循环和出入量的变化,特别应注意体温的变化及伴随的症状,每4小时测一次体温,降至39 ℃以下后,每日测体温4次,直至体温恢复正常。观察降温治疗的效果。避免降温速度过快,防止患者出现虚脱现象。

(三)加强基础护理

(1)患者卧床休息,保持室内空气新鲜,避免着凉。

(2)降温过程中出汗较多的患者,要及时更换衣裤被褥。保持皮肤清洁舒适。卧床的患者,要定时翻身,防止压疮。

(3)给予高热量、半流质饮食,鼓励患者多进食、多饮水,每天液体入量达3 000 mL;保持大便通畅。

(4)加强口腔和呼吸道护理,防止感染及黏膜溃破;协助患者排痰;咳嗽无力或昏迷无咳嗽反射者,可气管切开,保持呼吸道通畅。

(宋国丽)

第三节　甲状腺功能亢进危象

甲状腺功能亢进危象简称甲亢危象,是甲状腺毒症急性加重的一个临床综合征。甲亢危象是甲状腺功能亢进症患者在急性感染、精神创伤、高热、妊娠、甲状腺手术或放射碘治疗等诱因刺激下,病情突然恶化而发生的最严重并发症。主要表现为高热、大汗、心动过速、呕吐、腹泻、烦躁不安、谵妄甚至昏迷。甲亢危象病情凶险,必须及时抢救,否则患者常因高热、心力衰竭、肺水肿及水、电解质紊乱而导致死亡。

一、病因与诱因

(一)病因

本病病因尚未完全阐明,目前认为可能与交感神经兴奋,垂体-肾上腺皮质轴应激反应减弱,大量T_3、T_4释放入血有关。

(二)诱因

1.严重感染

严重感染是临床上最常见的危象诱因,约占全部诱因的40%,其中以呼吸道感染最为常见,其次为胃肠道、胆道及泌尿道,少数为败血症、腹膜炎、皮肤感染等,原虫、真菌、立克次体等全身性感染亦可诱发。危象发生一般与感染的严重程度成正比,且多发生于感染的高峰阶段。

2.各种应激

过度紧张、高温环境、过度疲劳、情绪激动等应激可导致甲状腺素突然大量释放。

3.精神创伤

甲亢患者受精神刺激时,交感神经-肾上腺兴奋性增强,机体对儿茶酚胺敏感性增加,很容易诱发危象的发生。

4.药物治疗不当

突然停用抗甲状腺药物,致使甲状腺素大量释放;口服过量甲状腺药物,使甲亢症状迅速加重。

5.严重躯体疾病

如心力衰竭、低血糖、脑卒中、急腹症等。

6.其他

手术前准备不充分,^{131}I治疗及过度挤压甲状腺,使大量甲状腺素释入血。

二、发病机制

甲状腺危象确切的发病机制未完全阐明,目前认为是由多种因素综合作用所导致的,其中血液中甲状腺素含量的急骤增多,是甲状腺危象发病的基本条件和中心环节。甲状腺手术、放射性碘治疗后,大量甲状腺激素释放至循环血液中。使患者血中的甲状腺素升高,而感染、手术等应激因素使血中甲状腺素结合蛋白浓度减少,游离甲状腺激素增加,而各系统的脏器及周围组织对过多的甲状腺激素适应能力减低,同时应激因素导致血液中儿茶酚胺增加,在游离甲状腺激素增加的基础上,机体对儿茶酚胺的敏感性增强,最终导致机体丧失对甲状腺激素反应的调节能力,从而出现甲亢危象的各症状和体征。

三、临床表现

患者除原有甲亢症状加重外,典型表现为高热、大汗淋漓、心动过速、频繁呕吐、腹泻、谵妄,甚至昏迷。

(一)高热

体温骤然升高可达39℃以上,甚至达41℃,一般降温措施无效,患者面色潮红、大汗淋漓、呼吸急促,继而汗闭、皮肤黏膜干燥、苍白、明显脱水甚至休克。

(二)神经精神改变

患者可因脱水、电解质紊乱、缺氧等导致脑细胞代谢障碍而出现精神神经症状,表现焦虑、极度烦躁不安、谵妄、表情淡漠、嗜睡甚至昏迷。

(三)心血管系统

心动过速出现较早,心率可达140~240次/分,心率的增快与体温的升高的程度不成比例,心率越快,病情越严重。可出现其他各种心律失常,如期前收缩、房颤等。心脏搏动增强、心音亢进,可闻及收缩期杂音,血压升高,以收缩压升高明显,脉压增大,可有相应的周围血管体征。一般来说,伴有甲亢性心脏病患者,容易发生甲状腺危象,当发生危象以后,促使心脏功能进一步恶化,较易发生心力衰竭、肺水肿。

(四)消化系统

患者可出现厌食、恶心、频繁呕吐、腹痛、腹泻、体重锐减,严重者可致水、电解质紊乱;肝功能损害明显者,可有肝大、黄疸,少数患者可发生腹水、肝昏迷。

(五)水、电解质紊乱

频繁呕吐、腹泻、大量出汗、进食减少等常导致水、电解质紊乱,表现为脱水、低钠、低钾、低钙血症等。

部分患者的临床症状和体征很不典型,无明显高代谢综合征及甲状腺肿大和眼征,而主要表现为表情淡漠、嗜睡、木僵、反射减弱、低热、乏力、心率减慢、血压下降、进行性衰竭等,最后陷入昏迷,临床上称为"淡漠型"甲亢,多见于老年甲亢患者,容易被漏诊或误诊而延误救治,易发生危象,应予以重视。

四、辅助检查

(一)血清甲状腺激素测定

血清甲状腺激素(T_4)、三碘甲状腺原氨酸(T_3)可明显增高,也可在一般甲亢范围,少数患者由于 TBG 浓度下降使 TT_3、TT_4 下降,而甲亢危象患者血清中游离甲状腺激素水平(FT_3、FT_4)明显增高,可直接反映甲状腺功能状态,其敏感性明显高于总 T_3(TT_3)和总血清甲状腺激素 T_4(TT_4)。

(二)血常规

血中白细胞计数、血清转氨酶及胆红素可升高。

五、护理诊断及合作性问题

(一)体温过高

体温过高与血中甲状腺激素明显增高引起产热增多有关。

(二)有体液不足的危险

体液不足与高热、频繁呕吐、腹泻、大量出汗引起脱水有关。

(三)焦虑

焦虑与交感神经兴奋性增高、担心预后等有关。

(四)知识缺乏

缺乏疾病的预防观察的知识。

(五)潜在并发症

水、电解质紊乱,心力衰竭。

六、护理措施

(一)紧急救护

1.迅速降低血液中甲状腺激素水平

(1)抑制甲状腺激素的合成:首选丙硫氧嘧啶(PTU),可以抑制甲状腺内 T_3、T_4 的合成。同时抑制外周组织中 T_4 向 T_3 转化。首剂 600 mg,口服或由胃管灌入,以后每次 PTU 200 mg,每天 3 次,口服待危象消除后改用常规剂量。也可用其他抗甲状腺药。

(2)减少甲状腺激素释放:复方碘溶液可以抑制已经合成的甲状腺激素的释放,能够迅速降低循环血液中甲状腺激素水平。服用抗甲状腺药 1 小时后,用碘/碘化钾,首剂 30～60 滴,以后 5～10 滴,每8 小时 1 次,口服或由胃管灌入,或碘化钠 0.5～1.0 g 加入 5%葡萄糖盐水500 mL 中,缓慢静脉滴注12～24 小时,视病情好转后逐渐减量,危象消除即可停用,一般使用3～7 天停药。

(3)降低周围组织对甲状腺激素的反应:应用肾上腺素能阻滞药普萘洛尔可抑制甲状腺激素对交感神经的作用,并阻止 T_4 转化为 T_3。若无心功能不全,40～80 mg,每 6～8 小时口服 1 次。或2～3 mg加于 5%葡萄糖盐水 250 mL 中缓慢静脉滴注。同时密切注意心率、血压变化。一旦危象解除改用常规剂量。

(4)拮抗应激:可用糖皮质激素提高机体应激能力,降低周围组织对甲状腺激素的反应性。一般氢化可的松 100 mg 或地塞米松 20～30 mg 加入 5% 葡萄糖盐水 500 mL 中静脉滴注,每 6～8 小时 1 次。危象解除后可停用或改用泼尼松(强的松)小剂量口服,维持数天。

(5)降低和清除血液中甲状腺激素:上述治疗效果不满意时,可进行血液透析、腹膜透析或血浆置换等措施,能够迅速降低血浆甲状腺激素浓度。

2.迅速降温

尽快采取降温措施,多用物理降温,如冰袋、酒精擦浴、冷生理盐水保留灌肠、输入低温液体等或物理降温加人工冬眠,使体温控制在 34～36 ℃,持续数天或更长,直至患者情况稳定为止。在应用人工冬眠时,注意体温的变化并以测肛温为准。

(二)护理要点

1.严密观察病情变化

持续进行心电监护,监测患者生命体征、神志、瞳孔等变化,及时发现有无危及生命的心律失常,发现异常情况及时通知医师,配合抢救。

2.活动与休息

绝对卧床休息,保持环境安静,避免一切不良刺激,协助做好生活护理。

3.对症护理

保持气道通畅,缺氧者给予氧气吸入。烦躁不安者遵医嘱给予地西泮 10 mg 肌内注射或静脉注射,或 10% 水合氯醛 10～15 mL 灌肠。

4.饮食护理

能进食者给予高热量、高蛋白、高纤维素、忌碘饮食,鼓励患者多饮水,每天饮水量不少于 2 000 mL;昏迷患者给予鼻饲;极度消瘦、进食困难或厌食者,遵医嘱予以静脉补充营养。忌用咖啡、浓茶等兴奋性饮料。

5.用药护理

心功能不全、支气管哮喘、房室传导阻滞的患者慎用或禁用普萘洛尔;使用碘剂治疗者,应注意观察是否有碘过敏症状。

6.并发症观察护理

监测血清电解质,监护各重要器官功能,积极抗感染治疗,纠正水、电解质紊乱和防治各种并发症。

7.心理护理

以熟练的技术配合医师抢救,安慰患者及家属,稳定情绪,运用积极、镇静的态度给予心理支持。

(三)健康教育

(1)疾病知识指导:向患者及家人介绍甲亢及并发症防治知识,尤其是引起甲状腺危象的常见诱因,如感染、严重精神刺激、创伤、突然停抗甲状腺药等,指导如何预防及避免。合理安排工作与休息,避免过度紧张、劳累。学会自我调节,保持情绪稳定,增强应对能力。

(2)用药指导:指导教育患者严格按医嘱服药,强调抗甲状腺药物长期服用的重要性,不可随意减量、停药;指导患者避免摄入含碘多的饮食及药物;教会患者及家属观察病情,一旦出现发热、呕吐、大汗等表现,立即就医。

（3）上衣宜宽松，严禁用手挤压甲状腺以免甲状腺受压后甲状腺素分泌增多，加重病情。

（4）甲亢患者手术者，必须完善各项检查，做好充分的术前准备，防止手术诱发危象发生。

（宋国丽）

第四节　垂　体　危　象

一、概述

垂体危象即垂体功能减退性危象，是在垂体功能减退基础上，各种应激如感染、手术、创伤、寒冷、腹泻、呕吐、失水、饥饿，各种镇静剂、安眠剂、降血糖药物等可诱发垂体危象。根据临床表现分为高热型（体温＞40 ℃）、低温型（体温≤30 ℃）、低血糖型、循环衰竭型、水中毒型及混合型。

二、病情观察与评估

（1）监测生命体征，观察有无体温升高或降低，有无心率加快、脉细速、血压下降、低血糖等表现。

（2）观察患者有无意识淡漠、神志模糊、谵妄、抽搐、昏迷等表现。

（3）观察神经系统体征，以及瞳孔大小、对光反射的变化。

（4）观察有无心率加快、出冷汗、乏力等低血糖表现。

三、护理措施

（一）卧位
卧床休息，昏迷患者头偏向一侧。

（二）氧疗
遵医嘱吸氧，严重低氧血症和/或休克患者常给予气管插管呼吸机辅助通气，遵循气管插管护理常规。

（三）纠正低血糖
遵医嘱予 50% 葡萄糖 40～60 mL 快速静脉推注，每小时监测血糖，维持血糖在 6～10 mmol/L。

（四）纠正休克
建立静脉双通道，快速补液及遵医嘱应用升压药物等抗休克治疗措施。

（五）体温监测与护理
低温与甲状腺功能减退有关，遵医嘱给予小剂量甲状腺激素，并注意监测心率，同时采取保暖措施。高热者（体温＞40 ℃）采用冰帽及大动脉处冰敷。

（六）药物护理
（1）禁用或慎用吗啡等麻醉剂、镇静剂、催眠药、降糖药，以免诱发昏迷。

（2）使用糖皮质激素者观察有无上腹部饱胀、频繁呃逆，血压下降、黑便等消化道出血的不良反应。

(3)使用血管活性药物、高糖、钾、钠等,观察血管有无红、肿、疼痛等静脉炎的表现。注意血管的选择,防止药物外渗,最好使用中心静脉输注药物。

(七)饮食护理

昏迷者留置胃管,鼻饲流质饮食。患者清醒能进食后,给予富含高热量、高蛋白、高维生素、易消化的食物,少量多餐。

四、健康指导

(1)教会患者自测心率、心律、体温,识别垂体危象的征兆,如有感染、发热、腹泻、呕吐、外伤、头痛等情况,立即就医。

(2)告知家属若发现患者有精神异常行为如兴奋、多语、情绪不稳、烦躁等及时就医。

(3)告知患者避免过度劳累、外伤、寒冷等诱发因素。

(4)告知患者不可自行减药或停药,定期门诊复诊。

(5)随身携带急救卡,以便发生意外时得到及时救治。

(宋国丽)

第五节 高血压危象

在高血压过程中,由于某种诱因使周围小动脉发生暂时性强烈痉挛,使血压进一步地急剧增高,引起一系列神经-血管加压性危象、某些器官性危象及体液性反应,这种临床综合征称为高血压危象。

一、病因

本病可发生于缓进型或急进型高血压、各种肾性高血压、嗜铬细胞瘤、妊娠高血压综合征、卟啉病等,也可见于主动脉夹层动脉瘤和脑出血,在用单胺氧化酶抑制剂治疗的高血压患者,进食过含酪胺的食物或应用拟交感药物后,均可导致血压的急剧升高。精神创伤、情绪激动、过度疲劳、寒冷刺激、气候因素、月经期和更年期内分泌改变等为常见诱因。在上述诱因的作用下,原有高血压患者的周围小动脉突然发生强烈痉挛,周围阻力骤增,血压急剧升高而导致本病的发生。心、脑、肾动脉有明显硬化的患者,在危象发生时易发生急性心肌梗死、脑出血和肾衰竭。

二、发病机制

高血压危象的发生机制,多数学者认为是由于高血压患者在诱发因素的作用下,血液循环中肾素、血管紧张素、去甲基肾上腺素和精氨酸加压素等收缩血管活性物质突然急骤的升高,引起肾脏出入球小动脉收缩或扩张,这种情况若持续性存在,除了血压急剧增高外还可导致压力性多尿,继而发生循环血容量减少,又反射性引起血管紧张素Ⅱ、去甲肾上腺素和精氨酸加压素生成和释放增加,使循环血中血管活性物质和血管毒性物质达到危险水平,从而加重肾小动脉收缩。

三、病情评估

(一)主要症状

1.神经系统症状

剧烈头痛、多汗、视力模糊、耳鸣、眩晕或头晕、手足震颤、抽搐、昏迷等。

2.消化道症状

恶心、呕吐、腹痛等。

3.心脏受损症状

胸闷、心悸、呼吸困难等。

4.肾脏受损症状

尿频、少尿、无尿、排尿困难或血尿。

(二)主要体征

(1)突发性血压急剧升高,收缩压>26.7 kPa(200 mmHg),舒张压≥16.0 kPa(120 mmHg),以收缩压升高为主。

(2)心率加快(大于110次/分)心电图可表现为左室肥厚或缺血性改变。

(3)眼底视网膜渗出、出血和视盘水肿。

(三)主要实验室检查

危象发生时,血中游离肾上腺素或去甲肾上腺素增高、肌酐和尿素氮增高、血糖增高,尿中可出现蛋白和红细胞,酚红排泄试验、内生肌酐清除率均可低于正常。

(四)详细评估

(1)有无突然性血压急剧升高。在原高血压的基础上,动脉血压急剧上升,收缩压高达26.7 kPa(200 mmHg),舒张压16.0 kPa(120 mmHg)以上。

(2)有无存在诱发危象的因素。包括情绪激动、寒冷刺激、精神打击、过度劳累、内分泌功能失调等。

(3)血压、脉搏、呼吸、瞳孔、意识,注意有无脑疝的前驱症状。

(4)患者对疾病、治疗方法,以及饮食和限盐的了解。

(5)观察尿量及外周血管灌注情况,评估出入量是否平衡。

(6)用药效果及不良反应。

(7)有无并发症发生。

四、急救护理

(一)急救干预

(1)立即给患者半卧位,吸氧,保持安静。

(2)尽快降血压,一般收缩压小于21.3 kPa(160 mmHg),舒张压小于13.3 kPa(100 mmHg)左右,平均动脉压小于16.0 kPa(120 mmHg),不必急于将血压完全降至正常:一般采用硝酸甘油、压宁定(利喜定)静脉给药。

(3)有抽搐、躁动不安者使用安定等镇静药。

(4)如有脑水肿发生可适当使用脱水药和利尿药,常用药物有20%甘露醇和呋塞米。

(二)基础护理

(1)保持环境安静,绝对卧床休息。

(2)给氧,昏迷患者应保持呼吸道通畅,及时清除呼吸道分泌物。

(3)建立静脉通路,保证降压药的及时输入。

(4)做好心理护理,消除紧张状态,避免情绪激动,酌情使用有效镇静药。

(5)限制钠盐摄入,每天小于 6 g,多食新鲜蔬菜和水果,保证足够的钾、钙、镁摄入;禁食刺激性食物如酒、烟等,昏迷患者给予鼻饲。

(6)保持大便通畅,排便时避免过度用力。

(7)严密观察血压,严格按规定的测压方法定时测量血压并做好记录,最好进行 24 小时动态血压监测,并进行心电监护,观察心率、心律变化,发现异常及时处理。

(8)观察头痛、烦躁、呕吐、视力模糊等症状经治疗后有无好转,精神状态有无由兴奋转为安静。高血压脑病随着血压的下降,神志可以恢复,抽搐可以停止,所以应迅速降压、制止抽搐以减轻脑水肿,按医嘱适当使用脱水剂。

(9)记录 24 小时出入量,昏迷患者给予留置导尿管,维持水、电解质和酸碱平衡。

(三)预见性观察

(1)心力衰竭:主要为急性左心衰竭,应注意观察患者的心率、心律变化,做心电监护,及时观察有否心悸、呼吸困难、粉红色泡沫样痰等情况出现。

(2)脑出血表现为嗜睡、昏迷、肢体偏瘫、面瘫,伴有或不伴有感觉障碍,应加以观察,出现情况及时处理。

(3)肾衰竭观察尿量,定期复查肾功能,使用呋塞米时尤其应注意。

(宋国丽)

第六节　重症肌无力危象

一、疾病概论

重症肌无力(myasthenia gravis,MG)是神经-肌肉接头处传递障碍所致的慢性疾病,主要由乙酰胆碱受体抗体介导,细胞免疫和补体参与的自身免疫性疾病。临床特征为受累肌肉极易疲劳,经休息和抗胆碱酯酶药物治疗后部分恢复。若其在病程中突然出现呼吸衰竭、肺活量明显减少者称为重症肌无力危象。

(一)病因与发病机制

1.病因

重症肌无力危象在原有重症肌无力的基础上,常因下列因素而诱发:①感染。②创伤、分娩、胸腺切除手术或放射线治疗。③重症肌无力治疗不当(如未经抗胆碱酯酶药物治疗、抗胆碱酯酶药量不足或过量或长期使用抗胆碱酯酶药物者突然停药)。④某些药物的影响(如箭毒、吗啡等)。

2.发病机制

目前,重症肌无力的发病机制尚未完全明了,可能因为体内产生乙酰胆碱受体抗体,在补体的参与下,与乙酰胆碱受体发生应答,足够的循环抗体能致突触后膜传递障碍而发生肌无力,在此基础上,因上述不良因素而诱发重症肌无力危象。

(二)临床表现

重症肌无力危象是重症肌无力的主要死亡原因,患者可因呼吸肌、膈肌受累而出现咳嗽无力、呼吸困难,甚至因呼吸麻痹或继发吸入性肺炎而死亡;心肌偶可受累,常致突然死亡。

(三)救治原则

(1)不同危象的特殊处理。①肌无力危象:静脉用抗胆碱酯酶药物,如新斯的明1 mg溶于5%葡萄糖注射液或生理盐水1 000 mL中静脉滴注或0.3~1.0 mg静脉注射,也可用溴吡斯的明1.2 mg静脉注射,必要时定期重复使用。若用药后症状不减轻,甚至加重,应警惕胆碱能危象的发生。②胆碱能危象:立即停用抗胆碱酯酶药物,静脉注射或肌内注射阿托品,每次0.5~2.0 mg,每15~30分钟重复1次,直到毒蕈碱样症状消失为止,同时可给予碘解磷定。③反拗性危象:立即停用一切药物,行气管插管或气管切开术,呼吸机辅助呼吸,至少72小时以后,才可从小剂量开始应用抗胆碱酯酶药物。

(2)糖皮质激素和免疫抑制剂。糖皮质激素能缩短危象发作持续时间,对于胸腺瘤者,免疫抑制剂疗效优于抗胆碱酯酶药。

(3)注意维持水、电解质平衡。

(4)病因治疗。由胸腺瘤引起的重症肌无力并发危象者,待病情控制后,择期手术治疗。

二、护理评估

(一)病史

重症肌无力危象是在重症肌无力的基础上因某些因素而诱发。因此,需了解患者重症肌无力发生的时间,主要症状特点,平时用药情况,包括药物的名称、剂量、服药时间等,危象发生前的精神状况,有无不良的精神刺激、应激状况等,危象发生主要的症状,救治情况,此外还应了解家属成员有无类似病史。

(二)身心状况

1.症状与体征

临床上将重症肌无力危象分为肌无力危象、胆碱能危象和反拗性危象3种类型。

(1)肌无力危象:为最主要的临床类型,暴发型尤为多见,为疾病发展所致。多发生在感染、创伤或减药、停药后,出现呼吸衰竭者为肌无力危象。临床表现为烦躁不安,咽喉肌及呼吸肌进行性无力而出现呼吸、吞咽困难,咳嗽排痰无力,导致分泌物阻塞,发生严重缺氧,甚至呼吸衰竭而死亡。肌无力危象多发生于感染、创伤或停药后,无抗胆碱酯酶药中毒症状,静脉注射新斯的明2~10 mg,可症状显著好转,其作用时间可持续2~4分钟。

(2)胆碱能危象:由于抗胆碱酯酶药物过量,突触后膜产生除极阻断所致,约占重症肌无力危象的3%。临床表现除有上述肌无力危象症状外,常有瞳孔缩小,泪液、唾液、呼吸道分泌物增多,腹痛、腹胀、腹泻等毒蕈碱样作用和肌束震颤。新斯的明试验使肌无力症状加重,阿托品试验可使毒蕈碱中毒症状改善。

(3)反拗性危象:又称为无反应危象,由于突触后膜大量乙酰胆碱受体受损,对抗胆碱酯酶药物失去反应,致突触后膜难以达到充分的极化所致。临床表现与胆碱能危象相似。停用抗胆碱酯酶药物症状无改善,新斯的明试验症状无改善或加重。

2.心理和社会状况

患者在原有疾病基础上病情加剧,出现呼吸衰竭等表现,病情危重,使患者及家属焦虑不安、恐惧、消极悲观,甚至悲观绝望。

(三)辅助检查

1.电生理试验

虽然1次低频超强电刺激可使正常人神经冲动释放乙酰胆碱量减少,但仍可保持正常的神经肌肉接头传导,安全系数为3或4;重症肌无力患者乙酰胆碱受体数目减少,安全系数降低,故多数患者电生理试验阳性。

2.乙酰胆碱受体抗体测定

大多数为阳性。

3.胸腺CT扫描

多数患者胸腺肿大或有胸腺瘤。

三、护理诊断

(一)清除呼吸道无效

清除呼吸道无效与咳嗽无力及呼吸道分泌物增多有关。

(二)气体交换受损

气体交换受损与呼吸肌、膈肌受累有关。

四、护理目标

(1)呼吸道分泌物及时获得清除,呼吸道保持畅通。

(2)呼吸困难获得缓解,缺氧得到纠正,生命体征平稳。

五、护理措施

(一)一般护理

(1)绝对卧床休息。

(2)给氧:呼吸困难者均应输氧,有明显发绀者应行面罩给氧,必要时行气管插管或气管切开术,呼吸机辅助呼吸。

(3)饮食:因多不能进食,应通过鼻饲流质加强营养。

(4)其他:定时改变体位、拍背,引流痰液,使用深部吸引器,定时做雾化吸入,防止肺不张;做好口腔护理、皮肤护理。预防口腔炎和压力性损伤的发生。

(二)急救护理

1.病情监测

密切观察病情:注意呼吸频率与节律的变化,观察有无呼吸困难加重、发绀、咳嗽无力、瞳孔变化、出汗、唾液或呼吸道分泌物增多等现象。

2.用药护理

使用抗胆碱酯酶药物时,应严格遵医嘱执行,用药过程中注意观察患者症状是否有所减轻,如用药后症状不减轻,甚至加重,应警惕胆碱能危象的发生,应及时报告医师。禁止使用对神经-肌肉传递阻滞的药物,如氨基糖苷类抗生素、普鲁卡因胺等。

（三）健康指导

（1）保持心情舒畅，生活有规律。

（2）按医嘱正确用药，定期到医院复诊，外出时随身携带好药物及病历。

（3）避免疲劳、预防感染。

（4）病情加重时及时到医院就诊。

六、护理评价

（1）患者呼吸道分泌物及时获得清除，未发生吸入性肺炎，呼吸道保持畅通，气管切开者未发生继发感染。

（2）患者生命体征平稳，血气分析正常。

（3）患者了解重症肌无力危象的预防知识，能按医嘱正确用药。

（宋国丽）

第七节　重症脑膜炎、脑炎

一、脑膜炎患者的重症护理

脑膜炎就是脑膜发炎，可由细菌或病毒感染所致。病毒性脑膜炎的症状非常轻微，然而细菌性脑膜炎的症状就可能会危及生命。病毒性脑膜炎多流行于冬季，通常都以散发病例出现，而且多发生在5岁以上的儿童。由于脑膜炎的症状有时难与上呼吸道感染区分，容易延误诊断和治疗，而其中细菌性脑膜炎常引发合并症甚至危及生命。

（一）病因

根据年龄的不同，病原体也不同，一般分为细菌性和非细菌性两大类。新生儿细菌性脑膜炎以B族溶血性链球菌、肺炎链球菌、大肠埃希菌和金黄色葡萄球菌为主；婴幼儿以流感嗜血杆菌、肺炎链球菌及脑膜炎球菌多见；儿童以脑膜炎球菌、金黄色葡萄球菌和肺炎链球菌为主。成人脑膜炎以肺炎链球菌为主。老年人的病原分布中肺炎球菌占54%、脑膜炎球菌16%、革兰阴性杆菌8%、李斯特菌7%、金黄色葡萄球菌6%、链球菌4%、流感杆菌2%及不明细菌2%。非细菌性脑膜炎中以病毒性脑膜炎为最多，其中又以肠病毒脑膜炎最常见，每年夏季常有肠病毒脑膜炎的病例流行，严重时可并发脑炎，有生命危险。

（二）发病机制

病原菌可通过下列途径到达中枢神经系统。

1.经血流感染

经呼吸道如上呼吸道、支气管炎、肺炎等；经损伤的皮肤、黏膜或脐部创口等。细菌可从上述局部炎症处进入血流并通过血-脑屏障入侵脑膜，此为最常见的入侵途径。

2.邻近组织感染灶

如中耳炎、乳突炎、鼻窦炎等。病原菌可自病灶直接侵入脑膜，或脑脓肿溃破至脑膜。

3.先天畸形

如脑脊膜膨出、枕部或腰部皮肤窦道与蛛网膜下腔相通等先天畸形,使皮肤的细菌易侵入脑膜。

4.颅脑损伤及手术

可将细菌带入脑膜。

(三)机体免疫状态

病原体进入机体后是否侵入中枢神经系统,取决于机体的免疫状态及细菌的毒力两方面因素。在机体防御功能正常、细菌毒力弱的情况下,存在于一些部位的细菌仅处于寄居或带菌状态而并不致病;当人体免疫力明显下降或细菌毒力强时,细菌可自不同途径入侵脑膜而致病。

小儿免疫力较弱,尤其是新生儿及婴幼儿,所以该年龄段患病率较高。另外长期使用免疫抑制剂和肾上腺皮质激素,导致免疫功能低下,使一些平时不致病的低毒力致病菌,也可成为脑膜炎的主要病原。

(四)病理生理改变

病变主要发生在中枢神经系统。细菌入侵脑膜后引起软脑膜及蛛网膜化脓性炎症,蛛网膜下腔充满大量炎性渗出物,使整个脑组织表面及底部都覆盖一层脓性液体。肺炎链球菌感染时,稠厚的脓性纤维素性渗出物主要覆盖于大脑表面,尤其以顶部为甚,并可迅速形成粘连和包裹性积脓,甚至发生硬膜下积液或积脓。由于脑膜血管通透性增加,清蛋白易透过而形成积液。脑膜炎过程中硬脑膜及脑血管浅表静脉尤其是桥静脉的炎症栓塞和血管壁损伤的影响,可导致渗出、出血,使局部渗透压增高,因此周围水分进入硬膜下腔,形成硬膜下积液。脑膜表面的血管极度充血,常见血管炎病变,包括血管或血窦的血栓形成、血管壁坏死、破裂和出血。由于未能及早诊断和治疗,脓性炎症渗出物逆流而上,也可由败血症引起。感染累及脑室内膜形成脑室膜炎;大脑表面和脑室附近的脑实质常有炎性改变,表现为充血、水肿,脑细胞变性坏死炎性细胞浸润等,形成脑膜脑炎。炎症累及脑神经,或因颅内压增高使脑神经受压、坏死,则可引起相应的脑神经损害,表现如失明、耳聋、面瘫等。如脓液黏稠或治疗不彻底则可发生粘连,阻塞脑室孔,或大脑表面蛛网膜颗粒因炎症后发生粘连并萎缩,导致脑脊液循环受阻及吸收障碍而形成脑积水。

(五)临床表现

由于脑膜炎的症状有时难与上呼吸道感染作区分,容易延误诊断和治疗,而其中细菌性脑膜炎常造成合并症甚至危及生命。

1.新生儿和婴幼儿临床表现

这些患者脑膜炎症状大多不明显,临床表现差异也很大。婴儿早期阶段的症状包括嗜睡、发热、呕吐、拒绝饮食、啼哭增加,睡不安稳。较大的患儿还可能出现严重头痛、讨厌强光和巨大声音、肌肉僵硬,特别是颈部。各年龄层的病例中,一般是出现初始症状后就会发生进行性嗜睡,偶尔也可能会出现昏迷或惊厥等症状。有些患有脑膜炎患儿也可能会出现特殊的皮疹(呈粉红或紫红色、扁平、指压不褪色)。

2.老年人脑膜炎临床表现

症状不典型,尤其是原有糖尿病或心、肺疾病者。起病隐匿,如嗜睡、意识模糊、记忆力减退、定向困难、思维和判断迟缓。可无发热、头痛、呕吐和脑膜刺激症状,因此常误认为衰老性精神异常、脑动脉硬化性脑组织缺氧或脑出血等。

（六）并发症和后遗症

1.硬膜下积液

硬膜下积液为常见并发症之一,多见于肺炎链球菌和流感杆菌脑膜炎,其发生率在婴幼儿约50%,主要为1岁以内前囟未闭的婴儿。硬膜下积液的特点为:经有效抗生素治疗4天后,脑脊液已好转,但发热持续不退,或退后又复升;同时出现颅内压增高症状,如频繁呕吐、惊厥、易激惹、持续昏睡、前囟膨隆、头围增大、颈项强直,以及局灶性体征、肢体抽搐或瘫痪。

2.脑室管膜炎

脑室管膜炎是新生儿和婴幼儿较常见的并发症,表现为频繁呕吐、发热持续不退、反复抽搐、呼吸衰竭;或脑脊液检查已好转而发热不退、颅内压增高。

3.脑性低血钠症

脑膜炎时可因下视丘受累,抗利尿激素异常分泌,又因呕吐、进食少而致低钠血症和水中毒,出现尿少、轻度浮肿、频繁呕吐、反复惊厥和昏迷。

4.脑神经受损

由于脑实质损害及粘连可使脑神经受累,出现失明、耳聋、面瘫等。

5.后遗症

有智力落后、肢体瘫痪、癫痫、耳聋、失明、脑积水等。

（七）治疗和护理

经过治疗后,脑膜炎通常可以完全复原。但少数患儿可能会出现一些脑部伤害,因而导致耳聋、癫痫或学习障碍。有时即使脑膜炎患儿得到及时治疗,但也可能会死亡,不过这种情况非常罕见。

1.治疗

病毒性脑膜炎治疗主要以降脑压和支持疗法为主,只有少数病毒有相应的抗病毒药物。细菌性脑膜炎需使用抗生素治疗、对症治疗和支持疗法;治疗原则是尽早选择有效抗生素,选择易于通过血-脑屏障而对机体毒性较低的抗菌药物;抗生素药物的剂量要高于一般常用量,宜静脉分次给药,以保证脑脊液中达到有效杀菌浓度;疗程要足,停药指征为临床症状消失,体温正常后3～5天,脑脊液常规、生化和培养均正常;尽量避免鞘内给药。

2.症状护理

（1）高热的护理:用物理降温,或使用退热剂降温;惊厥者可给予安定每次0.2～0.3 mg/kg,缓慢静脉注射。

（2）颅内压增高的护理:应密切观察、积极采用降颅内压治疗。

（3）支持疗法及护理保证患者有足够的热量和液体量摄入,对意识障碍和呕吐的患者应暂时禁食,按医嘱准确给予静脉补液,并精确记录24小时出入液量,仔细检查有无异常的抗利尿激素分泌。

（4）维持体液平衡:有液体潴留的患者,必需限制液体量,每天每公斤体重30～40 mL。当血钠达140 mmol/L时,液体量可逐渐增加到每天60～70 mL/kg。对年幼、体弱或营养不良者,可补充血浆或少量鲜血。

3.并发症的观察和护理

严密观察患者的生命体征、意识状态、瞳孔、血压,评估患者头痛、呕吐的性质,观察有无脑膜刺激征(颈项强直、克氏、布氏征阳性)。并发有脑室炎时行侧脑室控制性引流,应做好脑室引流管的护理,及时评估固定情况,保持引流通畅,观察引流物的色、质、量。

二、脑炎患者的重症护理

脑炎是脑细胞发炎,脑炎通常由病毒感染引起,有少数病例的脑炎是由诸如流行性腮腺炎或传染性单核细胞增多症、单纯性疱疹病毒等传染性疾病所引起,有少数一些脑感染并非由病毒所引起。

(一)病因

当病毒进入人体后,首先进入血液,引起病毒血症,随后可侵入全身器官或中枢神经系统;也可由病毒直接侵犯中枢神经系统。发生病毒脑炎时,常引起神经细胞的炎症、水肿、坏死等改变,出现一系列临床表现。当炎症波及脑膜时,则称为病毒性脑膜脑炎。

(二)发病机制和病理生理

当人体被带病毒的蚊虫叮咬后,病毒即进入血液循环中。发病与否,一方面取决于病毒的毒力与数量,另一方面取决于机体的反应性及防御机能。当病毒经血液循环可突破血-脑屏障侵入中枢神经系统,并在神经细胞内复制增殖,导致中枢神经系统广泛病变。

不同的神经细胞对病毒感受不同。同时脑组织在高度炎症时引起的缺氧、缺血、营养障碍等,造成中枢病变部位不平衡,如脑膜病变较轻,脑实质病变较重,间脑、中脑病变重,脊髓病变轻。

脑炎病变广泛存在于大脑及脊髓,但主要位于脑部,且一般以间脑、中脑等处病变为主。肉眼观察可见软脑膜大小血管高度扩张与充血、水肿。显微镜下可见血管病变脑内血管扩张、充血,小血管内皮细胞肿胀、坏死、脱落。血管周围环状出血,血管周围有淋巴细胞和单核细胞浸润,可形成"血管套"。神经细胞变性、肿胀与坏死,胞核溶解,坏死细胞周围常有小胶质细胞围绕并有中性粒细胞浸润,形成噬神经细胞现象。脑实质肿胀;软化灶形成后可发生钙化或形成空洞。

(三)临床表现

脑炎病症的严重程度,差别很大,轻度脑炎的症状跟任何病毒感染相同:头痛、发热、体力衰弱、没有食欲。较严重的脑炎症状,是脑的功能受到明显的影响,造成心烦气躁、不安及嗜睡,最严重的症状是臀部或腿部肌肉无力,双重视觉(复视),语言及听觉困难,有些病例的嗜睡现象,会转变为昏迷不醒。

由于病毒的种类不同,脑炎的表现也就多种多样。病毒性脑炎可通过临床表现、脑脊液化验、脑电图及CT来诊断。少数有条件的医院可做特异性抗体或病毒分离,以期进一步明确病原。

不同病毒感染脑炎的临床特点如下。

(1)流行性乙型脑炎(简称乙脑)是由带病毒的蚊子传播而发生,最易引起高热、抽风、昏迷;发病急骤,进展迅速,致残率及病死率均较高。

(2)单纯疱疹病毒引起的脑炎病情也十分严重。脑部不但有炎症、水肿,而且出血、坏死等也较多发生。

(3)腮腺炎脑炎是流行性腮腺炎的一个合并症。患儿除腮腺肿痛外,逐渐产生头痛、呕吐等症状,提示脑部可能受到损害。有的患者在腮腺炎好转后才出现脑炎症状。极少数患者始终无腮腺炎之症状,一开始即出现脑炎的表现。

（四）并发症

脑及其周围组织因炎症或粘连可引起第Ⅱ、Ⅲ、Ⅶ及Ⅷ对脑神经损害、肢体运动障碍、失语、大脑功能不全、癫痫等。脑室间孔或蛛网膜下腔粘连可发生脑积水，后者又导致智能障碍、癫痫等。经脑膜间的桥静脉发生栓塞性静脉炎后可形成硬膜下积水，多见于1~2岁的幼儿。当及时和适当的治疗效果不满意，恢复期出现抽搐、喷射性呕吐，特别伴有定位体征，颅内压持续升高，以及发热等，即应想到硬膜下积水的可能。

（五）治疗

确诊或疑似患者均可采用抗病毒治疗。对于单纯疱疹病毒引起者可用阿昔韦洛；其他病毒引起者可用利巴韦林及中西医结合综合疗法。病毒性脑炎的预后与所感染的病原密切相关；单纯疱疹病毒引起者预后较差，不少存活患者留有不同程度的后遗症。

（六）重症护理

严密观察病情变化，包括生命体征、意识、颅内压增高的情况等。昏迷患者要做好生活护理，保持皮肤的完整性，预防压疮的产生，预防肢体失用性挛缩。应用呼吸机辅助呼吸的患者，评估患者的呼吸功能，保持呼吸道的通畅，预防下呼吸道感染，定时排除呼吸道分泌物。昏迷患者应加强饮食护理，保证足够的营养和液体的摄入，可予以鼻胃管喂食。

（宋国丽）

第八节　重症病毒性肝炎

大多数病毒性肝炎预后良好，少部分人出现肝衰竭，我国定名为重型肝炎，预后较差。起病10天内出现急性肝衰竭现象称急性重症型；起病10天以上出现肝衰竭现象称亚急性重症型；在有慢性肝炎、肝硬化或慢性病毒携带状态病史的患者，出现肝衰竭表现称慢性重型肝炎。

一、诊断

（一）病因

本病病原体为各型肝炎病毒。肝炎病毒与机体的免疫反应都与本病的发病有关。发病多有诱因，如急性肝炎起病后，未适当休息、治疗，嗜酒或服用损害肝脏药物、妊娠或合并感染等。

（二）诊断要点

1.病史

急、慢性肝炎患者有明显的恶心、呕吐、腹胀等消化道症状。肝功能严重损害，特别是黄疸急骤加深，血清总胆红素>171 μmol/L 或每天上升幅度>17 μmol/L。在胆红素增高的同时，血清转氨酶活性反而相对较低，呈"胆-酶分离"现象。凝血酶原活动≤40%，有肝性脑病、出血、腹水等表现。要注意区别急性、亚急性、慢性重型肝炎的不同点，发病10天以内出现的重型肝炎是急性重型肝炎，其特点为肝性脑病出现早、肝浊音界缩小较明显。发病10天~8周出现的重型肝炎为亚急性重型肝炎，临床表现主要为严重消化道症状、重度黄疸、水肿及腹水，可有肝性脑病。慢性重型肝炎是在原有慢性肝炎或肝炎后肝硬化基础上出现的亚急性重型肝炎的临床表现，肝浊音界缩小不明显，病程一般较长。

2.危重指标

(1)突然出现精神、神志改变,即肝性脑病变化,从轻微的情绪与言行改变至严重的肝昏迷。

(2)短期内黄疸急剧加重,胆固醇或胆碱酯酶明显降低。

(3)腹胀明显加重,出现"胃型";腹水大量增加、尿量急剧减少等表现。

(4)凝血酶原活动度极度减低,出血现象明显,或有 DIC 表现。

(5)出现严重并发症如感染、肝肾综合征等。

3.辅助检查

(1)血常规:急性重型肝炎可有白细胞计数升高及核左移。慢性重型肝炎由于脾功能亢进,故白细胞总数升高不明显,血小板多有减少。

(2)肝功能明显异常:尤以胆红素升高明显,胆固醇(酯)与胆碱酯酶明显降低。慢性重型肝炎多有清蛋白明显减少,球蛋白升高,A/G 比值倒置。

(3)凝血酶原时间延长:凝血酶原活动度降低至 40% 以下。可有血小板减少、纤维蛋白原减少、纤维蛋白降解产物(FDP)增加等 DIC 的表现。

(4)血氨升高:正常血氨静脉血中应<58 μmol/L,动脉血氨更能反映肝性脑病的轻重。

(5)氨基酸谱的测定:支链氨基酸正常或轻度减少,而芳香氨基酸增多,故支/芳比值下降。

(6)脑电图:可有高电压及阵发性慢波。脑电图检查有助于肝性脑病的早期诊断及判断预后。

(7)肾功能检查:有肝肾综合征时常有尿素及血清肌酐升高。

(8)各种肝炎病毒标志物检查:可确定病原及发现多型病毒重叠感染患者。

(9)肝活检:对不易确诊的患者应考虑做肝穿刺活检。但术前、术后应做好纠正出血倾向的治疗。如注射维生素 K₁、凝血酶原复合物、新鲜血浆,以改善凝血酶原活动度。术前、术后还可注射止血药。加强监护以防意外。

(三)鉴别诊断

1.药物及肝毒性毒物引起的急性中毒性重型肝炎

本病应有服药史及毒物史,如抗结核药、磺胺类药、抗真菌药(酮康唑)等,中草药中的川楝子、雷公藤、黄药子也可引起,毒物中有毒蕈中毒、蛇毒等。

2.妊娠急性脂肪肝

本病多发生于第 1 胎,妊娠后期,急性上腹痛,频繁呕吐,黄疸深重,出血,很快出现昏迷、抽搐、B 超检查可见肝脏回声衰减。

二、治疗

(一)治疗原则

主要是综合治疗,包括支持疗法,防止肝坏死,改善肝功能,促进肝细胞再生,防止出血、肝性脑病、肝肾综合征、合并感染等并发症。

(二)常规治疗

1.一般支持疗法

(1)绝对卧床休息,记 24 小时出入量,密切观察病情变化。

(2)保证必要的热量供应,尽可能减少饮食中的蛋白质,以控制肠内氨的来源。补充足量维生素 C、维生素 K₁ 及 B 族维生素。

(3)静脉输液,以10%葡萄糖液1 500～2 000 mL/d,内加水飞蓟素、促肝细胞生长素、维生素C 2.0～5.0 g,静脉滴注。大量维生素E静脉滴注,有助于消除氧自由基的中毒性损害。

(4)输新鲜血浆或全血,1次/2～3天,人血清蛋白5～10 g,1次/天。

(5)支链氨基酸250 mL,1～2次/天。

(6)根据尿量及血中钠、钾、氯化物检测结果,调整补充电解质,以维持电解质平衡,防止低血钾。

2.防止肝细胞坏死,促进肝细胞再生

(1)肝细胞再生因子(HGF)80～120 mg溶于10%葡萄糖液250 mL,静脉滴注,1次/天。

(2)胸腺素15～20 mg/d,溶于10%葡萄糖液内静脉滴注。

(3)10%葡萄糖液500 mL加甘利欣150 mg或加强力宁注射液80～120 mL,静脉滴注,1次/天。10%门冬氨酸钾镁30～40 mL,溶于10%葡萄糖液中静脉滴注,1次/天。长期大量应用注意观察血钾。复方丹参注射液8～16 mL加入500 mL右旋糖酐-40内静脉滴注,1次/天。改善微循环,防止DIC形成。

(4)前列腺素E$_1$(PGE$_1$),开始为100 μg/d,以后可逐渐增加至200 μg/d,加于10%葡萄糖液500 mL中缓慢静脉滴注,半个月为1个疗程。

(5)胰高血糖素-胰岛素(G-I)疗法,方法为胰高血糖素1 mg,普通胰岛素10 U共同加入10%葡萄糖液500 mL内,缓慢静脉滴注,1～2次/天。

3.防治肝性脑病

(1)严格低蛋白饮食,病情严重时可进无蛋白饮食,待病情好转后再逐渐增加。

(2)口服乳果糖糖浆10～30 mL,3次/天以使粪便pH降到5为宜,从而达到抑制肠道细菌繁殖、减轻内毒素血症。选用大黄煎剂、小量硫酸镁、20%甘露醇20～50 mL口服、口服新霉素、食醋保留灌肠等。

(3)防止低血钾与碱血症,用支链氨基酸或六合氨基酸250 mL静脉滴注,1～2次/天。

(4)消除脑水肿,有脑水肿倾向者用20%甘露醇250 mL.加压快速静脉滴注。

4.防治出血

(1)观测血小板计数、凝血酶原时间、纤维蛋白原等,以便及早发现DIC征兆,尽早采取相应措施。早期应给改善微循环、防止血小板聚集的药物,如川芎嗪160～240 mg,复方丹参注射液8～18 mL,双嘧达莫400～600 mg等,加入葡萄糖液内静脉滴注。500 mL右旋糖酐-40加山莨菪碱注射液10～20 mg,静脉滴注,如确已发生DIC,应按DIC治疗。

(2)凝血因子的应用,纤维蛋白原1.5 g溶于100 mL注射用水中,缓慢静脉滴注,1次/天。输新鲜血浆或新鲜全血。

(3)大剂量维生素K$_1$应早应用,有人认为大剂量维生素K$_1$、维生素C、维生素E合用,可使垂死的肝细胞复苏。

(4)酚磺乙胺500 mg,静脉注射,1或2次/天。

(5)对有消化道大出血者,除输血及全身用止血药外,应进行局部相应处理。消化道出血,可口服凝血酶,每次2 000 U;奥美拉唑40 mg静脉注射,1次/6小时;西咪替丁,每晚0.4～0.8 g,可防治胃黏膜糜烂出血。对门静脉高压引起的上消化道出血,在血压许可的条件下,持续静脉滴注酚妥拉明以降低门脉压,可起到理想的止血效果。酚妥拉明20～30 mg加入10%葡萄糖液1 000～1 500 mL缓慢静脉滴注8～12小时,注意观察血压。

5.防治肾衰竭

(1)尽量避免用有肾毒性的药物。

(2)选用川芎嗪、复方丹参、山莨菪碱、右旋糖酐-40等。如已有肾功能不全、尿少者,应按急性肾衰竭处理。注意水、电解质平衡,防止高血钾。

(3)适当用利尿药,可用呋塞米20～100 mg稀释后静脉注射。

(4)经用药不能缓解高血钾与氮质血症,应行腹膜透析。

6.防感染

(1)注意口腔护理,保持病室空气清新,防止交叉感染。及早发现感染征兆,要特别注意腹腔、消化道、呼吸道、口腔、泌尿系统感染。可用乳酸菌制剂,以<50 ℃的低温水冲服,以预防肠道感染。

(2)及早用抗生素,在没有找到致病菌前,一般首先考虑革兰阴性菌感染,全面考虑选用抗生素。要特别注意避免使用肾毒性与肝毒性抗生素。

三、急救护理

(一)护理目标

(1)患者及家属了解重症肝炎的诱发因素。

(2)患者症状改善,无护理并发症。

(3)为患者提供优质的护理服务,提高危重患者的生存质量,降低病死率。

(4)护士熟练掌握重症肝炎护理及预防保健知识。

(二)护理措施

1.休息与活动

卧床休息,病情允许时尽量采取平卧位。症状好转,黄疸消退,肝功能改善后,可逐渐增加活动量,以不感到疲劳为宜。肝功能正常3个月后可恢复日常活动及工作。

2.饮食

(1)饮食原则:高热量、高维生素、低脂、优质蛋白、易消化饮食。

(2)肝性脑病神志不清时禁止摄入蛋白质饮食,清醒后可逐渐增加蛋白质含量,每天约20 g,以后每隔3～5天增加10 g,逐渐增加至40～60 g/d。最好以植物蛋白为宜。

(3)肝肾综合征时低盐或无盐饮食,钠限制每天250～500 mg,进水量限制在1 000 mL/d。

(4)为患者提供清洁、舒适的就餐环境,促进食欲。

3.预防感染

(1)保持病房空气清新,减少探视。加强病房环境消毒,每天常规进行地面、物表、空气消毒。

(2)注意饮食卫生及餐具的清洁消毒,避免交叉感染。

(3)加强无菌操作,防止医源性感染。

(4)严格终末消毒。

4.心理护理

重症肝炎患者病情危重,病死率高,患者及家属易形成恐惧的心理状态,对治疗失去信心。护士应详细了解患者及家属对疾病的态度,耐心倾听患者诉说,安慰患者,建立良好的护患关系。讲解好转的典型病例,使患者树立战胜疾病的信心。

5.症状护理

(1)观察患者生命体征、神志、瞳孔、尿量的变化,并做好记录。

(2)每周测量腹围和体重。利尿速度不宜过快,腹水伴水肿者,每天体重下降不超过1 000 g。单纯腹水患者,每天体重下降不超过400 g。

(3)避免肝性脑病的各种诱发因素:注意保持大便通畅,防治感染,禁用止痛、麻醉、安眠和镇静药物,维持水电解质和酸碱平衡。

(4)观察有无肝性脑病、出血、肝肾综合征等并发症的发生,如有病情变化及时汇报医师并配合抢救。

6.三腔二囊管护理

(1)胃气囊充气200~300 mL,食道囊充气150~200 mL。

(2)置管期间可因提拉过猛或患者用力咳嗽出现恶心,频繁期前收缩甚至窒息症状,应立即将气囊口放开,放出三腔管内气体,并行进一步处理。

(3)经常抽吸胃内容物,观察有无再出血。

(4)置管期间应保持口、鼻清洁,忌咽唾液、痰液,以免误入气管。

(5)置管24小时应放气15~30分钟,以免食管、胃底黏膜受压过久坏死。

(6)出血停止后放出气囊的气体,保留管道,继续观察12~24小时,无出血现象可考虑拔管,拔管前应吞服液状石蜡20~30 mL。

7.健康教育

(1)向患者及家属讲解重症肝炎的诱因。

(2)按照医嘱合理用药,了解常用药物的作用、正确用量、用法、不良反应。勿自行使用镇静、安眠药物。

(3)合理饮食:高热量、高维生素、低脂、优质蛋白、易消化饮食。

(4)预防交叉感染:实施适当的家庭隔离,如患者的餐具、用具和洗漱用品应专用,定时消毒。

(5)避免劳累、饮酒及应用肝损害药物。

(6)定期复查肝功能。

(宋国丽)

第九节 急性肝衰竭

一、定义

急性肝衰竭是原来无肝病者肝脏受损后短时间内发生的严重临床综合征,病死率高,最常见的病因是病毒性肝炎。

二、病因及发病机制

(一)病因

在中国引起肝衰竭的主要病因是肝炎病毒(主要是乙型肝炎病毒),其次是药物及肝毒性物质（如酒精、化学制剂等）。在欧美国家,药物是引起急性、亚急性肝衰竭的主要原因。

（二）发病机制

1.内毒素与肝损伤

内毒素使肝脏能量代谢发生障碍。还可诱导中性粒细胞向肝内聚集,并激活中性粒细胞,参与导致大块肝细胞坏死的炎症过程。内毒素作用于肝窦内皮细胞及微血管,引起肝微循环障碍,导致缺血缺氧性损伤。

2.细胞因子与肝损伤

细胞因子不仅是肝坏死过程的主要因素,还与肝衰竭时肝细胞再生抑制状态有关。

3.细胞凋亡

肝细胞凋亡在肝衰竭病理形成过程中也起着重要的作用。

4.多器官功能衰竭与肝衰竭

肝衰竭是多器官功能衰竭的主要起因,而多器官功能衰竭又可加重肝衰竭。

三、临床表现

（一）神经、精神症状

早期以性格和行为改变为主,如情绪激动、精神错乱、行为荒诞等,少数患者可被误诊为精神病。晚期出现肝昏迷、肝臭,各种反射迟钝或消失,肌张力改变,踝阵挛阳性。

（二）黄疸

典型病例先是尿色加深,2天以后皮肤巩膜出现黄疸,迅速加深,少数患者的黄疸可出现在神经、精神症状前,但较轻微,以后随病情恶化而加深。

（三）出血

因肝脏内凝血因子合成障碍,导致弥散性血管内凝血、血小板计数减少。

（四）肝脏缩小

多数急性肝衰竭肝脏呈进行性缩小,此为诊断本病的重要体征。

（五）腹水

多数患者迅速出现腹水,大多属于漏出液,少数为渗出液或血性。

（六）脑水肿、脑疝综合征

发生率为 $24\%\sim82\%$,单纯脑水肿表现为呕吐、头痛、烦躁、血压轻度上升。合并脑疝则出现去大脑强直、抽搐、瞳孔对光反应减弱或消失、呼吸节律不齐、呼吸骤停等。

（七）肝肾综合征

表现为少尿或无尿、氮质血症、稀释性低血钠、低尿钠,尿中可无蛋白质及管型。

四、实验室及其他检查

肝炎病毒学检查:肝功能检查转氨酶升高或发生胆-酶分离现象;血生化检查凝血酶原时间延长。

五、紧急救护

（一）去除诱因

针对引起急性肝衰竭的不同诱因,给予治疗和护理。

(二)保肝治疗

(1)应用细胞活性药物,如 ATP、辅酶 A、肌苷、1,6-二磷酸果糖等。

(2)胰岛素-胰高血糖素疗法。

(3)促肝细胞生长素促使肝细胞再生。

(4)前列腺素 E 可扩张血管,改善肝微循环,稳定肝细胞膜,防止肝细胞坏死。

(5)适量补充新鲜血、新鲜血浆及清蛋白,有利于提高胶体渗透压,促进肝细胞的再生和补充凝血因子。

(三)对症处理

1.肝性脑病

避免使用麻醉、镇痛、催眠等中枢抑制药物,及时控制感染和上消化道出血,注意纠正水、电解质和酸碱平衡紊乱。降低血氨。

(1)禁止经口摄入蛋白质,尤其动物蛋白,以减少氨的形成。

(2)抑制肠道产氨细菌生长,可口服或鼻饲新霉素 1~2 g/d,甲硝唑 0.2 g,每天 4 次。

(3)清除肠道积食、积血或其他含氮物质,应用乳果糖或拉克替醇,口服或高位灌肠,可酸化肠道,促进氨的排出,减少肠源性毒素吸收。

(4)视患者的电解质和酸碱平衡情况酌情选择谷氨酸钠、谷氨酸钾、精氨酸等降氨药。

(5)使用支链氨基酸或支链氨基酸与精氨酸混合制剂,以纠正氨基酸失衡。

2.出血

(1)预防胃应激性溃疡出血,可用 H_2 受体拮抗药或质子泵抑制药。

(2)凝血功能障碍者注射维生素 K,可促进凝血因子的合成。血小板减少或功能异常者可输注血小板悬液。

(3)胃肠道出血者可用冰盐水加血管收缩药物局部灌注止血。

(4)活动性出血或需接受损伤性操作者,应补充凝血因子,以输新鲜血浆为宜。

(5)一旦出现 DIC、颅内出血,须积极配合抢救。

(四)急性并发症的处理

1.肝肾综合征

(1)及时去除诱因,如避免强烈利尿及大量放腹水,不使用损害肾功能的药物。

(2)在改善肝功能的前提下,适当输注右旋糖酐-40、清蛋白等胶体溶液,以提高循环血容量。

(3)补充血容量的同时给予利尿药,常用 20% 甘露醇,无效时可用呋塞米,可消除组织水肿、腹水,减轻心脏负荷,清除有害代谢产物。

(4)应用血管活性药,可选用多巴胺、酚妥拉明等药物,以扩张肾血管,增加肾血流量。

(5)经上述治疗无效时,宜尽早进行血液透析,清除血内有害物质,减轻氮质血症、纠正高钾血症和酸中毒。

2.感染

一旦出现感染,可单用或联合应用抗生素,但不应使用有肝、肾毒性的药物。

3.脑水肿

颅内压增高者给予高渗性脱水药。

(五)血液净化疗法

可清除因肝功能严重障碍而产生的各种有害物质,使血液得以净化,帮助患者度过危险期。

血浆置换是较为成熟的血液净化方法,可以去除与血浆蛋白结合的毒物,补充血浆蛋白、凝血因子等人体所需物质,从而减轻急性肝衰竭患者的症状。

(六)肝替代治疗

(1)人工肝支持治疗:人工肝是指通过体外的机械、物理化学或生物装置,清除各种有害物质,补充必需物质,改善内环境,暂时替代衰竭肝的部分功能的治疗方法,能为肝细胞再生及肝功能恢复创造条件或等待机会进行肝移植。

(2)肝移植。

六、观察要点

(1)判断神志是否清醒,性格和行为有无异常,以便及时发现肝性脑病的先兆。

(2)密切观察生命体征变化,注意每天测量腹围、体重。

(3)黄疸:了解黄疸的程度,有无逐渐加重。

(4)出血:注意皮肤、黏膜及消化道等部位有无出血,抽血及穿刺后要长时间压迫穿刺点,防止渗血。

(5)监测中心静脉压、血气分析变化。

(6)监测肝功能、凝血功能变化。

(7)对接受谷胰高血糖素.胰岛素疗法患者,用药期间随时监测血糖水平,以便随时调整药物的用量。

(8)应用谷氨酸钾时须监测钾、钠、氯含量,保持电解质平衡。

七、护理要点

(一)充分休息与心理护理

患者应绝对卧床休息,腹水患者采取半卧位。鼓励患者保持乐观情绪,以最佳心理状态配合治疗。

(二)饮食护理

给予低脂、低盐、高热量、清淡、易消化的食物。戒烟酒,忌辛辣刺激性食物,少量多餐可进食流质或半流质,以保证营养充分吸收,促进肝细胞再生和修复。有腹水者控制钠盐摄入,肝性脑病者忌食蛋白。

(三)口腔护理

饭前饭后可用5%碳酸氢钠漱口。

(四)皮肤护理

保持皮肤清洁干燥,黄疸较深、瘙痒严重者可给予抗组胺药物。

(五)并发症的护理

1.肝肾综合征

严格控制液体入量,避免使用损害肝、肾功能的药物。注意观察尿量的变化及尿的颜色和性质,准确记录每天出入液量。

2.感染

加强支持疗法,调整免疫功能。

3.大量腹水

(1)安置半卧位,限制钠盐和每天入水量。

(2)遵医嘱应用利尿药,避免快速和大量利尿,用药后注意监测血电解质。

(3)每天称体重,测腹围,记录尿量,密切观察腹水增长及消退情况。

(4)腹腔穿刺放腹水一次量不能超过 3 000 mL,防止水、电解质紊乱和酸碱失衡。

4.脑水肿

密切观察患者有无头痛、呕吐、眼底视盘水肿及意识障碍等表现。一旦发生,应协助患者取平卧位,抬高床头 15°～30°,以利于颅内静脉回流,减轻脑水肿。使用脱水药、利尿药后易出现电解质紊乱,应定时监测。

(六)安全防护

对于昏迷患者加护床挡,烦躁患者慎用镇静药,必要时可用水合氯醛灌肠。

(七)肠道护理

灌肠可清除肠内积血,使肠内保持酸性环境,减少氨的产生和吸收,协助患者采取左侧卧位,用37～38 ℃温水 100 mL 加食醋 50 mL 灌肠 1～2 次/天,或乳果糖 500 mL 加温水 500 mL 保留灌肠,使血氨降低。肝性脑病者禁用肥皂水灌肠。

(宋国丽)

第四章 呼吸内科护理

第一节 急性气管-支气管炎

一、概述

(一)疾病概述

急性气管-支气管炎是由生物、物理、化学刺激或过敏等因素引起的急性气管-支气管黏膜炎症。多为散发,无流行倾向,年老体弱者易感。临床症状主要为咳嗽和咳痰。常发生于寒冷季节或气候突变时,也可由急性上呼吸道感染迁延不愈所致。

(二)相关病理生理

由病原体、吸入冷空气、粉尘、刺激性气体或因吸入致敏原引起气管-支气管急性炎症反应。其共同的病理表现为气管、支气管黏膜充血水肿,淋巴细胞和中性粒细胞浸润;同时可伴纤毛上皮细胞损伤,脱落;黏液腺体肥大增生。合并细菌感染时,分泌物呈脓性。

(三)急性气管-支气管炎的病因与诱因

病原体导致的感染是最主要病因,过度劳累、受凉、年老体弱是常见诱因。

1.病原体

病原体与上呼吸道感染类似。常见病毒为腺病毒、流感病毒(甲、乙)、冠状病毒、鼻病毒、单纯疱疹病毒、呼吸道合胞病毒和副流感病毒。常见细菌为流感嗜血杆菌、肺炎链球菌、卡他莫拉菌等,近年来衣原体和支原体感染明显增加,在病毒感染的基础上继发细菌感染亦较多见。

2.物理、化学因素

冷空气、粉尘、刺激性气体或烟雾(如二氧化硫、二氧化氮、氨气、氯气等)的吸入,均可刺激气管-支气管黏膜引起急性损伤和炎症反应。

3.变态反应

常见的吸入致敏原包括花粉、有机粉尘、真菌孢子、动物毛皮排泄物;或对细菌蛋白质的过敏,钩虫、蛔虫的幼虫在肺内的移行均可引起气管-支气管急性炎症反应。

(四)临床表现

临床主要表现为咳嗽咳痰。一般起病较急,通常全身症状较轻,可有发热。初为干咳或少量黏液痰,随后痰量增多,咳嗽加剧,偶伴血痰。咳嗽、咳痰可延续 2～3 周,如迁延不愈,可演变成慢性支气管炎。伴支气管痉挛时,可出现程度不等的胸闷气促。

(五)辅助检查

1.血液检查

病毒感染时,血常规检查白细胞计数多正常;细菌感染较重时,白细胞计数和中性粒细胞计数增高。血沉检查可有血沉快。

2.胸部 X 线检查

多无异常,或仅有肺纹理的增粗。

3.痰培养

细菌或支原体衣原体感染时,可明确病原体;药物敏感试验可指导临床用药。

(六)治疗要点

1.对症治疗

咳嗽无痰或少痰,可用右美沙芬、喷托维林(咳必清)镇咳。咳嗽有痰而不易咳出,可选用盐酸氨溴索、溴己新(必嗽平),桃金娘油提取物化痰,也可雾化帮助祛痰。较为常用的为兼顾止咳和化痰的棕色合剂,也可选用中成药止咳祛痰。发生支气管痉挛时,可用平喘药如茶碱类、β_2受体激动剂等。发热可用解热镇痛药对症处理。

2.抗菌药物治疗

有细菌感染证据时应及时使用。可以首选新大环内酯类、青霉素类,亦可选用头孢菌素类或喹诺酮类等药物。多数患者口服抗菌药物即可,症状较重者可经肌内注射或静脉滴注给药,少数患者需要根据病原体培养结果指导用药。

3.一般治疗

多休息,多饮水,避免劳累。

二、护理评估

(一)病因评估

主要评估患者健康史和发病史,近期是否有受凉、劳累,是否有粉尘过敏史,是否有吸入冷空气或刺激性气体史。

(二)一般评估

1.生命体征

患者体温可正常或发热;有无呼吸频率加快或节律异常。

2.患者主诉

有无发热、咳嗽、咳痰、喘息等症状。

3.相关记录

体温,痰液颜色、性状和量等情况。

(三)身体评估

听诊有无异常呼吸音;有无双肺呼吸音变粗,两肺可否闻及散在的干、湿啰音,湿啰音部位是否固定,咳嗽后湿啰音是否减少或消失。有无闻及哮鸣音。

(四)心理-社会评估

患者在疾病治疗过程中的心理反应与需求,家庭及社会支持情况,引导患者正确配合疾病的治疗与护理。

(五)辅助检查结果评估

1.血液检查

有无白细胞总数和中性粒细胞百分比升高,有无血沉加快。

2.胸部 X 线检查

有无肺纹理增粗。

3.痰培养

有无致病菌生长,药敏试验结果如何。

(六)治疗常用药效果的评估

1.应用抗生素的评估要点

(1)记录每次给药的时间与次数,评估有无按时,按量给药,是否足疗程。

(2)评估用药后患者发热、咳嗽、咳痰等症状有否缓解。

(3)评估用药后患者是否出现皮疹、呼吸困难等变态反应。

(4)评估用药后患者有无较明显的恶心、呕吐、腹泻等不良反应。

2.应用止咳祛痰剂效果的评估

(1)记录每次给药的时间与药量。

(2)评估用祛痰剂后患者痰液是否变稀,是否较易咳出。

(3)评估用止咳药后,患者咳嗽频繁是否减轻,夜间睡眠是否改善。

3.应用平喘药后效果的评估

(1)记录每次给药的时间与量。

(2)评估用药后,患者呼吸困难是否减轻,听诊哮鸣音有否消失。

(3)如应用氨茶碱时间较长,需评估有无茶碱中毒表现。

三、主要护理诊断/问题

(一)清理呼吸道无效

清理呼吸道无效与呼吸道感染、痰液黏稠有关。

(二)气体交换受损

气体交换受损与过敏、炎症引起支气管痉挛有关。

四、护理措施

(一)病情观察

观察生命体征及主要症状,尤其咳嗽,痰液的颜色、性质、量等的变化;有无呼吸困难与喘息等表现;监测体温情况。

(二)休息与保暖

急性期应减少活动,增加休息时间,室内空气新鲜,保持适宜的温度和湿度。

(三)保证充足的水分及营养

鼓励患者多饮水,必要时由静脉补充。给予易消化营养丰富的饮食,发热期间进食流质或半流质食物为宜。

（四）保持口腔清洁

由于患者发热、咳嗽、痰多且黏稠，咳嗽剧烈时可引起呕吐，故要保持口腔卫生，以增加舒适感，增进食欲，促进毒素的排泄。

（五）发热护理

热度不高不需特殊处理，高热时要采取物理降温或药物降温措施。

（六）保持呼吸道通畅

观察呼吸道分泌物的性质及能否有效地咳出痰液，指导并鼓励患者有效咳嗽；若为细菌感染所致，按医嘱使用敏感的抗生素。若痰液黏稠，可采用超声雾化吸入或蒸气吸入稀释分泌物；对于咳嗽无力的患者，宜经常更换体位，拍背，使呼吸道分泌物易于排出，促进炎症消散。

（七）给氧与解痉平喘

有咳喘症状者可给予氧气吸入或按医嘱采用雾化吸入平喘解痉剂，严重者可口服。

（八）健康教育

1.疾病预防指导

预防急性上呼吸道感染的诱发因素。增强体质，可选择合适的体育活动，如健康操、太极拳、跑步等，可进行耐寒训练，如冷水洗脸、冬泳等。

2.疾病知识指导

患病期间增加休息时间，避免劳累；饮食宜清淡、富含营养；按医嘱用药。

3.就诊指标

如2周后症状仍持续应及时就诊。

五、护理效果评估

（1）患者自觉症状好转（咳嗽咳痰、喘息、发热等症状减轻）。

（2）患者体温恢复正常。

（3）患者听诊时双肺有无闻及干、湿啰音。

（徐春美）

第二节 慢性支气管炎

慢性支气管炎是由于感染或非感染因素引起气管、支气管黏膜及其周围组织的慢性非特异性炎症。临床以咳嗽、咳痰或伴有喘息反复发作为特征，每年持续3个月以上，且连续2年以上。

一、病因和发病机制

慢性支气管炎的病因极为复杂，迄今尚有许多因素还不够明确，往往是多种因素长期相互作用的综合结果。

（一）感染

病毒、支原体和细菌感染是本病急性发作的主要原因。病毒感染以流感病毒、鼻病毒、腺病毒和呼吸道合胞病毒常见；细菌感染以肺炎链球菌、流感嗜血杆菌和卡他莫拉菌及葡萄球菌常见。

（二）大气污染

化学气体如氯气、二氧化氮、二氧化硫等刺激性烟雾,空气中的粉尘等均可刺激支气管黏膜,使呼吸道清除功能受损,为细菌入侵创造条件。

（三）吸烟

吸烟为本病发病的主要因素。吸烟时间的长短与吸烟量决定发病率的高低,吸烟者的患病率较不吸烟者高 2～8 倍。

（四）过敏因素

喘息型支气管患者多有过敏史。患者痰中嗜酸性粒细胞和组胺的含量及血中 IgE 明显高于正常。此类患者实际上应属慢性支气管炎合并哮喘。

（五）其他因素

气候变化,特别是寒冷空气对慢性支气管炎的病情加重有密切关系。自主神经功能失调,副交感神经功能亢进,老年人肾上腺皮质功能减退,慢性支气管炎的发病率增加。维生素 C 缺乏,维生素 A 缺乏,易患慢性支气管炎。

二、临床表现

（一）症状

患者常在寒冷季节发病,出现咳嗽、咳痰,尤以晨起显著,白天多于夜间。病毒感染痰液为白色黏液泡沫状,继发细菌感染,痰液转为黄色或黄绿色黏液脓性,偶可带血。慢性支气管炎反复发作后,支气管黏膜的迷走神经感受器反应性增高,副交感神经功能亢进,可出现过敏现象而发生喘息。

（二）体征

早期多无体征。急性发作期可有肺底部闻及干、湿性啰音。喘息型支气管炎在咳嗽或深吸气后可闻及哮鸣音,发作时,有广泛哮鸣音。

（三）并发症

(1)阻塞性肺气肿:为慢性支气管炎最常见的并发症。

(2)支气管肺炎:慢性支气管炎蔓延至支气管周围肺组织中,患者表现寒战、发热、咳嗽加剧、痰量增多且呈脓性;白细胞总数及中性粒细胞增多;X 线胸片显示双下肺野有斑点状或小片阴影。

(3)支气管扩张症。

三、诊断

（一）辅助检查

1.血常规

白细胞总数及中性粒细胞数可升高。

2.胸部 X 线

单纯型慢性支气管炎,X 线片检查阴性或仅见双下肺纹理增多、增粗、模糊、呈条索状或网状。继发感染时为支气管周围炎症改变,表现为不规则斑点状阴影,重叠于肺纹理之上。

3.肺功能检查

早期病变多在小气道,常规肺功能检查多无异常。

(二)诊断要点

凡咳嗽、咳痰或伴有喘息,每年发作持续 3 个月,连续 2 年或 2 年以上者,并排除其他心、肺疾病(如肺结核、肺尘埃沉着病、支气管哮喘、支气管扩张症、肺癌、肺脓肿、心脏病、心功能不全等)、慢性鼻咽疾病后,即可诊断。如每年发病不足 3 个月,但有明确的客观检查依据(如胸部 X 线片、肺功能等)亦可诊断。

(三)鉴别诊断

1.支气管扩张

多于儿童或青年期发病,常继发于麻疹、肺炎或百日咳后,并有咳嗽、咳痰反复发作的病史,合并感染时痰量增多,并呈脓性或伴有发热,病程中常反复咯血。在肺下部周围可闻及不易消散的湿性啰音。晚期重症患者可出现杵状指(趾)。胸部 X 线上可见双肺下野纹理粗乱或呈卷发状。薄层高分辨 CT(HRCT)检查有助于确诊。

2.肺结核

活动性肺结核患者多有午后低热、消瘦、乏力、盗汗等中毒症状。咳嗽痰量不多,常有咯血。老年肺结核的中毒症状多不明显,常被慢性支气管炎的症状所掩盖而误诊。胸部 X 线上可发现结核病灶,部分患者痰结核菌检查可获阳性。

3.支气管哮喘

支气管哮喘常为特质性患者或有过敏性疾病家族史,多于幼年发病。一般无慢性咳嗽、咳痰史。哮喘多突然发作,且有季节性,血和痰中嗜酸性粒细胞常增多,治疗后可迅速缓解。发作时双肺布满哮鸣音,呼气延长,缓解后可消失,且无症状,但气道反应性仍增高。慢性支气管炎合并哮喘的患者,病史中咳嗽、咳痰多发生在喘息之前,迁延不愈较长时间后伴有喘息,且咳嗽、咳痰的症状多较喘息更为突出,平喘药物疗效不如哮喘等可资鉴别。

4.肺癌

肺癌多发生于 40 岁以上男性,并有多年吸烟史的患者,刺激性咳嗽常伴痰中带血和胸痛。X 线胸片检查肺部常有块影或反复发作的阻塞性肺炎。痰脱落细胞及支气管镜等检查,可明确诊断。

5.慢性肺间质纤维化

慢性咳嗽,咳少量黏液性非脓性痰,进行性呼吸困难,双肺底可闻及爆裂音(Velcro 啰音),严重者发绀并有杵状指。X 线胸片见中下肺野及肺周边部纹理增多紊乱呈网状结构,其间见弥漫性细小斑点阴影。肺功能检查呈限制性通气功能障碍,弥散功能减低,动脉血氧分压(PaO_2)下降。肺活检是确诊的手段。

四、治疗

(一)急性发作期及慢性迁延期的治疗

以控制感染、祛痰、镇咳为主,同时解痉平喘。

1.抗感染药物

及时、有效、足量,感染控制后及时停用,以免产生细菌耐药或二重感染。一般患者可按常见致病菌用药。可选用青霉素 G $80×10^4$ U 肌内注射;复方磺胺甲噁唑,每次 2 片,2 次/天;阿莫西林 2～4 g/d,3～4 次口服;氨苄西林 2～4 g/d,分 4 次口服;头孢氨苄 2～4 g/d 或头孢拉定 1～2 g/d,分 4 次口服;头孢呋辛 2 g/d 或头孢克洛 0.5～1 g/d,分 2～3 次口服。亦可选择新一代大环内酯类抗生素,如罗红霉素,0.3 g/d,2 次口服。抗菌治疗疗程一般 7～10 天,反复感染病例可适当延长。严重感染时,可选用氨苄西林、环丙沙星、氧氟沙星、阿米卡星、奈替米星或头孢菌素类联合静脉滴注给药。

2.祛痰镇咳药

刺激性干咳者不宜单用镇咳药物,否则痰液不易咳出。可给盐酸溴环己胺醇 30 mg 或羧甲基半胱氨酸 500 mg,3 次/天,口服。乙酰半胱氨酸(富露施)及氯化铵甘草合剂均有一定的疗效。α-糜蛋白酶雾化吸入亦有消炎祛痰的作用。

3.解痉平喘

解痉平喘主要为解除支气管痉挛,利于痰液排出。常用药物为氨茶碱 0.1～0.2 g,8 次/小时口服;丙卡特罗 50 mg,2 次/天;特布他林 2.5 mg,2～3 次/天。慢性支气管炎有可逆性气道阻塞者应常规应用支气管舒张剂,如异丙托溴铵(异丙阿托品)气雾剂、特布他林等吸入治疗。阵发性咳嗽常伴不同程度的支气管痉挛,应用支气管扩张药后可改善症状,并有利于痰液的排出。

(二)缓解期的治疗

应以增强体质,提高机体抗病能力和预防发作为主。

(三)中药治疗

采取扶正固本原则,按肺、脾、肾的虚实辨证施治。

五、护理措施

(一)常规护理

1.环境

保持室内空气新鲜、流通,安静,舒适,温湿度适宜。

2.休息

急性发作期应卧床休息,取半卧位。

3.给氧

持续低流量吸氧。

4.饮食

给予高热量、高蛋白、高维生素易消化饮食。

(二)专科护理

(1)解除气道阻塞,改善肺泡通气。及时清除痰液,神志清醒患者应鼓励咳嗽,痰稠不易咯出时,给予雾化吸入或雾化泵药物喷入,减少局部淤血水肿,以利痰液排出。危重体弱患者,定时更换体位,叩击背部,使痰易于咯出,餐前应给予胸部叩击或胸壁震荡。方法:患者取侧卧位,护士两手手指并拢,手背隆起,指关节微屈,自肺底由下向上,由外向内叩拍胸壁,震动气管,边拍边鼓励患者咳嗽,以促进痰液的排出,每侧肺叶叩击 3～5 分钟。对神志不清者,可进行机械吸痰,需注意无菌操作,抽吸压力要适当,动作轻柔,每次抽吸时间不超过 15 秒,以免加重缺氧。

(2)合理用氧,减轻呼吸困难。根据缺氧和二氧化碳潴留的程度不同,合理用氧,一般给予低流量、低浓度、持续吸氧,如病情需要提高氧浓度,应辅以呼吸兴奋剂刺激通气或使用呼吸机改善通气,吸氧后如呼吸困难缓解、呼吸频率减慢、节律正常、血压上升、心率减慢、心律正常、发绀减轻、皮肤转暖、神志转清、尿量增加等,表示氧疗有效。若呼吸过缓,意识障碍加深,需考虑二氧化碳潴留加重,必要时采取增加通气量措施。

(王英波)

第三节　支气管扩张症

一、疾病概述

(一)概念和特点

支气管扩张症是由于急、慢性呼吸道感染和支气管阻塞后,反复发生支气管炎症,致使支气管组织结构病理性破坏,引起的支气管异常和持久性扩张性疾病。临床上以慢性咳嗽、大量脓痰和/或反复咯血为特征,患者多有童年麻疹、百日咳或支气管肺炎等病史。

(二)相关病理生理

支气管扩张症的主要病因是支气管-肺组织感染和支气管阻塞,两者相互影响,促使支气管扩张症的发生和发展。支气管扩张发生于有软骨的支气管近端分支,主要分为柱状、囊状和不规则扩张 3 种类型,腔内含有多量分泌物并容易积存。呼吸道相关疾病损伤气道清除机制和防御功能,使其清除分泌物的能力下降,易发生感染和炎症;细菌反复感染使气道内因充满包含炎性介质和病原菌的黏稠液体而逐渐扩大、形成瘢痕和扭曲;炎症可导致支气管壁血管增生,并伴有支气管动脉和肺动脉终末支的扩张和吻合,形成小血管瘤而易导致咯血。病变支气管反复炎症,使周围结缔组织和肺组织纤维化,最终引起肺的通气和换气功能障碍。继发于支气管肺组织感染病变的支气管扩张多见于下肺,尤以左下肺多见。继发于肺结核则多见于上肺叶。

(三)病因与诱因

1.支气管-肺组织感染

支气管扩张与扁桃体炎、鼻窦炎、百日咳、麻疹、支气管肺炎、肺结核等呼吸道感染密切相关,引起感染的常见病原体为铜绿假单胞菌、流感嗜血杆菌、卡他莫拉菌、肺炎克雷伯杆菌、金黄色葡萄球菌、非结核分枝杆菌、腺病毒和流感病毒等。婴幼儿期支气管-肺组织感染是支气管扩张最常见的病因。

2.支气管阻塞

异物、肿瘤、外源性压迫等可使支气管阻塞导致肺不张,胸腔负压直接牵拉支气管管壁导致支气管扩张。

3.支气管先天性发育缺损与遗传因素

支气管先天性发育缺损与遗传因素也可形成支气管扩张,可能与软骨发育不全或弹性纤维不足导致局部管壁薄弱或弹性较差有关。部分遗传性 α-抗胰蛋白酶缺乏者也可伴有支气管扩张。

4.其他全身性疾病

支气管扩张可能与机体免疫功能失调有关,目前已发现类风湿性关节炎、溃疡性结肠炎、克罗恩病、系统性红斑狼疮等疾病同时伴有支气管扩张。

(四)临床表现

1.症状

(1)慢性咳嗽、大量脓痰:咳嗽多为阵发性,与体位改变有关,晨起及晚上临睡时咳嗽和咳痰尤多。严重程度可用痰量估计,轻度每天少于 10 mL,中度每天 10～150 mL,重度每天多于150 mL。感染急性发作时,黄绿色脓痰量每天可达数百毫升,将痰液放置后可出现分层的特征,即上层为泡沫,下悬脓性成分;中层为混浊黏液;下层为坏死组织沉淀物。合并厌氧菌感染时,痰和呼气具有臭味。

(2)咯血:反复咯血为本病的特点,可为痰中带血或大量咯血。少量咯血每天少于 100 mL,中量咯血每天 100～500 mL,大量咯血每天多于 500 mL 或一次咯血量多于 300 mL。咯血量有时与病情严重程度、病变范围不一致。部分病变发生在上叶的“干性支气管扩张”患者以反复咯血为唯一症状。

(3)反复肺部感染:由于扩张的支气管清除分泌物的功能丧失,引流差,易反复发生感染,其特点是同一肺段反复发生肺炎并迁延不愈。

(4)慢性感染中毒症状:可出现发热、乏力、食欲减退、消瘦、贫血等,儿童可影响发育。

2.体征

早期或病变轻者无异常肺部体征,病变严重或继发感染时,可在病变部位尤其下肺部闻及固定而持久的局限性粗湿啰音,有时可闻及哮鸣音,部分患者伴有杵状指(趾)。

(五)辅助检查

1.影像学检查

(1)胸部 X 线检查:囊状支气管扩张的气道表现为显著的囊腔,腔内可存在气液平面,纵切面可显示“双轨征”,横切面显示“环形阴影”,并可见气道壁增厚。

(2)胸部 CT 检查:可在横断面上清楚地显示扩张的支气管。高分辨 CT 进一步提高了诊断敏感性,成为支气管扩张症的主要诊断方法。

2.纤维支气管镜检查

纤维支气管镜检查有助于发现患者的出血部位或阻塞原因。还可局部灌洗,取灌洗液做细菌学和细胞学检查。

(六)治疗原则

保持引流通畅,处理咯血,控制感染,必要时手术治疗。

1.保持引流通畅、改善气流受限

清除气道分泌物保持气道通畅能减少继发感染和减轻全身中毒症状,如应用祛痰药物(盐酸氨溴索、溴己新、α-糜蛋白酶)等稀释痰液,痰液黏稠时可加用雾化吸入。应用振动、拍背、体位引流等方法促进气道分泌物的清除。应用支气管舒张剂可改善气流受限,伴有气道高反应及可逆性气流受限的患者疗效明显。如体位引流排痰效果不理想,可用纤维支气管镜吸痰法以保持呼吸道通畅。

2.控制感染

急性感染期的主要治疗措施。应根据症状、体征、痰液性状,必要时根据痰培养及药物敏感试验选择有效的抗生素。常用阿莫西林、头孢类抗生素、氨基糖苷类等药物,重症患者,尤其是铜绿假单胞菌感染者,常需第三代头孢菌素加氨基糖苷类药联合静脉用药。如有厌氧菌混合感染,加用甲硝唑或替硝唑等。

3.外科治疗

保守治疗不能缓解的反复大咯血且病变局限者,可考虑手术治疗。经充分的内科治疗后仍反复发作且病变为局限性支气管扩张,可通过外科手术切除病变组织。

二、护理评估

(一)一般评估

1.患者的主诉

有无胸闷、气促、心悸、疲倦、乏力等症状。

2.生命体征

严密观察呼吸的频率、节律、深浅和音响,患者呼吸可正常或增快,感染严重时或合并咯血可伴随不同程度的呼吸困难和发绀。患者体温正常或偏高,感染严重时可为高热。

3.咳嗽咳痰情况

观察咳嗽咳痰的发作时间、频率、持续时间、伴随的症状和影响因素等,患者反复继发肺部感染,支气管引流不畅,痰不易咳出时可导致咳嗽加剧,大量脓痰咳出后,患者感觉轻松,体温下降,精神改善。重点观察痰液的量、颜色、性质、气味和与体位的关系,痰液静置后的分层现象,记录24小时痰液排出量。注意患者是否出现面色苍白、出冷汗、烦躁不安等出血的症状,观察咯血的颜色、性质及量。

4.其他

血气分析、血氧饱和度、体重、体位等记录结果。

(二)身体评估

1.头颈部

患者的意识状态,面部颜色(贫血),皮肤黏膜有无脱水、是否粗糙干燥;呼吸困难和缺氧的程度(有无气促、口唇有无发绀、血氧饱和度数值等)。

2.胸部

检查胸廓的弹性,有无胸廓的挤压痛,两肺呼吸运动是否一致。病变部位可闻及固定而持久的局限性粗湿啰音或哮鸣音。

3.其他

患者有无杵状指(趾)。

(三)心理-社会评估

询问健康史、发病原因、病程进展时间及以往所患疾病对支气管扩张的影响,评估患者对支气管扩张的认识;另外,患者常因慢性咳嗽、咳痰或痰量多、有异味等症状产生恐惧或焦虑的心理,并对疾病治疗缺乏治愈的自信。

(四)辅助检查阳性结果评估

血氧饱和度的数值;血气分析结果报告;胸部CT检查明确的病变部位。

(五)常用药物治疗效果的评估

抗生素使用后咳嗽咳痰症状有无减轻,原有增高的血白细胞计数有无回降至正常范围,核左移情况有无得到纠正。

三、主要护理诊断/问题

(一)清理呼吸道无效
清理呼吸道无效与大量脓痰滞留呼吸道有关。

(二)有窒息的危险
有窒息的危险与大咯血有关。

(三)营养失调
低于机体需要量与慢性感染导致机体消耗有关。

(四)焦虑
焦虑与疾病迁延、个体健康受到威胁有关。

(五)活动无耐力
活动无耐力与营养不良、贫血等有关。

四、护理措施

(一)环境
保持室内空气新鲜、无臭味,定期开窗换气使空气流通,维持适宜的温湿度,注意保暖。

(二)休息和活动
休息能减少肺活动度,避免因活动诱发咯血。小量咯血者以静卧休息为主,大量咯血患者应绝对卧床休息,尽量避免搬动。取患侧卧位,可减少患侧胸部的活动度,既防止病灶向健侧扩散,同时有利于健侧肺的通气功能。缓解期患者可适当进行户外活动,但要避免过度劳累。

(三)饮食护理
提供高热量、高蛋白质、富含维生素易消化的饮食,多进食含铁食物有利于纠正贫血,饮食中富含维生素 A、维生素 C、维生素 E 等(如新鲜蔬菜、水果),以提高支气管黏膜的抗病能力。大量咯血者应禁食,小量咯血者宜进少量温、凉流质饮食,避免冰冷食物诱发咳嗽或加重咯血,少食多餐。为痰液稀释利于排痰,鼓励患者多饮水,每天 1 500～2 000 mL。指导患者在咳痰后及进食前后漱口,以祛除口臭,促进食欲。

(四)病情观察
严密观察病情,正确记录每天痰量及痰的性质,留好痰标本。有咯血者备好吸痰和吸氧设备。

(五)用药护理
遵医嘱使用抗生素、祛痰剂和支气管舒张剂,指导患者进行有效咳嗽,辅以叩背及时排出痰液。指导患者掌握药物的疗效、剂量、用法和不良反应。

(六)体位引流的护理
体位引流是利用重力作用促使呼吸道分泌物流入气管、支气管排出体外的方法,其效果与需引流部位所对应的体位有关。体位引流的护理措施如下。

(1)体位引流由康复科医师执行,引流前向患者说明体位引流的目的、操作过程和注意事项,消除顾虑取得合作。

(2)操作前测量生命体征,听诊肺部明确病变部位。引流前 15 分钟遵医嘱给予支气管舒张剂(有条件可使用雾化器或手按定量吸入器)。备好排痰用纸巾或一次性容器。

（3）根据病变部位、病情和患者经验选择合适体位（自觉有利于咳痰的体位）。引流体位的选择取决于分泌物潴留的部位和患者的耐受程度，原则上抬高病灶部位的位置，使引流支气管开口向下，有利于潴留的分泌物随重力作用流入支气管和气管排出。首先引流上叶，然后引流下叶后基底段。如果患者不能耐受，应及时调整姿势。头部外伤、胸部创伤、咯血、严重心血管疾病和病情状况不稳定者，不宜采用头低位进行体位引流。

（4）引流时鼓励患者做腹式深呼吸，辅以胸部叩击或震荡，指导患者进行有效咳嗽等措施，以提高引流效果。

（5）引流时间视病变部位、病情和患者身体状况而定，一般每天 1～3 次，每次 15～20 分钟。在空腹或饭前一个半小时前进行，早晨清醒后立即进行效果最好。咯血时不宜进行体位引流。

（6）引流过程应有护士或家人协助，注意观察患者反应，如出现咯血、面色苍白出冷汗、头晕、发绀、脉搏细弱、呼吸困难等情况，应立即停止引流。

（7）体位引流结束后，协助患者采取舒适体位休息，给予清水或漱口液漱口。记录痰液的性质、量及颜色，复查生命体征和肺部呼吸音及啰音的变化，评价体位引流的效果。

（七）窒息的抢救配合

（1）对大咯血及意识不清的患者，应在病床旁备好急救器械。

（2）一旦患者出现窒息征象，应立即取头低脚高 45°俯卧位，面向一侧，轻拍背部，迅速排出气道和口咽部的血块，或直接刺激咽部以咳出血块。嘱患者不要屏气，以免诱发喉头痉挛。必要时用吸痰管进行负压吸引，以解除呼吸道阻塞。

（3）给予高浓度吸氧，做好气管插管或气管切开的准备与配合工作。

（4）咯血后为患者漱口，擦净血迹，防止因口咽部异物刺激引起剧烈咳嗽而诱发咯血，及时清理患者咯出的血块及污染的衣物、被褥，安慰患者，以助于稳定情绪，增加安全感，避免因精神过度紧张而加重病情。对精神极度紧张、咳嗽剧烈的患者，可按医嘱给予小剂量镇静剂或镇咳剂。

（5）密切观察咯血的量、颜色、性质及出血的速度，观察生命体征及意识状态的变化，有无胸闷、气促、呼吸困难、发绀、面色苍白、出冷汗、烦躁不安等窒息征象；有无阻塞性肺不张、肺部感染及休克等并发症的表现。

（6）用药护理：①垂体后叶素可收缩小动脉，减少肺血流量，从而减轻咯血。但也能引起子宫、肠道平滑肌收缩和冠状动脉收缩，故冠心病、高血压患者及孕妇忌用。静脉滴注时速度勿过快，以免引起恶心、便意、心悸、面色苍白等不良反应。②年老体弱、肺功能不全者在应用镇静剂和镇咳药后，应注意观察呼吸中枢和咳嗽反射受抑制情况，以早期发现因呼吸抑制导致的呼吸衰竭和不能咯出血块而发生窒息。

（八）心理护理

护士应以亲切的态度多与患者交谈，讲明支气管扩张反复发作的原因和治疗进展，帮助患者树立战胜疾病的信心，解除焦虑不安心理。呼吸困难者应根据其病情采用恰当的沟通方式，及时了解病情，安慰患者。

（九）健康教育

（1）预防感冒等呼吸道感染，吸烟患者戒烟。不要滥用抗生素和止咳药。

（2）疾病知识指导：帮助患者和家属正确认识和对待疾病，了解疾病的发生、发展与治疗、护理过程，与患者及家属共同制订长期防治计划。

（3）保健知识的宣教：学会自我监测病情，一旦发现症状加重，应及时就诊。指导掌握有效咳嗽、胸部叩击、雾化吸入及体位引流的排痰方法,长期坚持,以控制病情的发展。

(4)生活指导:讲明加强营养对机体康复的作用,使患者能主动摄取必需的营养素,以增加机体抗病能力。鼓励患者参加体育锻炼,建立良好的生活习惯,劳逸结合,消除紧张心理,防止病情进一步恶化。

(5)及时到医院就诊的指标:体温过高,痰量明显增加;出现胸闷、气促、呼吸困难、发绀、面色苍白、出冷汗、烦躁不安等症状;咯血。

五、护理效果评估

(1)呼吸道保持通畅,痰易咳出,痰量减少或消失,血氧饱和度、动脉血气分析值在正常范围。

(2)肺部湿啰音或哮鸣音减轻或消失。

(3)患者体重增加,无并发症(咯血等)发生。

(王英波)

第四节 支气管哮喘

支气管哮喘是由多种细胞(如嗜酸性粒细胞、肥大细胞、T淋巴细胞、中性粒细胞等)和细胞组分参与的气道慢性炎症性疾病,这种慢性炎症与气道高反应性相关,通常出现广泛而多变的可逆性气流受限,并引起反复发作的喘息、气急、胸闷或咳嗽等症状,多数患者可自行缓解或经治疗缓解。

典型表现为发作性呼气性呼吸困难或发作性胸闷和咳嗽,伴哮鸣音,症状可在数分钟内发生,并持续数小时至数天,夜间及凌晨发作或加重是哮喘的重要临床特征。目前尚无特效的根治办法,糖皮质激素可以有效控制气道炎症,$β_2$肾上腺素受体激动剂是控制哮喘急性发作的首选药物。经过长期规范化治疗和管理,80%以上的患者可以达到哮喘的临床控制。

一、一般护理

(1)执行内科一般护理常规。

(2)室内环境舒适、安静、冷暖适宜。保持室内空气流通,避免患者接触变应原,如花草、尘螨、花露水、香水等,扫地和整理床单位时可请患者室外等候,或采取湿式清洁方法,避免尘埃飞扬。病室避免使用皮毛、羽绒或蚕丝织物等。

(3)卧位与休息:急性发作时协助患者取坐位或半卧位,以增加舒适度,利于膈肌的运动,缓解呼气性呼吸困难。端坐呼吸的患者为其提供床旁桌支撑,以减少体力消耗。

二、饮食护理

大约20%的成年患者和50%的患儿是因不适当饮食而诱发或加重哮喘,因此应给予患者营养丰富、清淡、易消化、无刺激的食物。若能找出与哮喘发作有关的食物,如鱼、虾、蟹、蛋类、牛奶等应避免食用。某些食物添加剂如酒石黄和亚硝酸盐可诱发哮喘发作,应引起注意。

三、用药护理

治疗哮喘的药物分为控制性药物和缓解性药物。控制性药物是指需要长期每天规律使用，主要用于治疗气道慢性炎症，达到哮喘临床控制目的；缓解性药物指按需使用的药物，能迅速解除支气管痉挛，从而缓解哮喘症状。哮喘发作时禁用吗啡和大量镇静剂，以免抑制呼吸。

(一)糖皮质激素

糖皮质激素简称激素，是目前控制哮喘最有效的药物。激素给药途径包括吸入、口服、静脉应用等。吸入性糖皮质激素由于其局部抗感染作用强、起效快、全身不良反应少(黏膜吸收、少量进入血液)，是目前哮喘长期治疗的首选药物。常用药物有布地奈德、倍氯米松等。通常需规律吸入1～2周方能控制。吸药后嘱患者清水含漱口咽部，可减少不良反应的发生。长期吸入较大剂量激素者，应注意预防全身性不良反应。布地奈德雾化用混悬液制剂，经压缩空气泵雾化吸入，起效快，适用于轻、中度哮喘急性发作的治疗。吸入激素无效或需要短期加强治疗的患者可采用泼尼松和泼尼松龙等口服制剂，症状缓解后逐渐减量，然后停用或改用吸入剂。不主张长期口服激素用于维持哮喘控制的治疗。口服用药宜在饭后服用，以减少对胃肠道黏膜的刺激。重度或严重哮喘发作时应及早静脉给予激素，可选择琥珀酸氢化可的松或甲泼尼龙。无激素依赖倾向者，可在3～5天停药；有激素依赖倾向者应适当延长给药时间，症状缓解后逐渐减量，然后改口服或吸入剂维持。

(二)β_2肾上腺素受体激动剂

短效β_2肾上腺素受体激动剂为治疗哮喘急性发作的首选药物。有吸入、口服和静脉三种制剂，首选吸入给药。常用药物有沙丁胺醇和特布他林。吸入剂包括定量气雾剂、干粉剂和雾化溶液。短效β_2肾上腺素受体激动剂应按需间歇使用，不宜长期、单一大剂量使用，因为长期应用可引起β_2受体功能下降和气道反应性增高，出现耐药性。主要不良反应有心悸、骨骼肌震颤、低钾血症等。长效β_2肾上腺素受体激动剂与吸入性糖皮质激素(ICS)联合是目前最常用的哮喘控制性药物。常用的有布地奈德粉吸入剂、舒利迭(氟替卡松/沙美特罗干粉吸入剂)。

(三)茶碱类

具有增强呼吸肌的力量及增强气道纤毛清除功能等，从而起到舒张支气管和气道抗感染作用，并具有强心、利尿、扩张冠状动脉、兴奋呼吸中枢等作用，是目前治疗哮喘的有效药物之一。氨茶碱和缓释茶碱是常用的口服制剂，尤其后者适用于夜间哮喘症状的控制。静脉给药主要用于重症和危重症哮喘。注射茶碱类药物应限制注射浓度，速度不超过$0.25\ mg/(kg \cdot min)$，以防不良反应发生。其主要不良反应包括恶心、呕吐、心律失常、血压下降及尿多，偶可兴奋呼吸中枢，严重者可引起抽搐乃至死亡。由于茶碱的"治疗窗"窄及茶碱代谢存在较大个体差异，有条件的应在用药期间监测其血药浓度。发热、妊娠、小儿或老年，患有肝、心、肾功能障碍及甲状腺功能亢进者尤须慎用。合用西咪替丁、喹诺酮类、大环内酯类药物等可影响茶碱代谢而使其排泄减慢，尤应观察其不良反应的发生。

(四)胆碱 M 受体拮抗剂

胆碱 M 受体拮抗剂分为短效(维持4～6小时)和长效(维持24小时)两种制剂。异丙托溴铵是常用的短效制剂，常与β_2受体激动剂联合雾化应用，代表药可比特(异丙托溴铵/沙丁胺醇)。少数患者可有口苦或口干等不良反应。噻托溴铵是长效选择性M_1、M_2受体拮抗剂，目前主要用于哮喘合并慢性阻塞性肺疾病及慢性阻塞性肺疾病患者的长期治疗。

(五)白三烯拮抗剂

通过调节白三烯的生物活性而发挥抗感染作用,同时舒张支气管平滑肌,是目前除吸入性糖皮质激素外唯一可单独应用的哮喘控制性药物,尤其适用于阿司匹林哮喘、运动性哮喘和伴有过敏性鼻炎哮喘患者的治疗。常用药物为孟鲁司特和扎鲁司特。不良反应通常较轻微,主要是胃肠道症状,少数有皮疹、血管性水肿、转氨酶升高,停药后可恢复正常。

四、病情观察

(1)哮喘发作时,协助取舒适卧位,监测生命体征、呼吸频率、血氧饱和度等指标,观察患者喘息、气急、胸闷或咳嗽等症状,是否出现三凹征,辅助呼吸肌参与呼吸运动,语言沟通困难,大汗淋漓等中重度哮喘的表现。当患者不能讲话,嗜睡或意识模糊,胸腹矛盾运动,哮鸣音减弱甚至消失,脉率变慢或不规则,严重低氧血症和高碳酸血症时,需转入重症加强护理病房(重症监护室,ICU)行机械通气治疗。

(2)注意患者有无鼻咽痒、咳嗽、打喷嚏、流涕、胸闷等哮喘早期发作症状,对于夜间或凌晨反复发作的哮喘患者,应注意是否存在睡眠低氧表现,睡眠低氧可以诱发喘息、胸闷等症状。

五、健康指导

(1)对哮喘患者进行哮喘知识教育,寻找变应原,有效改变环境,避免诱发因素,要贯穿整个哮喘治疗全过程。

(2)指导患者定期复诊、检测肺功能,做好病情自我监测,掌握峰流速仪的使用方法,记哮喘日记。与医师、护士共同制订防止复发、保持长期稳定的方案。

(3)掌握正确吸入技术,如沙丁胺醇气雾剂、信必可都保(布地奈德/福莫特罗粉吸入剂)、舒利迭的使用方法。知晓药物的作用和不良反应的预防。

(4)帮助患者养成规律生活习惯,保持乐观情绪,避免精神紧张、剧烈运动、持续的喊叫等过度换气动作。

(5)熟悉哮喘发作的先兆表现,如打喷嚏、咳嗽、胸闷、喉结发痒等,学会在家中自行监测病情变化并进行评定。及哮喘急性发作时进行简单的紧急自我处理方法,例如,吸入沙丁胺醇气雾剂1~2喷、布地奈德1~2吸,缓解喘憋症状,尽快到医院就诊。

(王英波)

第五节 肺 栓 塞

一、概述

肺栓塞(pulmonary embolism,PE)是由内源性或外源性栓子堵塞肺动脉或其分支引起肺循环和右心功能障碍的一组临床和病理生理综合征,包括肺血栓栓塞症(pulmonary thromboem-bolism,PTE)、脂肪栓塞综合征、羊水栓塞、空气栓塞、肿瘤栓塞等。

来自静脉系统或右心的血栓堵塞肺动脉或其分支引起肺循环和呼吸功能障碍的临床和病理

综合征称为 PTE,临床上 95% 以上的 PE 是由于 PTE 所致,是最常见的 PE 类型,因此,临床上所说的 PE 通常指的是 PTE。PE 中 80%~90% 的栓子来源于下肢或骨盆深静脉血栓,临床上又把 PE 和深静脉血栓形成(deep venous thrombosis,DVT)划归于静脉血栓栓塞症(venous thromboembolism,VTE),并认为 PE 和 DVT 具有相同的易患因素,大多数情况下二者伴随发生,为 VTE 的两种不同临床表现形式。PE 可单发或多发,但常发生于右肺和下叶。当栓子堵塞肺动脉,如果其支配区的肺组织因血流受阻或中断而发生坏死,称为肺梗死(pulmonary infarction,PI)。由于肺组织同时接受肺动脉、支气管动脉和肺泡内气体三重供氧,因此肺动脉阻塞时临床上较少发生肺梗死。如存在基础心肺疾病或病情严重,影响到肺组织的多重氧供,才有可能导致 PI。

经济舱综合征(economy class syndrome,ECS)是指由于长时间空中飞行,静坐在狭窄而活动受限的空间内,双下肢静脉回流减慢,血液淤滞,从而发生 DVT 和/或 PTE,又称为机舱性血栓形成。长时间坐车(火车、汽车、马车等)旅行也可以引起 DVT 和/或 PTE,故广义的 ECS 又称为旅行者血栓形成。

"e 栓塞"是指上网时间比较长而导致的下肢静脉血栓形成并栓塞的事件,与现代工作中电脑普及及相应工作习惯有关。

二、病因与发病机制

PE 的栓子 99% 是属血栓性质的,因此,导致血栓形成的危险因素均为 PE 的病因。这些危险因素包括自身因素(多为永久性因素)和获得性因素(多为暂时性因素)。自身因素一般指的是血液中一些抗凝物质及纤溶物质先天性缺损,如蛋白 C 缺乏、蛋白 S 缺乏、抗凝血酶Ⅲ(ATⅢ)缺乏,以及凝血因子 V Leiden 突变和凝血酶原(PTG)20210A 突变等,为明确的 VTE 危险因素,常以反复静脉血栓形成和栓塞为主要临床表现,称为遗传性血栓形成倾向或遗传性易栓症。若 40 岁以下的年轻患者无明显诱因反复发生 DVT 和 PTE,或发病呈家族聚集倾向,应注意检测这些患者的遗传缺陷。获得性因素临床常见包括高龄、长期卧床、长时间旅行、动脉疾病(含颈动脉及冠状动脉病变)、近期手术史、创伤或活动受限(如卒中、肥胖、真性红细胞增多症、管状石膏固定患肢)、VTE 病史、急性感染、抗磷脂抗体综合征、恶性肿瘤、妊娠、口服避孕药或激素替代治疗等。另外随着医学科学技术的发展,心导管、有创性检查及治疗技术(如 ICD 植入和中心静脉置管等)的广泛开展,也大大增加了 DVT-PE 的发生,因此,充分重视上述危险因素将有助于对 PE 的早期识别。

引起 PTE 的血栓可以来源于下腔静脉径路、上腔静脉径路或右心腔,其中大部分来源于下肢深静脉,尤其是从腘静脉上端到髂静脉段的下肢近端深静脉(占 50%~90%)。盆腔静脉丛亦是血栓的重要来源。

由于 PE 致肺动脉管腔阻塞,栓塞部位肺血流量减少或中断,机械性肺毛细血管前动脉高压,加之肺动脉、冠状动脉反射性痉挛,使肺毛细血管床减少,肺循环阻力增加,肺动脉压力上升,使右心负荷加重,心排血量下降。由于右心负荷加重致右心压力升高,右室扩张致室间隔左移,导致左室舒张末期容积减少和充盈减少,使主动脉与右室压力阶差缩小及左心室功能下降,进而心排血量减少,体循环血压下降,冠状动脉供血减少及心肌缺血,致脑动脉及冠状动脉供血不足,患者可发生脑供血不足、脑梗死、心绞痛、急性冠状动脉综合征、心功能不全等。肺动脉压力升高程度与血管阻塞程度有关。由于肺血管床具备强大的储备能力,对于原无心肺异常的患者,肺血管床面积减少 25%～30%时,肺动脉平均压轻度升高;肺血管床面积减少 30%～40%时,肺动脉平均压可达 4.0 kPa(30 mmHg)以上,右室平均压可升高;肺血管床面积减少40%～50%时,肺动脉平均压可达 5.3 kPa(40 mmHg),右室充盈压升高,心排血指数下降;肺血管床面积减少50%～70%时,可出现持续性肺动脉高压;肺血管床面积减少达 85%以上时,则可发生猝死。PE时由于低氧血症及肺血管内皮功能损伤,释放内皮素、血管紧张素Ⅱ,加之血栓中的血小板活化脱颗粒释放 5-羟色胺、缓激肽、血栓素 A、二磷酸腺苷、血小板活化因子等大量血管活性物质,均进一步使肺动脉血管收缩,致肺动脉高压等病理生理改变。PE 后堵塞部位肺仍保持通气,但无血流,肺泡不能充分地进行气体交换,致肺泡无效腔增大,导致肺通气/血流比例失调,低氧血症发生。由于右心房与左心房之间压差倒转,约 1/3 的患者超声可检测到经卵圆孔的右向左分流,加重低氧血症,同时也增加反常栓塞和卒中的风险。较小的和远端的栓子虽不影响血流动力学,但可使肺泡出血致咯血、胸膜炎和轻度的胸膜渗出,临床表现为"肺梗死"。

若急性 PE 后肺动脉内血栓未完全溶解,或反复发生 PTE,则可能形成慢性血栓栓塞性肺动脉高压(chronic thromboembolic pulmonary hypertension,CTEPH),继而出现慢性肺心病,右心代偿性肥厚和右心衰竭。

三、临床表现

PE 发生后临床表现多种多样,可涉及呼吸、循环及神经系统等多个系统,但是缺乏特异性。其表现主要取决于栓子的大小、数量,与肺动脉堵塞的部位、程度、范围,也取决于过去有无心肺疾病、血流动力学状态、基础心肺功能状态、患者的年龄及全身健康状况等。较小栓子可能无任何临床症状。小范围的 PE(面积小于肺循环 50%的 PE)一般没有症状或仅有气促,以活动后尤为明显。当肺循环>50%突然发生栓塞时,就会出现严重的呼吸功能和心功能障碍。

多数患者因呼吸困难、胸痛、先兆晕厥、晕厥和/或咯血而疑诊为急性肺栓塞。常见症状如下:①不明原因的呼吸困难及气促,尤以活动后明显,为 PE 最重要、最常见症状,发生率为 80%～90%。②胸痛为 PE 常见的症状,发生率为 40%～70%,可分为胸膜炎性胸痛(40%～70%)及心绞痛样胸痛(4%～12%)。胸膜炎性胸痛常为较小栓子栓塞周边的肺小动脉,局部肺组织中的血管活性物质及炎性介质释放累及胸膜所致。胸痛多与呼吸有关,吸气时加重,并随炎症反应消退或胸腔积液量的增加而消失。心绞痛样胸痛常为较大栓子栓塞大的肺动脉所致,是梗死面积较大致血流动力学变化,引起冠状动脉血流减少,患者发生典型心绞痛样发作,发生时间较早,往往在栓塞后迅速出现。③晕厥发生率为 11%～20%,为大面积 PE 所致心排血量降低致脑缺血,值得重视的是临床上晕厥可见于 PE 首发或唯一临床症状。出现晕厥往往提示预后不良,有晕厥症状的 PTE 病死率高达 40%,其中部分患者可猝死。④咯血占 10%～30%,多于梗死后 24 小时内发生,常为少量咯血,大咯血少见,多示肺梗死发生。⑤烦躁不安、惊恐甚至濒死感,多提示梗死面积较大,与严重呼吸困难或胸痛有关。⑥咳嗽、心悸等。各病例可出现以上症状的不同组合。临床上有时出现所谓"三联征",即同时出现呼吸困难、胸痛及咯血,但仅见于 20%的患者,常常提示肺梗死患者。急性肺栓塞也可完全无症状,仅在诊断其他疾病或尸检时意外发现。

(一)症状

常见体征如下。①呼吸系统:呼吸频率增加(>20 次/分)最常见;发绀;肺部有时可闻及哮鸣音和/或细湿啰音;合并肺不张和胸腔积液时出现相应的体征。②循环系统:心率加快(>90 次/分),主要表现为窦性心动过速,也可发生房性心动过速、心房颤动、心房扑动或室性心律失常;多数患者血压可无明显变化,低血压和休克罕见,但一旦发生常提示中央型急性肺栓塞和/或血流动力学受损;颈静脉充盈、怒张或搏动增强;肺动脉瓣区第二心音亢进或分裂,三尖瓣可闻及收缩期杂音。③其他:可伴发热,多为低热,提示肺梗死。

(二)体征

下肢 DVT 的主要表现为患肢肿胀、周径增大、疼痛或压痛、皮肤色素沉着,行走后患肢易疲劳或肿胀加重。但半数以上的下肢 DVT 患者无自觉症状和明显体征。应测量双侧下肢的周径来评价其差别。

(三)DVT 的症状与体征

周径的测量点分别为髌骨上缘以上 15 cm 处,髌骨下缘以下 10 cm 处。双侧相差>1 cm 即考虑有临床意义。

四、辅助检查

尽管血气分析的检测指标不具有特异性,但有助于对 PE 的筛选。为提高血气分析对 PE 诊断的准确率,应以患者就诊时卧位、未吸氧、首次动脉血气分析的测量值为准。由于动脉血氧分压随年龄的增长而下降,所以血氧分压的正常预计值应按照公式 PaO_2(mmHg)$=106-0.14\times$年龄(岁)进行计算。70%~86%的患者示低氧血症及呼吸性碱中毒,93%的患者有低碳酸血症,86%~95%的患者肺泡-动脉血氧分压差 $P_{(A-a)}O_2$ 增加[>2.0 kPa(15 mmHg)]。

(一)动脉血气分析

为目前诊断 PE 及 DVT 的常规实验室检查方法。急性血栓形成时,凝血和纤溶系统同时激活,引起血浆 D-二聚体水平升高,如>500 μg/L 对诊断 PE 有指导意义。D-二聚体水平与血栓大小、堵塞范围无明显关系。由于血浆中 2%~3%的血浆纤维蛋白原转变为血浆蛋白,故正常人血浆中可检测到微量 D-二聚体,正常时 D-二聚体<250 μg/L。D-二聚体测定敏感性高而特异性差,阴性预测价值很高,水平正常多可以排除急性 PE 和 DVT。在某些病理情况下也可以出现 D-二聚体水平升高,如肿瘤、炎症、出血、创伤、外科手术及急性心肌梗死和主动脉夹层,所以 D-二聚体水平升高的阳性预测价值很低。本项检查的主要价值在于急诊室排除急性肺栓塞,尤其是低度可疑的患者,而对确诊无益。中度急性肺栓塞可疑的患者,即使检测 D-二聚体水平正常,仍需要进一步检查。高度急性肺栓塞可疑的患者,不主张检测 D-二聚体水平,此类患者不论检测的结果如何,均不能排除急性肺栓塞,需行超声或 CT 肺动脉造影进行评价。

(二)血浆 D-二聚体测定

心电图改变是非特异性的,常为一过性和多变性,需动态比较观察有助于诊断。窦性心动过速是最常见的心电图改变,其他包括电轴右偏,右心前导联及Ⅱ、Ⅲ、aVF 导联 T 波倒置(此时应注意与非 ST 段抬高性急性冠脉综合征进行鉴别),完全性或不完全性右束支传导阻滞等;最典型的心电图表现是 $S_IQ_{III}T_{III}$(Ⅰ导联 S 波变深,S 波>1.5 mm,Ⅲ导联有 Q 波和 T 波倒置),但比较少见。房性心律失常,尤其是心房颤动也比较多见。

(三)心电图

心电图在提示诊断、预后评估及除外其他心血管疾病方面有重要价值。超声心动图具有快捷、方便和适合床旁检查等优点,尤其适用于急诊,可提供急性肺栓塞的直接和间接征象,直接征象为发现肺动脉近端或右心腔(包括右心房和右心室)的血栓,如同时患者临床表现符合 PTE,可明确诊断。间接征象多是右心负荷过重的表现,如右室壁局部运动幅度降低;右室和/或右房扩大;室间隔左移和运动异常;近端肺动脉扩张;三尖瓣反流速度增快等。既往无心肺疾病的患者发生急性肺栓塞,右心室壁一般无增厚,肺动脉收缩压很少超过 4.7～5.3 kPa(35～40 mmHg)。因此在临床表现的基础上,结合超声心动图的特点,有助于鉴别急、慢性肺栓塞。

(四)超声心动图

PE 时 X 线检查可有以下征象。①肺动脉阻塞征:区域性肺血管纹理纤细、稀疏或消失,肺野透亮度增加。②肺动脉高压征及右心扩大征:右下肺动脉干增宽或伴截断征,肺动脉段膨隆及右心室扩大。③肺组织继发改变:肺野局部片段阴影,尖端指向肺门的楔形阴影,肺不张。

(五)胸部 X 线检查

胸部 X 线检查或膨胀不全,肺不张侧可见膈肌抬高,有时合并胸腔积液。CT 肺动脉造影具有无创、快捷、图像清晰和较高的性价比等特点,同时由于可以直观的判断肺动脉阻塞的程度和形态,以及累及的部位和范围,因此是目前急诊确诊 PE 最主要确诊手段之一。CT 肺动脉造影可显示主肺动脉、左右肺动脉及其分支的血栓或栓子,不仅能够发现段以上肺动脉内的栓子,对亚段或以上的 PE 的诊断价值较高,其诊断敏感度为 83%,特异度为 78%～100%,但对亚段以下的肺动脉内血栓的诊断敏感性较差。PE 的直接征象为肺动脉内的低密度充盈缺损,部分或完全包围在不透光的血流之间(轨道征),或者呈完全充盈缺损,远端血管不显影。间接征象包括肺野楔形密度增高影,条带状的高密度区或盘状肺不张,中心肺动脉扩张及远端血管分支减少或消失等。同时也可以对右室的形态和室壁厚度等右心室改变的征象进行分析。

(六)CT 肺动脉造影

本项检查是二线诊断手段,在急诊的应用价值有限,通常禁用于肾功能不全、造影剂过敏或者妊娠妇女。严重肺动脉高压,中度以上心脏内右向左分流及肺内分流者禁用此诊断方法。典型征象是与通气显像不匹配的肺段分布灌注缺损。其诊断肺栓塞的敏感性为 92%,特异性为 87%,且不受肺动脉直径的影响,尤其在诊断亚段以下肺动脉血栓栓塞中具有特殊意义。

(七)放射性核素肺通气灌注扫描

放射性核素肺通气灌注扫描是公认诊断 PE 的金标准,属有创性检查,不作为 PTE 诊断的常规检查方法。肺动脉造影可显示直径 1.5 mm 的血管栓塞,其敏感性为 98%,特异性为 95%～98%。肺动脉造影影像特点如下:直接征象为血管腔内造影剂充盈缺损,伴或不伴轨道征的血流阻断;间接征象为栓塞区域血流减少及肺动脉分支充盈及排空延迟。多在患者需要介入治疗如导管抽吸栓子、直接肺动脉内溶栓时应用。

(八)肺动脉造影

单次屏气 20 秒内完成磁共振肺动脉造影扫描,可直接显示肺动脉内栓子及肺栓塞所致的低灌注区。与 CT 肺动脉造影相比,磁共振肺动脉造影的一个重要优势在于可同时评价患者的右心功能,对于无法进行造影的碘过敏患者也适用,缺点在于不能作为独立排除急性肺栓塞的检查。

(九)磁共振肺动脉造影

对于 PE 来讲这项检查十分重要,可寻找 PE 栓子的来源。血管超声多普勒检查为首选方法,可对血管腔大小、管壁厚度及管腔内异常回声均可直接显示。除下肢静脉超声外,对可疑的患者应推荐加压静脉超声成像(compression venous ultrasonography,CUS)检查,即通过探头压迫静脉等技术诊断 DVT,静脉不能被压陷或静脉腔内无血流信号为 DVT 的特定征象。CUS 诊断近端血栓的敏感度为 90%,特异度为 95%。

五、病情观察与评估

(1)监测生命体征,观察患者有无呼吸、脉搏增快,血压下降。

(2)观察有无剧烈胸痛、晕厥、咯血"肺梗死三联征"。

(3)观察有无口唇及肢端发绀、鼻翼翕动、三凹征、辅助呼吸肌参与呼吸等呼吸困难的表现。

(4)观察患者有无下肢肿胀、疼痛或压痛,皮肤发红或色素沉着等深静脉血栓的表现。

(5)评估辅助检查结果 D-二聚体在肺血栓栓塞症急性期升高;动脉血气分析表现为低氧血症、低碳酸血症、肺泡-动脉血氧分压差增大;深静脉超声检查发现血栓。

(6)评估有无活动性出血、近期自发颅内出血等溶栓禁忌证。

六、护理措施

(一)体位与活动
抬高床头,绝对卧床休息。

(二)氧疗
根据缺氧严重程度选择鼻导管或面罩给氧。如患者有意识改变,氧分压(PaO_2)<8.0 kPa(60 mmHg),二氧化碳分压($PaCO_2$)>6.7 kPa(50 mmHg)时行机械通气。

(三)用药护理

1.溶栓药

常用尿激酶、链激酶、重组纤溶酶原激活物静脉输注。

2.抗凝药物

常用普通肝素输注、低分子肝素皮下注射、华法林口服。

3.镇静止痛药物

常用吗啡或哌替啶止痛。

4.用药注意事项

溶栓、抗凝治疗期间观察大小便颜色,有无皮下、口腔黏膜、牙龈、鼻腔、穿刺点出血等。观察患者神志,警惕颅内出血征象。使用吗啡者观察有无呼吸抑制。定时测定国际标准化比值(INR)、活化部分凝血活酶时间(APTT)、凝血酶原时间(PT)及血小板。

七、健康指导

(1)告知患者避免挖鼻、剔牙及肌内注射,禁用硬毛牙刷,以免引起出血。

(2)禁食辛辣、坚硬、多渣饮食,服用华法林期间,避免食用萝卜、菠菜、咖啡等食物。

(3)告知患者戒烟,控制体重、血压、血脂、血糖。

(4)告知下肢静脉血栓患者患肢禁止按摩及冷热敷。

(5)定期随访,定时复查 INR、APTT、PT 及血小板。

(徐春美)

第六节　肺动脉高压

肺动脉高压(pulmonary arterial hypertension,PAH)是发病率较低、预后较差的恶性肺血管疾病,表现为肺动脉压力和肺血管阻力进行性升高,最终导致右心衰竭和死亡。肺动脉高压是一种肺动脉循环血流受限引起肺血管阻力病理性增高,并最终导致右心衰竭的综合征。从血流动力学角度来看,是指海平面水平,右心导管测得平均肺动脉压(mPAP)≥3.3 kPa(25 mmHg),同时心排血量减少或正常和肺小动脉楔压(PAWP)≤2.0 kPa(15 mmHg)和肺血管阻力(PVR)>3 WU(wood units)。

20世纪80年代进行的美国原发性PAH登记注册研究显示其1年、3年、5年生存率分别为68%、48%、34%。近10年来随着PAH规范化诊治的推广、新的靶向药物的应用,2000年后进行的PAH登记注册研究结果均显示预后较前有所改善,2002-2003年进行的法国登记注册研究显示PAH的1年、2年、3年生存率分别为85.7%、69.6%、54.9%。

一、肺动脉高压病因、分类与发病机制

(一)病因、分类

2013年Nice举行的第五次世界肺高血压会议对肺高血压的诊断分类再次进行更新。

(二)发病机制

PAH的研究已有100多年,但其发病机制尚未完全明了。PAH的病理改变为肺小动脉闭塞及有效循环血管床数量的锐减,肺血管内皮细胞损伤引起血管收缩反应增强和肺动脉平滑肌细胞增生、肥厚,外周小血管肌化,以及细胞外基质的增多,导致肺血管重构。研究认为与肺血管内皮功能异常、血管收缩及血栓形成有关。从病理学角度分析,是由于各种原因引起肺动脉内皮细胞,平滑肌细胞,包括离子通道的损伤,导致细胞内钙离子浓度升高,平滑肌细胞过度收缩和增殖,以及凋亡减弱等一系列血管重构过程,引起肺血管闭塞,血管阻力增加。可能与缺氧、神经体液、先天性、遗传等因素有关。其组织病理学改变主要累及内径为100~1 000 μm的肺毛细血管前肌型小动脉,早期病变为血管中层平滑肌细胞和内膜细胞增生,晚期为血管壁纤维化,胶原沉着,呈特征性的丛样病变。

随着PAH发病机制的深入研究,发现一氧化氮、内皮素、5-羟色胺、血栓烷和前列环素失衡,血管生成素等细胞因子、基因分子等成分对肺血管的舒张和收缩调节失衡,引起肺血管收缩、增厚,内皮细胞瘤样增生,血栓形成等病理形态学改变,导致血管重塑、心力衰竭、静脉淤血等使病情进行性加重。近年来,细胞生物学和分子遗传学的飞速发展促进了对肺动脉高压发病机制的深入研究,进而带动了肺动脉高压诊断学和治疗学研究的进步。

二、临床表现

肺动脉高压缺乏特异性的临床症状,患者早期可无自觉症状或仅出现原发疾病的临床表现,随肺动脉压力升高出现一些非特异性症状,如劳力性呼吸困难、乏力、晕厥、胸痛、水肿、腹胀等。

(一)气短、呼吸困难

气短、呼吸困难是早期常见的症状,其特征是劳力性,发生率超过98%。主要表现为活动后气短,休息时好转;严重患者休息时亦可出现。

(二)疲乏

因心排血量下降,氧交换和运输减少引起的组织缺氧。各患者的表现不尽相同,严重程度常与气喘相似。

(三)胸痛

约30%的患者会出现胸痛,多在活动时出现。其持续时间、部位和疼痛性质多变,并无特异性表现。

(四)晕厥

PAH患者由于小肺动脉存在广泛狭窄甚至闭塞样病变,肺血管阻力明显增加,导致心脏排血量下降。患者活动时由于心排血量不能相应增加,脑供血不足,容易引起低血压甚至晕厥。诱发晕厥的可能因素:①肺血管高阻力限制运动心排血量的增加;②低氧性静脉血通过开放的卵圆孔分流向体循环系统;③体循环阻力下降;④肺小动脉痉挛;⑤大的栓子堵塞肺动脉;⑥突发心律失常,特别是恶性心律失常。有些患者晕厥前没有前驱症状,如患者出现胸痛、头晕、肢体麻木感应警惕晕厥发生。

(五)水肿

右心功能不全时可出现身体不同部位的水肿,严重时可有颈静脉充盈、怒张,肝大、腹水、胸腔积液甚至心包积液,这些症状的出现标志着患者右心功能不全已发展到比较严重的程度。

(六)咳嗽、咯血

PAH患者肺小动脉狭窄、闭塞,引起侧支循环血管开放。由于侧支循环血管的管壁较薄,在高压力血流的冲击下容易破裂出血。出血主要发生在毛细血管前小肺动脉及各级分支和/或肺泡毛细血管。约20%PAH患者有咳嗽,多为干咳,有时可能伴痰中带血或咯血。咯血量较少,也可因大咯血死亡。

(七)发绀

1.中心性发绀

中心性发绀多见于先天性心脏病、艾森曼格综合征、心力衰竭、支气管扩张的患者。出现中心性发绀提示患者全身组织缺氧,是疾病严重的标志之一。

2.差异性发绀

差异性发绀是动脉导管未闭、艾森曼格综合征患者特有的临床表现,有很高的诊断价值。

(八)杵状指

有些先天性心脏病和慢性肺疾病的患者,其手指或足趾末端增生、肥厚、呈杵状膨大,这种现象称为杵状指。

(九)雷诺现象

雷诺现象是由于手指和足趾对寒冷异常敏感所致,10%～14%的PAH患者存在雷诺现象,提示预后不佳。

(十)其他

如PAH患者出现声音嘶哑,系肺动脉扩张挤压左侧喉返神经所致,病情好转后可消失。

所有类型的PAH患者症状都类似,但上述症状都缺乏特异性,PAH以外的疾病也可引起。

PAH患者症状的严重程度与PAH的发展程度有直接相关性。

三、肺动脉高压诊断标准与检查

(一)诊断标准

根据肺动脉高压诊治指南,PAH的诊断标准:静息状态下,右心导管测得的平均肺动脉压(mPAP)≥3.3 kPa(25 mmHg),并且PAWP≤2.0 kPa(15 mmHg),PVR>3 WU。肺动脉高压的诊断应包含两部分:①确诊肺动脉高压;②确定肺动脉高压的类型和病因。

(二)检查

PAH的早期诊断和治疗是决定其预后的关键。美国胸科医师学会PAH诊断和治疗指南推荐对高危人群进行筛查。2009年欧洲心脏病学会和欧洲呼吸病学会发布的《肺动脉高压诊治指南》提到下列实验室和辅助检查有助于PAH的诊断,确定PAH的分类。

1.实验室检查

主要包括脑钠肽、肌钙蛋白、C反应蛋白水平、代谢生化标志物等。脑钠肽能反应PAH患者病情的严重程度、疗效、生存和预后,且与血流动力学变化密切相关,是监测右心衰竭的重要指标。肌钙蛋白T检测敏感性和特异性很高,其血浆中浓度与心肌受损程度成正相关。C反应蛋白水平在PAH患者中明显升高,与疾病严重程度密切相关,是预测PAH死亡和临床恶化独立的风险因素。

2.心电图

PAH特征性的心电图改变:①电轴右偏;②Ⅰ导联出现s波;③肺型P波;④右心肥厚的表现,右胸前导联可出现ST-T波低平或倒置。心电图检查作为筛查手段,其敏感性和特异性均不是很高。

3.胸部X线检查

PAH患者胸片的改变包括肺动脉扩张和周围肺纹理减少。胸片检查可以帮助排除中至重度的肺部疾病或肺静脉高压患者。但肺动脉高压的严重程度和肺部X线检查的结果可不一致。

4.肺功能检查和动脉血气分析

PAH患者的肺功能特点为通气功能相对正常,弥散功能减退,运动肺功能异常。由于过度换气,动脉二氧化碳分压通常降低。

5.超声心动图检查

超声心动图检查是筛选PAH最重要的无创性检查方法,它提供肺动脉压力估测数值,同时能评估病情严重程度和预后。每个疑似PAH的患者都应该进行该项检查。右心的形态、功能与PAH患者的预后密切相关,也是超声心动图评价PAH的核心。研究显示临床常规采集的一些指标可以反映PAH患者的预后。超声探测到中量至大量心包积液的PAH患者病死率增加。

6.腹部超声检查

腹部超声检查可以排除肝硬化和门脉高压。应用造影剂和彩色多普勒超声能够提高准确率。门脉高压可以通过右心导管检查阻塞静脉和非阻塞静脉压力差确诊。

7.高分辨率计算机体层成像检查

高分辨率计算机体层成像检查作为一种成熟的技术在肺动脉高压鉴别诊断中有重要的作用,也是不明原因的肺动脉高压的一线检查手段。

8.胸部 MRI 检查

MRI 诊断 PAH 可以从肺动脉形态改变,也可以从其功能变化上进行较全面分析肺动脉及其分支管径和右心功能情况。

9.通气/灌注显像检查

通气/灌注显像检查用于 PAH 中怀疑慢性血栓栓塞性肺动脉高压(CETPH)的患者。通气/灌注扫描在确诊 CTEPH 中比 CT 的敏感性高。

10.肺动脉造影检查

肺动脉造影检查是了解肺血管分布、解剖结构、血流灌注的重要手段之一。

11.右心导管检查

右心导管检查是目前临床测定肺动脉压力最为准确的方法,也是评价各种无创性测压方法准确性的金标准,能准确评价血流动力学受损的程度、测试肺血管反应性。

12.急性血管扩张试验

这一试验现已成为国际上公认筛选钙通道阻滞剂敏感患者的最可靠检查手段。研究证实,急性血管扩张试验阳性患者使用钙通道阻滞剂治疗可以使预后得到显著的改善。

四、肺动脉高压患者功能分级评价标准

功能分级是临床上选择用药方案的根据及评价用药后疗效的重要指标。WHO 根据 PAH 患者临床表现的严重程度将 PAH 分为 4 级,从 Ⅰ 级到 Ⅳ 级表示病情逐渐加重,是评估患者病情的重要指标。WHO 心功能分级是对患者运动耐力的粗略评估,研究显示心功能分级是预后的强预测因子,与 WHO 心功能 Ⅱ 级患者相比,心功能 Ⅲ 级及 Ⅳ 级的患者预后差,而经治疗后心功能分级改善的患者生存率也改善。

五、肺动脉高压的治疗

目前 PAH 仍是一种无法根治的恶性疾病。现有的治疗手段无法从根本上逆转 PAH,只能相对延缓病情恶化。

20 世纪 90 年代前对 PAH 缺少治疗手段,医学界常采用主要针对右心功能不全和肺动脉原位血栓形成的、无特异性的传统治疗(氧疗、利尿、强心和抗凝等)。20 世纪 90 年代后,联合新型靶向药物治疗(目前公认的 PAH 三大治疗途径靶向药物,如钙通道阻滞剂、内皮素受体拮抗剂、前列环素及其类似物、吸入一氧化氮和 5 型磷酸二酯酶抑制等),生存率得到明显提高。但 PAH 患者的治疗不能仅仅局限于单纯的药物治疗,专科医师根据 PAH 的不同临床类型、PAH 的功能分类,评估患者的病情、血管反应性、药物有效性和不同药物联合治疗等,制订一套完整的个体化治疗方案,其中包括原发病、基础疾病的治疗,靶向治疗及手术治疗。

(一)肺动脉高压的传统治疗

吸氧、强心、利尿、抗凝是肺动脉高压的基本治疗措施。低氧是强烈的肺血管收缩因子,可影响肺动脉高压的发生和发展。通常认为将患者的动脉血氧饱和度持续维持在 90% 以上很重要。肺动脉高压患者合并右心衰竭失代偿时使用利尿剂可明显减轻症状。在使用利尿剂时,应密切观察电解质和肾功能的变化。肺动脉高压患者常有心力衰竭和体力活动减少等危险因素存在,易发生静脉血栓栓塞,抗凝治疗可提高患者生存率。

(二)肺动脉高压靶向药物治疗

肺动脉高压靶向药物治疗包括钙通道阻滞剂类、前列环素类似物(贝前列素钠、吸入用伊洛前列素溶液)、内皮素受体拮抗剂(波生坦、安立生坦)、5型磷酸二酯酶抑制剂(西地那非、伐地那非)、Rho激酶抑制剂等。

1.钙通道阻滞剂

钙通道阻滞剂在急性血管反应试验阳性患者中有较好的疗效,长期应用大剂量钙通道阻滞剂可以延长此类患者的生存期,与钙通道阻滞剂治疗无效的患者相比,其5年生存率明显提高,分别为95%和27%。但须指出的是,其仅对5%～10%的急性血管扩张试验阳性的轻、中度PAH患者有效,在不出现不良事件的情况下,可以最高耐受量进行治疗。

2.前列环素及类似物

前列环素及类似物能明显扩张肺循环和体循环,抑制血小板聚集,抑制平滑肌细胞的迁移和增殖,延缓肺血管结构重建,抑制ET合成和分泌等作用。前列环素类似物伊洛前列素、曲前列环素等药物相继在欧洲、美国、日本等国家上市用于治疗肺动脉高压,均取得较好疗效。

3.内皮素(ET)受体拮抗剂

ET-A受体激活引起血管收缩和血管平滑肌细胞增殖,ET-B受体激活后调节血管内皮素的清除和诱导内皮细胞产生NO和前列环素。内皮素受体拮抗剂有双重内皮素受体拮抗剂波生坦和选择性内皮素A受体拮抗剂西他生坦。多中心对照临床试验结果证实,该药可改善肺动脉高压患者的临床症状和血流动力学指标,提高运动耐量,改善生活质量和生存率,推迟临床恶化的时间。欧洲和美国的指南认为,该药是治疗心功能Ⅲ级肺动脉高压患者首选治疗药物。

4.磷酸二酯酶抑制剂

西地那非是一种选择性口服磷酸二酯酶的抑制剂,通过升高细胞内环磷鸟苷水平舒张血管并起到抗血管平滑肌细胞增殖的作用。多项临床试验证实,西地那非能够改善PAH患者的运动力,降低肺动脉压力和改善血流动力学。

肺动脉高压是由多因素导致肺血管损伤的病理生理过程。药物联合治疗可以使药物的治疗作用相互叠加,互相促进,从而疗效增加。开展药物联合治疗可能寻找到长期有效的肺动脉高压治疗方案。

(三)肺动脉高压的外科治疗

介入和手术治疗适用于重度PAH患者,行房间隔造瘘术可提高生存率,但经导管或手术行房间隔造瘘术均是姑息方法,适应证为内科治疗无效或者为肺移植过度治疗的患者。

六、肺动脉高压的护理

(一)护理评估

1.一般情况评估

(1)一般资料:包括护理对象的姓名、性别、年龄、民族、职业、婚姻状况、受教育水平、家庭住址、联系人等。

(2)目前健康状况:包括此次患病的情况,主述,当前的饮食、营养、排泄、睡眠、自理和活动等情况。

(3)既往健康状况:包括既往患病史、创伤史、手术史、过敏史、烟酒嗜好,女性患者的婚育史和月经史、家族史等。

（4）心理状态：包括护理对象对疾病的认识和态度，康复的信心，患病后精神、情绪及行为的改变等。

（5）社会文化状况：包括护理对象的职业、经济状况、卫生保健待遇，以及家庭、社会的支持系统状况等。

2.症状评估

（1）评估神志，面色，颈静脉充盈情况，皮肤温度、湿度；有无发绀、咯血、胸痛、晕厥、声音嘶哑、杵状指（趾）、四肢厥冷等症状。

（2）评估心率、心律、节律等变化。

（3）评估呼吸频率、节律、呼吸方式等变化，监测动脉血气等。

（4）评估血压，脉压的变化，询问患者有无头晕、乏力等症状。

（5）评估体温变化，尤其是危重患者及合并肺部感染患者。

（6）评估患者有无双下肢水肿、腹水等情况。

（二）病情观察

（1）加强患者生命体征情况的观察，及时发现病情变化，异常时及时通知医师，准确执行各项医嘱。

（2）观察患者神志，面色，颈静脉充盈情况，皮肤温度、湿度；有无发绀、咯血、胸痛、晕厥、声音嘶哑、杵状指（趾）、四肢厥冷等症状。

（3）心力衰竭患者输液速度控制在 20～30 滴/分；观察药物作用及不良反应。

（4）准确记录 24 小时出入量，每天测量腹围、体重等。

（三）氧疗护理

低氧会引起肺血管收缩，能加重肺动脉高压。氧疗可以缓解支气管痉挛、减轻呼吸困难，改善通气功能障碍；能改善睡眠和大脑供氧状况，提高运动耐力和生命质量；能减轻红细胞增多症，降低血液黏稠度，减轻右心室负荷，延缓右心衰竭的发生、发展。

（1）PAH 患者需要长期氧疗，使患者动脉血氧饱和度大于 90%。通常氧流量控制在 2～3 L/min，每天吸氧时间一般不少于 6 小时；静息时指末氧饱和度低于 90%患者吸氧不少于每天 15 小时。

（2）合并心力衰竭患者缺氧严重而无二氧化碳潴留时氧流量为 6～8 L/min；低氧血症，伴二氧化碳潴留时氧流量为 1～2 L/min。

（3）观察氧疗效果，如呼吸困难缓解，心率下降，发绀减轻，氧分压上升等，表示纠正缺氧有效。若出汗、球结膜充血、呼吸过缓、意识障碍加深，二氧化碳氧分压升高，须警惕 CO_2 潴留加重，遵医嘱予呼吸兴奋剂静脉滴注或无创呼吸机辅助呼吸。

（4）为了预防呼吸道感染，清洁鼻腔 2 次/天，75%乙醇棉球消毒鼻导管 2 次/天，湿化瓶每天消毒。

（四）饮食护理

（1）指导患者进食易消化、低盐、低蛋白、维生素丰富和适量无机盐的食物。进餐时取端坐位，少量多餐，切忌过饱，避免餐后胃肠过度充盈及横膈抬高，增加心脏负荷；避免摄入过多碳酸饮料、进食产气、油腻食物；饭后取坐位或半卧位 30 分钟。香烟中的尼古丁可损伤血管内皮细胞，引起静脉收缩，影响血液循环，禁忌吸烟。

（2）合并心力衰竭的饮食护理：指导患者进流质、半流质饮食，病情好转后进食软饭；吃新鲜蔬菜、水果,适量吃鱼、瘦肉、牛奶等;维生素 B_1 及维生素 C,可以保护心肌。低钾血症时会出现心律失常,长期利尿治疗的患者应多吃含钾丰富的食物及水果,如土豆、紫菜、油菜、西红柿、牛奶、香蕉、红枣、橘子等;限制钠盐摄入,每天 2～3 g 为宜。忌食用各种咸菜、豆制品、腌制食品等;一般情况下,量出而入,可根据患者的运动量、排尿量计算入水量;每天蛋白质可控制在 25～30 g。WHO 心功能Ⅰ、Ⅱ级患者 24 小时液体摄入量为 1 500 mL 左右,夏季可稍增加;WHO 心功能Ⅲ级、Ⅳ级者应严格控制饮水量,一般 24 小时不超过 800 mL。

(3)抗凝治疗的饮食护理:适当减少摄入酸奶酪、猪肝、蛋黄、豆类、海藻类、绿色蔬菜和维生素 E 制剂。因为绿色蔬菜中含有丰富的维生素 K,维生素 K 可以增加凝血酶的生成,导致华法林的作用减弱。

(五)用药观察

目前临床应用于 PAH 的药物有强心药、抗凝剂、利尿剂、靶向药物等。

1.地高辛

使用地高辛时应观察有无恶心、厌食、腹泻、腹痛、头痛、精神错乱、幻觉、抑郁、视力变化(黄绿色晕)等中毒反应;测心率、心律,心率小于 60 次/分或大于 120 次/分,心律不齐等及时报告医师,必要时停药。

2.抗凝剂

应用抗凝剂时,应重点观察患者口腔黏膜、牙龈、鼻腔及皮下的出血倾向;关注华法林用量、INR 的监测间隔时间是否需要进行调整,还应指导患者规律服药,不能漏服、重复及延迟用药。

3.利尿剂

使用利尿剂的患者,应观察患者血电解质情况,要准确记录出入水量,观察其下肢水肿有无加重。

4.靶向药物

治疗者观察药物不良反应,如有无头晕、头痛、面部潮红、腹泻等症状。护士应落实药物宣教,必要时提供专用的分药器,指导患者正确分药,尽量使药物分割均匀,保证每次剂量准确。

(1)钙通道阻滞剂:患者可出现头痛、面红、心悸等不良反应,密切观察心律、心率、血压的变化。

(2)前列环素及类似物:如吸入性伊洛前列素(商品名:万他维)是一种治疗 PAH 安全有效的药物,主要不良反应有潮热、面部发红、头痛、颊肌痉挛(口腔开合困难)、咳嗽加重、血压降低(低血压)、抑制血小板功能和呼吸窘迫等。伊洛前列素雾化吸入时患者尽量取坐位或半卧位,如果患者出现呼吸困难、气急,可暂停,予吸氧。伊洛前列素的血管扩张作用,会引起颜面部血管扩张充血,皮肤潮红,在雾化治疗期间避免使用面罩,仅使用口含器来给药。有晕厥史的患者应避免情绪激动,每天清醒未下床时吸入首剂。

(3)内皮素受体拮抗剂:如波生坦,主要不良反应是肝功能异常,需要每个月检测 1 次肝功能,当转氨酶升高大于正常、血红蛋白减少时应减少剂量或停药;并对患者做好安抚工作。

(4)磷酸二酯酶抑制剂:如西地那非。口服西地那非的患者常会出现晕厥现象。因此,护理人员要重视安全护理,患者服药后卧床休息 30～60 分钟,防止直立性低血压。另外,西地那非联合利尿剂使用会导致患者口渴,应注意控制饮水量在 600～800 mL/d,并向患者讲解限水的重要性。将湿纱布含于清醒无睡眠的患者口中,可起到解渴作用。

5.其他

如有异常及时报告医师,停止用药。

(六)休息与排便

1.建立良好的睡眠卫生习惯

根据心功能状况合理安排活动量。WHO肺高压功能Ⅲ级的患者,护理人员协助进食、洗漱、大小便等生活护理,严格限制体力活动;WHO肺高压功能Ⅳ级的患者需绝对卧床、进食、洗漱、大小便均在床上,由护理人员帮助完成一切生活护理。

2.养成按时排便习惯

保持大便通畅,避免发生便秘。如果排便不畅,予温水按摩腹部或开塞露纳肛,必要时甘油灌肠剂灌肠等通便治疗,严禁排便时用力屏气,防止诱发阿-斯综合征。

(七)心理护理

靶向药物基本上是进口药,价格较贵,目前大部分地区尚未列入医保。患者需要长期治疗,医疗费用高,精神压力、经济压力巨大。患者易生气,产生悲观、焦虑、抑郁、烦躁等心理。抑郁、焦虑、生气等会使肺动脉压力升高,不利于疾病恢复。护士提供持续的情感支持,加强与患者沟通,提供优质护理服务,尽量满足患者的需求,鼓励、帮助患者树立战胜疾病的信心,积极配合治疗与护理。

(八)出院指导

(1)加强锻炼,按时作息,注意休息,避免劳累,劳累后易诱发心力衰竭。

(2)消除患者紧张、焦虑、恐惧情绪,保证睡眠质量。

(3)外出时注意保暖,尽量不要去人群密集的地方,避免感冒,因为感冒后易诱发心力衰竭。

(4)长期家庭氧疗。

(5)扩张肺血管、激素、抗凝、利尿、补钾等治疗药,必须规律、足量、全程用药,必须在专业医师指导下用药,不能擅自停药或减量。

(6)有咳嗽、胸闷、气急、呼吸困难、尿量减少、下肢水肿等病情变化,及时就医。

(7)禁烟,可以适量喝红葡萄酒。

(8)定期随访。

(徐春美)

第七节　急性肺水肿

急性肺水肿是由不同原因引起肺组织血管外液体异常增多,液体由间质进入肺泡,甚至呼吸道出现泡沫状分泌物。表现为急性呼吸困难、发绀,呼吸做功增加,两肺布满湿啰音,甚至从气道涌出大量泡沫样痰液。人类可发生下列两类性质完全不同的肺水肿:心源性肺水肿(也称流体静力学或血流动力学肺水肿)和非心源性肺水肿(也称通透性增高肺水肿、急性肺损伤或急性呼吸窘迫综合征)。

一、发病机制

(一)肺毛细血管静水压

肺毛细血管静水压(Pmv)是使液体从毛细血管流向间质的驱动力,正常情况下,Pmv 约 1.1 kPa(8 mmHg),有时易与肺毛细血管楔压(PCWP)相混淆。PCWP 反映肺毛细血管床的压力,可估计左心房压(LAP),正常情况下较 Pmv 高 $0.1\sim0.3$ kPa($1\sim2$ mmHg)。肺水肿时 PCWP 和 Pmv 并非呈直接相关,两者的关系取决于总肺血管阻力(肺静脉阻力)。

(二)肺间质静水压

肺毛细血管周围间质的静水压即肺间质静水压(Ppmv),与 Pmv 相对抗,两者差别越大,则毛细血管内液体流出越多。肺间质静水压为负值,正常值为 $-2.3\sim-1.1$ kPa($-17\sim-8$ mmHg),可能与肺组织的机械活动、弹性回缩及大量淋巴液回流对肺间质的吸引有关。理论上 Ppmv 的下降亦可使静水压梯度升高,当肺不张进行性再扩张时,出现复张性肺水肿可能与 Ppmv 骤降有关。

(三)肺毛细血管胶体渗透压

肺毛细血管胶体渗透压(πmv)由血浆蛋白形成,正常值为 $3.3\sim3.9$ kPa($25\sim28$ mmHg),但随个体的营养状态和输液量不同而有所差异。πmv 是对抗 Pmv 的主要力量,单纯的 πmv 下降能使毛细血管内液体外流增加。但在临床上并不意味着血液稀释后的患者会出现肺水肿,经血液稀释后血浆蛋白浓度下降,但过滤至肺组织间隙的蛋白也不断地被淋巴系统所转移,Pmv 的下降可与 πmv 的降低相平行,故 πmv 与 Pmv 间梯度即使发挥净渗透压的效应,也可保持相对的稳定。

πmv 和 PCWP 间的梯度与血管外肺水压呈非线性关系。当 Pmv<2.0 kPa(15 mmHg)、毛细血管通透性正常时,πmv-PCWP≤1.2 kPa(9 mmHg)可作为出现肺水肿的界限,也可作为治疗肺水肿疗效观察的动态指标。

(四)肺间质胶体渗透压

肺间质胶体渗透压(πpmv)取决于间质中渗透性、活动的蛋白质浓度,它受反应系数(δf)和毛细血管内液体流出率(Qf)的影响,是调节毛细血管内液体流出的重要因素。πpmv 正常值为 $1.6\sim1.9$ kPa($12\sim14$ mmHg),难以直接测定。临床上可通过测定支气管液的胶体渗透压鉴别肺水肿的类型,如支气管液与血浆蛋白的胶体渗透压比值<60%,则为血流动力学改变所致的肺水肿,如比值>75%,则为毛细血管渗透增加所致的肺水肿,称为肺毛细血管渗漏综合征。

(五)毛细血管通透性

资料表明,越过内皮细胞屏障时,通透性肺水肿透过的蛋白多于压力性水肿,仅越过上皮细胞屏障时,两者没有明显差别。毛细血管通透性增加,使 δ 从正常的 0.8 降至 $0.3\sim0.5$,表明血管内蛋白,尤其是清蛋白大量外渗,使 πmv 与 πpmv 梯度下降。

二、病理与病理生理

(一)心源性急性肺水肿

正常情况下,两侧心腔的排血量相对恒定,当心肌严重受损和左心负荷过重而引起心排血量降低和肺淤血时,过多的液体从肺泡毛细血管进入肺间质甚至肺泡内,则产生急性肺水肿,实际上是左心衰竭最严重的表现,多见于急性左心衰竭和二尖瓣狭窄患者。

有以下并发症的患者术中易发生左心衰竭:①左心室心肌病变,如冠心病、心肌炎等;②左心室压力负荷过度,如高血压、主动脉狭窄等;③左心室容量负荷过重,如主动脉瓣关闭不全、左向右分流的先天性心脏病等。

当左心室舒张末压>1.6 kPa(12 mmHg),毛细血管平均压>4.7 kPa(35 mmHg),肺静脉平均压>4.0 kPa(30 mmHg)时,肺毛细血管静水压超过血管内胶体渗透压及肺间质静水压,可导致急性肺水肿,若同时有肺淋巴管回流受阻,更易发生急性肺水肿。其病理生理表现为肺顺应性减退、气道阻力和呼吸作用增强、缺氧、呼吸性酸中毒,间质静水压增高压迫肺毛细血管、升高肺动脉压,从而增加右心负荷,导致右心功能不全。

(二)神经源性肺水肿

中枢神经系统损伤后,颅内压急剧升高,脑血流量减少,造成下丘脑功能紊乱,解除了对视前核水平和下丘脑尾部"水肿中枢"的抑制,引起交感神经系统兴奋,释放大量儿茶酚胺,使周围血管强烈收缩,血流阻力加大,大量血液由阻力较高的体循环转至阻力较低的肺循环,引起肺静脉高压,肺毛细血管压随之升高,跨肺毛细血管 Starling 力不平衡,液体由血管渗入至肺间质和肺泡内,最终形成急性肺水肿。延髓是发生神经源性肺水肿的关键神经中枢,交感神经的激发是产生肺高压及肺水肿的基本因素,而肺高压是神经源性肺水肿发生的重要机制。通过给予交感神经阻断剂和肾上腺素 α 受体阻断剂均可降低或避免神经源性肺水肿的发生。

(三)液体负荷过重

围术期输血补液过快或输液过量,使右心负荷增加。当输入胶体液达血浆容量的 25% 时,心排血量可增多至 300%。若患者伴有急性心力衰竭,虽通过交感神经兴奋维持心排血量,但神经性静脉舒张作用减弱,对肺血管压力和容量的骤增已经起不到有效的调节作用,导致肺组织间隙水肿。

大量输注晶体液,使血管内胶体渗透压下降,增加液体从血管的滤出,聚集到肺组织间隙中,易致心、肾功能不全、静脉压增高或淋巴循环障碍患者发生肺水肿。

(四)复张性肺水肿

复张性肺水肿是各种原因所致肺萎陷后,在肺复张时或复张后 24 小时内发生的急性肺水肿。一般认为与多种因素有关,如负压抽吸迅速排出大量胸膜积液、大量气胸所致的突然肺复张,均可造成单侧性肺水肿。

临床上多见于气胸或胸腔积液 3 个月后出现进行性快速肺复张,1 小时后可表现为肺水肿的临床症状,50% 的肺水肿发生在 50 岁以上老年人。水肿液的形成遵循 Starling 公式。复张性肺水肿发生时,肺动脉压和 PCWP 正常,水肿液蛋白浓度与血浆蛋白浓度的比值>0.7,说明存在肺毛细血管通透性增加。肺萎陷越久,复张速度越快,胸膜腔负压越大,越易发生肺水肿。

肺复张性肺水肿的病理生理机制可能如下:①肺泡长期萎缩,使 Ⅱ 型肺细胞代谢障碍,肺泡表面活性物质减少,肺泡表面张力增加,使肺毛细血管内液体向肺泡内滤出。②肺组织长期缺氧,使肺毛细血管内皮和肺泡上皮的完整性受损,通透性增加。③使用负压吸引设备,突然增加胸内负压,使复张肺的毛细血管压力与血流量增加,作用于已受损的毛细血管,使管壁内外的压力差增大;机械性力量使肺毛细血管内皮间隙孔变形,间隙增大,促使血管内液和血浆蛋白流入肺组织间隙。④在声门紧闭的情况下用力吸气,负压峰值可超-5.0 kPa(-50 cmH$_2$O),如负的胸膜腔内压传至肺间质,增加肺毛细血管和肺间质静水压之差,则增加肺循环液体的渗出。⑤肺的快速复张引起胸膜腔内压急剧改变,肺血流增加而压力升高,并产生高的直线血流速度,加大了血管内和间质的压差。当其超过一定阈值时,液体进入间质和肺泡形成肺水肿。

(五)高原性肺水肿

高原性肺水肿是一种由低地急速进入海拔 3 000 m 以上地区的常见病,主要表现为发绀、心率增快、心排血量增多或减少、体循环阻力增加和心肌受损。其发病因素是多方面的,如缺氧性肺血管收缩、肺动脉高压、高原性脑水肿、全身和肺组织生化改变。肺代偿功能异常和心功能减退是造成重度低氧血症的直接原因。高原性肺水肿为高蛋白渗出性肺水肿,炎性介质是毛细血管增加的主要原因。

(六)通透性肺水肿

通透性肺水肿指肺水和血浆蛋白均通过肺毛细血管内间隙进入肺间质,肺淋巴液回流量增加,且淋巴液内蛋白含量亦明显增加,表明肺毛细血管内皮细胞功能失常。

1.感染性肺水肿

感染性肺水肿指继发于全身感染和/或肺部感染的肺水肿,如革兰阴性杆菌感染所致的败血症和肺炎球菌性肺炎均可引起肺水肿,主要是通过增加肺毛细血管壁通透性所致。肺水肿亦可继发于病毒感染。流感病毒、水痘-带状疱疹病毒所致的病毒性肺炎均可引起肺水肿。

2.毒素吸入性肺水肿

毒素吸入性肺水肿指吸入有害性气体或毒物所致的肺水肿。有害性气体包括二氧化氮、氯、光气、氨、氟化物、二氧化硫等,毒物以有机磷农药最为常见。其病理生理如下:①有害性气体引起变态反应或直接损害,使肺毛细血管通透性增加,减少肺泡表面活性物质,并通过神经体液因素引起肺静脉收缩和淋巴管痉挛,使肺组织水分增加。②有机磷通过皮肤、呼吸道和消化道进入人体,与胆碱酯酶结合,抑制该酶的作用,使乙酰胆碱在体内积聚,导致支气管痉挛、分泌物增加、呼吸肌麻痹和呼吸中枢抑制,导致缺氧和肺毛细血管通透性增加。

3.淹溺性肺水肿

淹溺性肺水肿指淡水和海水淹溺所致的肺水肿。淡水为低渗性,被大量吸入后,很快通过肺泡-毛细血管膜进入血液循环,导致肺组织的组织学损伤和全身血容量增加,肺泡-毛细血管膜损伤较重或左心代偿功能障碍时,诱发急性肺水肿。高渗性海水进入肺泡后,使得血管内大量水分进入肺泡引起肺水肿。肺水肿引起缺氧可加重肺泡上皮、毛细血管内皮细胞损害,增加毛细血管通透性,进一步加重肺水肿。

4.尿毒症性肺水肿

肾衰竭患者常伴肺水肿和纤维蛋白性胸膜炎。主要发病因素如下:①高血压所致左心衰竭;②少尿患者循环血容量增多;③血浆蛋白减少,血管内胶体渗透压降低,肺毛细血管静水压与胶体渗透压差距增大,促进肺水肿形成。

5.氧中毒性肺水肿

氧中毒性肺水肿指长时间吸入高浓度(＞60％)氧引起肺组织损害所致的肺水肿。一般在常压下吸入纯氧 12～24 小时,高压下 3～4 小时即可发生氧中毒。氧中毒的损害以肺组织为主,表现为上皮细胞损害、肺泡表面活性物质减少、肺泡透明膜形成,引起肺泡和间质水肿,以及肺不张。其毒性作用是由于氧分子还原成水时所产生的中间产物自由基(如超氧阴离子、过氧化氢、羟自由基和单线态氧等)所致。正常时氧自由基为组织内抗氧化系统,如超氧化物歧化酶(SOD)、过氧化氢酶、谷胱甘肽氧化酶所清除。吸入高浓度氧,氧自由基形成加速,当其量超过组织抗氧化系统清除能力时,即可造成肺组织损伤,形成肺损伤。

（七）与麻醉相关的肺水肿

1.麻醉药过量

麻醉药过量引起肺水肿,可见于吗啡、美沙酮、急性巴比妥酸盐和海洛因中毒。发病机制可能与下列因素有关:①抑制呼吸中枢,引起严重缺氧,使肺毛细血管通透性增加,同时伴有肺动脉高压,产生急性肺水肿。②缺氧刺激下丘脑引起周围血管收缩,血液重新分布而致肺血容量增加。③海洛因所致肺水肿可能与神经源性发病机制有关。④个别患者的易感性或变态反应。

2.呼吸道梗阻

围术期喉痉挛常见于麻醉诱导期插管强烈刺激,亦见于术中神经牵拉反应,以及甲状腺手术因神经阻滞不全对气道的刺激。气道通畅时,胸腔内压对肺组织间隙压力的影响不大,但急性上呼吸道梗死时,用力吸气造成胸膜腔负压增加,几乎全部传导至血管周围间隙,促进血管内液进入肺组织间隙。上呼吸道梗阻时,患者处于挣扎状态,缺氧和交感神经活性极度亢进,可导致肺小动脉痉挛性收缩、肺小静脉收缩、肺毛细血管通透性增加。酸中毒又可增加对心脏做功的抑制,除非呼吸道梗阻解除,否则将形成恶性循环,加速肺水肿的发展。

3.误吸

围术期呕吐或胃内容物反流可引起吸入性肺炎和支气管痉挛,肺表面活性物质灭活和肺毛细血管内皮细胞受损,从而使液体渗出至肺组织间隙内,发生肺水肿。患者表现为发绀、心动过速、支气管痉挛和呼吸困难。肺组织损害的程度与胃内容物的 pH 直接相关,pH>2.5 的胃液所致的损害要比 pH<2.5 者轻微得多。

4.肺过度膨胀

一侧肺不张使单肺通气,全部潮气量进入一侧肺内,导致肺过度充气膨胀,随之出现肺水肿,其机制可能与肺容量增加有关。

三、临床表现

发病早期,均先有肺间质性水肿,肺泡毛细血管间隔内的胶原纤维肿胀,刺激附近的肺毛细血管旁"J"感受器,反射性引起呼吸频率增快,促进肺淋巴液回流,同时表现为过度通气。

水肿液在肺泡周围积聚后,沿着肺动脉、静脉和小气道鞘延伸,在支气管堆积到一定程度,引起支气管狭窄,可出现呼气性啰音。患者常主诉胸闷、咳嗽,有呼吸困难、颈静脉怒张,听诊可闻及哮鸣音和少量湿啰音。若不及时发现和治疗,则继发为肺泡性肺水肿。

肺泡性肺水肿时,水肿液进入末梢细支气管和肺泡,当水肿液溢满肺泡后,出现典型的粉红色泡沫痰,液体充满肺泡后不能参与气体交换,通气/血流比值下降,引起低氧血症。插管患者可表现呼吸道阻力增大和发绀,经气管导管喷出或涌出大量的粉红色泡沫痰。

四、诊断

肺水肿发病早期多为间质性肺水肿,若未及时发现和治疗,可继发为肺泡性肺水肿,加重心肺功能紊乱,故应重视早期诊断和治疗。

肺水肿的诊断主要根据症状、体征和 X 线表现,一般并不困难。临床上同时测定 PCWP 和 πmv,πmv-PCWP 正常值为(1.20±0.2)kPa[(9.7±1.7)mmHg],当 πmv-PCWP≤0.5 kPa(4 mmHg)时,提示肺内肺水增多,有助于早期诊断。复张性肺水肿常伴有复张性低血压。

五、鉴别诊断

心源性肺水肿在肺间质和肺泡腔的渗出以红细胞为主。左心衰竭导致肺淤血。非心源性肺水肿在肺间质和肺泡腔的渗出以血浆内的一些蛋白、体液为主。肺泡-毛细血管膜的通透性增加,为漏出性肺水肿。

(一)心源性肺水肿

1.主要表现

常突然发作、高度气急、呼吸浅速、端坐呼吸、咳嗽、咳白色或粉红色泡沫痰、面色灰白、口唇及肢端发绀、大汗、烦躁不安、心悸、乏力等。

2.体征

体征包括双肺广泛水泡音和/或哮鸣音、心率增快、心尖区奔马律及收缩期杂音、心界向左扩大,可有心律失常和交替脉,不同心脏病尚有相应体征和症状。

急性心源性肺水肿是一种严重的重症,必须分秒必争进行抢救,以免危及患者生命。具体急救措施包括:①非特异性治疗;②查出肺水肿的诱因并加以治疗;③识别及治疗肺水肿的基础心脏病变。

(二)非心源性肺水肿

1.主要表现

进行性加重的呼吸困难、端坐呼吸、大汗、发绀、咳粉红色泡沫痰。

2.体征

双肺可闻及广泛湿啰音,可先出现在双肺中下部,然后波及全肺。

3.X线

早期可出现Kerley线,提示间质性肺水肿,进一步发展可出现肺泡肺水肿的表现。

肺毛细血管楔压(PCWP)用于鉴别心源性及非心源性肺水肿。前者 PCWP>1.6 kPa(12 mmHg),后者PCWP≤1.6 kPa(12 mmHg)。

六、治疗

治疗原则为病因治疗,是缓解和根本消除肺水肿的基本措施;维持气道通畅,充分供氧和机械通气治疗,纠正低氧血症;降低肺血管静水压,提高血浆胶体渗透压,改善肺毛细血管通透性;保持患者镇静,预防和控制感染。

(一)充分供氧和机械通气治疗

1.维持气道通畅

水肿液进入肺泡和细支气管后汇集至气管,使呼吸道阻塞,增加气道压,从气管喷出大量粉红色泡沫痰,即便用吸引器抽吸,水肿液仍大量涌出。采用去泡沫剂能提高水肿液清除效果。

2.充分供氧

轻度缺氧患者可用鼻导管给氧,每分钟6~8 L;重度低氧血症患者,行气管内插管,进行机械通气,同时保证呼吸道通畅。约85%的急性肺水肿患者须行短时间气管内插管。

3.间歇性正压通气

间歇性正压通气(IPPV)通过增加肺泡压和肺组织间隙压力,阻止肺毛细血管内液滤出;降低右心房充盈压,减少肺内血容量,缓解呼吸肌疲劳,降低组织氧耗量。常用的参数是潮气量8~

10 mL/kg,呼吸频率 12～14 次/分,吸气峰值压力应小于 4.0 kPa(30 mmHg)。

4.持续正压通气或呼气末正压通气

应用 IPPV,FiO_2＞0.6 仍不能提高 PaO_2,可用持续正压通气(CPAP)或呼气末正压通气(PEEP)。通过开放气道,扩张肺泡,增加功能残气量,改善肺顺应性及通气/血流比值。合适的 PEEP 通常先从 0.5 kPa(5 cmH_2O)开始,逐步增加到 1.0～1.5 kPa(10～15 cmH_2O),其前提是对患者心排血量无明显影响。

(二)降低肺毛细血管静水压

1.增强心肌收缩力

急性肺水肿合并低血压时,病情更为险恶。应用适当的正性变力药物使左心室能在较低的充盈压下维持或增加心排血量,包括速效强心苷、拟肾上腺素药和能量合剂等。

强心苷药物表现为剂量相关性的心肌收缩力增强,同时可以降低房颤时的心率、延长舒张期充盈时间,使肺毛细血管平均压下降。强心药对高血压性心脏病、冠心病引起的左心衰竭所造成的急性肺水肿疗效明显。氨茶碱除增加心肌收缩力、降低后负荷外,还可舒张支气管平滑肌。

2.降低心脏前后负荷

当 CVP 为 1.5 kPa(15 cmH_2O),PCWP 增高达 2.0 kPa(15 mmHg)以上时,应限制输液,同时静脉注射利尿药,如呋塞米、依他尼酸等。若不见效,可加倍剂量重复给药,尤其对心源性或输液过多引起的急性肺水肿,可迅速有效地从肾脏将液体排出体外,使肺毛细血管静水压下降,减少气道水肿液。使用利尿药时应注意补充氯化钾,并避免血容量过低。

吗啡解除焦虑、松弛呼吸道平滑肌,有利于改善通气,同时具有降低外周静脉张力、扩张小动脉的作用,减少回心血量,降低肺毛细血管静水压。一般静脉注射吗啡 5 mg,起效迅速,对高血压、二尖瓣狭窄等引起的肺水肿效果良好,应早期使用。在没有呼吸支持的患者,应严密监测呼吸功能,防止吗啡抑制呼吸。休克患者禁用吗啡。

东莨菪碱、山莨菪碱及阿托品对中毒性急性肺水肿疗效满意,该类药物具有较强的解除阻力血管及容量血管痉挛的作用,可降低心脏前后负荷,增加肺组织灌注量及冠状动脉血流,增加动脉血氧分压,同时还具有解除支气管痉挛、抑制支气管分泌过多液体、兴奋呼吸中枢及抑制大脑皮质活动的作用。

患者体位对回心血量有明显影响,取坐位或头高位有助于减少静脉回心血量、减轻肺淤血、降低呼吸做功和增加肺活量,但低血压和休克患者应取平卧位。

α 受体阻滞剂可使全身及内脏血管扩张、回心血量减少,改善肺水肿。可用酚妥拉明 10 mg 加入 5% 葡萄糖溶液 100～200 mL 静脉滴注。硝普钠通过降低心脏后负荷改善肺水肿,但对二尖瓣狭窄引起者要慎用。

(三)镇静及感染的防治

1.镇静药物

咪达唑仑、丙泊酚具有较强的镇静作用,可减少患者的惊恐和焦虑,减轻呼吸急促,将急促而无效的呼吸调整为均匀有效的呼吸,减少呼吸做功。有利于通气治疗患者的呼吸与呼吸机同步,以改善通气。

2.预防和控制感染

感染性肺水肿继发于全身感染和/或肺部感染所致的肺水肿,革兰阴性杆菌所致的败血症是引起肺水肿的主要原因。各种原因引起的肺水肿均应预防肺部感染,除加强护理外,应常规给予抗生素以预防肺部感染。常用的抗生素有氨基糖苷类抗生素、头孢菌素和氯霉素。

给予抗生素的同时,应用肾上腺皮质激素,可以预防毛细血管通透性增加,减轻炎症反应,促使水肿消退,并能刺激细胞代谢,促进肺泡表面活性物质产生,增强心肌收缩,降低外周血管阻力。

临床常用的药物有氢化可的松、地塞米松和泼尼松龙,通常在发病 24～48 小时用大剂量皮质激素。氢化可的松首次静脉注射 200～300 mg,24 小时用量可达 1 g 以上;地塞米松首次用量可静脉注射 30～40 mg,随后每 6 小时静脉注射 10～20 mg,甲泼尼龙的剂量为 30 mg/kg 静脉注射,用药不宜超过 72 小时。

(四)复张性肺水肿的防治

防止跨肺泡压的急剧增大是预防肺复张性肺水肿的关键。行胸腔穿刺或引流复张时,应逐步减少胸内液气量,复张过程应在数小时以上,负压吸引不应超过 1.0 kPa(10 cmH$_2$O),每次抽液量不应超过 1 000 mL。

若患者出现持续性咳嗽,应立即停止抽吸或钳闭引流管,术中膨胀肺时,应注意潮气量和压力适中,主张采用双腔插管以免健侧肺过度扩张,肺复张后持续做一段时间的 PEEP,以保证复张过程中跨肺泡压差不致过大,防止复张后肺毛细血管渗漏的增加。

肺复张性肺水肿治疗的目的是维持患者足够的氧合和血流动力学的稳定。无症状者无须特殊处理,低氧血症较轻者予以吸氧,较重者则需气管内插管,应用 PEEP 及强心利尿剂和激素。向胸内注入 50～100 mL 气体、做肺动脉栓塞术均是可取的方法。在肺复张期间要避免输液过多、过快。

七、病情观察与评估

(1)监测生命体征,观察患者有无呼吸增快(频率可达 30～40 次/分)、心率增快、脉搏细速、血压升高或持续下降。

(2)观察有无皮肤发绀、湿冷、毛孔收缩、尿量减少等微循环灌注不足表现。

(3)观察患者有无咯粉红色泡沫痰等肺水肿特征性表现。

(4)心肺听诊有无干啰音或湿啰音。

八、护理措施

(一)体位

协助患者取坐位,双腿下垂。

(二)氧疗

遵医嘱予以吸氧 6～8 L/min,可于湿化瓶中加入 50％乙醇湿化,乙醇可使肺泡内泡沫表面张力降低而破裂、消散。若患者不能耐受,可降低乙醇浓度或间歇使用。病情严重者采用无创或有创机械通气。

(三)用药护理

1.镇静剂

常用吗啡皮下或静脉注射,注意观察患者有无呼吸抑制、心动过缓、血压下降。呼吸衰竭、昏迷、严重休克者禁用。

2.利尿剂

常用呋塞米静脉推注,观察患者有无腹胀、恶心、呕吐、心律失常;有无嗜睡、意识淡漠、肌痛性痉挛;有无烦躁或谵妄、呼吸浅慢、手足抽搐等低钾、低钠血症及低氯性碱中毒等电解质紊乱表现。准确记录 24 小时尿量,监测血钾变化和心律。

3.血管扩张剂

常用硝普钠和硝酸甘油静脉滴注或微量泵泵入。硝普钠现配现用,避光输注,控制速度,严密监测血压变化,根据血压调整剂量。

4.洋地黄制剂

常用毛花苷 C 0.2～0.4 mg 稀释后缓慢静脉推注,观察心率和节律变化,心率或脉搏＜60 次/分时停止用药。当出现食欲减退、恶心、心悸、头痛、黄绿视、视物模糊、心律从规则变为不规则,或从不规则变为规则时可能是中毒反应,应立即停药并告知医师。

九、健康指导

(1)告知患者避免劳累、情绪激动等诱因。

(2)告知患者限制钠盐及液体摄入。

(3)告知患者疾病相关知识,如出现频繁咳嗽、气喘、咳粉红色泡沫痰时,立即取端坐位并及时就诊。

（徐春美）

第八节　急性呼吸窘迫综合征

急性呼吸窘迫综合征(acute respiratory distress syndrome,ARDS)是指严重感染、创伤、休克等非心源性疾病过程中,肺毛细血管内皮细胞和肺泡上皮细胞损伤造成弥漫性肺间质及肺泡水肿,导致的急性低氧性呼吸功能不全或衰竭,属于急性肺损伤(acute lung injury,ALI)的严重阶段。以肺容积减少、肺顺应性降低、严重的通气/血流比例失调为病理生理特征。临床上表现为进行性低氧血症和呼吸窘迫,肺部影像学表现为非均一性的渗出性病变。本病起病急、进展快、病死率高。

ALI 和 ARDS 是同一疾病过程中的两个不同阶段,ALI 代表早期和病情相对较轻的阶段,而 ARDS 代表后期病情较为严重的阶段。发生 ARDS 时患者必然经历过 ALI,但并非所有的ALI 都要发展为 ARDS。引起 ALI 和 ARDS 的原因和危险因素很多,根据肺部直接和间接损伤对危险因素进行分类,可分为肺内因素和肺外因素。肺内因素是指致病因素对肺的直接损伤,包括:①化学性因素,如吸入毒气、烟尘、胃内容物及氧中毒等。②物理性因素,如肺挫伤、放射性损伤等。③生物性因素,如重症肺炎。肺外因素是指致病因素通过神经体液因素间接引起肺损伤,包括严重休克、感染中毒症、严重非胸部创伤、大面积烧伤、大量输血、急性胰腺炎、药物或麻醉品中毒等。ALI 和 ARDS 的发生机制非常复杂,目前尚不完全清楚。多数学者认为,ALI 和ARDS 是由多种炎性细胞、细胞因子和炎性介质共同参与引起的广泛肺毛细血管急性炎症性损伤过程。

一、临床特点

ARDS 的临床表现可以有很大差别,取决于潜在疾病和受累器官的数目和类型。

（一）症状体征

（1）发病迅速:ARDS 多发病迅速,通常在发病因素攻击(如严重创伤、休克、败血症、误吸)后 12～48 小时发病,偶尔有长达 5 天者。

（2）呼吸窘迫:是 ARDS 最常见的症状,主要表现为气急和呼吸频率增快,呼吸频率大多在 25～50 次/分。其严重程度与基础呼吸频率和肺损伤的严重程度有关。

（3）咳嗽、咳痰、烦躁和神志变化:ARDS 可有不同程度的咳嗽、咳痰,可咳出典型的血水样痰,可出现烦躁、神志恍惚。

（4）发绀:是未经治疗 ARDS 的常见体征。

（5）ARDS 患者也常出现呼吸类型的改变,主要为呼吸浅快或潮气量的变化。病变越严重,这一改变越明显,甚至伴有吸气时鼻翼翕动及三凹征。在早期自主呼吸能力强时,常表现为深快呼吸,当呼吸肌疲劳后,则表现为浅快呼吸。

（6）早期可无异常体征,或仅有少许湿啰音;后期多有水泡音,也可出现管状呼吸音。

（二）影像学表现

1.X 线胸片检查

早期病变以间质性为主,胸部 X 线片常无明显异常或仅见血管纹理增多,边缘模糊,双肺散在分布的小斑片状阴影。随着病情进展,上述的斑片状阴影进一步扩展,融合成大片状,或两肺均匀一致增加的毛玻璃样改变,伴有支气管充气征,心脏边缘不清或消失,称为"白肺"。

2.胸部 CT 检查

与 X 线胸片相比,胸部 CT 尤其是高分辨 CT(HRCT)可更为清晰地显示出肺部病变分布、范围和形态,为早期诊断提供帮助。由于肺毛细血管膜通透性一致性增高,引起血管内液体渗出,两肺斑片状阴影呈现重力依赖性现象,还可出现变换体位后的重力依赖性变化。在 CT 上表现为病变分布不均匀:①非重力依赖区(仰卧时主要在前胸部)正常或接近正常。②前部和中间区域呈毛玻璃样阴影。③重力依赖区呈现实变影。这些提示肺实质的实变出现在受重力影响最明显的区域。无肺泡毛细血管膜损伤时,两肺斑片状阴影均匀分布,既不出现重力依赖现象,也无变换体位后的重力依赖性变化。这一特点有助于与感染性疾病鉴别。

（三）实验室检查

1.动脉血气分析

$PaO_2 <8.0$ kPa(60 mmHg),有进行性下降趋势,在早期 $PaCO_2$ 多不升高,甚至可因过度通气而低于正常;早期多为单纯呼吸性碱中毒;随病情进展可合并代谢性酸中毒,晚期可出现呼吸性酸中毒。氧合指数较动脉氧分压更能反映吸氧时呼吸功能的障碍,而且与肺内分流量有良好的相关性,计算简便。氧合指数参照范围为 53.2～66.5 kPa(400～500 mmHg),在 ALI 时 ≤40.0 kPa(300 mmHg),ARDS 时≤26.7 kPa(200 mmHg)。

2.血流动力学监测

通过漂浮导管,可同时测定并计算肺动脉压(PAP)、肺动脉楔压(PAWP)等,不仅对诊断、鉴别诊断有价值,而且对机械通气治疗也为重要的监测指标。肺动脉楔压一般<1.6 kPa(12 mmHg),若>2.4 kPa(18 mmHg),则支持左侧心力衰竭的诊断。

3.肺功能检查

ARDS 发生后呼吸力学发生明显改变,包括肺顺应性降低和气道阻力增高,肺无效腔/潮气量是不断增加的,肺无效腔/潮气量增加是早期 ARDS 的一种特征。

二、诊断及鉴别诊断

中华医学会呼吸病学分会制定的诊断标准如下。

(1)有 ALI 和/或 ARDS 的高危因素。

(2)急性起病、呼吸频数和/或呼吸窘迫。

(3)低氧血症:ALI 时氧合指数≤40.0 kPa(300 mmHg);ARDS 时氧合指数≤26.7 kPa(200 mmHg)。

(4)胸部 X 线检查显示两肺浸润阴影。

(5)肺动脉楔压≤2.4 kPa(18 mmHg)或临床上能除外心源性肺水肿。

符合以上 5 项条件者,可以诊断 ALI 或 ARDS。必须指出,ARDS 的诊断标准并不具有特异性,诊断时必须排除大片肺不张、自发性气胸、重症肺炎、急性肺栓塞和心源性肺水肿(表 4-1)。

表 4-1　ARDS 与心源性肺水肿的鉴别

类别	ARDS	心源性肺水肿
特点	高渗透性	高静水压
病史	创伤、感染等	心脏疾病
双肺浸润阴影	+	+
重力依赖性分布现象	+	+
发热	+	可能
白细胞计数增多	+	可能
胸腔积液	−	+
吸纯氧后分流	较高	可较高
肺动脉楔压	正常	高
肺泡液体蛋白	高	低

三、急诊处理

ARDS 是呼吸系统的一个急症,必须在严密监护下进行合理治疗。治疗目标是改善肺的氧合功能,纠正缺氧,维护脏器功能和防治并发症。治疗措施如下。

(一)氧疗

应采取一切有效措施尽快提高 PaO_2,纠正缺氧。可给高浓度吸氧,使 PaO_2≥8.0 kPa(60 mmHg)或 SaO_2≥90%。轻症患者可使用面罩给氧,但多数患者需采用机械通气。

(二)去除病因

病因治疗在 ARDS 的防治中占有重要地位,主要是针对涉及的基础疾病。感染是 ALI 和ARDS 常见原因也是首位高危因素,而 ALI 和 ARDS 又易并发感染。如果 ARDS 的基础疾病是脓毒症,除了清除感染灶外,还应选择敏感抗生素,同时收集痰液或血液标本分离培养病原菌和进行药敏试验,指导下一步抗生素的选择。一旦建立人工气道并进行机械通气,即应给予广谱抗生素,以预防呼吸道感染。

(三)机械通气

机械通气是最重要的支持手段。如果没有机械通气,许多 ARDS 患者会因呼吸衰竭在数小时至数天内死亡。机械通气的指征目前尚无统一标准,多数学者认为一旦诊断为 ARDS,就应进行机械通气。在 ALI 阶段可试用无创正压通气,使用无创机械通气治疗时应严密监测患者的生命体征及治疗反应。神志不清、休克、气道自洁能力障碍的 ALI 和 ARDS 患者不宜应用无创机械通气。如无创机械通气治疗无效或病情继续加重,应尽快建立人工气道,行有创机械通气。

为了防止肺泡萎陷,保持肺泡开放,改善氧合功能,避免机械通气所致的肺损伤,目前常采用肺保护性通气策略,主要措施包括以下两方面。

1.呼气末正压

适当加用呼气末正压可使呼气末肺泡内压增大,肺泡保持开放状态,从而达到防止肺泡萎陷,减轻肺泡水肿,改善氧合功能和提高肺顺应性的目的。应用呼气末正压应首先保证有效循环血容量足够,以免因胸内正压增加而降低心排血量,而减少实际的组织氧运输;呼气末正压先从低水平 0.3～0.5 kPa(3～5 cmH$_2$O)开始,逐渐增加,直到 PaO$_2$>8.0 kPa(60 mmHg)、SaO$_2$>90%时的呼气末正压水平,一般呼气末正压水平为 0.5～1.8 kPa(5～18 cmH$_2$O)。

2.小潮气量通气和允许性高碳酸血症

ARDS 患者采用小潮气量(6～8 mL/kg)通气,使吸气平台压控制在 3.0～3.4 kPa(30～35 cmH$_2$O)以下,可有效防止因肺泡过度充气而引起的肺损伤。为保证小潮气量通气的进行,可允许一定程度的 CO$_2$ 潴留[PaCO$_2$ 一般不宜高于 10.7～13.3 kPa(80～100 mmHg)]和呼吸性酸中毒(pH 7.25～7.30)。

(四)控制液体入量

在维持血压稳定的前提下,适当限制液体入量,配合利尿药,使出入量保持轻度负平衡(每天 500 mL 左右),使肺脏处于相对"干燥"状态,有利于肺水肿的消除。液体管理的目标是在最低[0.7～1.1 kPa(5～8 mmHg)]的肺动脉楔压下维持足够的心排血量及氧运输量。在早期可给予高渗晶体液,一般不推荐使用胶体液。存在低蛋白血症的 ARDS 患者,可通过补充清蛋白等胶体溶液和应用利尿药,有助于实现液体负平衡,并改善氧合。若限液后血压偏低,可使用多巴胺和多巴酚丁胺等血管活性药物。

(五)加强营养支持

营养支持的目的在于不但纠正现有的患者的营养不良,还应预防患者营养不良的恶化。营养支持可经胃肠道或胃肠外途径实施。如有可能应尽早经胃肠补充部分营养,不但可以减少补液量,而且可获得经胃肠营养的有益效果。

(六)加强护理、防治并发症

有条件时应在 ICU 中动态监测患者的呼吸、心律、血压、尿量及动脉血气分析等,及时纠正酸碱失衡和电解质紊乱。注意预防呼吸机相关性肺炎的发生,尽量缩短病程和机械通气时间,加强物理治疗,包括体位、翻身、拍背、排痰和气道湿化等。积极防治应激性溃疡和多器官功能障碍综合征。

(七)其他治疗

糖皮质激素、肺泡表面活性物质替代治疗、吸入一氧化氮在 ALI 和 ARDS 的治疗中可能有一定价值,但疗效尚不肯定。不推荐常规应用糖皮质激素预防和治疗 ARDS。糖皮质激素既不能预防 ARDS 的发生,对早期 ARDS 也没有治疗作用。ARDS 发病＞14 天应用糖皮质激素会明显增加病死率。感染性休克并发 ARDS 的患者,如合并肾上腺皮质功能不全,可考虑应用替代剂量的糖皮质激素。肺表面活性物质有助于改善氧合,但是还不能将其作为 ARDS 的常规治疗手段。

四、急救护理

在救治 ARDS 过程中,精心护理是抢救成功的重要环节。护士应做到及早发现病情,迅速协助医师采取有力的抢救措施。密切观察患者生命体征,做好各项记录,准确完成各种治疗,备齐抢救器械和药品,防止机械通气和气管切开的并发症。

(一)护理目标

(1)及早发现 ARDS 的迹象,以及早有效地协助抢救。维持生命体征稳定,挽救患者生命。

(2)做好人工气道的管理,维持患者最佳气体交换,改善低氧血症,减少机械通气并发症。

(3)采取俯卧位通气护理,缓解肺部压迫,改善心脏的灌注。

(4)积极预防感染等各种并发症,提高救治成功率。

(5)加强基础护理,增加患者舒适感。

(6)减轻患者心理不适,使其合作、平静。

(二)护理措施

1.及早发现病情变化

ARDS 通常在疾病或严重损伤的最初 24 小时后发生。首先出现呼吸困难,通常呼吸浅快。吸气时可存在肋间隙和胸骨上窝凹陷。皮肤可出现发绀和斑纹,吸氧不能使之改善。

护士发现上述情况要高度警惕,及时报告医师,进行动脉血气和胸部 X 线等相关检查。一旦诊断考虑 ARDS,立即积极治疗。若没有机械通气的相应措施,应尽早转至有条件的医院。患者转运过程中应有专职医师和护士陪同,并准备必要的抢救设备,氧气必不可少。若有指征行机械通气治疗,可以先行气管插管后转运。

2.密切监护

迅速连接监测仪,密切监护心率、心律、血压等生命体征,尤其是呼吸的频率、节律、深度及血氧饱和度等。观察患者意识、发绀情况、末梢温度等。注意有无呕血、黑便等消化道出血的表现。

3.氧疗和机械通气的护理治疗

ARDS 最紧迫问题在于纠正顽固性低氧,改善呼吸困难,为治疗基础疾病赢得时间。需要对患者实施氧疗甚至机械通气。

(1)严密监测患者呼吸情况及缺氧症状。若单纯面罩吸氧不能维持满意的血氧饱和度,应予辅助通气。首先可尝试采用经面罩持续气道正压吸氧等无创通气,但大多需要机械通气吸入氧气。遵医嘱给予高浓度氧气吸入或使用呼气末正压呼吸(positive end expiratory pressure, PEEP)并根据动脉血气分析值的变化调节氧浓度。

(2)使用 PEEP 时应严密观察,防止患者出现气压伤。PEEP 是在呼气终末时给予气道以一恒定正压使之不能回复到大气压的水平。可以增加肺泡内压和功能残气量改善氧合,防止呼气使肺泡萎陷,增加气体分布和交换,减少肺内分流,从而提高 PaO_2。由于 PEEP 使胸腔内压升高,静脉回流受阻,致心搏减少,血压下降,严重时可引起循环衰竭,另外正压过高,肺泡过度膨胀、破裂有导致气胸的危险。所以在监护过程中,注意PEEP观察有无心率增快、突然胸痛、呼吸困难加重等相关症状,发现异常立即调节PEEP压力并报告医师处理。

(3)帮助患者采取有利于呼吸的体位,如端坐位或高枕卧位。

(4)人工气道的管理有以下几方面。

妥善固定气管插管,观察气道是否通畅,定时对比听诊双肺呼吸音。经口插管者要固定好牙垫,防止阻塞气道。每班检查并记录导管刻度,观察有无脱出或误入一侧主支气管。套管固定松紧适宜,以能放入一指为准。

气囊充气适量。充气过少易产生漏气,充气过多可压迫气管黏膜导致气管食管瘘,可以采用最小漏气技术,用来减少并发症发生。方法:用10 mL注射器将气体缓慢注入,直至在喉及气管部位听不到漏气声,向外抽出气体每次0.25~0.5 mL,至吸气压力到达峰值时出现少量漏气为止,再注入0.25~0.5 mL气体,此时气囊容积为最小封闭容积,气囊压力为最小封闭压力,记录注气量。观察呼吸机上气道峰压是否下降及患者能否发音说话,长期机械通气患者要观察气囊有无破损、漏气现象。

保持气道通畅。严格无菌操作,按需适时吸痰。过多反复抽吸会刺激黏膜,使分泌物增加。先吸气道再吸口、鼻腔,吸痰前给予充分气道湿化、翻身叩背、吸纯氧3分钟,吸痰管最大外径不超过气管导管内径的1/2,迅速插吸痰管至气管插管,感到阻力后撤回吸痰管1~2 cm,打开负压边后退边旋转吸痰管,吸痰时间不应超过15秒。吸痰后密切观察痰液的颜色、性状、量及患者心率、心律、血压和血氧饱和度的变化,一旦出现心律失常和呼吸窘迫,立即停止吸痰,给予吸氧。

用加温湿化器对吸入气体进行湿化,根据病情需要加入盐酸氨溴索、异丙托溴铵等,每天3次雾化吸入。湿化满意标准为痰液稀薄、无泡沫、不附壁能顺利吸出。

呼吸机使用过程中注意电源插头要牢固,不要与其他仪器共用一个插座;机器外部要保持清洁,上端不可放置液体;开机使用期间定时倒掉管道及集水瓶内的积水,集水瓶安装要牢固;定时检查管道是否漏气、有无打折、压缩机工作是否正常。

4.维持有效循环,维持出入液量轻度负平衡

循环支持治疗的目的是恢复和提供充分的全身灌注,保证组织的灌流和氧供,促进受损组织的恢复。在能保持酸碱平衡和肾功能前提下达到最低水平的血管内容量。①护士应迅速帮助完成该治疗目标。选择大血管,建立2个以上的静脉通道,正确补液,改善循环血容量不足。②严格记录出入量、每小时尿量。出入量管理的目标是在保证血容量、血压稳定前提下,24小时出量大于入量1 000 mL,利于肺内水肿液的消退。充分补充血容量后,护士遵医嘱给予利尿剂,消除肺水肿。观察患者对治疗的反应。

5.俯卧位通气护理

由仰卧位改变为俯卧位,可使75%ARDS患者的氧合改善。可能与血流重新分布,改善背侧肺泡的通气,使部分萎陷肺泡再膨胀达到"开放肺"的效果有关。随着通气/血流比例的改善进而改善了氧合。但存在血流动力学不稳定、颅内压增高、脊柱外伤、急性出血、骨科手术、近期腹部手术、妊娠等为禁忌实施俯卧位。①患者发病24小时后取俯卧位,翻身前给予纯氧吸入3分钟。预留足够的管路长度,注意防止气管插管过度牵拉致脱出。②为减少特殊体位给患者带来的不适,用软枕垫高头部15°~30°,嘱患者双手放在枕上,并在髋、膝、踝部放软枕,每1~2小时更换1次软枕的位置,每4小时更换1次体位,同时考虑患者的耐受程度。③注意血压变化,因

俯卧位时支撑物放置不当,可使腹压增加,下腔静脉回流受阻而引起低血压,必要时在翻身前提高吸氧浓度。④注意安全、防坠床。

6.预防感染的护理

护理方法如下:①注意严格无菌操作,每天更换气管插管切口敷料,保持局部清洁干燥,预防或消除继发感染。②加强口腔及皮肤护理,以防护理不当而加重呼吸道感染及发生压疮。③密切观察体温变化,注意呼吸道分泌物的情况。

7.心理护理

减轻恐惧,增加心理舒适度:①评估患者的焦虑程度,指导患者学会自我调整心理状态,调控不良情绪。主动向患者介绍环境,解释治疗原则,解释机械通气、监测及呼吸机的报警系统,尽量消除患者的紧张感。②耐心向患者解释病情,对患者提出的问题要给予明确、有效和积极的信息,消除心理紧张和顾虑。③护理患者时保持冷静和耐心,表现出自信和镇静。④如果患者由于呼吸困难或人工通气不能讲话,可提供纸笔或以手势与患者交流。⑤加强巡视,了解患者的需要,帮助患者解决问题。⑥帮助并指导患者及家属应用松弛疗法、按摩等。

8.营养护理

ARDS患者处于高代谢状态,应及时补充热量和高蛋白、高脂肪营养物质。能量的摄取既应满足代谢的需要,又应避免糖类的摄取过多,蛋白摄取量一般为每天1.2~1.5 g/kg。

尽早采用肠内营养,协助患者取半卧位,充盈气囊,证实胃管在胃内后,用加温器和输液泵匀速泵入营养液。若有肠鸣音消失或胃潴留,暂停鼻饲,给予胃肠减压。一般留置5天后拔除,更换到对侧鼻孔,以减少鼻窦炎的发生。

(三)健康指导

在疾病的不同阶段,根据患者的文化程度做好有关知识的宣传和教育,让患者了解病情的变化过程。

(1)提供舒适安静的环境以利于患者休息,指导患者正确卧位休息,讲解由仰卧位改变为俯卧位的意义,尽可能减少特殊体位给患者带来的不适。

(2)向患者解释咳嗽、咳痰的重要性,指导患者掌握有效咳痰的方法,鼓励并协助患者咳嗽、排痰。

(3)指导患者自己观察病情变化,如有不适及时通知医护人员。

(4)嘱患者严格按医嘱用药,按时服药,不要随意增减药物剂量及种类。服药过程中,需密切观察患者用药后反应,以指导用药剂量。

(5)出院指导:指导患者出院后仍以休息为主,活动量要循序渐进,注意劳逸结合。此外,患者病后生活方式的改变需要家人的积极配合和支持,应指导患者家属给患者创造一个良好的身心休养环境。出院后1个月内来院复查1~2次,出现情况随时来院复查。

(徐春美)

第九节 呼 吸 衰 竭

一、概述

(一)疾病概述

呼吸衰竭是指各种原因引起的肺通气和/或换气功能严重障碍,以致在静息状态下亦不能维持足够的气体交换,导致低氧血症伴(或不伴)高碳酸血症,进而引起一系列病理生理改变和相应临床表现的综合征。其临床表现缺乏特异性,明确诊断有赖于动脉血气分析:在海平面、静息状态、呼吸空气条件下,动脉血氧分压(PaO_2)<8.0 kPa(60 mmHg),伴或不伴二氧化碳分压($PaCO_2$)>6.7 kPa(50 mmHg),并排除心内解剖分流和原发于心排血量降低等因素,可诊为呼吸衰竭。

(二)相关病理生理

1.低氧血症和高碳酸血症的发生机制

各种病因通过引起肺泡通气不足、弥散障碍、肺泡通气/血流比例失调、肺内动-静脉解剖分流增加和氧耗量增加五个主要机制,使通气和/或换气过程发生障碍,导致呼吸衰竭。临床上单一机制引起的呼吸衰竭很少见,往往是多种机制并存或随着病情的发展先后参与发挥作用。

2.低氧血症和高碳酸血症对机体的影响

呼吸衰竭时发生的低氧血症和高碳酸血症,能够影响全身各系统器官的代谢、功能甚至使组织结构发生变化。通常先引起各系统器官的功能和代谢发生一系列代偿适应反应,以改善组织的供氧,调节酸碱平衡和适应改变了的内环境。当呼吸衰竭进入严重阶段时,则出现代偿不全,表现为各系统器官严重的功能和代谢紊乱直至衰竭。

(三)呼吸衰竭的病因

完整的呼吸过程由相互衔接并同时进行的外呼吸、气体运输和内呼吸 3 个环节来完成。参与外呼吸即肺通气和肺换气的任何一个环节的严重病变,都可导致呼吸衰竭。

1.气道阻塞性病变

气管-支气管的炎症、痉挛、肿瘤、异物、纤维化瘢痕,如慢性阻塞性肺疾病、重症哮喘等引起气道阻塞和肺通气不足,或伴有通气/血流比例失调,导致缺氧和 CO_2 潴留,发生呼吸衰竭。

2.肺组织病变

各种累及肺泡和/或肺间质的病变,如肺炎、肺气肿、严重肺结核、弥漫性肺纤维化、肺水肿、硅肺等,均致肺泡减少、有效弥散面积减少、肺顺应性减低、通气/血流比例失调,导致缺氧或合并 CO_2 潴留。

3.肺血管疾病

肺栓塞、肺血管炎等可引起通气/血流比例失调,或部分静脉血未经过氧合直接流入肺静脉,导致呼吸衰竭。

4.胸廓与胸膜病变

胸部外伤造成连枷胸、严重的自发性或外伤性气胸、脊柱畸形、大量胸腔积液或伴有胸膜肥厚与粘连、强直性脊柱炎、类风湿性脊柱炎等,均可影响胸廓活动和肺脏扩张,造成通气减少及吸入气体分布不均,导致呼吸衰竭。

5.神经肌肉疾病

脑血管疾病、颅脑外伤、脑炎及镇静催眠剂中毒,可直接或间接抑制呼吸中枢。脊髓颈段或高位胸段损伤(肿瘤或外伤)、脊髓灰质炎、多发性神经炎、重症肌无力、有机磷中毒、破伤风及严重的钾代谢紊乱,均可累及呼吸肌,造成呼吸肌无力、疲劳、麻痹,导致呼吸动力下降而引起肺通气不足。

(四)呼吸衰竭的分类

在临床实践中,通常按动脉血气分析、发病急缓及病理生理的改变进行分类,本节主要介绍按照发病急缓进行的分类。

1.急性呼吸衰竭

由于某些突发的致病因素,如严重肺疾病、创伤、休克、电击、急性气道阻塞等,使肺通气和/或换气功能迅速出现严重障碍,在短时间内引起呼吸衰竭。因机体不能很快代偿,若不及时抢救,会危及患者生命。

2.慢性呼吸衰竭

慢性呼吸衰竭指一些慢性疾病(如慢性阻塞性肺疾病、肺结核、间质性肺疾病、神经肌肉病变等,其中以慢性阻塞性肺疾病最常见)造成呼吸功能的损害逐渐加重,经过较长时间发展为呼吸衰竭。早期虽有低氧血症或伴高碳酸血症,但机体通过代偿适应,生理功能障碍和代谢紊乱较轻,仍保持一定的生活活动能力,动脉血气分析 pH 在正常范围(7.35～7.45)。另一种临床较常见的情况是在慢性呼吸衰竭的基础上,因合并呼吸系统感染、气道痉挛或并发气胸等情况,病情加重,在短时间内出现 PaO_2 显著下降和 $PaCO_2$ 显著升高,称为慢性呼吸衰竭急性加重,其病理生理学改变和临床情况兼有急性呼吸衰竭的特点。

(五)临床表现

1.急性呼衰竭

急性呼吸衰竭的临床表现主要是低氧血症所致的呼吸困难和多器官功能障碍。

(1)呼吸困难:是呼吸衰竭最早出现的症状。多数患者有明显的呼吸困难,可表现为频率、节律和幅度的改变。较早表现为呼吸频率增快,病情加重时出现呼吸困难,辅助呼吸肌活动加强,如三凹征。中枢性疾病或中枢神经抑制性药物所致的呼吸衰竭,表现为呼吸节律改变,如潮式呼吸、比奥呼吸等。

(2)发绀:是缺氧的典型表现。当动脉血氧饱和度低于90%时,可在口唇、指甲出现发绀;另应注意,因发绀的程度与还原型血红蛋白含量相关,所以红细胞增多者发绀更明显,贫血者则不明显或不出现;严重休克等原因引起末梢循环障碍的患者,即使动脉血氧分压尚正常,也可出现发绀,称作外周性发绀。而真正由于动脉血氧饱和度降低引起的发绀,称为中央性发绀。发绀还受皮肤色素及心功能的影响。

(3)精神神经症状:急性缺氧可出现精神错乱、躁狂、昏迷、抽搐等症状。如合并急性二氧化碳潴留,可出现嗜睡、淡漠、扑翼样震颤,以至于呼吸骤停。

(4)循环系统:多数患者有心动过速;严重低氧血症、酸中毒可引起心肌损害,亦可引起周围循环衰竭、血压下降、心律失常、心搏停止。

(5)消化和泌尿系统:严重呼吸衰竭对肝、肾功能都有影响,部分病例可出现丙氨酸氨基转移酶与血浆尿素氮升高；个别病例可出现尿蛋白、红细胞和管型。因胃肠道黏膜屏障功能损伤，导致胃肠道黏膜充血水肿、糜烂渗血或应激性溃疡，引起上消化道出血。

2.慢性呼吸衰竭

慢性呼吸衰竭的临床表现与急性呼吸衰竭大致相似。但以下几个方面有所不同。

(1)呼吸困难：慢性阻塞性肺疾病所致的呼吸衰竭，病情较轻时表现为呼吸费力伴呼气延长，严重时发展成浅快呼吸。若并发 CO_2 潴留，$PaCO_2$ 升高过快或显著升高以致发生 CO_2 麻醉时，患者可由呼吸过速转为浅慢呼吸或潮式呼吸。

(2)神经症状：慢性呼吸衰竭伴 CO_2 潴留时，随 $PaCO_2$ 升高可表现为先兴奋后抑制现象。兴奋症状包括失眠、烦躁、躁动、夜间失眠而白天嗜睡(昼夜颠倒现象)。但此时切忌用镇静或催眠药，以免加重 CO_2 潴留，发生肺性脑病。肺性脑病表现为神志淡漠、肌肉震颤或扑翼样震颤、间歇抽搐、昏睡，甚至昏迷等。亦可出现腱反射减弱或消失，锥体束征阳性等。此时应与合并脑部病变做鉴别。

(3)循环系统表现：CO_2 潴留使外周体表静脉充盈、皮肤充血、温暖多汗、血压升高、心排血量增多而致脉搏洪大；多数患者有心率加快；因脑血管扩张产生搏动性头痛。

(六)辅助检查

1.动脉血气分析

动脉血气分析对于判断呼吸衰竭和酸碱失衡的严重程度及指导治疗具有重要意义。由于血气受年龄、海拔高度、氧疗等多种因素的影响，在具体分析时一定要结合临床情况。

2.肺功能检测

尽管在某些重症患者，肺功能检测受到限制，但通过肺功能的检测能判断通气功能障碍的性质(阻塞性、限制性或混合性)及是否合并有换气功能障碍，并对通气和换气功能障碍的严重程度进行判断。而呼吸肌功能测试能够提示呼吸肌无力的原因和严重程度。

3.影像学检查

影像学检查包括普通 X 线胸片、胸部 CT 和放射性核素肺通气/灌注扫描、肺血管造影等。

4.纤维支气管镜检查

纤维支气管镜检查对于明确大气道情况和取得病理学证据具有重要意义。

(七)治疗原则

呼吸衰竭总的治疗原则：治疗原发病、保持呼吸道通畅、纠正缺氧和改善通气，恰当的氧疗原则等；加强一般支持治疗和对其他重要脏器功能的监测与支持。

(八)药物治疗

1.支气管扩张剂

缓解支气管痉挛，可选用 β_2 肾上腺素受体激动剂、抗胆碱药、糖皮质激素或茶碱类药物等。在急性呼吸衰竭时，主要经静脉给药。慢性呼吸衰竭患者常用雾化吸入法给药，急性呼吸衰竭患者常需静脉给药。

2.呼吸兴奋剂

(1)主要适用于以中枢抑制为主、通气量不足引起的呼吸衰竭，对以肺换气功能障碍为主所导致的呼吸衰竭患者，不宜使用。常用的药物有尼可刹米和洛贝林，用量过大可引起不良反应。近年来这两种药物在西方国家几乎已被淘汰，取而代之的有多沙普仑，该药对于镇静催眠药过量引起的呼吸抑制和慢性阻塞性肺疾病并发急性呼吸衰竭有显著的呼吸兴奋效果。

(2)呼吸兴奋剂的使用原则:必须保持气道通畅,否则会促发呼吸肌疲劳,并进而加重 CO_2 潴留;脑缺氧、水肿未纠正而出现频繁抽搐者慎用;患者的呼吸肌功能基本正常;不可突然停药。

二、护理评估

(一)一般评估

(1)生命体征:严密监测患者生命体征变化,有条件须在监护室,或使用监护仪,密切观察与记录患者的生命体征与氧饱和度情况。评估患者有无呼吸频率增快,有无心动过速、血压下降、心律失常等情况。

(2)评估患者意识情况:有无精神错乱、躁狂、昏迷、抽搐等急性缺氧症状。或可出现嗜睡、淡漠、扑翼样震颤等急性二氧化碳潴留症状。

(3)评估患者有无发绀及呼吸困难程度。

(4)评估患者有无出现呕血、黑便等上消化道出血症状。

(二)身体评估

1.视诊

(1)是否为急性面容;有无发绀等缺氧体征;有无皮肤温暖潮红,有无球结膜充血水肿等二氧化碳潴留体征。

(2)呼吸运动有无三凹征,有无呼吸费力伴呼气延长,有无呼吸频率改变、深度、节律异常。如表现为呼吸过速或呼吸浅快;呼吸节律改变,如潮式呼吸、比奥呼吸等。

2.触诊

外周皮肤温湿度情况。外周体表静脉充盈、皮肤充血、温暖多汗是慢性呼吸衰竭 CO_2 潴留的表现。如出现皮肤湿冷,考虑病情严重,进入休克状态。

3.听诊

双肺呼吸音是否减弱或消失,有无闻及干、湿啰音。

(三)心理-社会评估

患者在疾病治疗过程中的心理反应与需求,家庭及社会支持情况,引导患者正确配合疾病的治疗与护理。

(四)辅助检查结果评估

1.动脉血气分析

分析氧分压与二氧化碳分压情况,有无 $PaO_2 < 8.0$ kPa(60 mmHg)和/或 $PaCO_2 > 6.7$ kPa(50 mmHg),评估患者呼吸衰竭的类型;综合分析血 pH、HCO_3^-、碱剩余等情况,评估患者有无酸碱失衡及失衡的类型。

2.影像学检查

评估 X 线胸片、胸部 CT 和放射性核素肺通气/灌注扫描、肺血管造影等结果,协助医师找出呼吸衰竭的病因。

3.其他检查

分析肺功能检查结果,评估患者是否存在通气功能和/或换气功能障碍及其严重程度;评估纤维支气管镜结果,明确大气道情况和取得病理学证据。

（五）呼吸衰竭分型的评估

1.Ⅰ型呼吸衰竭

Ⅰ型呼吸衰竭即缺氧性呼吸衰竭,血气分析特点是 $PaO_2<8.0$ kPa（60 mmHg）, $PaCO_2$ 降低或正常。主要见于肺换气障碍（通气/血流比例失调、弥散功能损害和肺动-静脉分流）疾病,如严重肺部感染性疾病、间质性肺疾病、急性肺栓塞等。

2.Ⅱ型呼吸衰竭

Ⅱ型呼吸衰竭即高碳酸性呼吸衰竭,血气分析特点是 $PaO_2<8.0$ kPa（60 mmHg）,同时伴有 $PaCO_2>6.7$ kPa（50 mmHg）。多为肺泡通气不足所致,也可同时伴有换气功能障碍,此时低氧血症更为严重,如慢性阻塞性肺疾病。

三、主要护理诊断/问题

（一）低效性呼吸形态

低效性呼吸形态与肺泡通气不足、通气与血流比例失调、肺泡弥散障碍有关。

（二）清理呼吸道无效

清理呼吸道无效与呼吸道分泌物多而黏稠、咳嗽无力、意识障碍或人工气道有关。

（三）焦虑

焦虑与病情危重、死亡威胁及需求未能满足有关。

（四）潜在并发症

水、电解质紊乱及酸碱失衡,肺性脑病,上消化道出血,周围循环衰竭。

四、护理措施

（一）保持呼吸道通畅

(1)清除呼吸道分泌物及异物,如湿化气道,机械吸痰等方法。

(2)昏迷患者用仰头提颏法打开气道。

(3)缓解支气管痉挛。按医嘱使用支气管扩张剂。

(4)建立人工气道。对于病情严重又不能配合,昏迷、呼吸道大量痰潴留伴有窒息危险或 $PaCO_2$ 进行性增高的患者,若常规治疗无效,应及时建立人工气道。采用简易人工气道,如口咽通气道、鼻咽通气道和喉罩（是气管内导管的临时替代法）;严重者采用气管内导管:气管插管和气管切开。

（二）氧疗护理

1.氧疗适应证

呼吸衰竭患者 $PaO_2<8.0$ kPa（60 mmHg）,是氧疗的绝对适应证,氧疗的目的是使 $PaO_2>8.0$ kPa（60 mmHg）。

2.氧疗的方法

临床常用、简便的方法是应用鼻导管或鼻塞法吸氧,还有面罩、气管内和呼吸机给氧法。缺氧伴 CO_2 潴留者,可用鼻导管或鼻塞法给氧;缺 O_2 严重而无 CO_2 潴留者,可用面罩给氧。吸入氧浓度与氧流量的关系:吸入氧浓度(%)＝21＋氧流量(L/min)×4。

3.氧疗的原则

(1)Ⅰ型呼吸衰竭:多为急性呼吸衰竭,应给予较高浓度（35%＜吸氧浓度＜50%）或高浓度

(>50%)氧气吸入。急性呼吸衰竭,通常要求氧疗后 PaO_2 维持在接近正常范围。

(2)Ⅱ型呼吸衰竭:给予低流量(1~2 L/min)、低浓度(<35%)持续吸氧。慢性呼吸衰竭,通常要求氧疗后 PaO_2 维持在 8.0 kPa(60 mmHg)或 SaO_2 在 90%以上。

4.氧疗疗效的观察

若呼吸困难缓解、发绀减轻、心率减慢、尿量增多、神志清醒及皮肤转暖,提示氧疗有效。若发绀消失、神志清楚、精神好转、PaO_2>8.0 kPa(60 mmHg)、$PaCO_2$<6.7 kPa(50 mmHg),考虑终止氧疗,停止前必须间断吸氧几天后,方可完全停止氧疗。若意识障碍加深或呼吸过度表浅、缓慢,提示 CO_2 潴留加重,应根据血气分析和患者表现,遵医嘱及时调整吸氧流量和氧浓度。

(三)增加通气量、减少 CO_2 潴留

1.适当使用呼吸兴奋剂

在呼吸道通畅的前提下,遵医嘱使用呼吸兴奋剂,适当提高吸入氧流量及氧浓度,静脉输液时速度不宜过快,若出现恶心、呕吐、烦躁、面色潮红及皮肤瘙痒等现象,提示呼吸兴奋剂过量,需减量或停药。若4~12小时未见效,或出现肌肉抽搐等严重不良反应时,应立即报告医师。对烦躁不安,夜间失眠患者,禁用麻醉剂,慎用镇静剂,以防止引起呼吸抑制。

2.机械通气的护理

对于经过氧疗、应用呼吸兴奋剂等方法仍不能有效改善缺氧和二氧化碳潴留时,需考虑机械通气。

(1)做好术前准备工作,减轻或消除紧张、恐惧情绪。

(2)按规程连接呼吸机导管。

(3)加强患者监护和呼吸机参数及功能的监测。

(4)注意吸入气体加温和湿化,及时吸痰。

(5)停用呼吸机前后做好撤机护理。

(四)抗感染

遵医嘱选择有效的抗生素控制呼吸道感染,对长期应用抗生素患者注意有无"二重感染"。

(五)病情监测

(1)观察呼吸困难的程度、呼吸频率、节律和深度。

(2)观察有无发绀、球结膜充血、水肿、皮肤温暖多汗及血压升高等缺氧和 CO_2 潴留表现。

(3)监测生命体征及意识状态。

(4)监测并记录出入液量。

(5)监测血气分析和血生化检查。

(6)监测电解质和酸碱平衡状态。

(7)观察呕吐物和粪便性状。

(8)观察有无神志恍惚、烦躁、抽搐等肺性脑病表现,一旦发现,应立即报告医师协助处理。

(六)饮食护理

给予高热量、高蛋白、富含多种维生素、易消化、少刺激性的流质或半流质饮食。对昏迷患者应给予鼻饲或肠外营养。

(七)心理护理

经常巡视、了解和关心患者,特别是对建立人工气道和使用机械通气的患者。采用各项医疗护理措施前,向患者做简要说明,给患者安全感,取得患者信任和合作。指导患者应用放松技术、分散注意力。

(八)健康教育

1.疾病知识指导

向患者及家属介绍疾病发生、发展与治疗、护理过程,与其共同制订长期防治计划。指导患者和家属学会合理家庭氧疗的方法及注意事项。

2.疾病预防指导

指导患者呼吸功能锻炼和耐寒锻炼,如缩唇呼吸、腹式呼吸及冷水洗脸等;教会患者有效咳嗽、咳痰、体位引流及拍背等方法。若病情变化,应及时就诊。

3.生活指导

劝告吸烟患者戒烟,避免吸入刺激性气体;改进膳食,增进营养,提高机体抵抗力。指导患者制订合理的活动与休息计划,劳逸结合,以维护心、肺功能状态。

4.用药指导

遵医嘱正确用药,了解药物的用法、用量和注意事项及不良反应等。

5.就诊指标

(1)呼吸困难加重。

(2)口唇发绀加重。

(3)咳嗽剧烈、咳痰不畅。

(4)神志淡漠、嗜睡、躁动等意识障碍表现。

五、护理效果评估

(1)患者呼吸困难、发绀减轻。

(2)患者血气分析结果提示 PaO_2 升高、$PaCO_2$ 降低。

(3)患者气道通畅,痰鸣音消失。

(4)患者水、电解质、酸碱失衡情况改善。

(5)患者焦虑减轻或消失。

(6)患者意识状态好转。

(徐春美)

第十节　慢性阻塞性肺疾病

一、概述

(一)疾病概念

慢性阻塞性肺疾病(chronic obstructive pulmonary disease,COPD)是一组气流受限为特征的肺部疾病,气流受限不完全可逆,呈进行性发展,但是可以预防和治疗的疾病。慢性阻塞性肺疾病主要累及肺部,但也可以引起肺外各器官的损害。

慢性阻塞性肺疾病是呼吸系统疾病中的常见病和多发病,患病率和病死率均居高不下。近年来对我国 7 个地区 20 245 名成年人进行调查,慢性阻塞性肺疾病的患病率占 40 岁以上人群的 8.2%。因肺功能进行性减退,严重影响患者的劳动力和生活质量。

(二)相关病理生理

慢性支气管炎并发肺气肿时,视其严重程度可引起一系列病理生理改变。早期病变局限于细小气道,仅闭合容积增大,反映肺组织弹性阻力及小气道阻力的动态肺顺应性降低。病变累及大气道时,肺通气功能障碍,最大通气量降低。随着病情的发展,肺组织弹性日益减退,肺泡持续扩大,回缩障碍,则残气量及残气量占肺总量的百分比增加。肺气肿加重导致大量肺泡周围的毛细血管受膨胀肺泡的挤压而退化,致使肺毛细血管大量减少,肺泡间的血流量减少,此时肺泡虽有通气,但肺泡壁无血液灌流,导致生理无效腔气量增大;也有部分肺区虽有血液灌流,但肺泡通气不良,不能参与气体交换。如此,肺泡及毛细血管大量丧失,弥散面积减少,产生通气与血流比例失调,导致换气功能发生障碍。通气和换气功能障碍可引起缺氧和二氧化碳潴留,发生不同程度的低氧血症和高碳酸血症,最终出现呼吸功能衰竭。

(三)病因与诱因

确切的病因不清楚。但认为与肺部对香烟烟雾等有害气体或有害颗粒的异常炎症反应有关。这些反应存在个体易感因素和环境因素的互相作用。

(1)吸烟:为重要的发病因素,吸烟者慢性支气管炎的患病率比不吸烟者高 2～8 倍,烟龄越长,吸烟量越大,慢性阻塞性肺疾病患病率越高。

(2)职业粉尘和化学物质:接触职业粉尘及化学物质,如烟雾、变应原、工业废气及室内空气污染等,浓度过高或时间过长时,均可能产生与吸烟类似的慢性阻塞性肺疾病。

(3)空气污染:大气中的有害气体如二氧化硫、二氧化氮、氯气等可损伤气道黏膜上皮,使纤毛清除功能下降,黏液分泌增加,为细菌感染增加条件。

(4)感染因素:与慢性支气管炎类似,感染亦是慢性阻塞性肺疾病发生发展的重要因素之一。

(5)蛋白酶-抗蛋白酶失衡。

(6)炎症机制。

(7)其他:自主神经功能失调、营养不良、气温变化等都有可能参与慢性阻塞性肺疾病的发生、发展。

(四)临床表现

起病缓慢、病程较长。主要症状如下。

1.慢性咳嗽

随病程发展可终身不愈。常晨间咳嗽明显,夜间有阵咳或排痰。

2.咳痰

一般为白色黏液或浆液性泡沫性痰,偶可带血丝,清晨排痰较多。急性发作期痰量增多,可有脓性痰。

3.气短或呼吸困难

早期在劳力时出现,后逐渐加重,以致在日常活动甚至休息时也感到气短,是慢性阻塞性肺疾病的标志性症状。

4.喘息和胸闷

部分患者特别是重度患者或急性加重时出现喘息。

5.其他

晚期患者有体重下降、食欲减退等。

6.慢性阻塞性肺疾病病程分期

慢性阻塞性肺疾病的病程可以根据患者的症状和体征的变化分为如下两期:①急性加重期是指在疾病发展过程中,短期内出现咳嗽、咳痰、气促和/或喘息加重、痰量增多,呈脓性或黏液脓性痰,可伴发热等症状。②稳定期指患者咳嗽、咳痰、气促等症状稳定或较轻。

7.并发症

(1)慢性呼吸衰竭:常在慢性阻塞性肺疾病急性加重时发生,其症状明显加重,发生低氧血症和/或高碳酸血症,可具有缺氧和二氧化碳潴留的临床表现。

(2)自发性气胸:如有突然加重的呼吸困难,并伴有明显的发绀,患侧肺部叩诊为鼓音,听诊呼吸音减弱或消失,应考虑并发自发性气胸,通过 X 线检查可以确诊。

(3)慢性肺源性心脏病:由于慢性阻塞性肺疾病肺病变引起肺血管床减少及缺氧致肺动脉痉挛、血管重塑,导致肺动脉高压、右心室肥厚扩大,最终发生右心功能不全。

(五)辅助检验

1.肺功能检查

肺功能检查是判断气流受限的主要客观指标,对慢性阻塞性肺疾病诊断、严重程度评价、疾病进展、预后及治疗反应等有重要意义。

(1)第一秒用力呼气容积占用力肺活量百分比(FEV_1/FVC)是评价气流受限的一项敏感指标。

(2)第一秒用力呼气容积占预计值百分比($FEV_1\%$预计值),是评估慢性阻塞性肺疾病严重程度的良好指标,其变异性小,易于操作。

(3)吸入支气管舒张药后 $FEV_1/FVC < 70\%$ 及 $FEV_1 < 80\%$预计值者,可确定为不能完全可逆的气流受限。

2.胸部 X 线检查

慢性阻塞性肺疾病早期胸片可无变化,以后可出现肺纹理增粗、紊乱等非特异性改变,也可出现肺气肿改变。X 线胸片改变对慢性阻塞性肺疾病诊断特异性不高,主要作为确定肺部并发症及与其他肺疾病鉴别之用。

3.胸部 CT 检查

CT 检查不应作为慢性阻塞性肺疾病的常规检查。高分辨 CT 对有疑问病例的鉴别诊断有一定意义。

4.血气分析

血气分析对确定发生低氧血症、高碳酸血症、酸碱平衡失调及判断呼吸衰竭的类型有重要价值。

5.其他

慢性阻塞性肺疾病合并细菌感染时,外周血白细胞计数增高,核左移。痰培养可能查出病原菌;常见病原菌为肺炎链球菌、流感嗜血杆菌、卡他莫拉菌、肺炎克雷伯杆菌等。

(六)治疗原则

1.缓解期治疗原则

减轻症状,阻止慢性阻塞性肺疾病病情发展,缓解或阻止肺功能下降,改善慢性阻塞性肺疾病患者的活动能力,提高其生活质量,降低病死率。

2.急性加重期治疗原则

控制感染、抗炎、平喘、解痉,纠正呼吸衰竭与右心衰竭。

(七)缓解期药物治疗

1.支气管舒张药

短期按需应用以暂时缓解症状,长期规则应用以减轻症状。

(1)β_2肾上腺素受体激动剂:主要有沙丁胺醇气雾剂,每次 $100\sim200$ μg($1\sim2$ 喷),定量吸入,疗效持续 $4\sim5$ 小时,每 24 小时不超过 $8\sim12$ 喷。特布他林气雾剂亦有同样作用。可缓解症状,尚有沙美特罗、福莫特罗等长效 β_2 肾上腺素受体激动剂,每天仅需吸入 2 次。

(2)抗胆碱能药:是慢性阻塞性肺疾病常用的药物,主要品种为异丙托溴铵气雾剂,定量吸入,起效较沙丁胺醇慢,持续 $6\sim8$ 小时,每次 $40\sim80$ mg,每天 $3\sim4$ 次。长效抗胆碱药有噻托溴铵选择性作用于 M_1、M_3 受体,每次吸入 18 μg,每天 1 次。

(3)茶碱类:茶碱缓释或控释片 0.2 g,每 12 小时 1 次;氨茶碱 0.1 g,每天 3 次。

2.祛痰药

对痰不易咳出者可应用。常用药物有盐酸氨溴索 30 mg,每天 3 次,N-乙酰半胱氨酸 0.2 g,每天3 次,或羧甲司坦 0.5 g,每天 3 次。稀化黏素 0.5 g,每天 3 次。

3.糖皮质激素

对重度和极重度患者(Ⅲ级和Ⅳ级),反复加重的患者,长期吸入糖皮质激素与长效 β_2 肾上腺素受体激动剂联合制剂,可增加运动耐量、减少急性加重发作频率、提高生活质量,甚至有些患者的肺功能得到改善。

4.长期家庭氧疗(LTOT)

对慢性阻塞性肺疾病慢性呼吸衰竭者可提高生活质量和生存率。对血流动力学、运动能力、肺生理和精神状态均会产生有益的影响。LTOT 指征:①$PaO_2\leqslant7.3$ kPa(55 mmHg)或 SaO_2 $\leqslant88\%$,有或没有高碳酸血症。②PaO_2 7.3~8.0 kPa(55~60 mmHg),或 $SaO_2<89\%$,并有肺动脉高压、心力衰竭水肿或红细胞增多症(血细胞比容>0.55)。一般用鼻导管吸氧,氧流量为 $1.0\sim2.0$ L/min,吸氧时间 $10\sim15$ h/d。目的是使患者在静息状态下,达到 $PaO_2\geqslant8.0$ kPa(60 mmHg)和/或使 SaO_2 升至 90%。

(八)急性发作期药物治疗

1.支气管舒张药

药物同稳定期。有严重喘息症状者可给予较大剂量雾化吸入治疗,如应用沙丁胺醇 500 μg 或异丙托溴铵 500 μg,或沙丁胺醇 1 000 μg 加异丙托溴铵 250~500 μg,通过小型雾化器给患者吸入治疗以缓解症状。

2.抗生素

应根据患者所在地常见病原菌类型及药物敏感情况积极选用抗生素治疗。如给予 β 内酰胺类/β 内酰胺酶抑制剂;第二代头孢菌素、大环内酯类或喹诺酮类。如果找到确切的病原菌,根据药敏结果选用抗生素。

3.糖皮质激素

对需住院治疗的急性加重期患者可考虑口服泼尼松龙 30~40 mg/d,也可静脉给予甲泼尼龙 40~80 mg,每天 1 次。连续 5~7 天。

4.祛痰剂

溴己新 8～16 mg,每天 3 次;盐酸氨溴索 30 mg,每天 3 次酌情选用。

5.吸氧

持续低流量吸氧。

二、护理评估

(一)一般评估

1.生命体征

急性加重期时合并感染患者可有体温升高;呼吸频率常达每分钟 30～40 次。

2.患者主诉

有无慢性咳嗽、咳痰、气短、喘息和胸闷等症状。

3.相关记录

体温、呼吸、心率、皮肤、饮食、出入量、体重等记录结果。

(二)身体评估

1.视诊

胸廓前后径增大,肋间隙增宽,剑突下胸骨下角增宽,称为桶状胸。部分患者呼吸变浅,频率增快,严重者可有缩唇呼吸等。

2.触诊

双侧语颤减弱。

3.叩诊

肺部过清音,心浊音界缩小,肺下界和肝浊音界下降。

4.听诊

两肺呼吸音减弱,呼气延长,部分患者可闻及湿啰音和/或干啰音。

(三)心理-社会评估

患者在疾病治疗过程中的心理反应与需求,家庭及社会支持情况,引导患者正确配合疾病的治疗与护理。

(四)辅助检查结果评估

1.肺功能检查

吸入支气管舒张药后 $FEV_1/FVC < 70\%$ 及 $FEV_1 < 80\%$ 预计值者,可确定为不能完全可逆的气流受限。

2.血气分析

对确定发生低氧血症、高碳酸血症、酸碱平衡失调及判断呼吸衰竭的类型有重要价值。

3.痰培养

痰培养可能查出病原菌。

(五)慢性阻塞性肺疾病常用药效果的评估

1.应用支气管扩张剂的评估要点

(1)每天用药剂量、用药的方法(雾化吸入法、口服、静脉滴注)的评估与记录。

(2)评估急性发作时,是否能正确使用定量吸入器(MDI),用药后呼吸困难是否得到缓解。

(3)评估患者是否掌握常用三种雾化吸器的正确使用方法:定量吸入器(MDI)、都保干粉吸入器、准纳器。并注意用后漱口。

2.应用抗生素的评估要点

参照其他相关章节。

三、主要护理诊断/问题

(一)气体交换受损

气体交换受损与气道阻塞、通气不足、呼吸肌疲劳、分泌物过多和肺泡呼吸面积减少有关。

(二)清理呼吸道无效

清理呼吸道无效与分泌物增多而黏稠、气道湿度减低和无效咳嗽有关。

(三)焦虑

焦虑与健康状况改变、病情危重、经济状况有关。

四、护理措施

(一)休息与活动

中度以上慢性阻塞性肺疾病急性加重期患者应卧床休息,协助患者采取舒适体位,极重度患者宜采取身体前倾坐位,视病情增加适当的活动,以患者不感到疲劳,不加重病情为宜。

(二)病情观察

观察咳嗽、咳痰及呼吸困难的程度,观察血压、心率,监测动脉血气和水、电解质、酸碱平衡情况。

(三)控制感染

遵医嘱给予抗感染治疗,有效地控制呼吸道感染

(四)合理用氧

采用低流量持续给氧,流量 $1\sim2$ L/min。提倡长期家庭氧疗,每天氧疗时间在 15 小时以上。

(五)用药护理

遵医嘱应用抗生素、支气管舒张药和祛痰药,注意观察部效及不良反应。

(六)呼吸功能训练

指导患者正确进行缩唇呼吸和腹式呼吸训练。

1.缩唇呼吸

呼气时将口唇缩成吹笛子状,气体经缩窄的口唇缓慢呼出(图 4-1)。作用:提高支气管内压,防止呼气时小气道过早陷闭,以利肺泡气体排出。

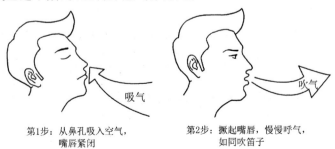

第1步:从鼻孔吸入空气,　　　第2步:撅起嘴唇,慢慢呼气,
嘴唇紧闭　　　　　　　　　如同吹笛子

图 4-1　缩唇呼吸

2.腹式呼吸

患者可取立位、平卧位、半卧位,两手分别放于前胸部和上腹部。用鼻缓慢吸气,膈肌最大程度下降,腹部松弛,腹部凸出,手感到腹部向上抬起;经口呼气,呼气时腹肌收缩,膈肌松弛,膈肌因腹部腔内压增加而上抬,推动肺部气体排出,手感到下降(图4-2)。

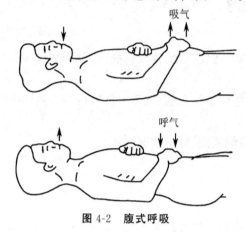

图 4-2   腹式呼吸

3.缩唇呼吸和腹式呼吸训练

每天训练 3～4 次,每次重复 8～10 次。

(七)保持呼吸道通畅

(1)痰多黏稠、难以咳出的患者需要多饮水,以达到稀释痰液的目的。

(2)遵医嘱每天进行氧气或超声雾化吸入。

(3)护士或家属协助给予胸部叩击和体位引流。

(4)指导有效咳嗽。尽可能加深吸气,以增加或达到必要的吸气容量;吸气后要有短暂的闭气,以使气体在肺内得到最大的分布,稍后关闭声门,可进一步增强气道中的压力,而后增加胸膜腔内压即增高肺泡内压力,这是使呼气时产生高气流的重要措施;最后声门开放,肺内冲出的高速气流,使分泌物从口中喷出。

(5)必要时给予机械吸痰或纤支镜吸痰。

(八)减轻焦虑

护士与家属共同帮助患者去除焦虑产生的原因;与家属、患者共同制订和实施康复计划;指导患者放松技巧。但要向家属与患者强调镇静安眠药对该病的危害,会抑制呼吸中枢,加重低氧血症和高碳酸血症,需慎用或不用。

(九)健康指导

1.疾病预防指导

戒烟是预防慢性阻塞性肺疾病的重要措施,避免粉尘和刺激性气体的吸入;避免和呼吸道感染患者接触,在呼吸道传染病流行期间,尽量避免去人群密集的公共场所;指导患者要根据气候变化,及时增减衣物,避免受凉感冒。

制订个体化锻炼计划:增强体质,按患者情况坚持全身有氧运动;坚持进行腹式呼吸及缩唇呼吸训练。

2.饮食指导

重视缓解期营养摄入,改善营养状况。应制订高热量、高蛋白、高维生素饮食计划。

3.家庭氧疗的指导

护士应指导患者和家属做到：①了解氧疗的目的、必要性及注意事项；②注意安全,供氧装置周围严禁烟火,防止氧气燃烧爆炸；③氧疗装置定期更换、清洁、消毒。

4.就诊指标

(1)患者咳嗽、咳痰症状加重。

(2)原有的喘息症状加重,或出现呼吸困难伴或不伴皮肤、口唇、甲床发绀。

(3)咳出脓性或黏液脓性痰,伴发热。

(4)突发明显的胸痛,咳嗽时明显加重。

(5)出现下垂部位水肿,如下肢等。

五、护理效果评估

(1)患者自觉症状好转(咳嗽、咳痰、呼吸困难减轻)。

(2)患者体温降至正常,生命体征稳定。

(3)患者能学会缩唇呼吸与腹式呼吸,学会有效咳嗽。

(4)患者能独立操作 3 种常用支气管扩张剂气雾剂的使用方法和注意事项。

(5)患者能掌握家属氧疗的方法与使用注意事项。

(6)患者情绪稳定。

(王英波)

第十一节　慢性肺源性心脏病

慢性肺源性心脏病简称慢性肺心病,是由肺组织、肺动脉血管或胸廓的慢性病变引起肺组织结构和/或功能异常,致肺血管阻力增加,肺动脉压力增高,使右心室扩张和/或肥厚,伴或不伴有右心功能衰竭的心脏病,并排除先天性心脏病和左心病变引起者。

慢性肺心病是一种常见病,在各种失代偿性心功能衰竭中占 10%～30%。从肺部基础疾病发展为慢性肺心病一般需 10～20 年。本病急性发作以冬、春季多见,以急性呼吸道感染为心肺功能衰竭的主要诱因。以往研究显示,慢性肺心病的患病率存在地区差异,北方地区患病率高于南方地区,农村患病率高于城市,并随年龄增高而增加,吸烟者比不吸烟者患病率明显增高,男女明显差异。

慢性肺心病常反复急性加重,随肺功能的进一步损害病情逐渐加重,多数预后不良,病死率在 10%～15%,但经积极治疗可以延长寿命,提高患者生活质量。

一、病因与发病机制

(一)病因

根据原发病的部位,可分为如下 3 类。

1.支气管、肺疾病

支气管、肺疾病最常见,慢性阻塞性肺疾病是我国肺心病最主要的病因,占 80%～90%,其次为支气管哮喘、支气管扩张、肺结核、间质性肺疾病等。

2.胸廓运动障碍性疾病

胸廓运动障碍性疾病较少见,严重脊椎后凸、侧凸,脊椎结核,类风湿性关节炎、胸廓广泛粘连及胸廓成形术后造成的严重胸廓或脊椎畸形,以及神经肌肉疾病(如脊髓灰质炎等),均可引起胸廓活动受限、肺受压、支气管扭曲或变形,以致肺功能受损。气道引流不畅,肺部反复感染,并发肺气肿或纤维化。

3.肺血管疾病

特发性肺动脉高压、慢性血栓栓塞性肺动脉高压及肺小动脉炎等,均可引起肺血管阻力增加、肺动脉高压和右心室负荷加重,发展为慢性肺心病。

4.其他

原发性肺泡通气不足及先天性口咽畸形、睡眠呼吸暂停综合征等均可产生低氧血症,引起肺血管收缩,导致肺动脉高压,发展为慢性肺心病。

(二)发病机制

疾病不同,所致肺动脉高压的机制也有差异,本文主要论述低氧性肺动脉高压,尤其是慢性阻塞性肺疾病所致肺动脉高压的机制及病理生理改变。

1.肺动脉高压的形成

(1)肺血管阻力增加的功能性因素:肺血管收缩在低氧性肺动脉高压的发生中起着关键作用。缺氧、高碳酸血症和呼吸性酸中毒使肺血管收缩、痉挛,其中缺氧是肺动脉高压形成最重要的因素。缺氧时收缩血管的活性物质增多,如白三烯、5-羟色胺、血管紧张素Ⅱ、血小板活化因子等使肺血管收缩,血管阻力增加。其次,内皮源性舒张因子和内皮源性收缩因子的平衡失调,在缺氧性肺血管收缩中也起一定作用。缺氧使平滑肌细胞膜对 Ca^{2+} 的通透性增加,细胞内 Ca^{2+} 含量增高,肌肉兴奋-收缩耦联效应增强,直接使肺血管平滑肌收缩。此外,高碳酸血症,由于 H^+ 产生过多,使血管对缺氧的收缩敏感性增强,致肺动脉压增高。

(2)肺血管阻力增加的解剖学因素:各种慢性胸、肺疾病可导致肺血管解剖结构的变化,形成肺循环血流动力学障碍。主要原因包括:①长期反复发作的慢阻肺及支气管周围炎,可累及邻近肺小动脉,引起血管炎,管壁增厚、管腔狭窄或纤维化,甚至完全闭塞,使肺血管阻力增加,产生肺动脉高压。②肺气肿导致肺泡内压增高,压迫肺泡毛细血管,造成毛细血管管腔狭窄或闭塞。肺泡壁破裂造成毛细血管网的损毁,肺泡毛细血管床减损超过 70% 时肺循环阻力增大。③肺血管重构,慢性缺氧使肺血管收缩,管壁张力增高,同时缺氧时肺内产生多种生长因子(如多肽生长因子),可直接刺激管壁平滑肌细胞、内膜弹力纤维及胶原纤维增生,使肺血管构型重建。④血栓形成,部分慢性肺心病急性发作期患者存在多发性肺微小动脉原位血栓形成,引起血管阻力增加,加重肺动脉高压。

(3)血液黏稠度增加和血容量增高:慢性缺氧产生继发性红细胞增多,血液黏稠度增加。缺氧可使醛固酮分泌增加,导致水、钠潴留;缺氧又使肾小动脉收缩,肾血流减少也加重水、钠潴留,血容量增多。血液黏稠度增加和血容量增多,可致肺动脉压进一步升高。

2.心脏病变和心力衰竭

肺循环阻力增加导致肺动脉高压,右心发挥代偿功能,在克服肺动脉阻力升高时发生右心室肥厚。肺动脉高压早期,右心室尚能代偿,舒张末期仍正常。随着病情进展,特别是急性加重期,肺动脉高压持续升高,超过右心室的代偿能力,右心失代偿,右心排血量下降,右心室收缩末期血量增加,舒张末期压增高,促使右心室扩大和右心衰竭。

慢性肺心病除发现右心室改变外,也有少数可见左心室肥厚。由于缺氧、高碳酸血症、酸中毒、相对血流量增多等因素,使左心负荷加重。如病情进展,则可发生左心室肥厚,甚至导致左心衰竭。

3.其他重要器官的损害

缺氧和高碳酸血症除影响心脏外,还导致其他重要脏器(如脑、肝、肾、胃肠)及内分泌系统、血液系统等发生病理改变,引起多脏器的功能损害。

二、临床表现

本病发展缓慢,临床上除原有支气管、肺和胸廓疾病的各种症状和体征外,主要是逐步出现肺、心功能障碍及其他脏器功能损害的表现。按其功能的代偿期与失代偿期进行分述。

(一)肺、心功能代偿期

1.症状

咳嗽、咳痰、气促,活动后可有心悸、呼吸困难、乏力和劳动耐力下降。感染可加重上述症状。少数患者有胸痛或咯血。

2.体征

可有不同程度的发绀,原发肺脏疾病体征,如肺气肿体征,干、湿性啰音,$P_2 > A_2$,三尖瓣区可出现收缩期杂音或剑突下心脏搏动增强,提示有右心室肥厚。部分患者因肺气肿使胸腔内压升高,阻碍腔静脉回流,可有颈静脉充盈甚至怒张,或使横隔下降致肝下界下移。

(二)肺、心功能失代偿期

1.呼吸衰竭

(1)症状:呼吸困难加重,夜间为甚,常有头痛、失眠、食欲下降,白天嗜睡,甚至出现肺性脑病的表现(如表情淡漠、神志恍惚、谵妄等)。

(2)体征:发绀明显,球结膜充血、水肿,严重时可有颅内压升高的表现(如视网膜血管扩张、视盘水肿等)。腱反射减弱或消失,出现病理反射。因高碳酸血症可出现周围血管扩张的表现,如皮肤潮红、多汗。

2.右心衰竭

(1)症状:明显气促,心悸、食欲缺乏、腹胀、恶心等。

(2)体征:发绀明显,颈静脉怒张,心率增快,可出现心律失常,剑突下可闻及收缩期杂音,甚至出现舒张期杂音。肝大并有压痛,肝颈静脉回流征阳性,下肢水肿,重者可有腹水。少数患者可出现肺水肿及全心衰竭的体征。

三、检查与诊断

根据患者有慢性阻塞性肺疾病或慢性支气管炎、肺气肿病史,或其他胸、肺疾病病史,并出现肺动脉压增高、右心室增大或右心功能不全的征象,如颈静脉怒张、$P_2 > A_2$、剑突下心脏搏动增强、肝大压痛、肝颈静脉反流征阳性、下肢水肿等,心电图、X线胸片、超声心动图有肺动脉增宽和右心增大、肥厚的征象,可以作为诊断。

(一)X线检查

除肺、胸基础疾病及急性肺部感染的特征外,尚有肺动脉高压征。X线诊断标准如下(具备以下任一条均可诊断):①右下肺动脉干扩张,其横径≥15 mm或右下肺动脉横径与气管横径比值≥1.07,或动态观察右下肺动脉干增宽>2 mm。②肺动脉段明显突出或其高度≥3 mm。③中心肺动脉扩张和外周分支纤细,形成"残根"征。④圆锥部显著凸出(右前斜位45°)或其高度≥7 mm。⑤右心室增大。

(二)心电图检查

心电图对慢性肺心病的诊断阳性率为60.1%~88.2%。其诊断标准如下(具备以下任一条均可诊断):①额面平均电轴≥+90°;②$V_1R/S2$;③重度顺钟向转位(V_5R/S钟向);④$R_{v1}+S_{v5}$≥1.05 mV;⑤aVRR/S或R/Q≥1;⑥V_1-V_3呈QS、Qr或qr(酷似心肌梗死,应注意鉴别);⑦肺型P波。

(三)超声心动图检查

超声心动图诊断肺心病的阳性率为60.6%~87.0%。诊断标准如下:①右心室流出道内径≥30 mm;②右心室内径≥20 mm;③右心室前壁厚度≥5 mm或前壁搏动幅度增强;④左、右心室内径比值<2;⑤右肺动脉内径≥18 mm或肺动脉干≥20 mm;⑥右心室流出道/左心房内径>1.4;⑦肺动脉瓣曲线出现肺动脉高压征象者(a波低平或<2 mm,或有收缩中期关闭征等)。

(四)血气分析

慢性肺心病肺功能失代偿期可出现低氧血症甚至呼吸衰竭或合并高碳酸血症。当PaO_2<8.0 kPa(60 mmHg)、$PaCO_2$>6.7 kPa(50 mmHg)时,提示呼吸衰竭。

(五)血液检查

红细胞及血红蛋白可增多。全血及血浆黏滞度增加,红细胞电泳时间常延长;合并感染时白细胞总数增高,中性粒细胞增加。部分患者血清学检查可有肾功能或肝功能异常,以及电解质异常(如血清钾、钠、氯、钙、镁、磷)。

(六)其他

慢性肺心病合并感染时,痰病原学检查可指导抗生素的选用。早期或缓解期慢性肺心病可行肺功能检查评价。

四、治疗

(一)肺、心功能代偿期

原则上采用中西医结合的综合治疗措施,延缓基础支气管、肺疾病的进展,增强患者的免疫功能,预防感染,减少或避免急性加重。如通过长期家庭氧疗、加强康复锻炼和营养支持等,以改善患者的生活质量。

(二)肺、心功能失代偿期

治疗原则为积极控制感染,保持呼吸道通畅,改善呼吸功能,纠正缺氧和二氧化碳潴留,控制呼吸衰竭和心力衰竭,防治并发症。

1.控制感染

呼吸系统感染是引起慢性肺心病急性加重以致肺、心功能失代偿的常见原因,需积极控制感染。可参考痰细菌培养及药物敏感试验选择抗生素。在结果出来前,根据感染环境及痰涂片革兰染色选用抗生素。院外感染以革兰阳性菌占多数,院内感染则以革兰阴性菌为主,或选用二者兼顾的抗菌药物。选用广谱抗菌药时必须注意可能继发的真菌感染。培养结果出来后,根据病原微生物的种类,选用针对性强的抗生素。以10~14天为1个疗程,但主要是根据患者情况而定。

2.控制呼吸衰竭

给予扩张支气管、祛痰等治疗,通畅呼吸道,改善通气功能。合理氧疗,给予鼻导管或面罩给氧,以纠正缺氧。必要时给予无创正压通气或气管插管有创正压通气治疗。具体参见"呼吸衰竭"相关护理内容。

3.控制心力衰竭

慢性肺心病患者一般在积极控制感染、改善呼吸功能、纠正缺氧和二氧化碳潴留后,心力衰竭便能得到改善,患者尿量增多,水肿消退,不需常规使用利尿药和正性肌力药。但对经上述治疗无效或严重心力衰竭患者,可适当选用利尿药、正性肌力药或扩血管药物。

(1)利尿药:可减少血容量、减轻右心负荷及消除水肿。由于应用利尿药后易出现低钾、低氯性碱中毒,痰液黏稠不易排痰和血液浓缩,故原则上宜选用作用温和的利尿药,联合保钾利尿药,短期、小剂量使用。如氢氯噻嗪 25 mg,1~3 次/天,联用螺内酯 20~40 mg,1~2 次/天。

(2)正性肌力药:慢性肺心病患者由于慢性缺氧和感染,对洋地黄药物的耐受性降低,易发生毒性反应。应选用作用快、排泄快的洋地黄类药物,剂量宜小,一般为常规剂量的 1/2 或 2/3。应用指征如下:①感染已控制,低氧血症已纠正,使用利尿药后仍反复水肿的心力衰竭患者;②以右心衰竭为主要表现而无明显感染的患者;③出现急性左心衰竭者;④合并室上性快速性心律失常,如室上性心动过速、心房颤动伴快速心室率者。

(3)血管扩张药:钙通道阻滞剂、一氧化氮(NO)、川芎嗪等有一定的降低肺动脉压效果,对部分顽固性心力衰竭可能有一定效果,但并不像治疗其他心脏病那样效果明显。血管扩张药在扩张肺动脉时也扩张体动脉,可造成体循环血压下降,反射性产生心率增快、氧分压下降、二氧化碳分压上升等不良反应,因而限制了血管扩张药在慢性肺心病的临床应用。

4.控制心律失常

一般经抗感染、纠正缺氧等治疗后,心律失常可自行消失,如持续存在可根据心律失常的类型选用药物。

5.抗凝治疗

应用普通肝素或低分子肝素防止肺微小动脉原位血栓的形成。

五、主要护理诊断/问题

(一)气体交换障碍

气体交换障碍与肺组织弹性降低、有效肺组织减少、肺组织功能下降有关。

(二)活动无耐力

活动无耐力与呼吸衰竭、心力衰竭有关。

(三)体液过多

体液过多与心排血量减少引起排尿少、饮食不当有关。

(三)心排血量减少

心排血量减少与慢性呼吸疾病导致肺心病有关。

(四)清理呼吸道无效

清理呼吸道无效与痰液过多、痰液黏稠、无效咳嗽有关。

(五)体温过高

体温过高与感染有关。

(六)潜在并发症

肺性脑病,电解质紊乱。

(七)焦虑

焦虑与缺氧、慢性疾病有关。

(八)语言沟通障碍

语言沟通障碍与呼吸困难、气短导致说话费力有关。

六、护理措施

(一)护理评估

1.一般情况评估

(1)一般资料:包括护理对象的姓名、性别、年龄、民族、职业、婚姻状况、受教育水平、家庭住址、联系人等。

(2)目前健康状况:包括此次患病的情况,主述,当前的饮食、营养、排泄、睡眠、自理和活动等情况。

(3)既往健康状况:包括既往患病史、创伤史、手术史、过敏史、烟酒嗜好,女性患者的婚育史和月经史、家族史等。

(4)心理状态:包括护理对象对疾病的认识和态度,康复的信心,患病后精神、情绪及行为的改变等。

(5)社会文化状况:包括护理对象的职业、经济状况、卫生保健待遇,以及家庭、社会的支持系统状况等。

2.症状评估

(1)评估神志,面色,颈静脉充盈情况,皮肤温度、湿度;有无发绀、杵状指(趾)、四肢厥冷等症状。

(2)评估心率、心律、节律等变化。

(3)评估呼吸频率、节律、呼吸方式等变化,监测动脉血气等。

(4)评估血压、脉压的变化,询问患者有无头晕、乏力等症状。

(5)评估体温变化,尤其是危重患者及合并肺部感染患者。

(6)评估患者有无双下肢水肿、腹水等情况。

(二)病情观察

(1)观察患者的生命体征及意识状态,注意有无发绀和呼吸困难及其严重程度。

(2)定期检测动脉血气分析,观察有无右心衰竭的表现。

(3)警惕肺性脑病,密切观察患者有无头痛、烦躁不安、表情淡漠、神志恍惚、精神错乱、嗜睡和昏迷等症状,及时通知医师并协助处理。

(三)呼吸功能锻炼

(1)长期卧床、久病体弱、无力咳嗽者及痰液黏稠不易咳出者,应鼓励患者勤翻身,协助拍背排痰,及时清除痰液改善肺泡通气功能。

(2)可针对患者有目的地进行肺康复呼吸功能锻炼,指导患者练习腹式呼吸、吹气球、做呼吸操等,以逐步增加呼吸肌力,提高呼吸功能,进而提高整体活动能力。

(四)氧疗护理

(1)持续低流量、低浓度给氧,氧流量 $1\sim2$ L/min,浓度在 $25\%\sim29\%$。防止高浓度吸氧抑制呼吸,加重缺氧和二氧化碳潴留。

(2)为了预防呼吸道感染,清洁鼻腔 2 次/天,75%乙醇棉球消毒鼻导管 2 次/天,湿化瓶每天消毒。

(3)观察氧疗效果,如呼吸困难缓解,心率下降,发绀减轻,氧分压上升等,表示纠正缺氧有效。若出汗、球结膜充血、呼吸过缓、意识障碍加深,二氧化碳氧分压升高,须警惕 CO_2 潴留加重,遵医嘱予呼吸兴奋剂静脉滴注或无创呼吸机辅助呼吸。

(五)用药观察

(1)对二氧化碳潴留、呼吸道分泌物多的重症患者慎用镇静剂、麻醉药、催眠药,若必须用药,使用后注意观察是否有抑制呼吸和咳嗽反射减弱的情况。

(2)应用利尿剂后易出现低钾、低氯性碱中毒而加重缺氧,过度脱水引起血液浓缩、痰液黏稠不易咳出等不良反应,应注意观察及预防。使用排钾利尿剂时,督促患者遵医嘱补钾。利尿剂尽可能在白天给药,避免患者由于夜间频繁排尿而影响睡眠。

(3)应用洋地黄类药物时,应询问有无洋地黄用药史,遵医嘱准确用药,注意观察药物毒性反应。

(4)应用血管扩张剂时,注意观察患者心率及血压情况。血管扩张药在扩张肺动脉的同时也扩张体循环动脉,往往造成患者血压下降,反射性心率增快、氧分压下降、二氧化碳分压上升等不良反应。

(5)应用抗生素时,注意观察感染控制的效果、有无继发性感染。

(6)应用呼吸兴奋剂时,观察药物的疗效和不良反应。出现心悸、呕吐、震颤、惊厥等症状,立即通知医师。

(六)皮肤护理

注意观察全身水肿情况,有无压疮发生。肺心病患者常有营养不良和身体下垂部位水肿,若长期卧床,极易形成压疮。可指导患者穿宽松、柔软的衣物;定时更换体位,在受压处垫气圈或海绵垫,或使用气垫床。

(七)饮食护理

(1)给予高纤维、易消化、清淡饮食,防止患者因便秘、腹胀而加重呼吸困难。

(2)避免含糖高的食物,以防引起痰液黏稠。

(3)如患者出现水肿、腹水或尿少时,应限制钠水摄入,每天钠盐<3 g、水分<1 500 mL、蛋白质 1.0~1.5 g/kg。

(4)少食多餐,减少用餐时的疲劳,进餐前后漱口,保持口腔清洁,增进食欲。必要时遵医嘱静脉补充营养。

(八)休息与活动

应使患者充分了解休息有助于心肺功能的恢复,同时也让其了解适宜活动的必要性和正确的方式方法。

(1)在心肺功能失代偿期,应绝对卧床休息,协助患者采取舒适体位(如半卧位或坐位),以减少机体耗氧量,促进心肺功能的恢复,减慢心率及减轻呼吸困难,意识障碍者给予床档进行安全保护,必要时专人护理。

(2)代偿期以量力而行、循序渐进为原则,鼓励患者进行适量活动,活动量以不引起疲劳、不加重症状为度。对卧床患者,应协助定时翻身、更换姿势。根据患者的耐受能力指导患者在床上进行缓慢的肌肉松弛活动,如上肢交替前伸、握拳,下肢交替抬离床面,使肌肉保持紧张5秒后,松弛平放床上。鼓励患者进行呼吸功能锻炼,提高活动耐力。指导患者采取既有利于气体交换又能节省能量的姿势,如站立时,背倚墙,使膈肌和胸廓松弛,全身放松;坐位时,凳高合适,两足平放在地,身体稍前倾,两手摆放于双腿上或趴在小桌上,桌上放软枕,使患者胸椎与腰椎尽可能在一直线上;卧位时,抬高床头,略抬高床尾,使下肢关节轻度屈曲。

(九)健康指导

1.疾病预防指导

慢性肺心病是各种原发肺、胸疾病晚期的并发症,应针对高危人群加强宣传教育,劝导戒烟,积极防治慢性阻塞性肺疾病等慢性支气管肺疾病,以降低发病率。

2.疾病知识指导

向患者和家属介绍疾病发生、发展过程,减少反复发作的次数。积极防治原发病,避免各种可能导致病情急性加重的诱因,坚持家庭氧疗等。加强营养支持,保证机体康复的需要。病情缓解期应根据肺、心功能及体力情况进行适当的体育锻炼和呼吸功能锻炼,如散步、气功、太极拳、腹式呼吸、缩唇呼吸等,改善呼吸功能,提高机体免疫功能。

3.病情监测指导

告知患者及家属病情变化的征象,如体温升高、呼吸困难加重、咳嗽剧烈、咳痰不畅、尿量减少、水肿明显或发现患者神志淡漠、嗜睡、躁动、口唇发绀加重等,均提示病情变化或加重,需及时就诊。

(徐春美)

第五章 胸外科护理

第一节 气道异物阻塞

一、概述

气道异物阻塞(FBAO)是导致窒息的紧急情况,如不及时解除,数分钟内即可死亡。FBAO造成心脏停搏并不常见,但有意识障碍或吞咽困难的老人和儿童发生人数相对较多。FBAO是可以预防从而避免发生的。

二、原因及预防

任何人突然的呼吸骤停都应考虑到FBAO。成人通常在进食时易发生,肉类食物是造成FBAO最常见的原因。FBAO的诱因有:吞食大块难咽食物、饮酒、老年人戴义齿或吞咽困难、儿童口含小颗粒状食物及物品。注意以下事项有助于预防FBAO,如:①进食切碎的食物,细嚼慢咽,尤其是戴义齿者;②咀嚼和吞咽食物时,避免大笑或交谈;③避免酗酒;④阻止儿童口含食物行走、跑或玩耍;⑤将易误吸入的异物放在婴幼儿拿不到处;⑥不宜给小儿需要仔细咀嚼或质韧而滑的食物(如花生、坚果、玉米花及果冻等)。

三、临床表现

异物可造成呼吸道部分或完全阻塞,识别气道异物阻塞是及时抢救的关键。

(一)气道部分阻塞

患者有通气,能用力咳嗽,但咳嗽停止时,出现喘息声。这时救助者不宜妨碍患者自行排出异物,应鼓励患者用力咳嗽,并自主呼吸。但救助者应守护在患者身旁,并监视患者的情况,如不能解除,即求救紧急医疗服务(EMS)系统。

FBAO患者可能一开始表现为通气不良,或一开始通气好,但逐渐恶化,表现乏力、无效咳嗽、吸气时高调噪音、呼吸困难加重、发绀。对待这类患者要同对待气道完全阻塞患者一样,须争分夺秒的救助。

(二)气道完全阻塞

患者已不能讲话,呼吸或咳嗽时,双手抓住颈部,无法通气。对此征象必须能够立即明确识别。救助者应马上询问患者是否被异物噎住,如果患者点头确认,必须立即救助,帮助解除异物。由于气体无法进入肺脏,如不能迅速解除气道阻塞,患者很快就会意识丧失,甚至死亡。如果患者已意识丧失、猝然倒地,则应立即实施心肺复苏。

四、治疗

(一)解除气道异物阻塞

对气道完全阻塞的患者,必须争分夺秒地解除气道异物。通过压迫使气道内压力骤然升高,产生人为咳嗽,把异物从体内排除。具体可采用以下方法。

1.腹部冲击法(Heimlish 法)

此法可用于有意识的站立或坐位患者。急救者站在患者身后,双臂环抱患者腰部,一手握拳,握拳手的拇指侧抵住患者腹部,位于剑突下与脐上的腹中线部位,再用另一手握紧拳头,快速向内向上用拳头冲击腹部,反复冲击腹部直到把异物排出。如患者意识丧失,立即开始心肺复苏术(CPR)。采用此法后,应注意检查有无危及生命的并发症,如胃内容物反流造成误吸、腹部或胸腔脏器破裂。除必要时,不宜随便使用。

2.自行腹部冲击法

气道阻塞患者本人可一手握拳,用拇指抵住腹部,部位同上,再用另一只手握紧拳头,用力快速向内、向上使拳头冲击腹部。如果不成功,患者应快速将上腹部抵压在一硬质物体上,如椅背、桌缘、护栏,用力冲击腹部,直到把异物排出。

3.胸部冲击法

患者是妊娠末期或过度肥胖者时,救助者双臂无法环抱患者腰部,可用胸部冲击法代替Heimlish法。救助者站在患者身后,把上肢放在患者腋下,将胸部环抱住。一只手握拳,拇指侧放在胸骨中线,避开剑突和肋骨下缘,另一只手握住拳头,向后冲压,直至把异物排出。

(二)对意识丧失者的解除方法

1.解除 FBAO 中意识丧失

救助者立即开始CPR。在CPR期间,经反复通气后,患者仍无反应,急救人员应继续CPR,严格按30:2的按压/通气比例。

2.发现患者时已无反应

急救人员初始可能不知道患者发生了FBAO,在反复通气数次后,若患者仍无反应,应考虑到FBAO。可采用以下方法。

(1)在CPR过程中,如果有第二名急救人员在场,一名实施救助,另一名启动急救医疗服务体系(EMSS),患者保持平卧。

(2)用舌-上颌上提法开放气道,并试用手指清除口咽部异物。

(3)如果通气时患者胸廓无起伏,应重新摆正头部位置,注意开放气道,再尝试通气。

(4)异物清除前,如果通气后仍未见胸廓起伏,应考虑进一步抢救措施[如凯利钳(Kelly Forceps),马吉拉镊(Magilla Forceps),环甲膜穿刺/切开术]来开通气道。

(5)如异物取出,气道开通后仍无呼吸,需继续缓慢人工通气。再检查脉搏、呼吸、反应。如无脉搏,即行胸外按压。

五、急救护理

急性呼吸道异物短时间内可危及生命,护士必须有强烈的风险意识,争分夺秒地协助抢救治疗工作。

（一）做好抢救准备

备氧气、吸引器、电动负压吸引器、纤维支气管镜、直接喉镜、气管插管及气管切开包等急救物品。使用静脉留置针建立静脉通道。完善术前准备，与手术室联系，做好气管、支气管镜检查的准备。询问过敏史。一旦出现极度呼吸困难，立即协助医师抢救，给予氧气吸入。

（二）病情观察

密切观察患者的呼吸情况，判断异物所在部位及运动情况。异物进入喉部及声门下时，患者有剧烈呛咳、喉喘鸣、声嘶、面色发绀、吸气性呼吸困难等症状，可在数分钟内引起窒息。发现上述情况立即报告医师抢救。观察双肺呼吸动度是否相同、两侧呼吸音是否一致，吸气时胸骨上窝、锁骨上窝、肋间隙有无凹陷，有无喘鸣、口唇发绀，咳嗽及咳嗽的性质，有无颈静脉怒张及颈胸部皮下气肿。持续监护生命体征和血氧饱和度，记录各项目的基础数据。观察有无颅内压增高或颅内出血的征象，注意瞳孔大小、神经反射，有无惊厥、四肢震颤及肌张力增高或松弛等。

（三）尽量保持患者安静

安排在单人间，保持环境安静。使患者卧床，安定其情绪，避免其紧张，集中进行检查和治疗，尽量避免刺激。减少患儿哭闹，避免因大哭导致异物突然移位阻塞对侧支气管或卡在声门后引起窒息或增加耗氧量。禁饮食。

（四）向患者及家属介绍手术过程及注意事项

确定实施经气管镜取异物者，遵医嘱给予阿托品等术前用药。向患者及家属介绍手术的过程，术中、术后可能发生的并发症，配合治疗及护理的注意事项等。检查手术知情同意书是否签字。

（五）术后护理

（1）全麻术后麻醉尚未清醒前，设专人护理，取平卧位，头偏向一侧，防止误吸分泌物，及时吸净患者口腔及呼吸道分泌物，保持呼吸道通畅，持续吸氧。

（2）严密观察呼吸的节率、频率及形态，保持呼吸道通畅，血氧饱和度应保持在 95％～100％。观察有无口唇发绀、烦躁不安、鼻翼翕动，注意呼吸有无喉鸣或喘鸣音，监测心电和血氧饱和度。检查口腔中有无分泌物和血液，观察双侧胸部呼吸动度是否对称一致。触诊患者颈部、胸部有无皮下气肿，如有应及时通知医师处理，并标记气肿的范围，以便动态观察。检查患者牙齿有无松动或脱落，并详细记录。

（3）了解术中情况和处理结果，包括异物是否取出、异物的种类、有无异物残留、术中是否发生呼吸暂停、出血、心力衰竭、气胸等并发症，便于进行有预见性和针对性的护理。

（4）并发症的观察与护理。①喉头水肿：婴幼儿患者，施行支气管镜取出异物术后，可发生喉头水肿。如患儿出现声音嘶哑、烦躁不安、吸气性呼吸困难等症状，应考虑有喉头水肿。此时应密切观察呼吸，有无口唇、面色发绀等窒息的前驱症状。遵医嘱给予吸氧，应用足量抗生素及激素，定时雾化吸入。若患者症状经上述处理仍无缓解，并呈进行性加重，应及时告知医师，必要时行气管切开术解除梗阻。②气胸和纵隔气肿：术后患者出现咳嗽、胸闷、不同程度的呼吸困难时，应考虑可能并发气胸。立即听诊双肺呼吸音，密切观察呼吸情况、血氧饱和度等，及时通知医师。做好紧急胸腔穿刺放气和胸腔闭式引流的准备，并做好相应护理。③支气管炎、肺炎：注意呼吸道感染的早期征象。反复出现体温升高、咳嗽、气促、多痰等，在确定无异物残留的情况下应考虑并发支气管炎、肺炎等感染。应鼓励患者咳嗽，帮助其每小时翻身 1 次，定时拍背，促进呼吸道分泌物排出,必要时超声雾化吸入,湿化气道、稀释痰液,使其便于咳出。根据医嘱给予抗生素治疗。

(六)健康指导

呼吸道异物是最常见的儿童意外危害之一,但可以预防。应加强宣传教育,使人们认识到呼吸道异物的危险性,掌握预防知识。

(1)避免给幼儿吃花生、瓜子、豆类等带硬壳的食物,避免给孩子玩能够进入口、鼻孔的细小玩具。

(2)教育儿童进食应保持安静,避免其间逗笑、哭闹、嬉戏或受惊吓,以免深吸气时将食物误吸入气道。

(3)教育儿童不要口中含物玩耍。成人要纠正口中含物作业的不良习惯。

(4)加强对昏迷及全麻患者的护理,防止呕吐物被吸入下呼吸道,活动义齿应取下。

(孟洪玮)

第二节 食 管 异 物

食管异物是临床常见急诊之一,常发生于幼童及缺牙老人。食管自上而下有 4 个生理狭窄,食管入口为第一狭窄,异物最常停留在食管入口。

一、食管异物的常见原因

(1)进食匆忙,食物未经仔细咀嚼而咽下,发生食管异物。

(2)进餐时注意力不集中,大口吞吃混有碎骨的汤饭。

(3)松动的牙齿或义齿脱落或使用义齿咀嚼功能差,口内感觉欠灵敏,易误吞。

(4)小儿磨牙发育不全,食物未充分咀嚼或将物件放在口中玩耍误咽等。

(5)食管本身的疾病如食管狭窄或食管癌,引起管腔变细。

二、食管异物的临床分级

(1)Ⅰ级:食管壁非穿透性损伤(食管损伤达黏膜、黏膜下层或食管肌层,未穿破食管壁全层),伴少量出血或食管损伤局部感染。

(2)Ⅱ级:食管壁穿透性损伤,伴局限性食管周围炎或纵隔炎,炎症局限且较轻。

(3)Ⅲ级:食管壁穿透性损伤并发严重的胸内感染(如纵隔脓肿、脓胸),累及邻近器官(如气管)或伴脓毒症。

(4)Ⅳ级:濒危出血型,食管穿孔损伤,感染累及主动脉,形成食管-主动脉瘘,发生致命性大出血。

三、食管异物的临床表现

(一)吞咽困难

异物较小时虽有吞咽困难,但仍能进流质食;异物较大时,会并发感染,可完全不能进食,重者饮水也困难。小儿患者常有流涎症状。

(二)疼痛

异物较小或较圆钝时,常仅有梗阻感。尖锐、棱角异物刺入食管壁时,疼痛明显,吞咽时疼痛更甚,患者常能指出疼痛部位。

(三)呼吸道症状

异物较大,向前压迫气管后壁时,或异物位置较高,未完全进入食管内,且压迫喉部时,可有呼吸困难。

(四)其他

食管异物致食管穿破而引起感染的患者发生食管周围脓肿或脓胸,可有胸痛、吐脓。损伤血管表现为呕血、黑便、休克甚至死亡。

四、治疗原则

食管镜下取出异物;有食管穿孔者应禁经口进食、水,采用鼻饲及静脉给予营养;颈深部或纵隔脓肿形成者切开引流;给足量有效抗生素治疗;对症、支持治疗。

五、急救护理

(一)护理目标

(1)密切观察病情变化,使患者迅速接受治疗,提高救治成功率。

(2)协助患者迅速进入诊疗程序,完善围术期护理。

(3)预防各种并发症,提高救治成功率。

(4)保持呼吸道通畅,增加患者舒适感。

(5)帮助患者及家庭了解食管异物的有关知识。

(二)护理措施

1.密切观察病情变化

Ⅲ级、Ⅳ级食管异物患者病情危重、多变,胸腔、纵隔受累多见,而大血管损伤出血病死率最高。

(1)给予持续心电、血压监护,密切监视心率和心律的变化。必要时需监测中心静脉压和血氧饱和度,随时观察患者的意识、神志变化。

(2)观察患者疼痛的部位、性质和持续时间,胸段食管异物痛常在胸骨后或背;异物位于食管上段时,疼痛部位常在颈根部或胸骨上窝处,为诊断提供依据。

(3)观察有无呕血,估计出血量。观察大便次数、性质和量。注意肢体温度和湿度,睑结膜、皮肤与甲床色泽,如有异常及时通知医师。

(4)记录24小时出入量,病情危重者应记录每小时尿量。

(5)监测体温变化。食管穿孔后伴有局部严重感染,体温是观察、判断治疗效果的重要指标之一,每2小时测量1次。如体温过高应给予物理降温,防止高热惊厥,如出现体温不升,伴血压下降、脉搏细速、面色苍白应警惕有大出血的发生,要及时报告医师。

(6)随时监测电解质,患者有不明原因的腹胀和肌无力时,要警惕低血钾,结合检查结果及时补钾。

(7)注意全身基础疾病的护理。既往有糖尿病、肝硬化等全身基础疾病者,预后极差。合并糖尿病者,需监测血糖。合并高血压者,加强血压监测。

2.食管异物取出术的围术期护理

(1)患者入院后,详细询问病史,包括时间、吞入异物的种类、异物是否有尖、吞咽困难及疼痛部位、有无呛咳史等,以便与气管异物鉴别。及时进行胸片检查,确定异物存留部位,并通知患者禁食,备好手术器械,配合医师尽早手术。

(2)注意患者有无疼痛加剧、发热及食管穿孔等并发症的症状。

(3)患者因异物卡入食管,急需手术治疗,常表现出精神紧张、恐惧,应耐心做好解释工作,说明手术的目的、过程,消除患者不良心理,并指导其进行术中配合,避免手术中患者挣扎,使异物不能取出或引起食管黏膜损伤等并发症。

(4)对异物嵌顿时间过长、合并感染、水与电解质紊乱者,首先应用有效的抗菌药物,静脉补液,给予鼻饲,补充足够的水分与营养,待炎症控制,纠正酸碱平衡紊乱后,及时进行食管镜检查加异物取出术。

(5)术前30分钟注射阿托品,减少唾液分泌,以利手术。将患者送入手术室,应将术前拍摄的胸片送入手术室,为手术医师提供异物存留部位的相关资料,避免盲目性手术。

(6)术后及时向术者了解手术过程是否顺利,异物是否取出,有无残留异物,并注意体温、脉搏、呼吸的变化,严密观察有无颈部皮下气肿、疼痛加剧、进食后呛咳、胸闷等症状。术后若出现颈部皮下气肿,局部疼痛明显或放射至肩背部,X线检查见纵隔气肿等,提示有食管穿孔可能。

(7)术后禁食6小时,如病情稳定,可恢复软质饮食,如有食管黏膜损伤或炎症者,勿过早进食,应禁食48小时以上,以防引起食管穿孔,对发生穿孔者,应给予鼻饲,同时注意观察钾、钠、氯及非蛋白氮的变化,防止发生或加重水与电解质紊乱,从而加重病情。

3.并发症的护理

(1)食管周围炎:食管周围脓肿是较常见的并发症,常表现为局部疼痛加重,吞咽困难和发热。应严密观察病情,注意局部疼痛是否加剧,颈部是否肿胀,有无吞咽困难及呼吸困难等,定时测量体温、脉搏、呼吸,体温超过39℃者,在给予药物降温的同时,进行物理降温,按时、按量应用抗菌药物,积极控制炎症,给予鼻饲,加强口腔护理。

(2)食管气管瘘的护理:卧床休息,严密观察病情变化,应用大量有效的抗生素、静脉补液、鼻饲饮食,控制病情发展,避免发生气胸。对发生气胸者,进行胸腔闭式引流术,并严格按胸腔闭式引流术常规护理。

(3)食管主动脉瘘的护理:食管主动脉瘘是食管异物最严重的致死性并发症,重点应在预防。一旦疑为此并发症,应严密观察出血先兆,从主动脉损伤到引起先兆性出血,潜伏期一般为5天至3周,此期间应注意观察患者有无胸骨后疼痛、不规则低热等症状,同时做好抢救的各种准备工作,根据患者情况,配合医师进行手术治疗。

4.保持呼吸道通畅

食管异物严重并发症多有气道压迫和肺部感染,通气功能往往受到影响,应加强气道管理。

(1)给予半卧位,减轻压迫症状和肺淤血,以利于呼吸。

(2)吸氧。对呼吸困难、低氧血症患者应给予鼻导管或面罩吸氧,并监测血氧饱和度,定时行血气分析。

(3)及时清除气道分泌物:协助患者变换体位,轻拍其背部,鼓励咳嗽,促进呼吸道分泌物排除。对痰液黏稠者,应给予雾化吸入以稀释痰液,利于咳出,必要时可予以吸痰。

（4）有呼吸困难者,应做好气管插管和气管切开的准备。气管切开后做好气管切开护理,及时有效地吸痰。

5.维持营养和水、电解质平衡

（1）密切观察病情,严格记录出入量,判断有无营养缺乏、失水等表现。

（2）做好胃管护理。对于食管穿孔患者,最好在食管镜下安置胃管,避免盲法反复下插,加重食管损伤。留置胃管者,要保持通畅、固定,防止脱出。管饲饮食要合理配搭,保证足够的热量和蛋白质,适当的微量元素和维生素,以促进伤口愈合。管饲的量应满足个体需要,一般每天1 500～3 000 mL,具体应结合输入液量、丢失液量和患者饮食量来确定。

（3）维持静脉通畅。外周静脉穿刺困难者,应给予中心静脉置管,保证液体按计划输入。低位食管穿孔要禁止胃管管饲,可给予静脉高营养或胃造瘘。

（4）若有其他严重的基础疾病,应注意相应的特殊饮食要求,如糖尿病要控制糖的摄入,心脏病和肾脏病需限制钠盐及水分,以免顾此失彼。

6.做好心理护理,适时开展健康教育

由于病情重,病程长,患者往往有不良情绪反应,应关心、爱护患者,多与其交谈,建立良好的护患关系。应介绍有关疾病的知识、治疗方法及效果,将检查结果及时告知患者,提高遵医率,消除患者不良情绪。

（三）健康教育

食管异物虽不及气管异物危险,但仍是事故性死亡的一个原因,在护理上应予重视。加强卫生宣教,可减少食管异物发生,食管异物发生后应尽早取出异物,可减少或避免食管异物所致的并发症。健康教育的具体内容如下。

（1）教育人们进食不宜太快,提倡细嚼慢咽,进食时勿高声喧哗、大笑。

（2）教育儿童不要把小玩具放在口中玩耍,小儿口内有食物时不宜哭闹、嬉笑及奔跑等。工作时不要将钉子之类的物品含在口中,以免误吞。

（3）照顾好年岁已高的老人,松动义齿应及时修复,戴义齿者尤应注意睡前将义齿取出,团块食物宜切成小块等。昏迷患者或做食管、气管镜检查者,应取下义齿。

（4）强酸、强碱等腐蚀性物品要标记清楚,严格管理,放在小孩拿不到的地方。

（5）误吞异物后要及时到医院就诊,不要强行自吞。切忌自己吞入饭团、韭菜等食物,以免加重损伤或将异物推入深部,增加取出难度。

（孟洪玮）

第三节　食管平滑肌瘤

一、概述

（一）定义

食管平滑肌瘤是指由于食管贲门部的神经肌肉功能障碍所致的食管功能性疾病。

(二)病因

食管平滑肌瘤的病因至今尚未明确。多发生于食管固有肌层,以纵行肌为主。

(三)临床表现及并发症

1.临床表现

吞咽困难是最常见症状,呈间歇性发作。可伴有上腹部不适、反酸、呕吐及食欲下降等。

2.并发症

反流性食管炎、吸入性肺炎。

(四)主要辅助检查

1.食管钡餐 X 线造影

此项检查是本病的主要诊断方法。

2.食管镜检查

食管镜检查可明确肿瘤的部位、大小、形状和数目。

(五)诊断和鉴别诊断

1.诊断

食管平滑肌瘤的诊断可依据病史、临床表现及辅助检查。

2.鉴别诊断

纵隔肿瘤、食管癌。

(六)治疗原则

一旦诊断明确,主张手术治疗。

二、常见护理诊断

(一)营养失调

低于机体需要量与吞咽困难、手术后禁食有关。

(二)焦虑、恐惧

焦虑、恐惧与对手术的危险及担心疾病预后有关。

三、护理措施

(一)术前护理

1.饮食护理

能进食者给予高蛋白、高热量、富含维生素的流质或半流质饮食。不能进食者静脉补充液体,纠正水、电解质紊乱。

2.口腔护理

指导患者正确刷牙,餐后或呕吐后,立即给予温开水或漱口液漱口,保持口腔清洁。

3.术前准备

(1)呼吸道准备:术前 2 周戒烟,训练患者深呼吸、有效咳痰的动作。

(2)胃肠道准备:术前 3 天给予流质饮食,在餐后饮温开水漱口,冲洗食管,以减轻食管黏膜的炎症和水肿,术前一天晚给予开塞露或辉力纳肛,术前 6～8 小时禁饮食。

(3)术前 2～3 天训练患者床上排尿、排便的适应能力。

(4)皮肤准备。术前清洁皮肤,常规备皮(备皮范围:上过肩,下过脐,前后过正中线,包括手术侧腋窝)。

（5）术前一天晚按医嘱给安眠药。

（6）手术日早晨穿病员服,戴手腕带,摘除眼镜、活动性义齿及饰物等。备好水封瓶、胸带、X线片、病历等。

4.心理护理

解说手术治疗的意义;解释术后禁食的目的,并严格遵照医嘱恢复饮食。

(二)术后护理

（1）按全麻术后护理常规,麻醉未清醒前去枕平卧位,头偏向一侧,以防误吸而窒息,意识恢复血压平稳后取半卧位。

（2）病情观察:术后加强对生命体征的监测,防止出现血容量不足或心功能不全。

（3）呼吸道护理:①观察呼吸频率、幅度、节律及双肺呼吸音变化;②氧气吸入 5 L/min,必要时面罩吸氧;③鼓励患者深呼吸及有效咳嗽,必要时吸痰;④稀释痰液,用雾化稀释痰液、解痉平喘、抗感染;⑤疼痛显著影响咳嗽者可应用止痛剂。

（4）胸腔闭式引流管护理:按胸腔闭式引流护理常规护理。

（5）胃肠减压护理:①严密观察引流量、性状、气味并记录;②妥善固定胃管,防止脱出,持续减压;③经常挤压胃管,保持通畅;引流不畅时,可用少量生理盐水低压冲洗;④术后 3～4 天待肛门排气、胃肠减压引流量减少后,拔出胃管。

（6）饮食护理。①食管黏膜破损者:按食管癌术后饮食护理。②食管黏膜未破损者:术后48 小时左右拔除胃管,术后第 3 天胃肠功能恢复后进流食,少食多餐。术后第 5 天过渡到半流食。术后第 7 天可进普食,以易消化、少纤维的软食为宜,细嚼慢咽。避免吃过冷或刺激性食物。

四、健康教育

(一)休息与运动

术后尽早下床活动,活动量逐渐增加,劳逸结合。

(二)饮食指导

指导患者进高蛋白、高热量、富含维生素饮食,少食多餐。

(三)用药指导

按医嘱准确用药。

(四)心理护理

与患者交流,增强战胜疾病的信心。

(五)康复指导

告知患者保持口腔卫生,出院后继续进行术侧肩关节和手臂的锻炼,以恢复正常的活动功能。

(六)复诊须知

告知患者术后需要定期门诊随访。若出现发热、胸痛、咽下困难等表现应及时与医师联系。

（孟洪玮）

第四节　贲门失弛缓症

一、概述

(一)定义
贲门失弛缓症是指由于食管贲门部的神经肌肉功能障碍所致的食管功能性疾病。

(二)病因
贲门失弛缓症的病因至今尚未明确,可能与患者情绪激动、不良饮食习惯、进食刺激性食物等多种因素有关。

(三)临床表现及并发症
1.临床表现

阵发性无痛性吞咽困难是本病最典型症状。可有胸骨后疼痛、食物反流和呕吐、体重减轻等。

2.并发症

反流性食管炎、吸入性肺炎。

(四)主要辅助检查
(1)食管钡餐 X 线造影:可见食管扩张、食管末端狭窄呈鸟嘴状。

(2)食管镜检查:食管镜检查可排除器质性狭窄或肿瘤。

(3)食管动力学检测。

(五)诊断和鉴别诊断
(1)诊断:贲门失弛缓症的诊断可依据病史、临床表现及辅助检查。

(2)鉴别诊断:①食管癌;②食管炎;③食管良性肿瘤。

(六)治疗原则
对症状较轻者可采取保守治疗,如缓解紧张情绪,服用抑制胃酸分泌药物等,对中、重度应行手术治疗。

二、常见护理诊断

(一)营养失调
低于机体需要量与吞咽困难、手术后禁食有关。

(二)焦虑、恐惧
焦虑、恐惧与对手术的危险及担心疾病预后有关。

(三)潜在并发症
胃液反流。

三、护理措施

(一)术前护理

1.饮食护理

能进食者给予高蛋白、高热量、富含维生素的流质或半流质饮食。不能进食者静脉补充液体,纠正水、电解质紊乱。

2.口腔护理

指导患者正确刷牙,餐后或呕吐后,立即给予温开水或漱口液漱口,保持口腔清洁。

3.术前准备

(1)呼吸道准备:术前2周戒烟,训练患者深呼吸、有效咳痰的动作。

(2)胃肠道准备:术前3天给流质饮食,在餐后饮温开水漱口,以冲洗食管,以减轻食管黏膜的炎症和水肿。术前一天晚给予开塞露或辉力纳肛,术前6~8小时禁饮食。

(3)术前2~3天训练患者床上排尿、排便的适应能力。

(4)皮肤准备。术前清洁皮肤,常规备皮(备皮范围:上过肩,下过脐,前后过正中线,包括手术侧腋窝)。

(5)术前一天晚按医嘱给安眠药。

(6)手术日早晨穿病员服,戴手腕带,摘除眼镜、活动性义齿及饰物等。备好水封瓶、胸带、X线片、病历等。

4.心理护理

解说手术治疗的意义;解释术后禁食的目的,并严格遵照医嘱恢复饮食。

(二)术后护理

(1)按全麻术后护理常规,麻醉未清醒前去枕平卧位,头偏向一侧,以防误吸而窒息,意识恢复血压平稳后取半卧位。

(2)病情观察:术后加强对生命体征的监测,防止出现血容量不足或心功能不全。

(3)呼吸道护理:①观察呼吸频率、幅度、节律及双肺呼吸音变化。②氧气吸入5 L/min,必要时面罩吸氧。③鼓励患者深呼吸及有效咳嗽,必要时吸痰。④稀释痰液,用雾化稀释痰液、解痉平喘、抗感染。⑤疼痛显著影响咳嗽者可应用止痛剂。

(4)胸腔闭式引流管护理:按胸腔闭式引流护理常规护理。

(5)胃肠减压护理:①严密观察引流量、性状、气味并记录;②妥善固定胃管,防止脱出,持续减压;③经常挤压胃管,保持通畅。引流不畅时,可用少量生理盐水低压冲洗;④术后3~4天待肛门排气、胃肠减压引流量减少后,拔出胃管。

(6)饮食护理。①食管黏膜破损者:按食管癌术后饮食护理;②食管黏膜未破损者:术后48小时左右拔除胃管,术后第3天胃肠功能恢复后进流食,少食多餐。术后第5天过渡到半流食。术后第7天可进普食,以易消化、少纤维的软食为宜,细嚼慢咽。避免吃过冷或刺激性食物。

(7)并发症的观察与处理。①胃液反流:是手术后常见的并发症,表现为嗳气、反酸、胸骨后烧灼样痛、呕吐等。应准确执行医嘱给予制酸药和胃动力药。②肺不张、肺内感染:术后应保持呼吸道通畅、鼓励患者深呼吸和有效咳嗽、及时使用止痛剂、保持引流管通畅,以预防肺部并发症的发生。

四、健康教育

(一)休息与运动

术后尽早下床活动,活动量逐渐增加,劳逸结合。

(二)饮食指导

指导患者进高蛋白、高热量、富含维生素饮食,少食多餐。

(三)用药指导

按医嘱准确用药。

(四)心理护理

与患者交流,增强战胜疾病的信心。

(五)康复指导

告知患者保持口腔卫生,出院后继续进行手术侧肩关节和手臂的锻炼,以恢复正常的活动功能。

(六)复诊须知

告知患者术后需要定期门诊随访。若出现发热、胸痛、咽下困难等表现应及时与医师联系。

(孟洪玮)

第五节　心　脏　损　伤

心脏损伤是暴力作为一种能量作用于机体,直接或间接转移到心脏所造成的心肌及其结构的损伤,甚至心脏破裂。心脏损伤又分为闭合性损伤和穿透性损伤。

一、闭合性心脏损伤

闭合性心脏损伤又称非穿透性心脏损伤或钝性心脏损伤。实际发病率远比临床统计的要高。许多外力作用都可以造成心脏损伤,包括:①暴力直接打击胸骨,传递到心脏。②车轮碾压过胸廓,心脏被挤压于胸骨椎之间。③腹部或下肢突然受到暴力打击,通过血管内液压作用传至心脏。④爆炸时高击的气浪冲击。

(一)心包损伤

心包损伤指暴力导致的心外膜和/或壁层破裂和出血。

1.分类

心包是一个闭合纤维浆膜,分为脏层、壁层。心包损伤分为胸膜-心包撕裂伤和膈-心包撕裂伤。

2.临床表现

单纯心包裂伤或伴少量血心包时,大多数无症状,但如果出现烦躁不安、气急、胸痛,特别是循环功能不佳、低血压和休克等症状时,应想到急性心脏压塞的临床征象。

3.诊断

(1)心电图(ECG):低电压、ST 段和 T 波的缺血性改变。

（2）二维心动图（UCG）：心包腔有液平段，心排幅度减弱，心包腔内有纤维样物沉积。

4.治疗

心包穿刺术（图5-1）、心包开窗探查术（图5-2）、开胸探查术。

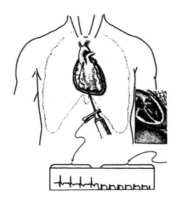

图 5-1　心包穿刺示意图

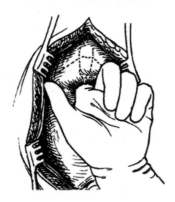

图 5-2　心包探查示意图

（二）心肌损伤

所有因钝性暴力所致的心脏创伤，如果无原发性心脏破裂或心内结构（包括间隔、瓣膜、腱束或乳头肌）损伤，统称心肌损伤。

1.原因

一般是由于心脏与胸骨直接撞击，心脏被压缩所造成的，最常见的原因是汽车突然减速时方向盘的撞击。

2.临床表现

主要症状取决于创伤造成心肌损伤的程度和范围。轻度损伤可无明显症状；中度损伤出现心悸、气短或一过性胸骨后疼痛；重度可出现类似心绞痛症状。

3.检查方法

轻度 ECG 无改变，异常 ECG 分两类：①心律失常和传导阻滞。②复极紊乱。X 线检查一般无明显变化。UCG 可直接观测心脏结构和功能变化，在诊断心肌挫伤以评估损伤程度的应用上最简便、快捷、实用。

4.治疗

主要采用非手术治疗。①一般心肌挫伤的处理：观察 24 小时，充分休息，检查 ECG 和激肌酸激酶同工酶(CPK-MD)。②有冠状动脉粥样硬化性心脏病(CDA)者:在 ICU 监测病情变化,可进行血清酶测定除外 CAD。③临床上有低心排血量或低血压者:常规给予正性肌力药,必须监测中心静脉压(CVP),适当纠正血容量,避免输液过量。

(三)心脏破裂

闭合性胸部损伤导致心室或心房全层撕裂,心腔内血液进入心包腔,经心包裂口流进胸膜腔。患者可因急性心脏压塞或失血性休克而死亡。

1.原因

一般认为外力作用于心脏后,心腔易发生变形并吸收能量,当外力超过心脏耐受程度时,即出现原发性心脏破裂。

2.临床表现

血压下降、中心静脉压高、心动过速、颈静脉扩张、发绀、对外界无反应,伴胸部损伤,胸片显示心影增宽。

3.诊断

(1)ECG:观察 ST 段和 T 段的缺血性改变或有无心梗图形。

(2)X 线和 UCG:可提示有无心包积血和大量血胸的存在。

4.治疗

紧急开胸以解除急性心脏压塞和修补心脏损伤是抢救心脏破裂唯一有效的治疗措施。

二、穿透性心脏损伤

该损伤以战时多见,按致伤物质不同可分为火器伤和刃器伤两大类。

(一)心脏穿透伤

1.临床表现

主要表现为失血性休克和急性心脏压塞。前者早期有口渴、呼吸浅、脉搏细、血压下降、烦躁不安和出冷汗,后者有呼吸急促、面唇发绀、血压下降、脉搏细速、颈静脉怒张并伴奇脉。

2.诊断

(1)ECG:血压下降,ST 段和 T 波改变。

(2)UCG:诊断价值较大。

(3)心包穿刺:对急性心脏压塞的诊断和治疗都有价值。

3.治疗

快速纠正血容量,并迅速进行心包穿刺或同时在急诊室紧急气管内插管进行开胸探查。

(二)冠状动脉穿透伤

冠状动脉穿透伤是心脏损伤的一种特殊类型,即任何枪弹或锐器在损伤心脏的同时也刺伤冠状动脉,主要表现为心外膜下的冠状动脉分支损伤,造成损伤远侧冠状动脉供血不足。

1.临床表现

单纯冠脉损伤,可出现急性心脏压塞或内出血征象。冠状动脉瘘者心前区可闻及连续性心脏杂音。

2.诊断

较小分支损伤很难诊断;较大冠脉损伤,ECG 主要表现为创伤相应部位出现心肌缺血和心肌梗死图形。若心前区出现均匀连续性心脏杂音,则提示有外伤性冠状动脉瘘存在。

3.治疗

冠脉小分支损伤可以结扎;主干或主要分支损伤可予以缝线修复;如已断裂则应紧急行心脏复苏(CPR)术。

三、护理问题

(一)疼痛

疼痛与心肌缺血有关。

(二)有休克的危险

休克与大量出血有关。

四、护理措施

(一)维持循环功能,配合手术治疗

(1)迅速建立静脉通路。

(2)在中心静脉压及肺动脉楔压监测下,快速补充血容量,积极抗休克治疗并做好紧急手术准备。

(二)维持有效的呼吸

(1)选择合适的体位。半卧位吸氧,休克者取平卧位或中凹卧位。

(2)清除呼吸道分泌物,保持呼吸道通畅。

(三)急救处理

(1)心脏压塞的急救,一旦发生,应迅速进行心包穿刺减压术。

(2)凡确诊为心脏破裂者,应做好急症手术准备,充分备血。

(3)出现心脏停搏时,立即进行心肺复苏术。

(4)备好急救设备及物品。

(四)心理护理

严重心脏损伤者常出现极度窘迫感,应为其提供安静舒适的环境,采取积极果断的抢救措施,向患者解释治疗的过程和治疗计划,使患者情绪稳定。

(孟洪玮)

第六节 血胸与气胸

一、血胸

(一)概述

胸部穿透性或非穿透性创伤,由于损伤了肋间或乳内血管、肺实质、心脏或大血管而形成血胸。成人胸腔内积血输出在 0.5 L 以下,称为少量血胸;积血 0.5～1 L 为中量血胸;胸积血 1 L以上,称为大量血胸。内出血的速度和量取决于出血伤口的部位及大小。肺实质的出血常常能自行停止,但心脏或其他动脉出血需要外科修补。根据出血的量分为少量血胸、中量血胸、大量

血胸(见图 5-3)。

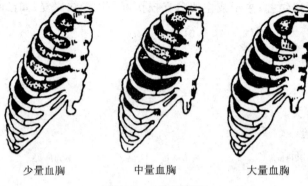

少量血胸　　　　　中量血胸　　　　　大量血胸

图 5-3　血胸示意图

(二)护理评估

1.临床症状的评估与观察

患者多因失血过多处于休克状态,胸膜腔内积血压迫肺及纵隔,导致呼吸系统循环障碍,患者严重缺氧。血胸还可能继发感染引起中毒性休克,如合并气胸,则伤胸部叩诊鼓音,下胸部叩诊浊音,呼吸音下降或消失。

2.辅助检查

根据病史体征可做胸腔穿刺,如抽出血液即可确诊,行 X 线胸片检查可进一步证实。

(三)护理问题

1.低效型呼吸形态

低效型呼吸形态与胸壁完全受损及可能合并肺实质损伤有关。

2.气体交换障碍

气体交换障碍与肺实质损伤及有关。

3.恐惧

恐惧与呼吸窘迫有关。

4.有感染的危险

有感染的危险与污染伤口有关。

5.有休克的危险

休克与有效循环输出缺失及其他应激生理反应有关。

(四)护理措施

1.维持有效呼吸

(1)半卧位,卧床休息。膈肌下降利于肺复张,减轻疼痛及非必要的氧气需要量。如有休克应采取中凹卧位。

(2)吸氧:根据缺氧状态给予鼻导管及面罩吸氧,并及时发现患者有无胸闷、气短、烦躁、发绀等缺氧症状及皮肤、黏膜的情况。

(3)协助患者翻身,鼓励深呼吸及咳痰。为及时排出痰液可给予雾化吸入及化痰药,必要时吸痰以排出呼吸道分泌物,预防肺不张及肺炎的发生。

2.维持正常心排血量

(1)迅速建立静脉通路,保证通畅。

(2)在监测中心静脉压的前提下,遵医嘱快速输液、输血、给予血管活性药物等综合抗休克治疗。

(3)严密观察有无胸腔内出血征象:脉搏增快,血压下降;补液后血压虽短暂上升,又迅速下降;胸腔闭式引流量,>200 mL/h,并持续3小时以上。必要时开胸止血。

3.病情观察

(1)严密监测生命体征,注意神志、瞳孔、呼吸的变化。

(2)抗休克:观察是否有休克的征象及症状,如皮肤苍白、湿冷、不安、血压过低、脉搏浅快等情形。若有立即通知医师并安置一条以上的静脉通路输血、补液,并严密监测病情变化。

(3)如出现心脏压塞(呼吸困难、心前区疼痛、面色苍白、心音遥远)应立即抢救。

4.胸腔引流管的护理

严密观察失血量,补足失血及预防感染。如有进行性失血、生命体征恶化应做开胸止血手术,清除血块以减少日后粘连。

5.心理护理

(1)提供安静舒适的环境。

(2)活动与休息:保证充足睡眠,劳逸结合,逐渐增加活动量。

(3)保持排便通畅,不宜下蹲过久。

二、气胸

(一)概述

胸膜腔内积气称为气胸(见图5-4)。气胸是由于利器或肋骨断端刺破胸膜、肺、支气管或食管后,空气进入胸腔所造成。气胸分3种。

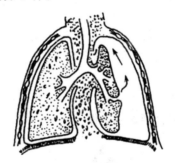

图 5-4　气胸示意图

1.闭合性气胸

闭合性气胸即伤口伤道已闭,胸膜腔与大气不相通。

2.开放性气胸

开放性气胸即胸膜腔与大气相通。可造成纵隔扑动:吸气时,健侧胸膜腔负压升高,与伤侧压力差增大,纵隔向健侧移位;呼气时,两侧胸膜腔压力差减少,纵隔移向正常位置,这样纵隔随呼吸来回摆动的现象,称为纵隔扑动。

3.张力性气胸

张力性气胸即有受伤的组织起活瓣作用,空气只能入不能出,胸膜腔内压不断增高如抢救不及时,可因急性呼吸衰竭而死亡。

(二)护理评估

1.临床症状评估与观察

(1)闭合性气胸:小的气胸多无症状。超过 30％的气胸,可有胸闷及呼吸困难;气管及心脏向健侧偏移;伤侧叩诊呈鼓音,呼吸渐弱,严重者有皮下气肿及纵隔气肿。

(2)开放性气胸:患者有明显的呼吸困难及发绀,空气进入伤口发出"嘶嘶"的响声。

(3)张力性气胸:重度呼吸困难,发绀常有休克,颈部及纵隔皮下气肿明显。

2.辅助检查

根据上述指征,结合 X 线胸片即可确诊,必要时做患侧第 2 肋间穿刺,常能确诊。

(三)护理问题

1.低效性呼吸形态

低效性呼吸形态与胸壁完全受损及可能合并肺实质损伤有关。

2.疼痛

疼痛与胸部伤口及胸腔引流管刺激有关。

3.恐惧

恐惧与呼吸窘迫有关。

4.有感染的危险

有感染的危险与污染伤口有关。

(四)护理措施

1.维持或恢复正常的呼吸功能

(1)半卧位,卧床休息。膈肌下降利于肺复张、疼痛减轻及增加非必要的氧气需要量。

(2)吸氧:根据缺氧状态给予鼻导管及面罩吸氧,并及时发现患者有无胸闷、气短、烦躁、发绀等缺氧症状及皮肤、黏膜的情况。

(3)协助患者翻身,鼓励其深呼吸及咳痰,及时排出痰液,可给予雾化吸入及化痰药,必要时吸痰,排出呼吸道分泌物,预防肺不张及肺炎的发生。

2.皮下气肿的护理

皮下气肿在胸腔闭式引流(图 5-5)第 3～7 天可自行吸收,也可用粗针头做局部皮下穿刺,挤压放气。纵隔气肿加重时,要在胸骨柄切迹上做一 2 cm 的横行小切口。

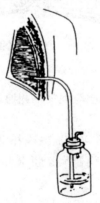

图 5-5　胸腔闭式引流

3.胸腔引流管的护理

(1)体位:半卧位,利于呼吸和引流。鼓励患者进行有效的咳嗽和深呼吸运动,利于积液排出,恢复胸膜腔负压,使肺复张。

(2)妥善固定:下床活动时,引流瓶位置应低于膝关节,运送患者时双钳夹管。引流管末端应在水平线下 2～3 cm,保持密封。

(3)保持引流通畅:闭式引流主要靠重力引流,水封瓶液面应低于引流管胸腔出口平面60 cm,任何情况下不得高于胸腔,以免引流液逆流造成感染。高于胸腔时,引流管要夹闭。定时挤压引流管以免阻塞。水柱波动反应残腔的大小与胸腔内负压的大小。其正常时上下可波动4～6 cm。如无波动,患者出现胸闷气促,气管向健侧移位等肺受压的症状,应疑为引流管被血块堵塞,应挤捏或用负压间断抽吸引流瓶短玻璃管,促使其通畅,并通知医师。

(4)观察记录:观察引流液的量、性状、颜色、水柱波动范围,并准确记录。若引流量多≥200 m/h,并持续 3 小时以上,颜色为鲜红色或红色,性质较黏稠,易凝血则疑为胸腔内有活动性出血,应立即报告医师,必要时开胸止血。每天更换水封瓶并记录引流量。

(5)保持管道的密闭和无菌:使用前注意引流装置是否密封,胸壁伤口、管口周围用油纱布包裹严密,更换引流瓶时双钳夹管,严格执行无菌操作。

(6)脱管处理:如引流管从胸腔滑脱,立即用手捏闭伤口处皮肤,消毒后油纱封闭伤口协助医师做进一步处理。

(7)拔管护理:24 小时引流液<50 mL,脓液<10 mL,X 线胸片检查示肺膨胀良好、无漏气,患者无呼吸困难即可拔管。拔管后严密观察患者有无胸闷、憋气、呼吸困难、切口漏气、渗液、出血、皮下气肿等症状。

4.急救处理

(1)积气较多的闭合性气胸:经锁骨中线第 2 肋间行胸膜腔穿刺,或行胸膜腔闭式引流术,迅速抽尽积气,同时应用抗生素预防感染。

(2)开放性气胸:用无菌凡士林纱布加厚敷料封闭伤口,再用宽胶布或胸带包扎固定,使其转变成闭合性气胸,然后穿刺胸膜腔抽气减压,解除呼吸困难。

(3)张力性气胸:立即减压排气。在危急情况下可用一粗针头在伤侧第 2 肋间锁骨中线处刺入胸膜腔,尾部扎一橡胶手指套,将指套顶端剪一约 1 cm 开口起活瓣作用(见图5-6)。

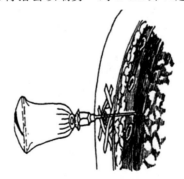

图 5-6　气胸急救处理

5.预防感染

(1)密切观察体温变化,每 4 小时测体温 1 次。

（2）有开放性气胸者,应配合医师及时清创缝合。更换伤口及引流瓶应严格无菌操作。

（3）遵医嘱合理应用化痰药及抗生素。

6.健康指导

（1）教会或指导患者腹式呼吸及有效排痰。

（2）加强体育锻炼,增加肺活量和机体抵抗力。

（孟洪玮）

第七节　肺　大　疱

一、概述

（一）定义

肺大疱是指发生在肺实质内的直径超过 1 cm 的气肿性肺泡。一般继发于细小支气管的炎性病变,如肺炎、肺气肿和肺结核,临床最常见与肺气肿并存。

（二）病因

肺大疱一般继发于细小支气管的炎性病变,如肺炎、肺气肿和肺结核,临床上最常与肺气肿并存。

（三）临床表现及并发症

1.临床表现

小的肺大疱可无任何症状,巨大肺大疱可使患者感到胸闷、气短。当肺大疱破裂,产生自发性气胸,可引起呼吸困难、胸痛。

2.并发症

自发性气胸、自发性血气胸。

（四）主要辅助检查

1.胸片 X 线检查

胸片 X 线检查是诊断肺大疱的主要方法。

2.CT 检查

能显示大疱的大小,有助于与气胸的鉴别诊断。

（五）诊断和鉴别诊断

1.诊断

根据临床表现及辅助检查可诊断。

2.鉴别诊断

局限性气胸、肺结核空洞、膈疝。

（六）治疗原则

（1）体积小的肺大疱多采用非手术治疗,如戒烟、抗感染治疗等。

（2）体积大的肺大疱,合并自发性气胸或感染等,应采取手术治疗。

二、常见护理诊断

(一)气体交换受损

气体交换受损与疼痛、胸部损伤、胸廓活动受限或肺萎陷有关。

(二)疼痛

疼痛与组织损伤有关。

(三)潜在并发症

肺部或胸腔感染。

三、护理措施

(一)术前护理

1.戒烟

术前戒烟2周,减少气管分泌物,预防肺部并发症。

2.营养

提供高蛋白、高热量、高维生素饮食,鼓励患者摄取足够的水分。

3.呼吸功能锻炼

练习腹式呼吸与有效咳嗽。

4.用药护理

遵医嘱准确用药。

5.心理护理

与患者交流,减轻焦虑情绪和对手术的担心。

6.术前准备

(1)术前2～3天训练患者床上排尿、排便的适应能力。

(2)术前清洁皮肤,常规备皮(备皮范围:上过肩,下过脐,前后过正中线,包括手术侧腋窝),做药物过敏试验。

(3)术前1天晚给予开塞露或辉力纳肛,按医嘱给安眠药,术前6～8小时禁饮食。

(4)手术日早晨穿病员服,戴手腕带,摘除眼镜、活动性义齿及饰物等。备好水封瓶、胸带、X线片、病历等。

(二)术后护理

1.全麻术后护理常规

麻醉未清醒前去枕平卧位,头偏向一侧,以防误吸而窒息,意识恢复血压平稳后取半卧位。

2.生命体征监测

术后密切监测生命体征变化,特别是呼吸、血氧饱和度的变化,注意有无血容量不足和心功能不全的发生。

3.呼吸道护理

(1)鼓励并协助深呼吸及咳嗽,协助叩背咳痰。

(2)雾化吸入疗法。

(3)必要时用鼻导管或支气管镜吸痰。

4.胸腔闭式引流的护理

按胸腔闭式引流常规进行护理。

5.上肢功能康复训练

早期手臂和肩关节的运动训练可防止患侧肩关节僵硬及手臂挛缩。

6.疼痛的护理

给予心理护理,分散患者的注意力;给予安置舒适体位;咳嗽时协助患者按压手术切口减轻疼痛,必要时遵医嘱应用止痛药物。

四、健康教育

(一)休息与运动

适当活动,避免剧烈运动,防止并发症发生。

(二)饮食指导

加强营养,多食水果、蔬菜、忌食辛辣油腻,防止便秘。

(三)用药指导

遵医嘱准确用药。

(四)心理指导

了解患者思想状况,解除顾虑,增强战胜疾病信心。

(五)康复指导

戒烟,注意口腔卫生,继续进行手术侧肩关节和手臂的锻炼。

(六)复诊须知

告知患者术后定期门诊随访。若出现胸痛、呼吸困难等症状应及时与医师联系。

(孟洪玮)

第八节　胸主动脉瘤

胸主动脉瘤指的是从主动脉窦、升主动脉、主动脉弓、降主动脉至膈水平的主动脉瘤,是各种原因造成的主动脉局部或多处向外扩张或膨出而形成的包块,如不及时诊断、治疗,病死率极高。

由于先天性发育异常或后天性疾病,引起动脉壁正常结构的损害,主动脉在血流压力的作用下逐渐膨大扩张形成动脉瘤。胸主动脉瘤可发生在升主动脉、主动脉弓、降主动脉各部位。

胸主动脉瘤常见发病原因:①动脉粥样硬化;②主动脉囊性中层坏死,可为先天性病变;③创伤性动脉瘤;④细菌感染;⑤梅毒。

胸主动脉瘤在形态学上可分为囊性、梭形和夹层动脉瘤 3 种病理类型。

一、临床表现

胸主动脉瘤仅在压迫或侵犯邻近器官和组织后才出现临床症状。常见症状为胸痛,肋骨、胸骨、脊椎等受侵蚀及脊神经受压迫的患者症状尤为明显。气管、支气管受压时可引起刺激性咳嗽和上呼吸道部分梗阻,致呼吸困难,喉返神经受压可出现声音嘶哑,交感神经受压可出现颈交感神经麻痹综合征(Horner综合征,左无名静脉受压可出现左上肢静脉压高于右上肢静脉压。升主动脉瘤体长大后可导致主动脉瓣关闭不全。

急性主动脉夹层动脉瘤多发生在高血压动脉硬化和主动脉壁中层囊性坏死的患者。症状为突发,剧烈的胸背部撕裂样疼痛,随着壁间血肿的扩大,继之出现相应的压迫症状,如昏迷、偏瘫、急性腹痛、无尿、肢体疼痛等。若动脉瘤破裂,则患者很快死亡。

二、评估要点

(一)一般情况
观察生命体征有无异常,询问患者有无过敏史、家族史、高血压病史。

(二)专科情况
(1)评估并严密观察疼痛性质和部位。
(2)评估、监测血压变化。
(3)评估外周动脉搏动情况。
(4)评估呼吸系统受损的情况。
(5)评估有无排便异常。

三、护理诊断

(一)心排血量减少
心排血量减少与瘤体扩大、瘤体破裂有关。

(二)疼痛
疼痛与疾病有关。

(三)活动无耐力
活动无耐力与手术创伤、体质虚弱、伤口疼痛有关。

(四)知识缺乏
缺乏术前准备及术后康复知识。

(五)焦虑
焦虑与疾病突然发作、即将手术、恐惧死亡有关。

四、诊断

通过胸部 CT、MRI、超速螺旋 CT 及三维成像、胸主动脉造影、数字减影造影等影像学检查可明确胸主动脉瘤的诊断,可清楚了解主动脉瘤的部位、范围、大小、与周围器官的关系,不仅为胸主动脉瘤的治疗提供可靠的信息,并且可以与其他纵隔肿瘤或其他疾病进行鉴别诊断。对于主动脉夹层动脉瘤的诊断,关键在于医师对其有清晰的概念和高度的警惕性,对青壮年高血压患者突然出现胸背部撕裂样疼痛,以及出现上述症状者应考虑该病,并选择相应的检查以确定诊断。

五、治疗

(一)手术治疗
手术切除动脉瘤是最有效的外科治疗方法。

1.切线切除或补片修补

对于较小的囊性动脉瘤患者,若主动脉壁病变比较局限,可游离主动脉瘤后,于其颈部放置钳夹,切除动脉瘤,根据情况直接缝合或用补片修补缝合切口。

2.胸主动脉瘤切除与人工血管移植术

对于梭形胸主动脉瘤或夹层动脉瘤患者,若病变较局限,可在体外循环下切除病变胸主动脉,用人工血管重建血流通道。

3.升主动脉瘤切除与血管重建术

对于升主动脉瘤或升主动脉瘤合并主动脉瓣关闭不全的患者,应在体外循环下进行升主动脉瘤切除人工血管重建术,或应用带人工瓣膜的复合人工血管替换升主动脉,并进行冠状动脉口移植[带主动脉瓣人工血管升主动脉替换术(Bentall 手术)]。

4.主动脉弓部动脉瘤或多段胸主动脉瘤的手术方法

主要在体外循环合并深低温停循环状态下经颈动脉或锁骨下动脉进行脑灌注,做主动脉弓部切除和人工血管置换术(图 5-7、图 5-8)。

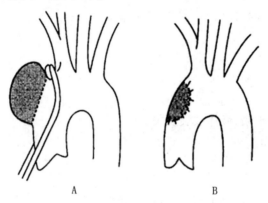

图 5-7　囊型主动脉瘤切除术

A.放置钳夹,切除动脉瘤;B.主动脉壁补片修补

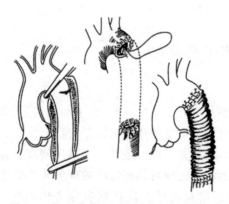

图 5-8　降主动脉瘤切除及人工血管置换术

（二）介入治疗

近年来,由于覆膜人工支架的问世,为胸主动脉瘤的治疗提供了新的治疗方法和手段。一大部分胸主动脉瘤均可通过置入覆膜人工支架而得到治疗,且手术成功率高,并发症相对手术明显减少。

六、护理措施

(一)术前准备

(1)给予心电监护,密切观察生命体征改变,做好急诊手术准备。

(2)卧床制动,情绪稳定,保持环境安静。

(3)充分镇静、止痛,用降压药控制血压在适当的水平。

(4)吸烟者易并发阻塞性呼吸道疾病,术前宜戒烟,给予呼吸道准备。

(二)术后护理

(1)持续监测心电图变化,密切观察心率改变、心律失常、心肌缺血等,备好急救器材。

(2)控制血压稳定,防止术后吻合口瘘,血压的监测以有创动脉压监测为主,术后需分别监测上下肢双路血压,目的是及时发现可能出现的分支血管阻塞及组织灌注不良。

(3)术后保持中心静脉导管通畅,便于快速输液、肠外营养和测定中心静脉压。

(4)监测尿量,以了解循环状况、液体的补充、血管活性药物的反应、肾功能状况、肾灌注情况等。

(5)一般情况和中枢神经系统功能的观察。皮肤色泽与温度、外周动脉搏动情况是反应全身循环灌注的可靠指标。术后对瞳孔、四肢与躯干活动、精神状态、定向力等的观察是了解中枢神经系统功能的最基本指标。术中用深低温停循环的患者常苏醒延迟,这时应注意区分是麻醉状态还是昏迷状态。

(6)体温的监测。体温的监测能反应组织灌注状况,特别是比较肛温与末梢温度差别更有意义。当温差大于 5 ℃时,为末梢循环不良,间接的反应血容量、心功能状况。同时应注意低温体外循环后体温反跳升高,要进行必要的降温处理。

(7)观察单位时间内引流液的颜色、性质和量并准确记录。

(8)及时纠正酸中毒和电解质紊乱。术后早期,每 4 小时做 1 次动脉血气分析和血电解质测定。根据血电解质测定和尿量,及时补钾。

七、应急措施

胸主动脉瘤破裂可出现急性胸痛、休克、血胸、心包填塞症状,患者可能很快死亡。所以重点应在于及时的诊断和治疗,预防胸主动脉瘤破裂的发生。

八、健康教育

(1)注意休息,适量活动,循序渐进地增加活动量。若运动中出现心率明显加快,心前区不适,应立即停止活动,需药物处理,及时与医院联系。

(2)注意冷暖,预防感冒,及时发现和控制感染。

(3)出院后按医嘱服用药物,在服用地高辛时要防止中毒。

(4)合理膳食,多食高蛋白、高维生素、营养价值高的食物,如瘦肉、鸡蛋、鱼类等食物,以增加机体营养、提高机体抵抗力,但不要暴饮暴食。

(5)遵医嘱定时复查。

(孟洪玮)

第六章 普外科护理

第一节 急性乳腺炎

一、疾病概述

(一)概念

急性乳腺炎是乳腺的急性化脓性感染。多发生于产后 3~4 周的哺乳期妇女,以初产妇最常见。主要致病菌为金黄色葡萄球菌,少数为链球菌。

(二)相关病理生理

急性乳腺炎开始时局部出现炎性肿块,数天后可形成单房或多房性的脓肿。表浅脓肿可向外破溃或破入乳管自乳头流出;深部脓肿不仅可向外破溃,也可向深部穿至乳房与胸肌间的疏松组织中,形成乳房后脓肿。感染严重者,还可并发脓毒血症。

(三)病因与诱因

1.乳汁淤积

乳汁是细菌繁殖的理想培养基,引起乳汁淤积的主要原因有:①乳头发育不良(过小或凹陷)妨碍哺乳。②乳汁过多或婴儿吸乳过少导致乳汁不能完全排空。③乳管不通(脱落上皮或衣服纤维堵塞),影响乳汁排出。

2.细菌入侵

当乳头破损时,细菌沿淋巴管入侵是感染的主要途径。细菌也可直接侵入乳管,上行至腺小叶而致感染。细菌主要来自婴儿口腔、母亲乳头或周围皮肤。多数发生于初产妇,因其缺乏哺乳经验;也可发生于断奶时,6 个月以后的婴儿已经长牙,易致乳头损伤。

(四)临床表现

1.局部表现

初期患侧乳房红、肿、胀、痛,可有压痛性肿块,随病情发展症状进行性加重,数天后可形成单房或多房性的脓肿。脓肿表浅时局部皮肤可有波动感和疼痛,脓肿向深部发展可穿至乳房与胸肌间的疏松组织中,形成乳房后脓肿和腋窝脓肿,并出现患侧腋窝淋巴结肿大、压痛。局部表现可有个体差异,应用抗生素治疗的患者,局部症状可被掩盖。

2.全身表现

感染严重者,可并发败血症,出现寒战、高热、脉快、食欲减退、全身不适、白细胞计数上升等症状。

(五)辅助检查

(1)实验室检查:白细胞计数及中性粒细胞比例增多。

(2)B超检查:确定有无脓肿及脓肿的大小和位置。

(3)诊断性穿刺:在乳房肿块波动最明显处或压痛最明显的区域穿刺,抽出脓液可确诊脓肿已经形成。脓液应做细菌培养和药敏试验。

(六)治疗原则

主要原则为控制感染,排空乳汁。脓肿形成以前以抗菌药治疗为主,脓肿形成后,需及时切开引流。

1.非手术治疗

(1)一般处理:①患乳停止哺乳,定时排空乳汁,消除乳汁淤积。②局部外敷,用25%硫酸镁湿敷,或采用中药蒲公英外敷,也可用物理疗法促进炎症吸收。

(2)全身抗菌治疗:原则为早期、足量应用抗生素。针对革兰阳性球菌有效的药物,如青霉素、头孢菌素等。由于抗生素可被分泌至乳汁,故避免使用对婴儿有不良影响的抗菌药,如四环素、氨基苷类、磺胺类和甲硝唑。如治疗后病情无明显改善,则应重复穿刺以了解有无脓肿形成,或根据脓液的细菌培养和药敏试验结果选用抗生素。

(3)中止乳汁分泌:患者治疗期间一般不停止哺乳,因停止哺乳不仅影响婴儿的喂养,且提供了乳汁淤积的机会。但患侧乳房应停止哺乳,并以吸乳器或手法按摩排出乳汁,局部热敷。若感染严重或脓肿引流后并发乳瘘(切口常出现乳汁)需回乳,常用方法:①口服溴隐亭1.25 mg,每天2次,服用7~14天;或口服己烯雌酚1~2 mg,每天3次,2~3天。②肌内注射苯甲酸雌二醇,每次2 mg,每天1次,至乳汁分泌停止。③中药炒麦芽,每天60 mg,分2次煎服或芒硝外敷。

2.手术治疗

脓肿形成后切开引流。于压痛、波动最明显处先穿刺抽吸取得脓液后,于该处切开放置引流,脓液做细菌培养及药物敏感试验。脓肿切开引流时注意:①切口一般呈放射状,避免损伤乳管引起乳瘘;乳晕部脓肿沿乳晕边缘做弧形切口;乳房深部较大脓肿或乳房后脓肿,沿乳房下缘做弧形切口,经乳房后间隙引流。②分离多房脓肿的房间隔以利引流。③为保证引流通畅,引流条应放在脓腔最低部位,必要时另加切口作对口引流。

二、护理评估

(一)一般评估

1.生命体征

评估是否有体温升高,脉搏加快。急性乳腺炎患者通常有发热,可有低热或高热;发热时呼吸、脉搏加快。

2.患者主诉

询问患者是否为初产妇,有无乳腺炎、乳房肿块、乳头异常溢液等病史;询问有无乳头内陷;评估有无不良哺乳习惯,如婴儿含乳睡觉、乳头未每天清洁等;询问有无乳房胀痛,浑身发热、无力、寒战等症状。

3.相关记录

体温、脉搏、皮肤异常等记录结果。

(二)身体评估

1.视诊

乳房皮肤有无红、肿、破溃、流脓等异常情况;乳房皮肤红肿的开始时间、位置、范围、进展情况。

2.触诊

评估乳房乳汁淤积的位置、范围、程度及进展情况;乳房有无肿块,乳房皮下有无波动感,脓肿是否形成,脓肿形成的位置、大小。

(三)心理-社会评估

评估患者心理状况,是否担心婴儿喂养与发育、乳房功能及形态改变。

(四)辅助检查阳性结果评估

患者血常规检查示血白细胞计数及中性粒细胞比例升高提示有炎症的存在;根据B超检查的结果判断脓肿的大小及位置,诊断性穿刺后方可确诊脓肿形成;根据脓液的药物敏感试验选择抗生素。

(五)治疗效果的评估

1.非手术治疗评估要点

应用抗生素是否有效果,乳腺炎症是否得到控制,患者体温是否恢复正常;回乳措施是否起效,乳汁淤积情况有无改善,患者乳房肿胀疼痛有无减轻或加重;患者是否了解哺乳卫生和预防乳腺炎的知识,情绪是否稳定。

2.手术治疗评估要点

手术切开排脓是否彻底;伤口愈合情况是否良好。

三、主要护理诊断(问题)

(1)疼痛:与乳汁淤积、乳房急性炎症使乳房压力显著增加有关。

(2)体温过高:与乳腺急性化脓性感染有关。

(3)知识缺乏:与不了解乳房保健和正确哺乳知识有关。

(4)潜在并发症:乳瘘。

四、护理措施

(一)缓解疼痛

1.防止乳汁淤积

患乳暂停哺乳,定时用吸乳器吸净乳汁。

2.按摩、热敷

每天定时给予手法按摩、辅助热敷物理治疗,疏通阻塞的乳腺管,刺激乳窦,使乳汁流畅,淤积的硬块消散,预防乳腺脓肿发生。

3.托起乳房

用三角巾或宽松胸罩托起患侧乳房,减轻疼痛和肿胀。

(二)控制体温和感染

1.控制感染

遵医嘱抽血培养和药物敏感试验,使用抗菌药物并观察疗效。

2.病情观察

定时测量体温、脉搏、呼吸,监测白细胞、中性粒细胞变化。

3.高热护理

发热期间予温水擦浴、冰袋降温等物理降温,必要时遵医嘱予药物降温;伴有畏寒、发抖等症状者,注意保暖;保持口腔和皮肤清洁。

(三)脓肿切开引流术后护理

保持引流通畅,观察引流液的量、性状、颜色及气味变化,及时更换敷料。

(四)用药护理

遵医嘱早期使用抗菌药,根据药物敏感试验选择合适的抗菌药,注意评估患者有无药物不良反应。

(五)饮食与运动

给予高蛋白、高维生素、低脂肪食物,保证足量水分摄入。注意休息,适当运动,劳逸结合。

(六)心理护理

观察了解患者心理状况,给予必要的疾病有关的知识宣教,抚慰其紧张急躁情绪。

(七)健康教育

1.保持乳头和乳晕清洁

每次哺乳前后清洁乳头,保持局部干燥清洁。

2.纠正乳头内陷

妊娠期每天挤捏、提拉乳头。

3.养成良好的哺乳习惯

定时哺乳,每次哺乳时让婴儿吸净乳汁,如有淤积及时用吸乳器或手法按摩排出乳汁;培养婴儿不含乳头睡眠的习惯;注意婴儿口腔卫生,及时治疗婴儿口腔炎症。

4.及时处理乳头破损

乳晕破损或皲裂时暂停哺乳,用吸乳器吸出乳汁哺乳婴儿;局部用温水清洁后涂以抗菌药软膏,待愈合后再行哺乳;症状严重时及时诊治。

五、护理评价

(1)患者的乳汁淤积情况有无改善,是否学会正确排出淤积乳汁的方法,是否坚持每天挤出已经淤积的乳汁,回乳措施是否产生效果,乳房胀痛有无逐渐减轻。

(2)患者乳房皮肤的红肿情况有无好转,乳房皮肤有无溃烂,乳房肿块有无消失或增大。

(3)患者应用抗生素后体温有无恢复正常,炎症有无消退,炎症有无进一步发展为脓肿。

(4)患者脓肿有无及时切开引流,伤口愈合情况是否良好。

(5)患者是否了解哺乳卫生和预防乳腺炎的知识,焦虑情绪是否改善。

(杨运良)

第二节　门静脉高压症

门静脉高压症指门静脉血流受阻、血液淤滞、门静脉系统压力升高,继而引起脾大及脾功能亢进、食管和胃底静脉曲张及破裂出血、腹水等一系列症状和体征的疾病。门静脉主干由肠系膜上、下静脉和脾静脉汇合而成,其左、右两干分别进入左、右半肝后逐渐分支。门静脉系与腔静脉系之间存在 4 个交通支,即胃底-食管下段交通支、直肠下端-肛管交通支、前腹壁交通支和腹膜后交通支,其中以胃底-食管下段交通支为主。正常情况下上述交通支血流量很少,于门静脉高压症时开放。门静脉血流量占全肝血流的 $60\%\sim80\%$,门静脉压力超过正常值 $0.7\sim1.3\ kPa$($5\sim10\ mmHg$)或肝静脉压力梯度超过 $0.7\ kPa$($5\ mmHg$)就可诊断为门静脉高压症。

一、病因与病理生理

门静脉无瓣膜,其压力由流入的血量和流出阻力形成并维持。门静脉血流阻力增加是门静脉高压症的始动因素。按阻力增加的部位,可将门静脉高压症分为肝前型、肝内型和肝后型3 类,其中肝内型门静脉高压症在我国最常见。门静脉高压形成后发生下列病理变化。

(一)脾大、脾功能亢进

门静脉高压时可见脾窦扩张,单核-吞噬细胞增生和吞噬红细胞现象。外周血细胞计数减少,以白细胞和血小板计数减少明显,称为脾功能亢进。

(二)静脉交通支扩张

门静脉高压时正常的门静脉通路受阻,加之门静脉无静脉瓣,因而 4 个交通支大量开放,并扩张、扭曲形成静脉曲张。其中最有临床意义的是食管下段、胃底形成的曲张静脉,因离门静脉主干和腔静脉最近,压力差最大,因而受门静脉高压的影响最早,最明显。肝硬化患者常因胃酸反流而腐蚀食管下段黏膜,引起反流性食管炎,或由于坚硬、粗糙食物的机械性损伤,以及咳嗽、呕吐、用力排便、重负等因素使腹腔内压力突然升高,造成曲张静脉破裂,可引起致命性大出血。

(三)腹水

门静脉压力升高,门静脉系统毛细血管床的滤过压增加,肝硬化引起的低蛋白血症,血浆胶体渗透压下降及淋巴液生成增加,都是促使液体从肝表面、肠浆膜面漏入腹腔而形成腹水的原因,且中心静脉血流量降低,继发性醛固酮分泌增多,导致钠、水潴留而加剧腹水形成。

(四)门静脉高压性胃病

约 20% 的门静脉高压症患者有门静脉高压性胃病,占门静脉高压症上消化道出血的 $5\%\sim20\%$。门静脉高压性胃病是由于门静脉高压时,胃壁淤血、水肿、胃黏膜下层的动-静脉交通支大量开放,胃黏膜微循环发生障碍,导致胃黏膜防御屏障的破坏而形成。

(五)肝性脑病

门静脉高压症时由于自身门体血流短路或手术分流,造成大量门静脉血流绕过肝细胞或因肝实质细胞功能严重受损,致使有毒物质(如氨、硫醇和 γ-氨基丁酸)不能代谢与解毒而直接进入体循环,对脑产生毒性作用并出现精神神经综合征,称为肝性脑病或门体性脑病。常因胃肠道出血、感染、过量摄入蛋白质、镇静药和利尿剂而诱发肝性脑病。

二、临床表现

门静脉高压症多见于中年男子,病情发展缓慢。主要表现是脾大、脾功能亢进、呕血或黑粪、腹水或非特异性全身症状(如疲乏、嗜睡、畏食)。曲张的食管、胃底静脉一旦破裂,可发生急性大出血。因肝功能损害引起凝血功能障碍,以及脾功能亢进引起血小板计数减少,因此出血不易停止。由于大出血引起肝组织严重缺氧,可导致肝性脑病。

三、辅助检查

(一)血常规

脾功能亢进时,血细胞计数减少,以白细胞计数降至 $3×10^9/L$ 以下和血小板计数减少至 $70×10^9/L$ 以下最为明显。

(二)肝功能检查

肝功能检查表现为血浆清蛋白降低而球蛋白升高,白、球蛋白比例倒置。血清总胆红素 $>51\ \mu mol/L(3\ mg/dL)$,血浆清蛋白 $<30\ g/L$ 提示肝功严重失代偿。

(三)影像学检查

腹部超声可显示腹水、肝密度及质地、血流情况;食管吞钡 X 线检查和内镜检查可见曲张静脉形态;腹腔动脉造影的静脉相或直接肝静脉造影,可明确静脉受阻部位及侧支回流情况,对于术式选择有参考价值。

四、治疗

(一)预防和控制急性食管、胃底曲张静脉破裂出血

肝硬化患者中仅有 40% 出现食管、胃底静脉曲张,其中 50%～60% 并发大出血。控制大出血的具体治疗方案需依据门静脉高压症的病因、肝功能储备、门静脉系统主要血管的可利用情况,以及医师的操作技能和经验来制定。

目前常用 Child 肝功能分级评价肝功能储备(表 6-1)。Child A 级、B 级和 C 级患者的手术死亡率分别为 0～5%、10%～15% 和超过 25%。

表 6-1 Child 肝功能分级

项目	异常程度得分		
	1	2	3
血清胆红素(μmol/L)	<34.2	34.2～51.3	>51.3
血浆清蛋白(g/L)	>35	28～35	<28
腹水	无	少量,易控制	中等量,难控制
肝性脑病	无	轻度	中度以上
凝血酶原延长时间(秒)	1～3	4～6	>5
(凝血酶原比率%)	(30)	(30～50)	(<30)

注:总分5～6分者肝功能良好(A级),7～9分者中等(B级),10分以上肝功能差(C级)。

1.非手术治疗

食管胃底曲张静脉破裂出血,肝功能储备 Child C 级的患者,尽可能采用非手术治疗。对有

食管胃底静脉曲张但没有出血的患者,不宜做预防性手术。

(1)初步处理:输液、输血、防治休克。但应避免过度扩容,防止门静脉压力反跳性增加而引起再出血。

(2)药物治疗:首选血管收缩药,或与血管扩张药硝酸酯类合用。如三甘氨酰赖氨酸加压素、生长抑素及其八肽衍生物奥曲肽。药物治疗早期再出血率较高,须采取进一步措施防止再出血。

(3)内镜治疗:包括硬化剂注射疗法和经内镜食管曲张静脉套扎术两种方法。但二者对胃底曲张静脉破裂出血无效。

(4)三腔管压迫止血:利用充气的气囊压迫胃底和食管下段的曲张静脉,达到止血目的。常适用于药物和内镜治疗无效的患者。三腔管压迫可使80%的食管、胃底曲张静脉出血得到控制,但约50%的患者排空气囊后又再出血。

结构:三腔管有3腔,一通圆形气囊,充气后压迫胃底;一通椭圆形气囊,充气后压迫食管下段;一通胃腔,通过此腔可行吸引、冲洗和注入止血药。

用法:先向两个气囊各充气约150 mL,将气囊置于水下,证实无漏气后抽出气体。液状石蜡润滑导管,由患者鼻孔缓慢插管至胃内。插入50～60 cm,抽出胃内容物为止。此后,先向胃气囊充气150～200 mL后,向外拉提管直到三腔管不能被拉出,并有轻度弹力时予以固定;也可利用滑车装置,于尾端悬挂重量0.25～0.5 kg的物品做牵引压迫。观察止血效果,如仍有出血可再向食管气囊注气100～150 mL。放置三腔管后,应抽除胃内容物,并反复用生理盐水灌洗,同时观察胃内有无鲜血吸出。如无鲜血,且脉搏、血压渐趋稳定,说明出血已基本控制。三腔管一般放置24小时,持续时间不宜超过3～5天。出血停止时先排空食管气囊,后排空胃气囊,观察12～24小时,如明确出血已停止,将管慢慢拉出。

并发症及预防:包括吸入性肺炎、食管破裂和窒息等,其发生率为10%～20%。故应在严密监护下进行三腔管压迫止血,注意下列事项:①置管期间严密观察患者的呼吸情况,慎防气囊上滑或胃囊破裂食管囊堵塞咽喉引起窒息。②做好肺部护理,以防发生吸入性肺炎。③置管期间每隔12小时将气囊放空10～20分钟,避免食管或胃底黏膜因长时间受压而发生溃烂、坏死、食管破裂。

(5)经颈静脉肝内门体分流术(TIPS):采用介入放射方法,经颈静脉在肝内肝静脉与门静脉主要分支间建立通道,置入支架以实现门体分流。TIPS用于食管胃底曲张静脉破裂出血经药物和内镜治疗无效,肝功能失代偿(Child C级)不宜行急诊门体分流手术的患者。并发症包括肝性脑病和支架狭窄或闭塞。

2.手术治疗

手术治疗包括分流手术和断流手术两种方法。此外,肝移植是治疗终末期肝病并发门静脉高压食管胃底曲张静脉出血患者的最理想方法。

(二)解除或改善脾大、脾功能亢进

对于严重脾大,合并明显的脾功能亢进者,单纯行脾切除术效果良好。

(三)治疗顽固性腹水

对于肝硬化引起的顽固性腹水,有效的治疗方法是肝移植。

五、护理措施

(一)术前护理

1.休息与活动

肝功能代偿较好的患者应适当休息,注意劳逸结合,肝功能代偿差的患者应卧床休息,避免腹压增加活动,如咳嗽、打喷嚏、用力大便,提举重物等,防止食管、胃底静脉因腹内压升高而破裂出血。

2.心理护理

对门静脉高压出血者,应稳定患者的情绪,避免恐惧,防止出血量增多或因误吸而造成窒息。

3.饮食护理

进食高热量、高维生素、无渣软食,避免粗糙、干硬及刺激性食物,以避免诱发大出血。为减少腹水形成,需限制液体和钠的摄入,每天钠摄入量限制在 500~800 mg(氯化钠 1.2~2.0 g),少食含钠高的食物,如咸肉、酱菜、酱油、罐头和含钠味精等。

4.维持体液平衡

定时、定部位测量体重和腹围,了解患者腹水变化情况。遵医嘱使用利尿剂,记录 24 小时出入液量,并观察有无低钾、低钠血症。

5.预防和处理出血

择期手术患者可于术前输全血,补充 B 族维生素、维生素 C、维生素 K 及凝血因子,防止术中和术后出血。术前一般不放置胃管,断流术患者必须放置时应选择细、软胃管,插入时涂大量润滑油,动作轻巧,在手术室放置。当患者出现出血时应迅速建立静脉通路、备血,及时补充液体及输血。肝硬化患者宜用新鲜血,有利止血和预防肝性脑病;严密监测患者的生命体征、中心静脉压和尿量,呕吐物的颜色、性状、量,大便的颜色、性状、量;遵医嘱给予止血药物,注意药物不良反应。

6.预防肝性脑病

急性出血时,肠道内血液在细菌作用下分解成氨,肠道吸收氨增加而导致肝性脑病。故使用弱酸性溶液灌肠(禁忌碱性溶液灌肠)清除肠道内积血,减少氨的吸收;或使用肠道杀菌剂,减少肠道菌群,减少氨的生成。择期手术术前日口服肠道杀菌剂,术前晚灌肠,防止术后肝性脑病。

(二)术后护理

1.体位

脾切除术患者血压平稳后取半卧位;行分流术者,为使血管吻合口保持通畅,1 周内取平卧位或低坡半卧位(<15°),1 周后可逐渐下床活动。

2.引流管护理

膈下置引流管者应保持负压引流系统的无菌、通畅;观察和记录引流液的颜色、性状和量。如引流量逐日减少、色清淡、每天少于 10 mL 时可拔管。

3.并发症的预防和护理

(1)出血:密切观察血压、脉搏、呼吸及有无伤口、引流管和消化道出血情况。若 1~2 小时经引流管引出 200 mL 以上血性液体应警惕出血的发生。

(2)感染:加强基础护理,预防皮肤、口腔和肺部感染的发生。

(3)静脉血栓:脾切除术后 2 周内隔天检查血小板,注意观察有无腹痛、腹胀和便血等肠系膜血栓形成的迹象。必要时,遵医嘱给予抗凝治疗,注意用药后的凝血时间延长、易出血等不良反应。

4.肝性脑病的观察和预防

(1)病情观察:分流术后患者按时监测肝功能和血氨浓度,观察有无性格异常、定向力减退、嗜睡与躁动,黄疸是否加深,有无发热、畏食、肝臭等肝衰竭表现。

(2)饮食:术后24~48小时进流质饮食,待肠蠕动恢复后逐渐过渡到普食。分流术后患者严格限制蛋白质摄取量(<30 g/d),避免诱发或加重肝性脑病。

(3)肠道准备:为减少肠道细菌量,分流术后应用非肠道吸收的抗菌药;采用生理盐水灌肠或缓泻剂刺激排泄;保持大便通畅,促进氨由肠内排出。

5.其他

分流术取自体静脉者需观察局部有无静脉回流障碍;取颈内静脉者需观察有无头痛、呕吐等颅内压升高表现,必要时根据医嘱快速滴注甘露醇。

六、健康指导

(一)饮食

少量多餐,养成规律进食习惯。进食无渣软食,避免粗糙、干硬及刺激性食物,以免诱发大出血。进食高热量、丰富维生素饮食,维持足够的能量摄入。肝功能损害较轻者,可酌情摄取优质高蛋白(50~70 g/d);肝功能严重受损及分流术后患者,限制蛋白质摄入;腹水患者限制水和钠摄入。指导患者戒烟戒酒。

(二)活动

逐步增加活动量,一旦出现头晕、心慌、出汗等症状,应卧床休息。避免劳累和过度活动,保证充分休息。

(三)避免腹内压升高

避免咳嗽、打喷嚏、用力大便、提举重物等活动,以免诱发曲张静脉破裂出血。

(四)维持良好心理状态

避免精神紧张、抑郁等不良情绪,保持乐观、稳定的心理状态。

(五)注意自身防护

避免牙龈出血,用软毛牙刷刷牙,防止外伤。

(六)观察病情和及时就诊

指导患者及家属注意避免出血的诱因及掌握出血先兆。掌握急救电话号码、紧急就诊的途径和方法。

(杨运良)

第三节 肝 性 脑 病

肝性脑病(hepatic encephalopathy,HE)又称肝昏迷,是严重肝病引起的、以代谢紊乱为基础的中枢神经系统功能失调的综合征。其主要临床表现是意识障碍、行为失常和昏迷。有急性与慢性脑病之分,前者多因急性肝衰竭后肝脏的解毒功能发生严重障碍所致;而后者多见于慢性肝衰竭和门体侧支循环形成或分流术后,来自肠道的有害物质,如氨、硫醇、胺、芳香族氨基酸等直接进入体循环至脑部而发病。肝性脑病的发生机制尚未完全阐明,目前提出的假说主要有氨毒性学说、假性神经递质学说和r-氨基丁酸(GABA)学说等。肝性昏迷是肝性脑病的最后阶段,是肝衰竭的最终临床表现。

一、临床表现与分期

(一)临床表现

其临床表现因肝病的类型、肝细胞损害的程度、起病的急缓以及诱因的不同而有所差异。由于导致肝性脑病的基础疾病不同,其临床表现也比较复杂、多变,早期症状的变异性是本病的特点。但也有其共性的表现:即反映为神经精神症状及体征,表现为性格、行为、智能改变和意识障碍。现主要就其脑病的临床表现分类简述如下。

(1)起病:可急可缓。急性肝性脑病起病急骤,前驱期极为短暂,可迅速进入昏迷,多在黄疸出现后发生昏迷,也有在黄疸出现前出现意识障碍而被误诊为精神病者。慢性肝性脑病起病隐匿或渐起,起初常不易发现,易误诊和漏诊。

(2)性格改变:常是本病最早出现的症状,主要是原属外向型性格者表现为抑郁,而原属内向型性格者表现为欣快多语。

(3)行为改变:最初可能仅限于一些"不拘小节"的行为,如乱写乱画,乱洒水,乱吐痰,随地便溺,房间内的桌椅随意乱拖乱放等毫无意义的动作。

(4)睡眠习惯改变:常表现为睡眠倒错,也有人称为近迫性昏迷,此现象提示患者中枢神经系统的兴奋与抑制处于紊乱状态,常预示肝性脑病即将来临。

(5)肝臭:是由于肝衰竭,机体内含硫氨基酸代谢中间产物(如甲硫醇、乙硫醇及二甲硫化物等)经肺呼出或经皮肤散发出的一种特征性气味。

(6)扑翼样震颤:是肝性脑病最具特征性的神经系统体征,具有早期诊断意义。检测方法是嘱患者伸出前臂,展开五指,或腕部过度伸展并固定不动时,患者掌-指及腕关节可出现快速的屈曲及伸展运动,每秒钟常可出现1～2次,也有达每秒钟5～9次者,且常伴有手指的侧位动作。此时患者可同时伴有整个上肢、舌、下腭、颌部的细微震颤及步态的共济失调。或发于单侧,也可出现于双侧。这种震颤不具有特征性,也可见于心力衰竭、肾衰竭、呼吸衰竭等患者。震颤常于患者睡眠及昏迷后消失,苏醒后仍可出现。

(7)视力障碍:并不常见。

(8)智能障碍。

(9)意识障碍。

(二)临床分期

为便于早期诊断并指导治疗,常根据患者的临床表现对肝性脑病进行临床分期。目前多数学者赞同 Davidson 根据其临床表现把肝性脑病分为前驱期、昏迷前期、昏睡期、昏迷期4期。

1.Ⅰ期(前驱期)

患者可出现轻度性格改变和行为失常。表现为性格改变出现抑郁或欣快,行为改变出现无意识动作,睡眠时间改变出现睡眠颠倒。扑翼样震颤(一),正常反射存在,病理反射(一),脑电图多正常。

2.Ⅱ期(昏迷前期)

Ⅱ期(昏迷前期)的患者以意识错乱、睡眠障碍、行为失常为主,表现为定向力障碍,定时障碍,计算力下降,书写缭乱,语言断续不清,人物概念模糊,扑翼样震颤(+),正常反射存在,病理反射(+),常见膝腱反射亢进,踝阵挛(+),肌张力可增强。可出现不随意运动及运动失调,脑电图出现对称性θ波(每秒4~7次)。

3.Ⅲ期(昏睡期)

Ⅲ期(昏睡期)的患者以昏睡和精神错乱为主,表现为患者大部分时间处于昏睡状态,反应存在(可被唤醒),或狂躁扰动,扑翼样震颤(+),肌张力明显增强。脑电图同Ⅱ期。

4.Ⅳ期(昏迷期)

Ⅳ期(昏迷期)的患者神志完全丧失,不能被唤醒。浅昏迷时,对痛觉刺激(如压眶反射阳性)和不适体位尚有反应,腱反射和肌张力仍亢进,扑翼样震颤由于患者查体不能合作而无法引出。深昏迷时,各种反射消失,肌张力降低,瞳孔常散大,可表现为阵发性抽搐,踝阵挛(+),换气过度,脑电图上出现极慢δ波(1.5~3次/秒)。

但各期之间并无明确的界线,前后期可有重叠,其程度可因病情的发展或治疗好转而变化。少数慢性肝性脑病患者还因中枢神经系统不同部位有器质性损害而出现暂时性或永久性智能减退、共济失调、锥体束阳性或截瘫。

二、并发症

(1)脑水肿。

(2)消化道出血。

(3)肾功能不全。

(4)水、电解质和酸碱平衡失调。

(5)感染。

三、治疗

本病尚无特效药,常采用综合治疗措施。

(一)消除诱因

避免诱发和加重肝性脑病。慎用镇静剂,有躁狂症状可试用异丙嗪、氯苯那敏等抗组胺药物。

(二)减少肠内有毒物质的产生和吸收

1.饮食

严重的肝性脑病应严格限制甚至停止蛋白质摄入,饮食以碳水化合物为主,尚应补充足够的多种维生素。随着病情好转可给少量豆浆、牛奶、肉汤或蛋类,可隔天增加10~20 g,直至每天40~60 g,因植物蛋白质含蛋氨酸、芳香氨基酸较少,对肝性脑病患者较适用。

2.灌肠或导泻

灌肠或导泻以清除肠内积食或积血,口服或鼻饲25%硫酸镁30~60 mL导泻,灌肠禁用碱性肥皂水,而用生理盐水或弱酸性溶液,如生理盐水100 mL加白醋30 mL做保留灌肠,保持肠道呈酸性环境。

3.抑制肠菌生

口服肠道不吸收的抗菌药物如新霉素、甲硝唑。有肾功能损害或忌用新霉素的患者,或需长期治疗者,乳果糖(经细菌分解为乳酸、乙酸,降 pH,减少 NH_3 吸收)为首选药物。乳梨醇经结肠细菌分解成乙酸、丙酸也可用于酸化肠道。乳酶生也有减少肠内产氨作用,但不能与抗菌药物同服。

(三)促进有毒物质的代谢,纠正氨基酸代谢紊乱

1.降氨药

(1)谷氨酸钾和谷氨酸钠,每次用 4 支,总量 23 g 左右,加入葡萄糖液中静滴,每天 1～2 次。尿少时慎用钾剂,明显腹水和水肿时慎用钠剂。

(2)精氨酸,能促进肝内鸟氨酸循环,增加尿素的合成而降低血氨,适用于碱中毒。

(3)L-鸟氨酸-L-天门冬氨酸。

(4)γ-氨酪酸,每次 2～4 g,稀释后静滴,对兴奋和躁动者治疗效果较好。

2.复方氨基酸溶液

口服或静脉输注以支链氨基酸为主的复方氨基酸溶液,可纠正体内氨基酸代谢的不平衡。

(四)对症治疗

保护脑细胞功能,防治脑水肿;保持呼吸道通畅;防治出血;积极防治各种感染;加强护理,防止压疮;保持大便通畅;注意口腔护理;严密观察病情等。

四、健康教育与管理

(一)疾病知识指导

向患者和家属介绍肝脏疾病和肝性脑病的相关知识,指导其认识肝性脑病的各种诱发因素,要求患者自觉避免诱发因素,如戒烟戒酒、避免感染、保持排便通畅等。

(二)用药指导

指导患者严格按照医嘱规定的剂量、用法服药,了解药物的主要不良反应,避免使用有损肝功能的药物,并定期门诊随访。

(三)照顾者指导

指导家属给予患者精神支持和生活照顾,帮助患者树立战胜疾病的信心。使患者家属了解肝性脑病的早期征象,指导家属学会观察患者的思想、性格、行为以及睡眠等方面的改变,以便及时发现病情变化,及早治疗。

五、预后

肝性脑病的预后取决于肝细胞功能衰竭的程度,特别是肝细胞变性、坏死的程度及其发展速度,以及残余肝细胞数量及质量。对于肝细胞功能代谢尚可,或伴有门体分流的患者,诱因明确而又易于祛除者,预后较好。对于肝细胞功能差,伴有明显黄疸、腹水、低清蛋白血症,同时并发严重感染、上消化道大出血、水电解质及酸碱平衡紊乱、肝肾综合征者预后极差。如临床上能够早发现、早治疗或在未出现肝性脑病前积极防治,患者预后相对较好。综合目前国内治疗效果,其病死率仍较高,生存率仍不足 30%。对于内科治疗无效而采用人工肝支持治疗后行肝移植者,预后较好,其 5 年生存率可达 70%,最长已达 13 年。

六、护理

见表6-2。

表 6-2　肝性脑病的护理

日期	项目	护理内容
入院当天	评估	1.一般评估:患者的神志、生命体征和皮肤等
		2.专科评估:患者的性格、精神状态和行为表现
	治疗	根据病情对患者实施保护措施,建立静脉通道
	检查	按医嘱做相关检查,如脑电图、化验血标本等
	药物	按医嘱正确使用降血氨药物、保肝药物、抗炎药物,注意用药后的观察
	活动	以卧床休息为主。专人护理,防止意外的发生
	饮食	1.合理饮食
		2.禁止蛋白质的摄入,昏迷患者可以鼻饲葡萄糖供给热量
	护理	1.做好入院介绍,主管护士自我介绍
		2.制定相关的护理措施,如口腔护理、管道留置护理、皮肤、毛发、会阴、肛周护理措施
		3.视病情做好各项监测记录
		4.根据病情留陪员,上床挡,确保安全
	健康宣教	向患者讲解疾病相关知识、安全知识、服药知识等,各种检查注意事项
第2天	评估	神志、生命体征、精神状况及患者的心理状态,对疾病相关知识的了解等情况
	治疗	按医嘱执行治疗
	检查	继续完善检查
	药物	密切观察各种药物作用和不良反应
	活动	家属陪同下适当扩大活动范围,注意安全
	饮食	同前
	护理	1.基础护理、留置管道护理、皮肤、毛发、会阴、肛周护理
		2.加强病情观察,重视患者的异常表现,发现肝性脑病的先兆症状时,立即报告医师处理
		3.仔细询问病史,找出发病的诱因,通过避免和祛除诱因,减少该病的发作
		4.做好情志护理
		5.注意保护患者,防止意外的发生
	健康宣教	讲解该病的一般诱发因素及饮食指导,避免和去除病因
第3~10天	活动	正常下床活动
	健康宣教	讲解该病的有关知识,指导和认识肝性脑病的各种诱发因素,防止和减少肝性脑病的发生。告知家属肝性脑病发生时的早期征象,以便患者发病时能得到及时的救治
	其他	同前
出院前1天	健康宣教	出院宣教:

续表

日期	项目	护理内容
		1.服药指导
		2.饮食指导
		3.避免肝性脑病发作的诱因
		4.注意保暖,防外感,节饮食,调情志
		5.定时专科门诊复诊
	出院随访	出院1周内电话随访第1次,1个月内随访第2次,3个月内随访第3次

（杨运良）

第四节　肝　硬　化

肝硬化是长期肝细胞坏死继发广泛纤维化伴结节形成的结果。一种或多种致病因子长期或反复损伤肝实质,致使肝细胞弥漫性变性、坏死和再生,进而引起肝脏结缔组织弥漫性增生和肝细胞再生,最后导致肝小叶结构破坏和重建,肝内血液循环发生障碍。肝功能损害和门脉高压为本病的主要临床表现,晚期常出现严重的并发症。

肝硬化是世界性疾病,所有种族、不论国籍、年龄或性别均可罹患。男性和中年人易罹患。在我国主要为肝炎后肝硬化。血吸虫病性、单纯乙醇性、心源性、胆汁性肝硬化均少见。

一、病因

引起肝硬化的病因很多,以病毒性肝炎最为常见。同一病例可由一种、两种或两种以上病因同时或先后作用引起,有些病例则原因不明。

(一)病毒性肝炎

病毒性肝炎经慢性活动性肝炎阶段逐步演变为肝硬化,称为肝炎后肝硬化。乙型肝炎和丙型肝炎常见,甲型肝炎一般不发展为肝硬化。由急性或亚急性肝坏死演变的肝硬化称为坏死后肝硬化。

(二)寄生虫感染

感染血吸虫病时,大量血吸虫卵进入肝窦前的门脉小血管内,刺激结缔组织增生引起门脉高压。肝细胞的坏死和增生一般不明显,没有肝细胞的结节再生。但如伴发慢性乙型肝炎,其结果多为混合结节型肝硬化。

(三)酒精中毒

酒精中毒主要由乙醇的中间代谢产物(乙醛)对肝脏的直接损害引起。酗酒引起长期营养失调,使肝脏对某些毒性物质的抵抗力降低,在发病机制上也起一定作用。

(四)胆汁淤积

肝外胆管阻塞或肝内胆汁淤积持续存在时,高浓度的胆酸和胆红素对肝细胞有损害作用,久之可发展为肝硬化。由于肝外胆管阻塞引起的肝硬化称为继发性胆汁性肝硬化。由原因未明的肝内胆汁淤积引起的肝硬化称为原发性胆汁性肝硬化。

(五)循环障碍

慢性充血性心力衰竭、缩窄性心包炎和各种病因引起肝小静脉阻塞综合征等,导致肝脏充血、肝细胞缺氧,引起小叶中央区肝细胞坏死及纤维组织增生,最终发展为肝硬化。

(六)药物和化学毒物

长期服用某些药物如双醋酚汀、辛可芬、异烟肼、甲基多巴、对氨基酸水杨酸钠和利福平等或反复接触化学毒物如四氯化碳、磷、砷、氯仿等均可损伤肝脏,引起中毒性肝炎,最后演变为肝硬化。

(七)遗传和代谢性疾病

血友病、肝豆状核变性、半乳糖血症、糖原贮积等遗传代谢性疾病,亦可发展为肝硬化,称为代谢性肝硬化。

(八)慢性肠道感染和营养不良

慢性菌痢、溃疡性结肠炎等常引起消化和吸收障碍,发生营养不良,同时肠内的细菌毒素及蛋白质腐败的分解产物等经门静脉到达肝内,引起肝细胞损害,演变为肝硬化。

(九)隐匿性肝硬化

病因难以肯定的称为隐匿性肝硬化,其中很大部分病例可能与隐匿性无黄疸型肝炎有关。

二、临床表现

肝硬化的病程一般比较缓慢,可能隐伏数年至数十年之久。由于肝脏具有很强的代偿功能,因此,早期临床表现常不明显或缺乏特征性。肝硬化的临床分期为肝功能代偿期和肝功能失代偿期。

(一)肝功能代偿期

一般症状较轻,缺乏特征性。常有乏力、食欲减退、消化不良、恶心、厌油、腹胀、中上腹隐痛或不适及腹泻,部分有踝部水肿、鼻出血、齿龈出血等。上述症状多呈间歇性,常因过度疲劳而发病,经适当休息及治疗可缓解。体征一般不明显,肝脏可轻度肿大,无或有轻度压痛,部分患者可有脾大。肝功能检查结果多在正常范围内或有轻度异常。

(二)肝功能失代偿期

随着疾病的进展,症状逐渐明显,肝脏常逐渐缩小,质变硬。临床表现主要是肝功能减退和门脉高压。

1.肝功能减退

(1)营养障碍:表现为消瘦、贫血、乏力、水肿、皮肤干燥而松弛、面色灰暗、黝黑、口角炎、毛发稀疏无光泽等。

(2)消化道症状:早期出现的食欲缺乏、腹胀、恶心、腹泻等消化道症状逐渐明显,稍进油腻肉食,即引起腹泻。部分患者还可出现轻度黄疸。

(3)出血倾向:轻者有鼻衄、齿龈出血,重者有胃肠道黏膜弥漫性出血及皮肤紫癜。这与肝脏合成凝血因子减少,脾大及脾功能亢进引起血小板计数减少有关。毛细血管脆性增加是出血倾向的附加因素。

(4)发热:部分患者可有低热,多为病变活动及肝细胞坏死时释出的物质影响体温调节中枢所致。此类发热用抗菌素治疗无效,只有肝病好转时才能消失。如持续发热或高热,则提示合并有感染、血栓性门静脉炎、原发性肝癌等。

(5)黄疸:表现为巩膜浅黄、尿色黄。如巩膜甚至全身皮肤黏膜呈深度金黄色,应考虑有肝硬化伴肝内胆汁瘀积的可能。

(6)内分泌功能失调的表现:肝对雌激素灭活作用减退导致脸、颈、肩、手背及上胸处的蜘蛛痣和/或毛细血管扩张。肝掌表现为大、小鱼际和指尖斑点状发红,加压后退色。可出现男性乳房发育、睾丸萎缩、性功能减退,女性月经不调、闭经、不孕等。皮肤色素沉着,面色污黑、晦暗,可能由继发性肾上腺皮质功能减退所致,也可能与肝脏不能代谢黑色素有关。继发性醛固酮、抗利尿激素增加导致水、钠潴留,尿量减少,对水肿与腹水的形成亦起重要促进作用。

2.门脉高压症

在肝硬化发展过程中,肝细胞的坏死、再生结节的形成、结缔组织增生和肝细胞结构的改建,使门静脉小分支闭塞、扭曲,门静脉血流障碍,导致门脉压力升高。

(1)脾大及脾功能亢进:门脉压力升高时,脾淤血、纤维结缔组织及网状内皮细胞增生,使脾大(多为正常的2～3倍,部分可平脐或达脐下)。脾大时常伴有脾功能亢进,表现为末梢血中白细胞和血小板计数减少,红细胞数也可减少。胃底静脉破裂出血时脾缩小,输血、补液后渐增大。关于脾功能亢进的原因,可能由于增生的网状内皮细胞对血细胞的吞噬、破坏作用加强;或由于脾产生某些体液因素抑制骨髓造血功能或加速血细胞的破坏。

(2)侧支循环的形成:因门静脉回流受阻,门静脉与腔静脉间的吻合支渐次扩张开放,形成侧支循环。胃冠状静脉与食管静脉丛吻合,形成食管下段和胃底静脉曲张。这些静脉位于黏膜下疏松组织中,常由于腹内压突然升高或消化液反流侵蚀及食物的摩擦而破裂出血。脐旁静脉与脐周腹壁静脉沟通,形成脐周腹壁静脉曲张,有时该处可听到连续的静脉杂音。直肠上静脉与直肠中、下静脉吻合扩张形成内痔。门静脉回流受阻时,侧支循环血流方向(图6-1)。

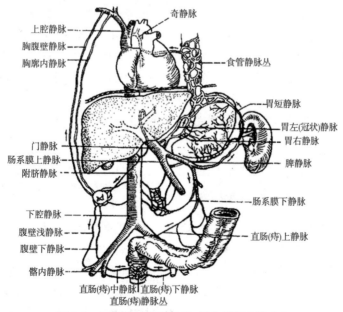

图 6-1　门静脉回流受阻时,侧支循环血流方向

(3)腹水:腹水的产生表明肝硬化病情较重。初起时有腹胀感,体检可发现移动性浊音(腹水量>500 mL)。大量腹水可使横膈抬高而致呼吸困难和心悸,腹部膨隆,腹壁皮肤紧张发亮,有

移动性浊音和水波感。腹内压力明显升高时,脐可突出而形成脐疝。在腹水出现的同时,常可发生肠胀气。部分腹水患者伴有胸腔积液,其中以右侧多见,两侧者较少。胸腔积液为腹水通过横膈淋巴管进入胸腔所致。腹水为草黄色漏出液。腹水形成的主要因素有清蛋白合成减少、蛋白质摄入和吸收障碍,当血浆清蛋白<30 g/L 时,血浆胶体渗透压降低,促使血浆外渗;门脉压力升高至 2.94～5.88 kPa(正常为 0.785～1.18 kPa),腹腔毛细血管的滤过压增高,组织液回吸收减少而漏入腹腔;进入肝静脉血流受阻使肝淋巴液增加与回流障碍,淋巴管内压增高,造成大量淋巴液从肝包膜及肝门淋巴管溢出;肝脏对醛固酮、抗利尿激素灭活作用减退;腹水形成后循环血容量减少,通过肾小球旁器使肾素分泌增加,产生肾素-血管紧张素-醛固酮系统反应,醛固酮分泌增多,导致肾远曲小管水钠潴留作用加强,腹水进一步加重。

(4)食管和胃底曲张静脉破裂出血:是门脉高压症的主要并发症,死亡率为 30%～60%。当门静脉压力超过下腔静脉压力达 1.47～1.60 kPa 时,曲张静脉就可发生出血。曲张静脉大者比曲张静脉小者更易破裂出血。最常见的表现是呕血。出血可以是大量的,并迅速发生休克;也可自行停止,以后再发。偶尔仅表现为便血或黑便。

3.肝肾综合征

肝肾综合征(功能性肾衰竭)指严重肝病患者出现肾功能不良,并排除其他引起肾功不良的原因。肝肾综合征的发病机制尚未明确。肝肾综合征通常见于严重的肝脏疾病患者。主要表现为少尿、蛋白尿、尿钠低(<10 mmol/L),尿与血浆肌酐比值≥30:1,尿与血浆渗透压比值>1。这些尿的改变与急性肾小管坏死不同。肾功能损害的发展不一,一些患者于数天内肾功能完全丧失,另一些患者血清肌酐随肝脏功能逐渐恶化而缓慢上升达数周之久。

4.肝性脑病

肝性脑病指肝衰竭而导致代谢紊乱、中枢神经系统功能失调的综合征。肝性脑病是晚期肝硬化的最严重表现,也是常见致死原因。临床上以意识障碍和昏迷为主要表现。

肝硬化是肝性脑病的最主要原发病因。常见的诱发因素有上消化道出血,感染,摄入高蛋白饮食、含氮药物、大量利尿或放腹水、大手术、麻醉、安眠药和饮酒等。肝性脑病的发病机制尚未明了。主要有氨和硫醇中毒学说,假性神经介质学说、γ-氨基丁酸能神经传导功能亢进等学说。

临床上按意识障碍、神经系统表现和脑电图改变分为 4 期(表 6-3)。

表 6-3　肝性脑病分期

分期	精神状况	运动改变
亚临床期	常规检查无变化;完成工作或驾驶能力受损	完成常规精神运动试验或床边实验,如画图或数字连接的能力受损
Ⅰ期(前驱期)	思维紊乱、淡漠、激动、欣快、不安、睡眠紊乱	细震颤、协调动作缓慢、扑翼样震颤
Ⅱ期(昏迷前期)	嗜睡、昏睡、定向障碍、行为失常	扑翼样震颤,发音困难,初级反射出现
Ⅲ期(昏睡期)	思维明显紊乱,言语费解	反射亢进,巴彬斯基征,尿便失禁,肌阵挛,过度换气
Ⅳ期(昏迷期)	昏迷	去大脑体位,短促的眼头反射,疼痛刺激反应早期存在,进展为反应减弱和刺激反应消失

肝性脑病患者呼气中常具有一种类似烂苹果样臭味,这与肝脏不能分解甲硫氨酸中间产物二甲基硫和甲基硫醇有关,肝臭可在昏迷前出现,是一种预后不良的征象。

5.其他

肝硬化患者常因抵抗力降低,并发各种感染,如支气管炎、肺炎、自发性腹膜炎、结核性腹膜炎、尿路感染等。腹膜炎发生的机制可能是细菌通过血液或淋巴液播散入腹腔,并可穿过肠壁而入腹腔。腹水患者易于发生,病死率高,早期诊断非常重要。自发性腹膜炎起病较急者常为腹痛和腹胀。起病缓者则多为低热或不规则的发热,伴有腹部隐痛、恶心、呕吐及腹泻。体检可发现腹膜刺激征,腹水性质由漏出液转为渗出液。

长期低钠盐饮食,利尿及大量放腹水易发生低钠血症和低钾血症。长期使用高渗葡萄糖溶液与肾上腺糖皮质激素、呕吐及腹泻亦可使钾、氯减少,而产生低钾、低氯血症,并致代谢性碱中毒和肝性脑病。

(三)肝脏体征

肝脏大小不一,早期肝大,质地中等或中等偏硬,晚期缩小、坚硬、表面呈颗粒状或结节状。一般无压痛,但在肝细胞进行性坏死或并发肝炎或肝周围炎时,则可有触痛与叩击痛。肝边缘锐利提示无炎症活动,边缘圆钝表明有炎症、水肿、脂肪浸润或纤维化。肝硬化时右叶下缘不易触及而左叶增大。

三、检查

(一)血常规

白细胞和血小板计数明显减少。失血、营养障碍、叶酸及维生素 B_{12} 缺乏导致缺铁性或巨幼红细胞性贫血。

(二)肝功能检查

早期蛋白电泳即显示球蛋白增高,而清蛋白到晚期才降低。絮状及浊度试验在肝功能代偿期可正常或轻度异常,而在失代偿期多为异常。失代偿期转氨酶活力可呈轻、中度升高,一般以谷丙转氨酶活力升高较明显,肝细胞有严重坏死时,则谷草转氨酶活力常高于谷丙转氨酶。

静脉注射磺溴酞 5 mg/kg 体重 45 分钟后,正常人血内滞留量应低于 5%,肝硬化时多有不同程度的增加。磺溴酞可有变态反应,检查前应做皮内过敏试验。吲哚靛青绿亦是一种染料,一般静脉注射 0.5 mg/kg 体重 15 分钟后,正常人血中滞留量＜10%,肝硬化尤其是结节性肝硬化患者的潴留值明显增高,在 30% 以上。本试验为诊断肝硬化的最好的方法,比溴磺酞试验更敏感,更安全可靠。

肝功能代偿期,血中胆固醇多正常或偏低;失代偿期,血中胆固醇下降,特别是胆固醇酯部分常低于正常水平。凝血酶原时间测定在代偿期可正常,失代偿期则呈不同程度延长,虽注射维生素 K 亦不能纠正。

(三)影像学检查

B 型超声波检查可探查肝、脾大小及有无腹水。可显示脾静脉和门静脉增宽,有助于诊断。食管静脉曲张时,吞钡 X 线检查可见蚯蚓或串珠状充盈缺损,纵行黏膜皱襞增宽。胃底静脉曲张时,可见菊花样充盈缺损。放射性核素肝脾扫描可见肝摄取减少、分布不规则,脾摄取增加,脾大可明显显影。

(四)纤维食管镜

纤维食管镜检查可见食管钡餐检查阴性的食管静脉曲张。

(五)肝穿刺活组织检查

肝活组织检查常可明确诊断,但此为创伤性检查,仅在临床诊断确有困难时才选用。

(六)腹腔镜检查

可直接观察肝脏表面、色泽、边缘及脾等改变,并可在直视下进行有目的穿刺活组织检查,对鉴别肝硬化、慢性肝炎和原发性肝癌以及明确肝硬化的病因很有帮助。

四、基本护理

(一)观察要点

一般症状和体征的观察:观察患者全身情况,有无消瘦、贫血、乏力、面色灰暗黝黑、口角炎、毛发稀疏无光泽等营养障碍表现。观察皮肤黏膜、巩膜有无黄染,尿色有无变化。注意蜘蛛痣、杵状指、色素沉着、肝臭、水肿、男性乳房发育等体征。了解有无肝区疼痛、纳差、厌油、恶心、呕吐、排便不规则、腹胀等消化道症状。

(二)并发症的观察

1.门脉高压症

观察腹水、腹胀和其他压迫症状,腹壁静脉曲张、痔出血、贫血、鼻出血、齿龈出血、瘀点、瘀斑、呕血、黑便。

2.腹水

观察尿量、腹围、体重变化和有无水肿。

3.肝性脑病

注意意识和精神活动,有无嗜睡、昏睡、昏迷、定向障碍、胡言乱语,有无睡眠节律紊乱和扑翼样震颤。

(三)一般护理

1.合理的休息

研究证明卧位与站立时肝脏血流量有明显差异,前者比后者多40%以上。因此合理的休息既可减少体能消耗,又能降低肝脏负荷,增加肝脏血流量,防止肝功能进一步受损和促进肝细胞恢复。肝功能代偿期患者应适当减少活动和工作强度,注意休息,避免劳累。若病情不稳定、肝功能试验异常,则应减少活动,充分休息。有发热、黄疸、腹水等表现的失代偿患者,应以卧床休息为主,并保证充足的睡眠。

2.正确的饮食

饮食营养是改善肝功能的基本措施之一。正确的进食和合理的营养,能促进肝细胞再生,反之则会加重病情,诱发上消化道出血、肝昏迷、腹泻等。肝硬化患者应以高热量、高蛋白、高维生素且易消化的食物为宜。适当限制动物脂肪的摄入。不食增加肝脏解毒负荷的食物和药物。一般要求每天总热量在10.46~12.55 kJ(2.5~3.0 kcal)。蛋白质每天 100~150 g,蛋白食物宜多样化、易消化、含有丰富的必需氨基酸。脂肪每天 40~50 g。要有足量的 B 族维生素、维生素 C 等。为防便秘,可给含纤维素多的食物。肝功能明显减退的晚期患者或有肝昏迷先兆者给予低蛋白饮食,限制蛋白每天在 30 g 左右。伴有腹水者按病情给予低盐(每天 3~5 g)和无盐饮食。腹水严重时应限制每天的入水量。黄疸患者补充胆盐。禁忌饮酒、咖啡、烟草和高盐食物。避免有刺激性及粗糙坚硬的食物,进食时应细嚼慢咽,以防引起食管或胃底静脉破裂出血。教育患者和家属认识到正确饮食和合理营养的意义,并且理解饮食疗法必须长期持续,要有耐心和毅力,使患者能正确的掌握、家属能予以监督。

(四)心理护理

肝硬化患者病程漫长,久治不愈,尤其进入失代偿期后,患者心身遭受很大痛苦,承受的心理压力大,心理变化也大,因此在常规治疗护理中更应强调心理护理,须做好以下几方面:①保持病房的整洁、安静、舒适,从视、听、嗅、触等方面消除不良刺激,使患者在生活起居感到满意。②对病情稳定者,要主动指导患者和家属掌握治疗性自我护理方法,包括通过多种形式宣教有关医疗知识,消除他们恐惧悲观感,树立信心;帮助分析并发症发生的诱因,增强患者预防能力;对心理状态稳定型患者可客观地介绍病情及检查化验结果,以取得其配合。③对病情反复发作者,要热情帮助其恢复生活自理能力,增加战胜疾病的信心。对忧郁悲观型患者应予极大的同情心,充分理解他们,帮助他们解决困难。对怀疑类型的患者应明确告知诊断无误,客观介绍病情,并使其冷静面对现实。④根据病情需要适当安排娱乐活动。

(五)药物治疗的护理

严重患者特别是老年患者进食少时。可静脉供给能量,以补充机体所需。研究表明,80%~100%的肝硬化患者存在程度不同的蛋白质能量营养不足。因此老年人按每天每千克体重摄入1.0 g蛋白质作为基础要量,附加由疾病相关因素造成的额外丢失。补充蛋白质(氨基酸)时,应提供以必需氨基酸为主的氨基酸溶液。若肝功损害严重,则以含丰富支链氨基酸(45%)的溶液作为氨源为佳。目前冰冻血浆的使用越来越广泛,使用过程中应注意掌握正确的融化方法和输注不良反应的观察。一般融化后不再复冻。

使用利尿剂时,应教会患者正确服用利尿药物。通常需向患者讲述常用利尿药的作用及不良反应。指导患者掌握利尿药观察方法,如体重每天减少 0.5 kg,尿量每天达 2 000~2 500 mL,腹围逐渐缩小。

(杨运良)

第五节 肝 脓 肿

肝脓肿是肝受感染后形成的脓肿。根据致病微生物不同分为细菌性肝脓肿和阿米巴性肝脓肿两种。临床上细菌性肝脓肿最多见,其中胆道感染是最常见的病因,细菌可经过胆道、肝动脉、门静脉、淋巴系统等侵入。细菌性肝脓肿可引起急性化脓性腹膜炎、膈下脓肿、脓胸、化脓性心包炎等并发症,严重者可致心脏压塞。辅助检查包括实验室检查和影像学检查,B超是肝脓肿的首选检查方法。阿米巴性肝脓肿是肠道阿米巴感染的并发症,绝大多数是单发。处理原则:全身营养支持治疗,大剂量、联合应用抗菌药物,穿刺抽脓或置管引流,必要时行切开引流或肝叶切除。

一、临床表现

(一)症状

该病起病急,主要症状是寒战、高热、肝区疼痛和肝大。体温可高达 39~40 ℃,伴恶心、呕吐、食欲缺乏和周身乏力。严重或并发胆道梗阻者,可出现黄疸。阿米巴性肝脓肿起病较缓慢,病程长,可有高热。

（二）体征

肝区钝痛或胀痛多持续性，有的可伴右肩牵涉痛，右下胸及肝区叩击痛，肿大的肝有压痛。巨大的肝脓肿可使右季肋呈现饱满状态，有时可见局限性隆起，局部皮肤可出现凹陷性水肿。

二、常见护理问题

（一）体温过高

体温过高与肝脓肿及其产生的毒素吸收有关。

（二）疼痛

疼痛与脓肿导致肝包膜张力增加或穿刺、手术治疗有关。

（三）营养失调

低于机体需要量与进食减少、感染、高热引起分解代谢增加有关。

（四）潜在并发症

腹膜炎、膈下脓肿、胸腔感染、出血及胆漏。

三、护理措施

（一）非手术治疗的护理/术前护理

1.高热护理

密切监测体温变化，遵医嘱给予物理降温或药物降温，必要时做血培养；及时更换汗湿的衣裤和床单，保持舒适。

注意降温过程中观察出汗情况，注意保暖等。鼓励患者多饮水，每天至少摄入 2 000 mL 液体，口服不足者应加强静脉补液、补钠，纠正体液失衡，防止患者因大量出汗引起虚脱。

2.用药护理

（1）遵医嘱早期使用大剂量抗菌药物以控制炎症，促使脓肿吸收自愈。注意把握用药间隔时间与药物配伍禁忌。

（2）阿米巴性肝脓肿使用抗阿米巴药物，如甲硝唑、氯喹等。甲硝唑为首选药物，一般用药2 天后见效，6～9 天体温可降至正常。如"临床治愈"后脓腔仍存在者，可继续服用 1 个疗程甲硝唑。氯喹多用于对甲硝唑无效的病例，但对心血管有不良反应如心肌受损等，应特别注意。

（3）长期使用抗菌药物者，应警惕假膜性肠炎和继发双重感染。糖尿病患者免疫功能低下，长期应用抗菌药物，可能发生口腔、泌尿系统、皮肤黏膜、肠道的各种感染。

3.营养支持

肝脓肿是一种消耗性疾病，应鼓励患者多食高蛋白、高热量、富含维生素及膳食纤维的食物；进食困难、食欲缺乏、贫血、低蛋白血症、营养不良者应适当给予白蛋白、血浆、氨基酸等营养支持。

4.病情观察

加强对生命体征和胸腹部症状、体征的观察。观察患者体温变化；观察腹部和胸部症状与体征的变化，以及早发现有无脓肿破溃引起的腹膜炎、膈下脓肿、胸腔感染等并发症。肝脓肿患者如继发脓毒血症、急性化脓性胆管炎或出现中毒性休克征象时，应立即通知医师并协助抢救。

（二）经皮肝穿刺抽脓或脓肿置管引流的护理

1.术前护理

（1）解释：向患者和家属解释经皮肝穿刺抽脓或脓肿置管引流的方法、效果及配合要求；嘱患者术中配合做好双手上举、平卧位或侧卧位,以利于穿刺操作。

(2)协助做好穿刺药物和物品准备。

2.术后护理

(1)穿刺后护理:每小时测量血压、脉搏、呼吸,平稳后可停止,如有异常及时汇报医师。观察穿刺点局部有无渗血、脓液渗出、血肿等。

(2)引流管护理:如脓液较稠、抽吸后脓腔不能消失、脓液难以抽净者,留置管道引流。要点:①妥善固定,防止滑脱;②取半卧位,以利引流和呼吸;③保持引流管通畅,勿压迫、折叠管道。必要时协助医师每天用生理盐水或含抗菌药物盐水或持续冲洗脓腔,冲洗时严格无菌原则,注意出入量,观察和记录脓腔引流液的颜色、性状及量;④预防感染:适时换药,直至脓腔愈合;⑤拔管:B超复查脓腔基本消失或脓腔引流量少于 10 mL/d,可拔除引流管。

(3)病情观察:观察患者有无发热、肝区疼痛等,观察肝脓肿症状和改善情况,适时复查B超,了解脓肿好转情况。位置较高的肝脓肿,穿刺后应注意呼吸、胸痛及胸部体征,及时发现气胸、脓胸等并发症。

(三)手术治疗的护理

手术方式有切开引流和肝叶切除两种。

1.术前准备

协助做好术前检查,术前常规准备等。

2.术后护理

(1)疼痛护理:评估疼痛的诱发因素、伴随症状,观察并记录疼痛程度、部位、性质及持续时间等;遵医嘱给予镇痛药物,并观察药物效果和不良反应;指导患者采取放松和分散注意力的方法应对疼痛。

(2)病情观察:行脓肿切开引流者观察患者生命体征、腹部体征,注意有无脓液流入患者腹腔而并发腹腔感染。观察肝脓肿症状和改善情况,适时复查 B 超,了解脓肿好转情况。

(3)肝叶切除护理:术后 24 小时内应卧床休息,避免剧烈咳嗽,以防出血。给予氧气吸入,保证血氧浓度,促进肝创面愈合。

(四)术后并发症的观察和护理

1.腹腔出血

腹腔出血是肝切除术后常见的并发症之一,术后 24 小时易发生。术后 48 小时内应严密观察生命体征变化,严密观察引流液的量、性质及颜色。短时间内引流管引出大量鲜红色血液,1 小时内引流出 200 mL 以上或每小时 100 mL 持续 3 小时以上的鲜红色血性液体,应考虑活动性腹腔出血,立即通知医师及时处理。

护理措施:①体位与活动。术后 24 小时内卧床休息,避免剧烈咳嗽和打喷嚏等,以防止术后肝断面出血。②输液、输血:若短期内或持续引流较大量的鲜红色血性液体,经输血、输液,患者血压、脉搏仍不稳定时,应做好再次手术的准备。③若明确为凝血机制障碍性出血,可遵医嘱给予凝血酶原复合物、纤维蛋白原、输新鲜血等。

2.膈下积液及脓肿

膈下积液及脓肿发生在术后 1 周。患者术后体温下降后再度升高,或术后发热持续不退,同时伴右上腹胀痛、呃逆、脉速、白细胞计数升高,中性粒细胞百分比达 90% 以上,应疑有膈下积液或膈下脓肿。B超检查可明确诊断。

护理措施:①协助医师行 B 超定位引导穿刺抽脓或置管引流,后者应加强冲洗和吸引护理。②患者取半坐位,以利于呼吸和引流。③严密观察体温变化,鼓励患者多饮水。④遵医嘱加强营养支持和抗菌药物的应用护理。

3.胸腔积液

观察患者胸闷、气促、发热情况。

护理措施:①协助医师行穿刺抽胸腔积液,行胸腔闭式引流者,做好胸腔闭式引流护理。②遵医嘱加强保肝治疗,给予高蛋白饮食,必要时遵医嘱给予白蛋白、血浆及利尿剂应用。

4.胆汁漏

观察患者有无腹痛、发热和腹膜刺激征,切口有无胆汁渗出和/或腹腔引流液有无含胆汁。

护理措施:①胆汁渗出者,注意保护局部皮肤。②协助医师调整引流管,保持引流通畅,并注意观察引流液的颜色、量与性状。③如发生局部积液,应尽早行 B 超定位穿刺置管引流。④如发生胆汁性腹膜炎,应尽早手术。

四、健康教育

(一)预防复发

(1)有胆道感染等疾病者应积极治疗原发病灶。

(2)多饮水,进食高热量、高蛋白、富含维生素和纤维素营养丰富易消化的食物,增强体质,提高机体免疫力。

(3)注意劳逸结合,避免过度劳累。

(4)遵医嘱按时服药,不得擅自改变药物剂量或随意停药。

(5)合并糖尿病患者,让其了解控制血糖在本病治疗中的重要性,应注意维持血糖。嘱遵医嘱按时注射胰岛素或口服降糖药物,定时监测血糖,控制空腹血糖在 5.8～7.0 mmol/L,餐后 2 小时血糖 8～11 mmol/L。

(6)注意饮食卫生,不喝生水,不进食不卫生、未煮熟食物。

(二)自我观察与复查

遵医嘱定期复查。若出现发热、腹部疼痛等症状,警惕有复发的可能,应及时就诊。

(杨运良)

第六节 胆 石 症

胆石症是指胆道系统任何部位发生的结石,包括发生在胆囊和胆管内的结石,是胆道系统的最普遍疾病。其发病率随年龄增长而增高。在我国,胆石症的患病率为 0.9%～10.1%,平均5.6%;男女比例为 1∶2.57。近二十余年来,随着影像学(B 超、CT 及 MRI 等)检查的普及,在自然人群中,胆石症的发病率达 10%左右,国内尸检结果报告,胆石症的发生率为 7%。随着生活水平的提高及饮食习惯的改变,胆石症的发生率有逐年增高的趋势,我国的胆结石以胆管的胆色素结石为主逐渐转变为以胆囊的胆固醇结石为主。

一、胆囊结石

(一)定义

胆囊结石是指发生在胆囊内的结石,常与急性胆囊炎并存。是胆道系统的常见病、多发病。在我国,其患病率为7%～10%,其中70%～80%的胆囊结石为胆固醇结石,约25%为胆色素结石。多见于女性,男女比例为1：2～3。40岁以后发病率随着年龄增长呈增高的趋势,随着年龄增长性别差异逐渐缩小,老年男女发病比例基本相等。

(二)临床表现

部分单发或多发的胆囊结石,在胆囊内自由存在,不易发生嵌顿,很少产生症状,被称为无症状胆囊结石。约30%的胆囊结石患者可终身无临床症状。仅于体检或手术时发现的结石称为静止性结石。单纯性胆囊结石,未合并梗阻或感染时,在早期常无临床症状,大多数是在常规体检、手术或尸体解剖中偶然发现,或仅有轻微的消化系统症状被误认为是胃病而没有及时就诊。当结石嵌顿时,则可出现明显症状和体征。

1.症状

(1)胆绞痛:为典型的首发症状,表现为突发的右上腹、阵发性剧烈绞痛。临床症状也可在几小时后自行缓解。常发生于饱餐、进食油腻食物后或睡眠时,是由于油腻饮食后胆囊素大量分泌,胆囊平滑肌痉挛,收缩功能增强,引起胆囊内压力增高;加之胆汁酸刺激胆囊黏膜,胆囊壁充血、水肿、炎性物质渗出,导致急性胆囊炎发生;或由于睡眠时体位改变,导致结石移位并嵌顿于胆囊颈部,胆汁不能通过胆囊颈和胆囊管排出,导致胆囊内压力增高,胆囊强烈收缩所致。有部分患者可以在几小时后临床症状自行缓解。如果胆囊结石嵌顿持续不缓解,胆囊继续增大、积液,甚至合并感染,从而进展为急性胆囊炎。如果治疗不及时,少部分患者可以进展为急性化脓性胆囊炎或胆囊坏疽,严重时可发生胆囊穿孔,临床后果严重。多数患者有右肩部、肩胛部或背部放射性疼痛,常伴有恶心、呕吐、厌油、腹胀等消化不良症状。

(2)消化道症状:主要表现为上腹部或右上腹部闷胀不适、饱胀、嗳气、恶心、呕吐、厌食、呃逆等非特异性的消化道症状。大多数患者仅在进食后,特别是进食油腻食物后,胃肠道症状更明显,服用治"胃病"药物多可缓解,易被误诊。

2.体征

(1)腹部体征:有时可在右上腹部触及肿大的胆囊。可有右上腹胆囊区压痛,若继发感染,右上腹部可有明显压痛、肌紧张或反跳痛。检查者将左手平放于患者右肋部,拇指置于右腹直肌外缘于肋弓交界处,嘱患者缓慢深吸气,使肝脏下移,若患者因拇指触及肿大的胆囊引起疼痛而突然屏气,称为Murphy征阳性。

(2)黄疸:胆囊结石形成Mirizzi综合征时黄疸明显。黄疸时常有尿色变深、粪色变浅。

二、胆管结石

(一)定义

胆管结石为发生在肝内、外胆管的结石,又分为原发性和继发性胆管结石。原发于胆囊的结石迁徙到肝外胆管,称继发性胆管结石;不是来自胆囊,而是直接在肝外胆管生成的结石,称原发性胆管结石。因此,凡是不伴有胆囊结石者可确认为原发性胆管结石。但伴有胆囊结石的胆管结石是原发性还是继发性,要具体分析。肝内胆管结石无论是否合并胆囊结石,均为原发性胆管结石。

(二)临床表现

临床表现取决于胆道有无梗阻、感染及其程度。当结石阻塞胆道并继发感染时,典型的表现是反复发作的腹痛、寒战高热和黄疸,称为查科三联征。

1.肝外胆管结石

(1)腹痛:多为剑突下或右上腹部阵发性绞痛,或持续性疼痛、阵发性加剧,呈阵发性刀割样,疼痛常向右肩背部放射。这是由于结石下移嵌顿于胆总管下端或壶腹部,刺激胆管平滑肌,引起Oddi 括约肌痉挛收缩和胆道高压所致。

(2)寒战、高热:是结石阻塞胆管并继发感染后引起的全身性中毒症状。由于胆道梗阻,胆管内压升高,感染随胆管逆行扩散,细菌和毒素通过肝窦入肝静脉进入体循环,引起菌血症或毒血症。多发生于剧烈腹痛后,体温可高达 39~40 ℃,呈弛张热热型,伴有寒战。

(3)黄疸:是胆管梗阻后胆红素逆流入血所致。胆管结石嵌于 Vater 壶腹部不缓解,2 天后即可出现黄疸。患者首先表现为尿黄,接着出现巩膜黄染,然后出现皮肤黄染伴瘙痒。黄疸的程度取决于梗阻的程度及是否继发感染,若梗阻不完全或结石有松动,则黄疸程度轻,且呈波动性;若为完全性梗阻,则黄疸呈进行性加深。若梗阻性黄疸长期未得到解决,将会导致严重的肝功能损害。部分患者结石嵌顿不重,阻塞的胆管近端扩张,胆石可漂移上浮,或小结石通过壶腹部排入十二指肠,使上述症状缓解。间歇性黄疸是肝外胆管结石的特点。

(4)消化道症状:多数患者有恶心、腹胀、嗳气、厌食油腻食物等。

2.肝内胆管结石

肝内胆管结石常与肝外胆管结石并存,其临床表现与肝外胆管结石相似。一般没有肝外胆管结石那样典型和严重。位于周围胆管的小结石平时可无症状。当胆管梗阻和感染仅发生在部分肝叶、段胆管时,患者可无症状或仅有轻微的肝区和患侧背部胀痛。位于Ⅱ、Ⅲ级胆管的结石平时只有肝区不适或轻微疼痛。结石位于Ⅰ、Ⅱ级胆管或整个肝内胆管充满结石,患者会有肝区胀痛,常无胆绞痛,一般无黄疸。若一侧肝内胆管结石合并感染而未能及时治疗,并发展为叶、段胆管积脓或肝脓肿时,则出现寒战、高热、轻度黄疸,甚至休克,称为急性梗阻性化脓性胆管炎(AOSC)。1983 年,我国胆道外科学组建议将原"AOSC"改称为"急性重症胆管炎(ACST)",因为,胆管梗阻引起的急性化脓性胆管炎并非全部表现为 AOSC,还有一部分表现为没有休克的轻型急性化脓性胆管炎,而且后者为多数。因此,目前在我国,AOST 一词已逐渐被废弃,被更能反映实际病因、病例特点的 ACST 替代。患者可由于长时间发热、消耗而出现消瘦、体弱等表现。部分患者可有肝大、肝区压痛和叩痛等体征。

三、护理评估

(一)一般评估

1.生命体征

胆石症患者如与细菌感染并存,可出现体温偏高,疼痛刺激可能会导致心率加快、呼吸频率加快、血压上升,应监测生命体征的变化。还要注意评估患者的神志、皮肤色泽、肢端循环、尿量等,以判断有无休克的发生。

2.患者主诉

腹痛、腹胀、恶心等不适症状,发病及诊治经过等。

3.相关记录

体重、体位、饮食、面容与表情、皮肤、出入量等。

(二)身体评估

1.视诊

面部表情、皮肤黏膜颜色(黄疸、贫血)、体态、体位、腹部外形等。

2.触诊

(1)腹部触诊:腹壁紧张度、压痛与反跳痛、腹腔内包块。

(2)胆囊触诊:胆囊肿大、Murphy 征等。

3.叩诊

胆囊叩击痛(胆囊炎的重要体征)。

4.听诊

一般无特殊。

(三)心理-社会评估

患者在疾病治疗过程中的心理反应与需求,家庭及社会支持情况,引导患者正确配合疾病的治疗与护理。

(四)辅助检查阳性结果评估

1.实验室检查

胆管结石血常规检查可见血白细胞计数和中性粒细胞比例明显升高;血清胆红素、转氨酶和碱性磷酸酶升高,凝血酶原时间延长。尿液检查示尿胆红素升高,尿胆原降低甚至消失,粪便检查示粪中尿胆原减少。

2.影像学检查

胆囊结石 B 超检查可显示胆囊内结石影;胆管结石可显示胆管内结石影,近端胆管扩张。PTC、ERCP 或 MRCP 等检查可显示梗阻部位、程度、结石大小和数量等。

(五)治疗效果的评估

1.非手术治疗评估要点

生命体征平稳、疼痛缓解。

2.手术治疗评估要点

(1)患者自觉症状:有无腹痛、恶心、呕吐的情况。

(2)生命体征稳定,无腹部疼痛(术后伤口疼痛除外)。

(3)腹部及全身体征:腹部无阳性体征、肠鸣音恢复正常、皮肤无黄染及瘙痒等不适。

(4)伤口愈合情况:一期愈合。

(5)T 管引流的评估:引流液色泽正常、引流量逐渐减少。

(6)结合辅助检查:如胆道造影无结石残留或结合 B 超检查判断。

四、主要护理问题

(一)疼痛

疼痛与胆囊结石突然嵌顿、胆汁排空受阻致胆囊强烈收缩及手术后伤口疼痛有关。

(二)体温过高

体温过高与细菌感染致急性胆囊炎或胆管结石梗阻导致急性胆管炎有关。

(三)知识缺乏

知识缺乏与缺乏胆石症和腹腔镜手术相关知识、引流管及饮食保健知识有关。

(四)有体液不足的危险

有体液不足的危险与恶心、呕吐及感染性休克有关。

(五)营养失调

低于机体需要量与胆汁流动途径受阻有关。

(六)焦虑

焦虑与手术及不适有关。

(七)潜在并发症

(1)术后出血与术中结扎血管线脱落、肝断面渗血及凝血功能障碍有关。

(2)胆瘘与胆管损伤、胆总管下端梗阻、T管引流不畅等有关。

(3)胆道感染与腹部切口及多种置管(引流管、尿管、输液管)有关。

(4)胆道梗阻与手术及引流不畅有关。

(5)水、电解质平衡紊乱与患者恶心、呕吐、体液补充不足有关。

(6)皮肤受损与胆管梗阻、胆盐沉积致皮肤黄疸、瘙痒及术后胆汁渗漏有关。

五、主要护理措施

(一)减轻或控制疼痛

根据疼痛的程度,采取非药物或药物方法止痛。

1.加强观察

观察疼痛的程度、性质;发作的时间、诱因及缓解的相关因素;与饮食、体位、睡眠的关系;腹膜刺激征及 Murphy 征是否阳性等,为进一步治疗和护理提供依据。

2.卧床休息

协助患者采取舒适体位,指导其有节律的深呼吸,达到放松和减轻疼痛的效果。

3.合理饮食

根据病情指导患者进食清淡饮食,忌食油腻食物;病情严重者予以禁食、胃肠减压,以减轻腹胀和腹痛。

4.药物止痛

对诊断明确的剧烈疼痛者,可遵医嘱通过口服、注射等方式给予消炎利胆、解痉或止痛药,以缓解疼痛。

(二)降低体温

根据患者的体温情况,采取物理降温和/或药物降温的方法尽快降低患者的体温。遵医嘱应用足量有效的抗菌药,以有效控制感染,恢复患者正常体温。

(三)营养支持

对于梗阻未解除的禁食患者,通过胃肠外途径补充足够的热量、氨基酸、维生素、水、电解质等,以维持良好的营养状态。对梗阻已解除、进食量不足者,指导和鼓励患者进食高蛋白、高碳水化合物、高维生素和低脂饮食。

（四）皮肤护理

1.提供相关知识

胆道结石患者常因胆道梗阻致胆汁淤滞、胆盐沉积而引起皮肤瘙痒等,应告知患者相关知识,不可用手抓挠,防止抓破皮肤。

2.保持皮肤清洁

可用温水擦洗皮肤,减轻瘙痒。瘙痒剧烈者,遵医嘱使用外用药物和/或其他药物治疗。

3.注意引流管周围皮肤的护理

若术后放置引流管,应注意其周围皮肤的护理。若引流管周围见胆汁样渗出物,应及时更换被胆汁浸湿的敷料,局部皮肤涂氧化锌软膏,防止胆汁刺激和损伤皮肤。

（五）心理护理

关心体贴患者,使患者保持良好情绪,减轻焦虑,安心接受治疗与护理。

（六）并发症的预防与护理

1.出血的预防和护理

术后早期出血的原因多由于术中结扎血管线脱落、肝断面渗血及凝血功能障碍所致,应加强预防和观察。

（1）卧床休息:对于肝部分切除术后的患者,术后应卧床 3～5 天,以防过早活动致肝断面出血。

（2）改善和纠正凝血功能:遵医嘱予以维生素 K 1 10 mg 肌内注射,每天 2 次,以纠正凝血机制障碍。

（3）加强观察:术后早期若患者腹腔引流管内引流出血性液增多,每小时 100 mL,持续 3 小时以上,或患者出现腹胀、腹围增大,伴面色苍白、脉搏细速、血压下降等表现时,提示患者可能有腹腔内出血,应立即报告医师,并配合医师进行相应的急救和护理。治疗上如经积极的保守治疗效果不佳,则应及时采用介入治疗或手术探查止血。

2.胆瘘的预防和护理

胆管损伤、胆总管下端梗阻、T 管引流不畅等均可引起胆瘘。

（1）加强观察:术后患者若出现发热、腹胀、腹痛等腹膜炎的表现,或患者腹腔引流液呈黄绿色胆汁样,常提示患者发生胆瘘。应及时与医师联系,并配合进行相应处理。

（2）妥善固定引流管:无论是腹腔引流管还是 T 管,均应用缝线或胶布将其妥善固定于腹壁,避免将管道固定在床上,以防患者在翻身或活动时被牵拉而脱出,T 管引流袋挂于床旁应低于引流口平面。对躁动及不合作的患者,应采取相应的防护措施,防止脱出。

（3）保持引流通畅:避免腹腔引流管或 T 管扭曲、折叠及受压,定期从引流管的近端向远端挤捏,以保持引流通畅,术后 5～7 天内,禁止加压冲洗引流管。

（4）观察引流情况:定期观察并记录引流管引出胆汁的量、颜色及性质。正常成人每天分泌胆汁的量为 800～1 200 mL,呈黄绿色、清亮、无沉渣、有一定黏性。术后 24 小时内引流量为 300～500 mL,恢复进食后,每天可有 600～700 mL,以后逐渐减少至每天 200 mL 左右。术后 1～2 天胆汁的颜色可呈淡黄色、混浊状,以后逐渐加深、清亮。若胆汁突然减少甚至无胆汁引出,提示引流管阻塞、受压、扭曲、折叠或脱出,应及时查找原因和处理;若引出胆汁量较多,常提示胆管下端梗阻,应进一步检查,并采取相应的处理措施。

3.感染的预防和护理

(1)采取合适体位:病情允许时应采取半坐或斜坡卧位,以利于引流和防止腹腔内渗液积聚于膈下而发生感染;平卧时引流管的远端不可高于腋中线,坐位、站立或行走时不可高于腹部手术切口,以防止引流液和/或胆汁逆流而引起感染。

(2)加强皮肤护理:每天清洁、消毒腹壁引流管口周围皮肤,并覆盖无菌纱布,保持局部干燥,防止胆汁浸润皮肤而引起炎症反应。

(3)加强引流管护理:定期更换引流袋,并严格执行无菌技术操作。

(4)保持引流通畅:避免腹腔引流管或 T 管扭曲、折叠和滑脱,以免胆汁引流不畅、胆管内压力升高而致胆汁渗漏和腹腔内感染。

(七)T 管拔管的护理

若 T 管引流出的胆汁色泽正常,且引流量逐渐减少,可在术后 10 天左右,试行夹管 1～2 天,夹管期间应注意观察病情,患者若无发热、腹痛、黄疸等症状,可经 T 管做胆道造影,如造影无异常发现,在持续开放 T 管 24 小时充分引流造影剂后,再次夹管 2～3 天,患者仍无不适时即可拔管。拔管后残留窦道可用凡士林纱布填塞,1～2 天可自行闭合。若胆道造影发现有结石残留,则需保留 T 管 6 周以上,再做取石或其他处理。

六、健康教育

(1)告诉患者手术可能放置引流管及其重要性,带 T 形管出院的患者解释 T 形管的重要性,告知出院后注意事项。

(2)指导饮食,告诉患者理解低脂肪饮食的意义并能够执行。

(3)低脂肪饮食,避免暴饮暴食,劳逸结合,保持良好心态。

(4)不适随诊,告诉胆囊切除术后常有大便次数的增多,数周数月后逐渐减少。由于胆管结石复发率高,若出现腹痛、发热、黄疸等不适时应及时来医院复诊。

(杨运良)

第七节 胆道感染

胆道感染是临床上常见的疾病,按发生部位分为胆囊炎和胆管炎。按发病急缓和病程经过分为急性、亚急性和慢性炎症。胆道感染与胆石症互为因果关系。胆石症引起胆道梗阻胆汁淤积,细菌繁殖致胆道感染,胆道感染的发作又是胆石形成的重要的致病因素和促发因素。

急性胆囊炎是胆囊发生的急性化学性或细菌性炎症。约 95% 的患者合并有胆囊结石,称结石性胆囊炎,发病原因为结石导致胆囊管梗阻及继发细菌感染所致。致病菌可通过胆道逆行侵入胆囊,或经血液循环或淋巴途径进入胆囊,致病菌主要为革兰阴性杆菌,以大肠埃希菌最常见,其次有肠球菌、铜绿假单胞菌、厌氧菌等。5% 的患者未合并有胆囊结石,称非结石性胆囊炎,发病原因尚不十分清楚,易发生在严重创伤、烧伤、手术后及危重患者中,可能是这些患者都有不同程度的低血压和组织低血流灌注,胆囊也受到低血流灌注损害,导致黏膜糜烂,胆囊壁受损。急性胆囊炎病理过程分为急性单纯性胆囊炎、急性化脓性胆囊炎和急性坏疽性胆囊炎 3 个阶段。

慢性胆囊炎是急性胆囊炎反复发作的结果,70%~95%的患者合并胆囊结石。

急性梗阻性化脓性胆管炎又名急性重症胆管炎,是急性胆管炎和胆道梗阻未解除,感染未控制,病情进一步发展的结果。由于胆管内压力持续升高,管腔内充满脓性胆汁,高压脓性胆汁逆流入肝,大量细菌和毒素经肝窦入血,导致脓毒症和感染性休克。

一、护理评估

(一)健康史

注意询问患者饮食习惯和饮食种类,发病是否有与饱食和高脂饮食有关,既往有无胆囊结石、胆囊炎、胆管结石、胆管炎及黄疸病史。

(二)身体状况

1.急性胆囊炎

(1)腹痛:急性发作典型表现是突发右上腹阵发性绞痛,常在饱餐、进油腻食物后,或在夜间发作。疼痛常放散到右肩部、肩胛部和背部。病变发展可出现持续性疼痛并阵发性加重。

(2)发热:患者常有轻度发热,通常无寒战。如果胆囊积脓、穿孔或合并急性胆管炎,可出现明显的寒战高热。

(3)消化道症状:疼痛时常伴有恶心、呕吐、厌食等消化道症状。

(4)体格检查:右上腹部可有不同程度和范围的压痛、反跳痛及肌紧张,墨菲征(Murphy)阳性,可扪及肿大的胆囊。

(5)并发症:胆囊积脓、胆囊穿孔、弥漫性腹膜炎、急性化脓性胆管炎、急性坏死性胰腺炎。

2.慢性胆囊炎

临床症状常不典型,多数患者有胆绞痛病史,尔后有厌油腻、腹胀、嗳气等消化道症状,右上腹部和肩背部隐痛,一般无畏寒、高热和黄疸。体格检查右上腹胆囊区轻压痛或不适感,Murphy征可呈阳性。

3.急性梗阻性化脓性胆管炎

发病急骤、病情发展迅速、并发症凶险。除一般胆道感染的夏柯三联征(腹痛、寒战高热、黄疸)外,患者迅速出现休克、中枢神经系统受抑制表现,即雷诺(Reynolds)五联征,如果患者不及时治疗,可迅速死亡。查体可有不同程度的上腹部压痛和腹膜刺激征。

(三)心理-社会状况

患者因即将面临手术、担心预后、疾病反复发作等因素引起患者及其亲属的焦虑与恐惧。急性梗阻性化脓性胆管炎患者,因病情危重,患者及其亲属常难以应对。

(四)辅助检查

1.实验室检查

胆囊炎患者白细胞计数和中性粒细胞比例增高;急性梗阻性化脓性胆管炎患者,白细胞计数>10×10^9/L,中性粒细胞比例增高,胞浆可出现中毒颗粒。血小板计数降低,凝血酶原时间延长。

2.B超检查

急性胆囊炎可见胆囊肿大、壁厚、囊内有结石。慢性胆囊炎囊壁厚或萎缩,其内有结石或胆固醇沉着。急性梗阻性化脓性胆管炎患者可在床旁检查,能及时了解胆道梗阻的部位合病变性质,以及肝内外胆管扩张情况。

（五）治疗要点

1.非手术治疗

保守治疗包括禁食、输液、纠正水、电解质及酸碱失衡，全身支持疗法，选用有效的抗生素控制感染，解痉止痛等处理。大多数急性胆囊炎患者病情能控制，待以后行择期手术。而急性梗阻性化脓性胆管炎患者，如病情较轻，可在 6 小时内试行非手术治疗，若无明显好转，应紧急手术治疗。

2.手术治疗

（1）急性胆囊炎发病在 72 小时内、经非手术治疗无效且病情恶化或有胆囊穿孔、弥漫性腹膜炎、急性化脓性胆管炎、急性坏死性胰腺炎等并发症者，均应急诊手术。争取行胆囊切除术，但高危患者，或局部炎症水肿、粘连重，解剖关系不清者，应选用胆囊造口术，3 个月后再行胆囊切除术。

（2）其他胆囊炎患者均应在患者情况处于最佳状态时择期行胆囊切除术。

（3）急性梗阻性化脓性胆管炎手术的目的是抢救生命，应力求简单有效，常采用胆总管切开减压、T 形管引流。其他方法还有经内镜鼻胆管引流术等。

二、护理诊断及合作性问题

（一）焦虑与恐惧

焦虑与恐惧与疼痛、病情反复发作、手术有关。

（二）急性疼痛

急性疼痛与疾病本身和手术伤口有关。

（三）体温升高

体温升高与术前感染、术后炎症反应有关。

（四）营养失调

低于机体需要量与胆道功能失调，胆汁排出受阻，或手术后胆汁引流至体外导致消化不良、食欲不佳、肝功能受损有关。

（五）体液不足

体液不足与 T 形管引流、呕吐、感染性休克有关。

（六）潜在并发症

胆囊穿孔、弥漫性腹膜炎、急性化脓性胆管炎、急性坏死性胰腺炎、感染性休克等。

三、护理目标

患者情绪平稳，积极配合治疗，疼痛缓解，体温正常，营养得到改善，能维持体液平衡，无胆囊穿孔、弥漫性腹膜炎、急性化脓性胆管炎、急性坏死性胰腺炎、感染性休克等并发症发生。

四、护理措施

（一）非手术疗法及术前护理

（1）心理护理：加强与患者沟通，介绍胆囊炎的有关知识，解释术前准备的目的和必要性，使之配合。急性梗阻性化脓性胆管炎患者应将其病情的严重性告知患者亲属，使其理解配合。

（2）病情观察：应密切观察体温、脉搏、血压、黄疸、神志、腹痛程度及腹部体征，发现异常，及时通知医师。

（3）禁食、输液：急性胆囊炎需禁食，补充水、电解质和纠正酸碱紊乱。凝血酶原低者，补充维生素K，若紧急手术者，可输全血供给凝血酶原。

（4）营养支持：向慢性胆囊炎患者解释进食低脂饮食的意义，提供低脂、高热量饮食。

（5）抗感染与对症处理：遵医嘱应用解痉、镇痛及抗感染药物，高热者用物理或药物降温。

（6）急性梗阻性化脓性胆管炎患者应及时完成手术前各项准备工作，如扩容、广谱、足量、联合使用抗生素，视病情使用激素、血管活性药物等抗休克措施，争取尽快手术。

（二）术后护理

急性梗阻性化脓性胆管炎患者仍需严密观察病情变化，继续积极抗休克治疗。

（三）健康指导

指导患者宜进低脂、高热量、高维生素易消化饮食，如出现发热、腹痛、黄疸等情况，及时来医院就诊。

五、护理评价

患者是否情绪平稳，是否积极配合治疗，疼痛是否缓解，体温是否恢复正常；营养是否得到改善，能否维持体液平衡，有无胆囊穿孔、弥漫性腹膜炎、急性化脓性胆管炎、急性坏死性胰腺炎、感染性休克等并发症发生。

（杨运良）

第八节　胃十二指肠损伤

一、概述

由于有肋弓保护且活动度较大，柔韧性较好，壁厚，钝挫伤时胃很少受累，只有胃膨胀时偶有发生。上腹或下胸部的穿透伤则常导致胃损伤，多伴有肝、脾、横膈及胰等损伤。胃镜检查及吞入锐利异物或吞入酸、碱等腐蚀性毒物也可引起穿孔，但很少见。十二指肠损害是由于上中腹部受到间接暴力或锐器的直接刺伤而引起的，缺乏典型的腹膜炎症状和体征，术前诊断困难，漏诊率高，多伴有腹部脏器合并伤，病死率高，术后并发症多，肠瘘发生率高。

二、护理评估

（一）健康史

详细询问患者、现场目击者或陪同人员，以了解受伤的时间、地点、环境，受伤的原因、外力的特点、大小和作用方向，坠跌高度；了解受伤前后饮食及排便情况，受伤时的体位，有无防御，伤后意识状态、症状、急救措施、运送方式，既往疾病及手术史。

（二）临床表现

（1）胃损伤若未波及胃壁全层，可无明显症状。若全层破裂，由于胃酸有很强的化学刺激性，可立即出现剧痛及腹膜刺激征。当破裂口接近贲门或食管时，可因空气进入纵隔而呈胸壁下气肿。较大的穿透性胃损伤时,可自腹壁流出食物残渣、胆汁和气体。

(2)十二指肠破裂后,因有胃液、胆汁及胰液进入腹腔,早期即可发生急性弥漫性腹膜炎,有剧烈的刀割样持续性腹痛伴恶心、呕吐,腹部检查可见有舟状腹、腹膜刺激征症状。

(三)辅助检查

(1)疑有胃损伤者,应置胃管,若自胃内吸出血性液或血性物者可确诊。

(2)腹腔穿刺术和腹腔灌洗术:腹腔穿刺抽出不凝血液、胆汁,灌洗吸出 10 mL 以上肉眼可辨的血性液体,即为阳性结果。

(3)X 线检查:腹部 X 线片可显示腹膜后组织积气、肾脏轮廓清晰、腰大肌阴影模糊不清等有助于腹膜后十二指肠损伤的诊断。

(4)CT 检查:可显示少量的腹膜后积气和渗至肠外的造影剂。

(四)治疗原则

抗休克和及时、正确的手术处理是治疗的两大关键。

(五)心理、社会因素

胃、十二指肠外伤性损伤多数在意外情况下发生,患者出现突发外伤后易出现紧张、痛苦、悲哀、恐惧等心理变化,担心手术成功及疾病预后。

三、护理问题

(一)疼痛

疼痛与胃肠破裂、腹腔内积液、腹膜刺激征有关。

(二)组织灌注量不足

组织灌注量不足与大量失血、失液,严重创伤,有效循环血量减少有关。

(三)焦虑或恐惧

焦虑或恐惧与经历意外及担心预后有关。

(四)潜在并发症

出血、感染、肠瘘、低血容量性休克。

四、护理目标

(1)患者疼痛减轻。

(2)患者血容量得以维持,各器官血供正常、功能完整。

(3)患者焦虑或恐惧减轻或消失。

(4)护士密切观察病情变化,如发现异常,及时报告医师,并配合处理。

五、护理措施

(一)一般护理

1.预防低血容量性休克

吸氧、保暖、建立静脉通道,遵医嘱输入温热生理盐水或乳酸盐林格液,抽血查全血细胞计数、血型和交叉配血。

2.密切观察病情变化

每 15～30 分钟应评估患者情况。评估内容包括意识状态、生命体征、肠鸣音、尿量、氧饱和度、有无呕吐、肌紧张和反跳痛等。观察胃管内引流物颜色、性质及量,若引流出血性液体,提示有胃、十二指肠破裂的可能。

3.术前准备

胃、十二指肠破裂大多需要手术处理,故患者入院后,在抢救休克的同时,尽快完成术前准备工作,如备皮、备血、插胃管及留置导尿管、做好抗生素皮试等,一旦需要,可立即实施手术。

(二)心理护理

评估患者对损伤的情绪反应,鼓励他们说出自己内心的感受,帮助建立积极有效的应对措施。向患者介绍有关病情、损伤程度、手术方式及疾病预后,鼓励患者,告诉患者良好的心态、积极的配合有利于疾病早日康复。

(三)术后护理

1.体位

患者意识清楚、病情平稳,给予半坐卧位,有利于引流及呼吸。

2.禁食、胃肠减压

观察胃管内引流液颜色、性质及量,若引流出血性液体,提示有胃、十二指肠再出血的可能。十二指肠创口缝合后,胃肠减压管置于十二指肠腔内,使胃液、肠液、胰液得到充分引流,一定要妥善固定,避免脱出。一旦脱出,要在医师的指导下重新置管。

3.严密监测生命体征

术后 15～30 分钟监测生命体征直至患者病情平稳。注意肾功能的改变,胃十二指肠损伤后,特别有出血性休克时,肾脏会受到一定的损害,尤其是严重腹部外伤伴有重度休克者,有发生急性肾功能障碍的危险,所以,术后应密切注意尿量,争取保持每小时尿量在 50 mL 以上。

4.补液和营养支持

根据医嘱,合理补充水、电解质和维生素,必要时输新鲜血、血浆,维持水、电解质、酸碱平衡。给予肠内、外营养支持,促进合成代谢,提高机体防御能力。继续应用有效抗生素,控制腹腔内感染。

5.术后并发症的观察和护理

(1)出血:如胃管内 24 小时内引流出新鲜血液大于 200 mL,提示吻合口出血,要立即配合医师给予胃管内注入凝血酶粉、冰盐水洗胃等止血措施。

(2)肠瘘:患者术后持续低热或高热不退,腹腔引流管中引流出黄绿色或褐色渣样物,有恶臭或引流出大量气体,提示肠瘘发生,要配合医师进行腹腔双套管冲洗,并做好相应护理。

(四)健康教育

(1)讲解术后饮食注意事项,当患者胃肠功能恢复,一般 3 天后开始恢复饮食,由流质逐步恢复至半流质、普食,进食高蛋白、高能量、易消化饮食,增强抵抗力,促进愈合。

(2)行全胃切除或胃大部分切除术的患者,因胃肠吸收功能下降,要及时补充微量元素和维生素等营养素,预防贫血、腹泻等并发症。

(3)避免工作过于劳累,注意劳逸结合。讲明饮酒、抽烟对胃、十二指肠疾病的危害性。

(4)避免长期大量服用非甾体抗炎药,如布洛芬等,以免引起胃肠道黏膜损伤。

(杨运良)

第九节　胃十二指肠溃疡

胃十二指肠溃疡是指发生于胃十二指肠黏膜的局限性圆形或椭圆形的全层黏膜缺损。因溃疡的形成与胃酸-蛋白酶的消化作用有关,故又称为消化性溃疡。纤维内镜技术的不断完善、新型制酸剂和抗幽门螺杆菌药物的合理应用使得大部分患者经内科药物治疗可以痊愈,需要外科手术的溃疡患者显著减少。外科治疗主要用于溃疡穿孔、溃疡出血、瘢痕性幽门梗阻、药物治疗无效及恶变的患者。

一、病因与发病机制

胃十二指肠溃疡病因复杂,是多种因素综合作用的结果。其中最为重要的是幽门螺杆菌感染、胃酸分泌异常和黏膜防御机制的破坏,某些药物的作用及其他因素也参与溃疡病的发病。

(一)幽门螺杆菌感染

幽门螺杆菌(*helieobacter pylori*,Hp)感染与消化性溃疡的发病密切相关。90%以上的十二指肠溃疡患者与近70%的胃溃疡患者中检出Hp感染,Hp感染者发展为消化性溃疡的累计危险率为15%～20%;Hp可分泌多种酶,部分Hp还可产生毒素,使细胞发生变性反应,损伤组织细胞。Hp感染破坏胃黏膜细胞与胃黏膜屏障功能,损害胃酸分泌调节机制,引起胃酸分泌增加,最终导致胃十二指肠溃疡。幽门螺杆菌被清除后,胃十二指肠溃疡易被治愈且复发率低。

(二)胃酸分泌过多

溃疡只发生在经常与胃酸相接触的黏膜。胃酸过多的情况下,激活胃蛋白酶,可使胃、十二指肠黏膜发生自身消化。十二指肠溃疡可能与迷走神经张力及兴奋性过度增高有关,也可能与壁细胞数量的增加及壁细胞对胃泌素、组胺、迷走神经刺激敏感性增高有关。

(三)黏膜屏障损害

非甾体抗炎药、肾上腺皮质激素、胆汁酸盐、酒精等均可破坏胃黏膜屏障,造成H^+逆流入黏膜上皮细胞,引起胃黏膜水肿、出血、糜烂,甚至溃疡。长期使用非甾体抗炎药者胃溃疡的发生率显著增加。

(四)其他因素

包括遗传、吸烟、心理压力和咖啡因等。遗传因素在十二指肠溃疡的发病中起一定作用。O型血者患十二指肠溃疡的概率比其他血型者显著增高。

正常情况下,酸性胃液对胃黏膜的侵蚀作用和胃黏膜的防御机制处于相对平衡状态。如平衡受到破坏,侵害因子的作用增强、胃黏膜屏障等防御因子的作用削弱,胃酸、胃蛋白酶分泌增加,最终导致消化性溃疡的形成。

二、临床表现

典型消化道溃疡的表现为节律性和周期性发作的腹痛,与进食有关,且呈现慢性病程。

(一)症状

1.十二指肠溃疡

主要表现为上腹部或剑突下的疼痛,有明显的节律性,与进食密切相关,常表现为餐后延迟痛(餐后3~4小时发作),进食后腹痛能暂时缓解,服制酸药物能止痛。饥饿痛和夜间痛是十二指肠溃疡的特征性症状,与胃酸分泌过多有关,疼痛多为烧灼痛或钝痛,程度不一。腹痛具有周期性发作的特点,好发于秋冬季。十二指肠溃疡每次发作时,症状持续数周后缓解,间歇1~2个月再发。若间歇期缩短,发作期延长,腹痛程度加重,则提示溃疡病变加重。

2.胃溃疡

腹痛是胃溃疡的主要症状,多于餐后0.5~1小时开始疼痛,持续1~2小时,进餐后疼痛不能缓解,有时反而加重,服用抗酸药物疗效不明显。疼痛部位在中上腹偏左,但腹痛的节律性不如十二指肠溃疡明显。胃溃疡经抗酸治疗后常容易复发,除易引起大出血、急性穿孔等严重并发症外,约有5%胃溃疡可发生恶变;其他症状:反酸、嗳气、恶心、呕吐、食欲缺失,病程迁延可致消瘦、贫血、失眠、心悸及头晕等症状。

(二)体征

溃疡活动期剑突下或偏右有一固定的局限性压痛,十二指肠溃疡压痛点在脐部偏右上方,胃溃疡压痛点位于剑突与脐的正中线或略偏左。缓解期无明显体征。

三、实验室及其他检查

(一)内镜检查

胃镜检查是诊断胃十二指肠溃疡的首选检查方法,可明确溃疡部位,并可经活检做病理学检查及幽门螺杆菌检测。

(二)X线钡餐检查

可在胃十二指肠部位显示一周围光滑、整齐的龛影或见十二指肠壶腹部变形。上消化道大出血时不宜行钡餐检查。

四、治疗要点

无严重并发症的胃十二指肠溃疡一般均采取内科治疗,外科手术治疗主要针对胃十二指肠溃疡的严重并发症进行治疗。

(一)非手术治疗

1.一般治疗

包括养成生活规律、定时进餐的良好习惯,避免过度劳累及精神紧张等。

2.药物治疗

包括根除幽门螺杆菌、抑制胃酸分泌和保护胃黏膜的药物。

(二)手术治疗

1.适应证

十二指肠溃疡外科手术治疗的主要适应证包括十二指肠溃疡急性穿孔、内科无法控制的急性大出血、瘢痕性幽门梗阻,以及经内科正规治疗无效的十二指肠溃疡,即顽固性溃疡。

胃溃疡外科手术治疗的主要适应证:①包括抗幽门螺杆菌措施在内的严格内科治疗8~12周,溃疡不愈合或短期内复发者。②发生胃溃疡急性大出血、溃疡穿孔及溃疡穿透至胃壁外者。③溃疡巨大（直径＞2.5 cm）或高位溃疡者。④胃十二指肠复合型溃疡者。⑤溃疡不能除外恶变或已经恶变者。

2.手术方式

胃大部切除术是治疗胃十二指肠溃疡的首选术式。胃大部切除术治疗溃疡的原理：①切除胃窦部,减少 G 细胞分泌的胃泌素所引起的体液性胃酸分泌。②切除大部分胃体,减少了分泌胃酸、胃蛋白酶的壁细胞和主细胞数量。③切除了溃疡本身及溃疡的好发部位。胃大部切除的范围是胃远侧2/3～3/4,包括部分胃体、胃窦部、幽门和十二指肠壶腹部的近胃部分。胃大部切除术后胃肠道重建的基本术式包括胃十二指肠吻合或胃空肠吻合。术式包括以下几种。

毕（Billrorh）Ⅰ式胃大部切除术:即在胃大部切除后将残胃与十二指肠吻合（见图 6-2）,多适用于胃溃疡。其优点是重建后的胃肠道接近正常解剖生理状态,胆汁、胰液反流入残胃较少,术后因胃肠功能紊乱而引起的并发症亦较少;缺点是有时为避免残胃与十二指肠吻合口的张力过大致切除胃的范围不够,增加了术后溃疡的复发机会。

毕（Billrorh）Ⅱ式胃大部切除术:即切除远端胃后,缝合关闭十二指肠残端,将残胃与空肠行断端侧吻合（见图 6-3）。适用于各种胃及十二指肠溃疡,特别是十二指肠溃疡。十二指肠溃疡切除困难时,可行溃疡旷置。优点是即使胃切除较多,胃空肠吻合口张力也不致过大,术后溃疡复发率低;缺点是吻合方式改变了正常的解剖生理关系,术后发生胃肠道功能紊乱的可能性较毕Ⅰ式大。

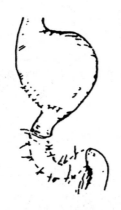

图 6-2　毕Ⅰ式胃大部切除术

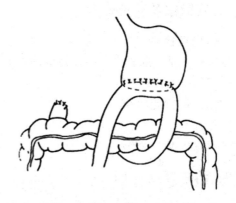

图 6-3　毕Ⅱ式胃大部切除术

胃大部切除后胃空肠 Roux-en-Y 吻合术:即胃大部切除后关闭十二指肠残端,在距十二指肠悬韧带 10～15 cm 处切断空肠,将残胃和远端空肠吻合,据此吻合口以下 45～60 cm 处将空肠与空肠近侧断端吻合。此法临床应用较少,但有防止术后胆汁、胰液进入残胃的优点。

胃迷走神经切断术:此手术方式临床已较少使用。迷走神经切断术治疗溃疡的原理是:①阻断迷走神经对壁细胞的刺激,消除神经性胃酸分泌。②阻断迷走神经引起的促胃泌素的分泌,减少体液性胃酸分泌。可分为 3 种类型:迷走神经干切断术;选择性迷走神经切断术;高选择性迷走神经切断术。

五、常见护理诊断/问题

(一)焦虑、恐惧

焦虑、恐惧与对疾病缺乏了解,担心治疗效果及预后有关。

(二)疼痛

疼痛与胃十二指肠黏膜受侵蚀及手术后创伤有关。

(三)潜在并发症

出血、感染、十二指肠残端破裂、吻合口瘘、胃排空障碍、消化道梗阻、倾倒综合征等。

六、护理措施

(一)术前护理

(1)心理护理:关心、了解患者的心理和想法,告知有关疾病治疗和手术的知识、手术前和手术后的配合,耐心解答患者的各种疑问,消除患者的不良心理,使其能积极配合疾病的治疗和护理。

(2)饮食护理:一般择期手术患者饮食宜少食多餐,给予高蛋白、高热量、高维生素等易消化的食物,忌酸辣、生冷、油炸、浓茶、烟酒等刺激性食品。患者营养状况较差或不能进食者常伴有贫血、低蛋白血症,术前应给予静脉输液,补充足够的热量,必要时补充血浆或全血,以改善患者的营养状况,提高其对手术的耐受力。术前1天进流质饮食,术前12小时禁食水。

(3)协助患者做好各种检查及手术前常规准备,做好健康教育,如教会患者深呼吸、有效咳嗽、床上翻身及肢体活动方法等。

(4)术日晨留置胃管,必要时遵医嘱留置胃肠营养管,并铺好麻醉床,备好吸氧装置,综合心电监护仪等。

(二)术后护理

1.病情观察

术后严密观察患者生命体征的变化,每30分钟测量1次,直至血压平稳,如病情较重仍需每1~2小时测量1次,或根据医嘱给予心电监护。同时观察患者神志、体温、尿量、伤口渗血、渗液情况。并且注意有无内出血、腹膜刺激征、腹腔脓肿等迹象,发现异常及时通知医师给予处理。

2.体位

麻患者去枕平卧头后仰偏向一侧,麻醉清醒、血压平稳后改半卧位,以保持腹部松弛,减少切口缝合处张力,减轻疼痛和不适,以利腹腔引流,也有利于呼吸和循环。

3.引流管护理

十二指肠溃疡术后患者常留有胃管、尿管及腹腔引流管等。护理时应注意:①妥善固定各种引流管,防止松动和脱出,并做好标识,一旦脱出后不可自行插回。②保持引流通畅、持续有效,防止引流管受压、扭曲及折叠等,可经常挤捏引流管以防堵塞。如若堵塞,可在医师指导下用生理盐水冲洗引流管。③密切观察并记录引流液的性质、颜色和量,发现异常及时通知医师,协助处理。留置胃管可减轻胃肠道张力,促进吻合口愈合。护理时还应注意:胃大部切除术后24小时内可由胃管内引流出少量血液或咖啡样液体,若引流液有较多鲜血,应警惕吻合口出血,需及时与医师联系并处理;术后胃肠减压量减少,腹胀减轻或消失,肠蠕动功能恢复,肛门排气后可拔除胃管。

4.疼痛护理

术后切口疼痛的患者,可遵医嘱给予镇痛药物或应用自控止痛泵,应用自控止痛泵的患者应注意预防并处理可能发生的并发症,如尿潴留、恶心、呕吐等。

5.禁食及静脉补液

禁食期间应静脉补充液体。因胃肠减压期间,引流出大量含有各种电解质的胃肠液,加之患者禁食水,易造成水、电解质及酸碱失调和营养缺乏。因此,术后需及时补充患者所需的各种营养物质,包括糖、脂肪、氨基酸、维生素及电解质等,必要时输血、血浆或清蛋白,以改善患者的营养状况,促进切口的愈合。同时详细记录24小时液体出入量,为合理补液提供依据。

6.早期肠内营养支持的护理

术前或术中放置空肠喂养管的患者,术后早期(术后24小时)可经喂养管输注肠内营养制剂,对改善患者的全身营养状况、维持胃肠道屏障结构和功能、促进肠功能恢复等均有益处。护理时应注意:①妥善固定喂养管,避免过度牵拉,防止滑脱、移动、扭曲和受压;保持喂养管的通畅,每次输注前后及输注中间每隔4~6小时用温开水或温生理盐水冲洗管道,防止营养液残留堵塞管腔。②肠内营养支持早期,应遵循从少到多、由慢至快和由稀到浓的原则,使肠道能更好地适应。③营养液的温度以37℃左右为宜,温度偏低会刺激肠道引起肠痉挛,导致腹痛、腹泻;温度过高则可灼伤肠道黏膜,甚至可引起溃疡或出血。同时观察患者有无恶心、呕吐、腹痛、腹胀、腹泻和水电解质紊乱等并发症的发生。

7.饮食护理

功能恢复、肛门排气后可拔除胃管,拔除胃管后当天可给少量饮水或米汤;如无不适,第2天进半量流食,每次50~80 mL;第3天进全量流食,每次100~150 mL;进食后若无不适,第4天可进半流食,以温、软、易于消化的食物为好;术后第10~14天可进软食,忌生、冷、硬和刺激性食物。要少食多餐,开始每天5~6餐,以后逐渐减少进餐次数并增加每餐进食量,逐步过渡到正常饮食。术后早期禁食牛奶及甜品,以免引起腹胀及胃酸。

8.鼓励患者早期活动

围床期间,鼓励并协助患者翻身,病情允许时,鼓励并协助患者早期下床活动。如无禁忌,术日可活动四肢,术后第1天床上翻身或坐起做轻微活动,第2~3天视情况协助患者床边活动,第4天可在室内活动。患者活动量应根据个体差异而定,以不感到劳累为宜。

9.胃大部切除术后并发症的观察及护理

(1)术后出血:包括胃和腹腔内出血。胃大部切除术后24小时内可由胃管内引流出少量血液或咖啡样液体,一般24小时内不超过300 mL,且逐渐减少、颜色逐渐变浅变清,出血自行停止;若术后短期内从胃管不断引流出新鲜血液,24小时后仍未停止,则为术后出血。发生在术后24小时以内的出血,多属术中止血不确切;术后4~6天发生的出血,常为吻合口黏膜坏死脱落所致;术后10~20天发生的出血,与吻合口缝线处感染或黏膜下脓肿腐蚀血管有关。术后要严密观察患者的生命体征变化,包括血压、脉搏、心率、呼吸、神志和体温的变化;加强对胃肠减压及腹腔引流的护理,观察和记录胃液及腹腔引流液的量、颜色和性质,若短期内从胃管引流出大量新鲜血液,持续不止,应警惕有术后胃出血;若术后持续从腹腔引流管引出大量新鲜血性液体,应怀疑腹腔内出血,须立即通知医师协助处理。遵医嘱采用静脉给予止血药物、输血等措施,或用冰生理盐水洗胃,一般可控制。若非手术疗法不能有效止血或出血量大于每小时500 mL时,需再次手术止血,应积极完善术前准备,并做好相应的术后护理。

(2)十二指肠残端破裂:一般多发生在术后24~48小时,是毕Ⅱ式胃大部切除术后早期的严重并发症,原因与十二指肠残端处理不当及胃空肠吻合口输入襻梗阻引起的十二指肠腔内压力升高有关。临床表现为突发性上腹部剧痛、发热和出现腹膜刺激征及白细胞计数增加,腹腔穿刺可有胆汁样液体。一旦确诊,应立即进行手术治疗。

(3)胃肠吻合口破裂或吻合口瘘:是胃大部切除术后早期并发症,常发生在术后1周左右。原因与术中缝合技术不当、吻合口张力过大、组织供血不足有关,表现为高热、脉速等全身中毒症状,上腹部疼痛及腹膜炎的表现。如发生较晚,多形成局部脓肿或外瘘。临床工作中应注意观察患者生命体征和腹腔引流情况,一般情况下,患者术后体温逐渐趋于正常,腹腔引流液逐日减少和变清。若术后腹腔引流量仍不减、伴有黄绿色胆汁或呈脓性、带臭味,伴腹痛,体温再次升高,应警惕吻合口瘘的可能,须及时通知医师,协助处理。处理包括:①出现吻合口破裂伴有弥漫性腹膜炎的患者须立即手术治疗,做好急症手术准备。②症状较轻无弥漫性腹膜炎的患者,可先行禁食、胃肠减压、充分引流,合理应用抗生素并给予肠外营养支持,纠正水、电解质紊乱和酸碱平衡失调。③保护瘘口周围皮肤,应及时清洁瘘口周围皮肤并保持干燥,局部可涂以氧化锌软膏或使用皮肤保护膜加以保护,以免皮肤破溃继发感染。经上述处理后多数患者吻合口瘘可在4~6周自愈;若经久不愈,须再次手术。

(4)胃排空障碍:也称胃瘫,常发生在术后4~10天,发病机制尚不完全明了。临床表现为拔除胃管后,患者出现上腹饱胀、钝痛和呕吐,呕吐物含食物和胆汁,消化道X线造影检查可见残胃扩张、无张力、蠕动波少而弱,且通过胃肠吻合口不畅。处理措施包括:①禁食、胃肠减压,减少胃肠道积气、积液,降低胃肠道张力,使胃肠道得到充分休息,并记录24小时出入量。②输液及肠外营养支持,纠正低蛋白血症,维持水、电解质和酸碱平衡。③应用胃动力促进剂如甲氧氯普安、多潘立酮,促进胃肠功能恢复,也可用3%温盐水洗胃。一般经上述治疗均可痊愈。

(5)术后梗阻:根据梗阻部位可分为输入襻梗阻、输出襻梗阻和吻合口梗阻。

(6)输入襻梗阻:可分为急、慢性两类。①急性完全性输入襻梗阻,多发生于毕Ⅱ式结肠前输入段对胃小弯的吻合术式。临床表现为上腹部剧烈疼痛,频繁呕吐,呕吐量少,多不含胆汁,呕吐后症状不缓解,且上腹部有压痛性肿块,是输出襻系膜悬吊过紧压迫输入襻,或是输入襻过长穿入输出襻与横结肠的间隙孔形成内疝所致,属闭襻性肠梗阻,易发生肠绞窄,应紧急手术治疗。②慢性不完全性输入襻梗阻患者,表现为进食后出现右上腹胀痛或绞痛,呈喷射状呕吐大量不含食物的胆汁,呕吐后症状缓解。多由于输入襻过长扭曲或输入襻过短在吻合口处形成锐角,使输入襻内胆汁、胰液和十二指肠液排空不畅而滞留。由于消化液潴留在输入襻内,进食后消化液分泌明显增加,输入襻内压力增高,刺激肠管发生强烈的收缩,引起喷射样呕吐,也称输入襻综合征。

(7)输出襻梗阻:多因粘连、大网膜水肿或坏死、炎性肿块压迫所致。临床表现为上腹饱胀,呕吐食物和胆汁。如果非手术治疗无效,应手术解除梗阻。

(8)吻合口梗阻:因吻合口过小或是吻合时胃肠壁组织内翻过多而引起,也可因术后吻合口炎性水肿出现暂时性梗阻。患者表现为进食后出现上腹部饱胀感和溢出性呕吐等,呕吐物含或不含胆汁。应即刻禁食,给予胃肠减压和静脉补液等保守治疗。若保守治疗无效,可手术解除梗阻。

(9)倾倒综合征:由于胃大部切除术后,胃失去幽门窦、幽门括约肌、十二指肠壶腹部等结构对胃排空的控制,导致胃排空过速所产生的一系列综合征。可分为早期倾倒综合征和晚期倾倒综合征。

(10)早期倾倒综合征:多发生在进食后半小时内,患者以循环系统症状和胃肠道症状为主要表现。患者可出现心悸、乏力、出汗、面色苍白等一过性血容量不足表现,并有恶心、呕吐、腹部绞痛、腹泻等消化道症状。处理:主要采用饮食调整,嘱患者少食多餐,饭后平卧 20～30 分钟,避免过甜食物、减少液体摄入量并降低食物渗透浓度,多数可在术后半年或一年内逐渐自愈。极少数症状严重而持久的患者需手术治疗。

(11)晚期倾倒综合征:主要因进食后,胃排空过快,高渗性食物迅速进入小肠被过快吸收而使血糖急剧升高,刺激胰岛素大量释放,而当血糖下降后,胰岛素并未相应减少,继而发生低血糖,故又称低血糖综合征。表现为餐后 2～4 小时,患者出现心慌、无力、眩晕、出汗、手颤、嗜睡以至虚脱。消化道症状不明显,可有饥饿感,出现症状时稍进饮食即可缓解。饮食中减少糖类含量,增加蛋白质比例,少食多餐可防止其发生。

七、健康指导

(1)向患者及家属讲解有关胃十二指肠溃疡的知识,使之能更好地配合治疗和护理。

(2)指导患者学会自我情绪调整,保持乐观进取的精神风貌,注意劳逸结合,减少溃疡病的客观因素。

(3)指导患者饮食应定时定量,少食多餐,营养丰富,以后可逐步过渡至正常人饮食。少食腌、熏食品,避免进食过冷、过烫、过辣及油煎炸食物,切勿酗酒、吸烟。

(4)告知患者及家属有关手术后期可能出现的并发症的表现和预防措施。

(5)定期随访,如有不适及时就诊。

(李　征)

第十节　肠　梗　阻

任何原因引起的肠内容物通过障碍统称肠梗阻,是常见的外科急腹症。以粘连性肠梗阻最为常见,多见于有腹部手术、损伤、炎症史及嵌顿性或绞窄性疝的患者。新生儿多因肠道先天性畸形所致,2 岁以内小儿多为肠套叠,儿童可因蛔虫团所致,老年人则以肿瘤和粪块堵塞为常见原因。

一、临床表现

(一)症状

1.腹痛

机械性肠梗阻表现为阵发性腹部绞痛伴高调肠鸣音。当患者出现腹痛间歇期缩短,腹痛持续、剧烈时,应考虑为可能出现绞窄性肠梗阻。

2.呕吐

早期可出现反射性呕吐,呕吐物多为食物或胃液。

3.腹胀

腹胀一般出现较晚,程度与梗阻部位有关。高位梗阻腹胀不明显,低位梗阻腹胀明显,遍及全腹。

4.停止排气排便

完全性肠梗阻的患者不再有排气排便,但梗阻初期、不全性肠梗阻可有少量的排气排便。绞窄性肠梗阻可排出血性黏液样便。

(二)体征

1.腹部

视诊时,机械性肠梗阻常可见胃型、肠型和异常蠕动波;扭转性肠梗阻腹部隆起多不均匀对称;麻痹性肠梗阻则呈均匀性全腹膨胀。触诊时,绞窄性肠梗阻可有固定压痛和腹膜刺激征;叩诊时,绞窄性肠梗阻腹腔内有渗液,移动性浊音可呈阳性。听诊时,机械性肠梗阻肠鸣音亢进,可闻及气过水声或金属音;麻痹性肠梗阻则肠鸣音减弱或消失。

2.全身

肠梗阻早期多无明显全身改变,晚期可有唇干舌燥、眼窝凹陷、皮肤弹性差、尿少脱水体征。绞窄性肠梗阻或脱水严重时可出现中毒和休克征象。

(三)治疗

尽快解除梗阻,纠正因梗阻引起的全身生理功能紊乱。无论是否手术,都需要基础治疗。包括:禁食、胃肠减压;纠正水、电解质紊乱及酸碱平衡失调;防治感染和中毒;及对症治疗,如明确诊断后应用镇静剂、镇痛剂等。必要时手术治疗。

二、护理评估

(一)术前评估

1.健康史

(1)个人情况:患者年龄、发病前有无体位不当、饮食不当或饱餐后剧烈运动等诱因及个人卫生情况等。

(2)既往史:既往有无腹部手术、外伤史或炎症史,有无急慢性肠道疾病史。

2.身体状况

(1)腹痛、腹胀的程度、性质,有无进行性加重。

(2)肠鸣音情况。

(3)呕吐物、排泄物及胃肠减压液的量及性状。

(4)有无腹膜刺激征。

(5)有无水、电解质及酸碱失衡。

(6)X线片、血常规、血生化检查有无异常。

3.心理社会状况

(1)是否了解疾病相关知识。

(2)有无恐惧或焦虑等不良情绪反应。

(3)患者的家庭、社会支持情况。

(二)术后评估

(1)麻醉、手术方式,术中出血、补液、输血情况。

(2)生命体征是否稳定。

(3)有无切口疼痛、腹胀、恶心呕吐等。

(4)引流是否通畅有效,引流液的颜色、量及性状。

(5)有无肠粘连、腹腔感染、肠瘘等并发症发生。

三、常见护理问题

(一)疼痛
疼痛与肠壁缺血或肠蠕动增强有关。

(二)体液不足
体液不足与频繁呕吐、腹腔及肠腔积液和胃肠减压等有关。

(三)潜在并发症
术后肠粘连、腹腔感染、肠瘘。

四、护理措施

(一)非手术治疗的护理
1.缓解腹痛和腹胀

(1)胃肠减压:是治疗肠梗阻的主要措施之一,多采用鼻胃管置入并持续低负压吸引,将积聚于胃肠道内的气体和液体吸出,降低胃肠道内的压力和张力,改善胃肠壁血液循环,有利于局限炎症;并可改善因膈肌抬高所致的呼吸与循环障碍。胃肠减压期间应保持鼻胃管的通畅和减压装置的有效负压,观察并记录引流液的颜色、量及性质,以协助判断梗阻的部位、程度。

(2)体位:取半卧位,降低腹肌张力、减轻疼痛,以利呼吸。

(3)应用解痉剂:若无肠绞窄,可给予山莨菪碱、阿托品等抗胆碱类药物,以抑制胃肠道腺体分泌,解除胃肠道平滑肌痉挛,缓解腹痛。

(4)使用生长抑素,抑制胃肠道腺体分泌,减轻水肿,有利于肠功能恢复。

(5)低压灌肠:采用肥皂水灌肠,刺激肠道排出大便,使肠道减压。但应注意压力过大可引起肠穿孔。

2.腹痛的护理

遵医嘱使用解痉止痛药物,确定无肠绞窄或肠麻痹后,可使用阿托品类解痉药解除胃肠道平滑肌痉挛,以缓解腹痛。还可热敷腹部、针灸双侧足三里穴。

注意禁用吗啡类止痛药物,以免掩盖病情而延误治疗。

3.呕吐的护理

患者呕吐时应将头转向一侧或坐起,以防呕吐物吸入气管,导致窒息或吸入性肺炎。呕吐后及时清除呕吐物,协助其漱口,保持口腔清洁。观察并记录呕吐物的颜色、性状、量及呕吐的时间、次数等。

4.维持体液与营养平衡

(1)输液、维持水电解质酸碱平衡:根据病情、年龄及出量的多少、性状并结合血气分析和血清电解质的结果补充液体及电解质,以维持水、电解质及酸碱平衡。

(2)饮食:肠梗阻患者一般禁食、补液,待病情好转,梗阻缓解(患者恢复排气及排便,腹痛、腹胀消失)后方可试进少量流食,忌甜食和牛奶(以免引起肠胀气),逐步过渡到半流食和恢复正常饮食。

5.防治感染

遵医嘱正确、按时使用抗菌药物以防治细菌感染,减少毒素吸收,减轻中毒症状。

6.观察病情,以及早发现绞窄性肠梗阻

(1)病情观察的内容:①严密观察患者的生命体征及腹痛、腹胀、呕吐等变化,是否存在口渴、尿少等脱水表现及有无呼吸急促、烦躁不安、面色苍白、脉率增快、脉压减小等休克前期症状;②密切观察并准确记录出入液量,包括胃肠减压量、呕吐物量、尿量及输液总量;③监测血常规、血清电解质及血气分析结果;④观察患者腹部体征变化。

(2)及早发现绞窄性肠梗阻。病情观察期间如出现以下情况,应考虑绞窄性肠梗阻可能:①腹痛发作急骤,开始即表现为持续性剧痛,或持续性疼痛伴阵发性加剧;②腹部有局限性隆起或触痛性肿块;③呕吐出现早、剧烈而频繁;④呕吐物、胃肠减压液、肛门排出液或腹腔穿刺均为血性液体;⑤有腹膜炎表现,肠鸣音可由亢进转弱甚至消失;⑥体温升高、脉率增快、白细胞计数升高;⑦病情发展迅速,早期即出现休克,抗休克治疗效果不明显;⑧经积极非手术治疗但症状体征无明显改善。

此类患者病情危重,应在抗休克、抗感染的同时,积极做好术前准备。

(二)手术治疗的护理

1.术前护理

(1)协助做好术前检查,行术前常规准备。慢性不完全性肠梗阻需行肠切除者,需遵医嘱做好肠道准备。肠道准备尽量不口服导泻剂,应予清洁灌肠。

(2)心理护理:加强护患沟通,关心、体贴患者,详细向患者和家属解释疾病发生、发展、治疗方法及预后等,消除其心理顾虑,树立战胜疾病的信心。

2.术后护理

(1)病情观察:监测生命体征,如有异常及时报告、处理。

(2)饮食:禁食期间予以静脉输液;肠蠕动恢复后可进少量流质饮食;进食后如无不适,逐渐过渡至半流质饮食。

(3)体位与活动:平卧位头偏向一侧;术后6小时后如血压、心率平稳,可取半卧位,如病情允许可鼓励早期下床活动。

(4)管道护理:妥善固定各引流管并保持通畅,防止管道受压、打折、扭曲或脱出;观察并记录引流液的颜色、性状及量;更换引流装置时注意无菌操作。

(三)术后并发症的观察与护理

1.肠梗阻

(1)观察:观察有无腹痛、腹胀、呕吐、停止排气排便等。

(2)护理:一旦发生,积极配合医师采取非手术治疗措施。鼓励患者术后早期活动,可有效促进胃肠蠕动和机体功能恢复,防止肠粘连。

2.切口和腹腔感染

(1)观察:监测生命体征和切口情况。如术后3～5天出现体温升高、切口红肿、剧痛应考虑切口感染。如术后出现腹膜炎表现,需警惕腹腔内感染可能。

(2)护理:根据医嘱进行积极的全身营养支持和抗感染治疗。

3.肠瘘

(1)观察:腹腔引流管周围流出液体有粪臭味时,应考虑肠瘘。

(2)护理:发生肠瘘后应温水擦净瘘口周围污物,涂氧化锌软膏保护局部皮肤,防止发生皮炎,并保持瘘口周围皮肤清洁干燥。遵医嘱进行全身营养支持和抗感染治疗,局部双套管负压冲洗引流,保持引流通畅。引流不畅或感染不能局限者需再次手术。

五、健康教育

(一)饮食指导

进食高蛋白、高维生素、易消化食物,少食辛辣食物;避免暴饮暴食;饱餐后勿剧烈活动,特别是弯腰、打滚、连续下蹲和起立等动作,防止发生肠扭转。

(二)保持大便通畅

老年便秘者可通过调整饮食、腹部按摩、适量活动等方法保持大便通畅,视情况适当给予缓泻剂;避免用力排便。

(三)自我观察

指导患者和家属监测病情,如出现腹痛、呕吐、腹胀及肛门停止排气排便等,应及时就诊。

(李　征)

第十一节　小　肠　破　裂

一、概述

小肠是消化管中最长的一段肌性管道,也是消化与吸收营养物质的重要场所。人类小肠全长3～9 m,平均5～7 m,个体差异很大。其分为十二指肠、空肠和回肠三部分,十二指肠属上消化道,空肠及其以下肠段属下消化道。

各种外力的作用所致的小肠穿孔称为小肠破裂。小肠破裂在战时和平时均较常见,多见于交通事故、工矿事故、生活事故如坠落、挤压、刀伤和火器伤。小肠可因穿透性与闭合性损伤造成肠管破裂或肠系膜撕裂。小肠占满整个腹部,又无骨骼保护,因此易于受到损伤。由于小肠壁厚,血运丰富,故无论是穿孔修补或肠段切除吻合术,其成功率均较高,发生肠瘘的机会少。

二、护理评估

(一)健康史

了解患者腹部损伤的时间、地点及致伤源、伤情、就诊前的急救措施、受伤至就诊之间的病情变化,如果患者神志不清,应询问目击人员。

(二)临床表现

小肠破裂后在早期即产生明显的腹膜炎的体征,这是因为肠管破裂肠内容物溢出至腹腔所致。症状以腹痛为主,程度轻重不同,可伴有恶心及呕吐,腹部检查肠鸣音消失,腹膜刺激征明显。

小肠损伤初期一般均有轻重不等的休克症状,休克的深度除与损伤程度有关外,主要取决于内出血的多少,表现为面色苍白、烦躁不安、脉搏细速、血压下降、皮肤发冷等。若为多发性小肠损伤或肠系膜撕裂大出血,可迅速发生休克并进行性恶化。

（三）辅助检查

1.实验室检查

白细胞计数升高说明腹腔炎症;血红蛋白含量取决于内出血的程度,内出血少时变化不大。

2.X线检查

X线透视或摄片,检查有无气腹与肠麻痹的征象,因为一般情况下小肠内气体很少,且损伤后伤口很快被封闭,不但膈下游离气体少见,且使一部分患者早期症状隐匿。因此,阳性气腹有诊断价值,但阴性结果也不能排除小肠破裂。

3.腹部B超检查

对小肠及肠系膜血肿、腹水均有重要的诊断价值。

4.CT或磁共振检查

对小肠损伤有一定诊断价值,而且可对其他脏器进行检查,有时可能发现一些未曾预料的损伤,有助于减少漏诊。

5.腹腔穿刺

腹腔穿刺有混浊的液体或胆汁色的液体说明肠破裂,穿刺液中白细胞、淀粉酶含量均升高。

（四）治疗原则

小肠破裂一旦确诊,应立即进行手术治疗。手术方式以简单修补为主。肠管损伤严重时,则应做部分小肠切除吻合术。

（五）心理、社会因素

小肠损伤大多在意外情况下突然发生,加之伤口、出血及内脏脱出的视觉刺激和对预后的担忧,患者多表现为紧张、焦虑、恐惧。应了解其患病后的心理反应,对本病的认知程度和心理承受能力,家属及亲友对其支持情况、经济承受能力等。

三、护理问题

（一）有体液不足的危险

体液不足与创伤致腹腔内出血、体液过量丢失、渗出及呕吐有关。

（二）焦虑、恐惧

焦虑、恐惧与意外创伤的刺激、疼痛、出血、内脏脱出的视觉刺激及担心疾病的预后等有关。

（三）体温过高

体温过高与腹腔内感染毒素吸收和伤口感染等因素有关。

（四）疼痛

疼痛与小肠破裂或手术有关。

（五）潜在并发症

腹腔感染、肠瘘、失血性休克。

（六）营养失调

低于机体需要量与消化道的吸收面积减少有关。

四、护理目标

(1)患者体液平衡得到维持,生命体征稳定。

(2)患者情绪稳定,焦虑或恐惧减轻,主动配合医护工作。

（3）患者体温维持正常。

（4）患者主诉疼痛有所缓解。

（5）护士密切观察病情变化，如发现异常，及时报告医师，并配合处理。

（6）患者体重不下降。

五、护理措施

（一）一般护理

1.伤口处理

对开放性腹部损伤者，妥善处理伤口，及时止血和包扎固定。若有肠管脱出，可用消毒或清洁器皿覆盖保护后再包扎，以免肠管受压、缺血而坏死。

2.病情观察

密切观察生命体征的变化，每15分钟测定脉搏、呼吸、血压1次。重视患者的主诉，若主诉心慌、脉快、出冷汗等，及时报告医师。不注射止痛药（诊断明确者除外），以免掩盖伤情。不随意搬动伤者，以免加重病情。

3.腹部检查

每30分钟检查1次腹部体征，注意腹膜刺激征的程度和范围变化。

4.禁食和灌肠

禁食和灌肠可避免肠内容物进一步溢出，造成腹腔感染或加重病情。

5.补充液体和营养

注意纠正水、电解质及酸碱平衡失调，保证输液通畅，对伴有休克或重症腹膜炎的患者可进行中心静脉补液，这不仅可以保证及时大量的液体输入，而且有利于中心静脉压的监测，根据患者具体情况，适量补给全血、血浆或人血清蛋白，尽可能补给足够的热量和蛋白质、氨基酸及维生素等。

（二）心理护理

关心患者，加强交流，讲解相关病情、治疗方式及预后，使患者了解自己的病情，消除患者的焦虑和恐惧，保持良好的心理状态，并与其一起制订合适的应对机制，鼓励患者，增加治疗的信心。

（三）术后护理

1.妥善安置患者

麻醉清醒后取半卧位，有利于腹腔炎症的局限，改善呼吸状态。了解手术的过程，查看手术的部位，对引流管、输液管、胃管及氧气管等进行妥善固定，做好护理记录。

2.监测病情

观察患者血压、脉搏、呼吸、体温的变化。注意腹部体征的变化。适当应用止痛药，减轻患者的不适。若切口疼痛明显，应检查切口，排除感染。

3.引流管的护理

腹腔引流管保持通畅，准确记录引流液的性状及量。腹腔引流液应为少量血性液，若为绿色或褐色渣样物，应警惕腹腔内感染或肠瘘的发生。

4.饮食

继续禁食、胃肠减压，待肠功能逐渐恢复、肛门排气后，方可拔除胃肠减压管。拔除胃管当日可进清流质饮食,第2天进流质饮食,第3天进半流质饮食,逐渐过渡到普食。

5.营养支持

维持水、电解质和酸碱平衡,增加营养。维生素主要是在小肠被吸收,小肠部分切除后,要及时补充维生素C维生、维生素D、维生素K和复合维生素B等维生素和微量元素钙、镁等,可经静脉、肌内注射或口服进行补充,预防贫血,促进伤口愈合。

(四)健康教育

(1)注意饮食卫生,避免暴饮暴食,进易消化食物,少食刺激性食物,避免腹部受凉和饭后剧烈活动,保持排便通畅。

(2)注意适当休息,加强锻炼,增加营养,特别是回肠切除的患者要长期定时补充维生素 B_{12} 等营养素。

(3)定期门诊随访。若有腹痛、腹胀、停止排便及伤口红、肿、热、痛等不适,应及时就诊。

(4)加强社会宣传,增进劳动保护、安全生产、安全行车、遵守交通规则等知识,避免损伤等意外的发生。

(5)普及各种急救知识,在发生意外损伤时,能进行简单的自救或急救。

(6)无论腹部损伤的轻重,都应经专业医务人员检查,以免贻误诊治。

(李　征)

第十二节　直肠肛管良性疾病

一、痔

痔是最常见的肛肠疾病,可发生在任何年龄,随年龄增长发病率增高。

(一)病因

1.肛垫下移学说

正常情况下,肛垫在排便时被推挤下移,排便后可自行回缩至原位;若存在反复便秘、妊娠等引起腹内压增高的因素,则肛垫中的纤维间隔逐渐松弛,并伴有静脉丛充血、扩张、融合,从而形成痔。

2.静脉曲张学说

任何引起腹内压增高的因素如久坐、用力排便、妊娠、腹水及盆腔巨大肿瘤等均可阻滞直肠静脉回流,导致血液淤滞、静脉扩张及痔的形成。

此外,长期进食大量刺激性食物、嗜酒可使局部充血;肛周感染可导致周围血管炎症,使静脉失去弹性而扩张,以上因素均可诱发痔。

(二)临床表现

1.内痔

内痔主要表现为便血及痔块脱出,便血的特点是无痛性间歇性便后出鲜血。

(1)Ⅰ度:排便时出血,便后出血自行停止,无痔块脱出。

(2)Ⅱ度:常有便血,痔块在排便时脱出肛门,排便后可自行回纳。

（3）Ⅲ度:偶有便血,痔在腹内压增高时脱出,无法自行回纳,需用手辅助。

（4）Ⅳ度:偶见便血,痔块长期脱出于肛门,无法回纳或回纳后又立即脱出。

2.外痔

外痔主要表现为肛门不适、潮湿、有时伴局部瘙痒,若形成血栓性外痔,则有剧痛,排便、咳嗽时加剧,数天后可减轻;肛周可见红色或暗红色硬结。

3.混合性痔

混合性痔兼有内痔及外痔的表现,严重时可呈环状脱出肛门,呈梅花状,又称环状痔。

(三)治疗

无症状痔无须治疗,有症状痔的治疗在于减轻及消除症状而非根治。首选非手术治疗,无效时才考虑手术治疗。

1.非手术治疗

（1）一般治疗:适用于初期及无症状痔,包括:①养成良好的饮食和排便习惯。②便后热水坐浴以改善局部血液循环。③肛管内注入抗生素油膏或栓剂,以润滑肛管、促进炎症吸收和减轻疼痛。④血栓形成时可先行局部热敷、外敷消炎止痛药物,若疼痛不缓解再行手术。⑤嵌顿痔,应及早行手法复位,将痔核还纳肛门内。

（2）注射疗法:常用于Ⅰ、Ⅱ度内痔的治疗。

（3）胶圈套扎疗法(图 6-4):可用于Ⅰ、Ⅱ、Ⅲ度内痔的治疗,是通过将特制胶圈套入内痔根部,利用胶圈的弹性回缩力将痔的血供阻断,使其缺血、坏死、脱落而治愈。

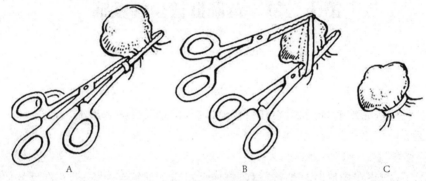

图 6-4　内痔胶圈套扎术

（4）多普勒超声引导下痔动脉结扎术:适用于Ⅱ～Ⅳ内痔。

（5）红外线凝固:适用于Ⅰ、Ⅱ度内痔,通过红外线直接照射痔块基底部,引起蛋白凝固、纤维增生,痔块硬化萎缩脱落。

（6）其他:冷冻疗法等。

2.手术治疗

手术治疗主要适用于Ⅱ、Ⅲ、Ⅳ度内痔或发生血栓、嵌顿等并发症的痔及以外痔为主的混合痔等。包括痔单纯切除术、吻合器痔固定术、血栓性外痔剥离术、激光切除痔核术等。

(四)护理评估

1.术前评估

（1）健康史:了解患者的一般资料,如性别、年龄、饮食习惯,是否嗜酒,有无便秘及不良排便习惯等。

（2）身体状况。①局部：评估痔的部位、大小、颜色，询问排便状况，有无便秘、肛周疼痛等，排便后有无肿块脱出肛门、能否自行还纳等。②全身：评估患者有无贫血、发热等。

（3）辅助检查：肛门镜检查了解痔核大小，直肠黏膜是否伴有充血、水肿、溃疡及肿块等，有无其他直肠疾病。

（4）心理-社会状况：由于病程迁延，反复发作，若痔出血较多或疼痛剧烈时可引起患者的焦虑及恐惧等不良情绪，给患者工作和生活带来痛苦和不适，给予患者及家属疾病知识及心理疏导方面支持。

2.术后评估

了解患者麻醉、术式及术中情况，评估患者术后生命体征及出血情况，有无疼痛发生，是否有尿潴留发生，评估患者有无肛门失禁、肛门狭窄及感染等并发症的发生。

（五）护理措施

1.术前护理

（1）有效缓解疼痛。①温水坐浴：排便后及时清洗，必要时用1：5 000高锰酸钾溶液温水坐浴，减轻疼痛。②痔块及时回纳：嵌顿性痔应尽早行手法复位，注意动作轻柔，避免损伤。

（2）保持大便通畅。①定时排便：养成定时排便习惯。术后应保持大便畅通，防止用力，若便秘，忌灌肠。②活动：适当增加运动量，以促进肠蠕动；避免久站、久坐、久蹲。③饮食：嘱患者多饮水，多吃新鲜水果蔬菜和粗粮，少饮酒，少吃辛辣刺激食物，少吃高热量零食。

（3）术前准备：完善术前肠道准备：指导患者进少渣饮食，术前排空大便，尽量避免清洁灌肠；做好会阴部备皮；遵医嘱完成药敏试验；贫血患者及时纠正；注意缓解患者紧张情绪。

2.术后护理

（1）休息与活动：术后24小时内，卧床休息，协助指导患者在床上翻身、活动四肢，24小时后可适当下床活动。

（2）会阴部护理：直肠肛管部位易受粪便及尿液污染，注意保持肛门周围清洁，避免感染，每次便后用1：5 000高锰酸钾温水坐浴。

（3）饮食护理：术后1～2天应以无渣或少渣流食、半流食为主，如藕粉、莲子羹、稀粥等，减少肠蠕动，促进切口愈合。

（4）控制排便：术后患者会有肛门下坠感或便意，术后3天内尽量避免大便，以促进切口愈合。之后必须保持大便畅通，如便秘可口服液状石蜡或其他缓泻剂。

（5）疼痛护理：根据疼痛原因给予相应护理，如遵医嘱使用镇痛药。

（6）并发症预防及护理。①尿潴留：术后24小时内，每4～6小时嘱患者排尿1次，若术后8小时仍未排尿且感下腹胀满、隆起时，可行诱导排尿或导尿等。②出血：通常术后7天内粪便表面有少量血属正常现象，若患者出现恶心、呕吐、心慌、面色苍白等症状并伴有肛门坠胀感，观察敷料渗血较多时，应及时通知医师处理。③感染：预防感染应做到术前注意改善全身营养状况；术后2天内控制好排便，避免造成伤口崩裂；温水坐浴，保持局部清洁；定时换药，充分引流。④肛门狭窄：多为术后瘢痕挛缩所致，术后应观察患者有无排便困难及大便变细，以排除肛门狭窄。

（六）健康教育

1.疾病相关知识

向患者讲解疾病的发病原因及相应的治疗及护理配合要点，鼓励患者养成良好的饮食及排便习惯,预防便秘。避免长时间久站或久坐。术后告知患者进行肛门括约肌舒缩运动,防止肛门括约肌松弛。

2.出院后观察

患者出院后,注意观察有无感染、肛门狭窄或痔的复发等,发现异常及时就诊。

二、直肠肛管周围脓肿

直肠肛管周围脓肿是指直肠肛管周围间隙内或其周围软组织内的急性化脓性感染,并发展成为脓肿。

(一)病因

大多数直肠肛管周围脓肿源于肛腺感染,少数可继发于损伤、内痔、肛裂或痔疮药物注射治疗等,溃疡性结肠炎、Crohn病及血液病患者易并发直肠肛管周围脓肿。

(二)临床表现

1.肛门周围脓肿

肛门周围脓肿以肛门周围皮下脓肿最为常见,占40%~48%,位置多表浅,以局部症状为主,全身感染症状不明显。疼痛、肿胀和局部压痛为主要表现。疼痛为持续跳动性,可因排便、局部受压、按摩或咳嗽而疼痛加剧,坐立不安,行动不便;早期局部红肿、发硬,压痛明显,脓肿形成后则波动明显,若自行穿破皮肤,则脓液排出。

2.坐骨肛管间隙脓肿(坐骨直肠窝脓肿)

坐骨肛管间隙脓肿较多见,占20%~25%,该间隙较大,因此形成的脓肿较大且深,全身感染症状明显,患者在发病初期就可出现寒战、发热、乏力、恶心等全身表现。早期局部症状不明显,之后出现持续性胀痛并逐渐发展为明显持续性跳痛,排便或行走时疼痛加剧;有的患者可出现排尿困难,里急后重,感染初期无明显局部体征,以后出现患处红肿,双臀不对称。

3.骨盆直肠间隙脓肿(骨盆直肠窝脓肿)

骨盆直肠间隙脓肿较前两者少见,此处位置深、空隙大,因此全身感染症状严重而无明显局部表现,早期即出现持续高热、寒战、头痛、疲倦等全身中毒症状;局部症状为直肠坠胀感、便意不尽等,常伴排尿困难。会阴部多无异常体征,直肠指诊可在直肠壁上触及肿块隆起,有压痛及波动感。

4.其他

肛管括约肌间隙脓肿、直肠后间隙脓肿、高位肌间脓肿、直肠壁内脓肿(黏膜下脓肿)。由于位置较深,局部症状多不明显,主要表现为会阴、直肠坠胀感,排便时疼痛加重,患者同时有不同程度的全身感染症状。直肠触诊可扪及疼痛性肿块。

(三)治疗

1.非手术治疗

非手术治疗可应用抗生素治疗,控制感染;温水坐浴;局部理疗;为缓解患者排便时疼痛,可口服缓泻剂或液状石蜡促进排便。

2.手术治疗

手术治疗主要方法是脓肿切开引流。

(1)肛门周围脓肿:在局麻下,于波动最明显处做与肛门呈放射状的切口,不必填塞以保证引流通畅。

（2）坐骨肛管间隙脓肿：在腰麻或骶管麻醉下，于压痛明显处，用粗针头先做穿刺，抽出脓液后，作一平行于肛缘的弧形切口，置管或放油纱条引流，切口距离肛缘要 3～5 cm，避免损伤括约肌。

（3）骨盆直肠间隙脓肿：在腰麻或全麻下，根据脓肿位置选择切开部位，脓肿向肠腔突出，手指于直肠内可触及波动，在肛镜下行相应部位直肠壁切开引流。

（四）护理评估

1.健康史

了解患者有无肛周软组织感染、内痔、损伤、肛裂、药物注射等病史，有无血液病、溃疡性结肠炎等。

2.身体状况

（1）局部：评估脓肿位置，局部有无肿胀和压痛，评估疼痛的性质，是否因排便、局部受压、按摩或咳嗽疼痛加剧，是否有肛周瘙痒、分泌物等肛窦炎或肛腺感染的临床表现；有无排尿困难。

（2）全身：患者是否出现寒战、高热、头痛、乏力、食欲缺乏、恶心等全身表现。

3.辅助检查

评估实验室检查结果，有无白细胞计数及中性粒细胞比例增高，MRI 检查明确脓肿与括约肌的关系，有无多发脓肿。

4.心理-社会状况

由于疾病迁延不愈，甚至形成肛瘘，为患者的生活和工作带来不便，注意评估患者心理状态变化，有无因疾病产生的情绪变化，了解其家属对患者疾病的认识程度及支持情况。

（五）护理措施

1.休息与活动

术后 24 小时内，卧床休息，协助并指导患者在床上翻身、活动四肢。但不宜过早下床，以免伤口疼痛、出血，24 小时后可适当下床活动。

2.饮食护理

术后 1～2 天以无渣或少渣流质、半流质为主，如稀粥、面条等，以减少肠蠕动，促进切口愈合。鼓励患者多饮水，摄入有助于促进排便的食物。

3.控制感染

遵医嘱应用抗生素，脓肿切开引流者，密切观察引流液的色、量、性状并记录；定时冲洗脓腔，保持引流通畅；当脓液变稀且引流量＜50 mL/d 时，可考虑拔管。高热患者嘱其多饮水并给予物理降温。

4.其他

其他护理措施参见痔围术期护理。

（六）健康教育

（1）疾病相关知识：向患者讲解疾病的发病原因及相应的治疗及护理配合要点，鼓励患者养成良好的饮食及排便习惯，预防便秘；避免长时间久站或久坐；术后告知患者进行肛门括约肌舒缩运动，防止肛门括约肌松弛。

（2）直肠肛管周围脓肿主要是因肛窦腺感染引起，注意个人肛门卫生和生活习惯避免肛窦炎的发生；对未行一次性切开治疗的患者术后存在较高的肛瘘风险，一旦发生肛瘘应行二次肛瘘手术治疗。

三、肛瘘

肛瘘是肛门周围的肉芽肿性管道,由内口、瘘管和外口三部分组成,是常见的直肠肛管疾病之一,多见于青壮年男性。

(一)病因

大多数肛瘘由直肠肛管周围脓肿发展而来,以化脓性感染多见,少数为特异性感染,如克罗恩病、结核、溃疡性结肠炎等;其他如直肠肛管恶性肿瘤溃破感染、直肠肛管外伤继发感染等所致,但少见。

(二)临床表现

1.症状

肛门部潮湿、瘙痒,甚至出现湿疹。较大的高位肛瘘外口可排出粪便及气体。当外口因假性愈合而暂时封闭时,脓液积存,再次形成脓肿,可出现直肠肛管周围脓肿症状,脓肿破溃或切开引流后,脓液排出,症状缓解。上述症状反复发作是肛瘘的特点。

2.体征

肛门周围可见单个或多个外口,呈红色乳头状隆起,挤压可排出少量脓液或脓血性分泌物,可有压痛。

(三)治疗

治疗原则是切开瘘管,敞开创面,促进愈合。

1.瘘管切开术

瘘管切开术适用于低位肛瘘,瘘管全部切开,靠肉芽组织生长使切口愈合。

2.肛瘘切除术

肛瘘切除术适用于低位单纯性肛瘘。切除全部瘘管壁直至健康组织,创面敞开,使其逐渐愈合。

3.挂线治疗

挂线治疗适用于距肛缘3~5 cm且有内、外口的低位、高位单纯性肛瘘或复杂性肛瘘的辅助治疗。其原理是利用橡皮筋或有腐蚀作用的药线的机械性压迫作用,使结扎处组织发生血运障碍而坏死,以缓慢切开肛瘘。

(四)护理评估

1.健康史

患者是否有直肠肛管周围脓肿病史,是否有结核分枝杆菌感染或肛门外伤史等。

2.身体状况

评估瘘管内、外口的位置、数量及外观,有无瘘口排脓、肛周瘙痒;是否出现寒战、高热、头痛、乏力等全身表现。

3.辅助检查

根据直肠指检、内镜检查等,明确瘘管内口,评估瘘管走向;实验室检查是否提示白细胞计数及中性粒细胞比例增高。

4.心理-社会状况

本病呈慢性过程,需了解患者对肛周瘙痒、分泌物及粪臭味给患者带来生理上甚至生活上的影响。评估患者心理状况,有无悲观、抑郁情绪等。

(五)护理措施

1.挂线疗法护理

(1)皮肤护理:保持肛周皮肤清洁、干燥,嘱患者局部皮肤瘙痒时不可搔抓,避免皮肤损伤感染。

(2)饮食护理:挂线治疗前1天晚餐进半流食,术晨可进流食,术后予以清淡、易消化食物。

(3)温水坐浴:术后第2天开始,每天早晚及便后用1∶5 000高锰酸钾溶液坐浴,既可缓解疼痛,又有利于炎症消散、吸收。

2.围术期护理

围术期护理见痔围术期护理。

(六)健康教育

1.收紧药线

嘱患者每5～7天至门诊收紧药线,直至药线脱落,脱落后局部可涂生肌散或抗生素软膏,以促进伤口愈合。

2.扩肛或提肛运动

为防止肛门狭窄,术后5～10天可用示指扩肛,每天1次,肛门括约肌松弛者,术后3天起可指导患者进行提肛运动。

四、肛裂

肛裂是指齿状线以下肛管皮肤层裂伤后形成的经久不愈的缺血性溃疡,多见于青、中年人。

(一)病因

病因尚不清楚,可能与多种因素有关,但大多数肛裂形成的直接原因是长期便秘、粪便干结引起排便时机械性损伤。

(二)临床表现

患者多有长期便秘史,临床典型表现为疼痛、便秘和出血。

1.疼痛

疼痛为主要症状,一般较剧烈,有典型的周期性。由于排便时干硬粪便刺激裂口内神经末梢,肛门出现烧灼样或刀割样疼痛;便后数分钟可缓解;随后因肛门括约肌反射性痉挛,再次发生疼痛,时间较长,常持续半小时至数小时,直到括约肌疲劳、松弛后,疼痛缓解。

2.便秘

肛裂形成后患者往往因惧怕疼痛而不愿排便,故而加重便秘,粪便更加干结,便秘又加重肛裂,形成恶性循环。

3.出血

由于排便时粪便擦伤溃疡面或撑开肛管撕拉裂口,故创面常有少量出血,鲜血可见于粪便表面、便纸上或排便过程中滴出,大量出血少见。

(三)治疗

软化大便,保持大便通畅;解除肛门括约肌痉挛,缓解疼痛,促进局部创面愈合。

1.非手术治疗

(1)服用通便药物:口服缓泻剂或液状石蜡,润滑干硬的粪便;增加饮水和多纤维食物。

(2)局部坐浴:排便后用1∶5 000高锰酸钾温水坐浴;保持局部清洁,改善局部血液循环,解除括约肌痉挛及其所致疼痛,促进炎症吸收消散。

(3)扩肛疗法:局部麻醉后,用示指和中指循序渐进、持续地扩张肛管,使括约肌松弛、疼痛消失,创面扩大,促进溃疡愈合,但此法复发率高,可并发出血、肛周脓肿等。

2.手术治疗

手术治疗适用于经久不愈,经非手术治疗无效的且症状较重的陈旧性肛裂。

(1)肛裂切除术:切除全部增殖的肛裂边缘及其周边纤维化组织、前哨痔及肥大乳头,术后创面敞开引流,保持引流畅通,更换敷料直至创面愈合。

(2)肛管内括约肌切断术:肛管内括约肌为环形的不随意肌,其痉挛收缩是导致肛裂患者疼痛的主要原因。手术分离内括约肌后,予以部分切断,同时切除肥大乳头和前哨痔;肛裂在数周后可自行愈合。

(四)护理评估

1.健康史

患者是否常有长期便秘史,个人饮食习惯,有无家族史、既往史、过敏史。

2.身体状况

评估肛裂的部位及外观,有无出血、水肿,询问患者疼痛情况。

3.心理-社会状况

由于疼痛和便血,给患者带来痛苦和不适,而产生焦虑和恐惧心理。

(五)护理措施

1.一般护理

(1)有效缓解疼痛。①保持肛门卫生:便后用1:5 000高锰酸钾温水坐浴,水温40～46 ℃,每天2～3次,每次20～30分钟,松弛肛门括约肌,改善局部血液循环,缓解疼痛,促进愈合。②镇痛:疼痛明显者,可遵医嘱给予应用镇痛药物,如肌内注射吗啡等。

(2)保持大便通畅。①养成良好排便习惯:长期便秘是引起肛裂的最主要病因,指导患者养成每天定时排便的习惯,进行适当的户外锻炼。②服用缓泻剂:如液状石蜡,也可选用中药大黄、蜂蜜、番泻叶等泡茶饮用,以润滑、松软大便并有利排便。

2.饮食护理

多饮水;增加膳食中新鲜蔬菜、水果及粗纤维食物的摄入,少量或忌食辛辣和刺激饮食,以促进胃肠蠕动,防止便秘。

3.手术治疗的护理

(1)术前准备:术前3天少渣饮食,术前1天流食,术日前晚灌肠,尽量避免术后3天内排便,有利于切口愈合。

(2)术后护理:保持创面清洁,定时更换敷料;注意观察切口局部情况,有无出血、感染及脓肿形成。

4.并发症的预防及处理

(1)切口出血:多发生于术后1～7天,原因多为术后便秘、剧烈咳嗽等,一旦发生切口大量渗血,紧急压迫止血并报告医师。

(2)排便失禁:多因术中不慎切断肛管直肠环所致,若仅为肛门括约肌松弛,可于术后3天指导患者进行提肛运动。

(3)肛门狭窄:术后5～10天可用示指扩肛,每天1次。

（六）健康教育

1.疾病相关知识

向患者讲解疾病的发病原因及相应的治疗及护理配合要点,鼓励患者积极配合治疗;鼓励患者养成良好的饮食及排便习惯,预防便秘。

2.出院后监测

患者出院后,注意观察有无感染、肛门狭窄或肛裂复发等,如有异常及时就诊。

（李桂花）

第十三节　急性胰腺炎

急性胰腺炎是常见的急腹症。一般认为该病是由胰腺分泌的胰酶在胰腺内被激活,对胰腺组织自身"消化"而引起的急性化学性炎症。按病理分类可分为水肿性和出血坏死性胰腺炎。前者病情轻,预后好;后者病情凶险,死亡率高,不仅表现为胰腺的局部炎症,而且常累及全身多个脏器。

一、病因与发病机制

急性胰腺炎的病因比较复杂,有多种致病危险因素。国内以胆道疾病为主,占50%以上,称胆源性胰腺炎。西方多与过量饮酒有关,约占60%。

（一）胆道疾病

胆总管下端结石嵌顿、胆道蛔虫、Oddi括约肌水肿和痉挛、壶腹部狭窄,胆汁逆流入胰管而引起急性胰腺炎。

（二）过量饮酒和暴饮暴食

胰液分泌增加引起十二指肠乳头水肿和Oddi括约肌痉挛,胰管内压力升高,细小胰管破裂,胰液进入腺泡周围组织。此时胰腺内某些酶经激活对胰腺进行"自我消化"而发生急性胰腺炎。

（三）十二指肠液反流

当十二指肠内压力升高,十二指肠液逆流入胰管,其中的肠激酶等激活胰液各种分解蛋白的酶,导致急性胰腺炎。

（四）创伤因素

上腹部损伤或手术,特别是经Vater壶腹的操作,如经内镜逆行胰胆管造影和经内镜Vater壶腹胆管取石术等,直接或间接损伤胰腺组织,并发急性胰腺炎。

（五）胰腺血液循环障碍

低血压、心肺旁路、动脉栓塞、血管炎及血液黏滞度升高等因素均可造成胰腺血液循环障碍而发生急性胰腺炎。

（六）其他因素

如感染因素、药物因素及与高脂血症、高血钙、妊娠有关的代谢、内分泌和遗传因素等。另外,少数急性胰腺炎患者找不到明确病因,被称为特发性急性胰腺炎。

二、病理生理

基本病理改变是胰腺呈不同程度的水肿、充血、出血和坏死。

(一)急性水肿性胰腺炎

急性水肿性胰腺炎病变较轻,多局限在胰体、尾部。胰腺肿胀、变硬、充血,被膜紧张,其下可有积液。腹腔内脂肪组织,特别是大网膜可见散在粟粒状或斑块状黄白色皂化斑(脂肪酸钙)。腹水呈淡黄色。

(二)出血坏死性胰腺炎

出血坏死性胰腺炎病变以胰腺实质出血和坏死为特征。胰腺肿胀,呈暗紫色,分叶结构模糊,坏死灶呈灰黑色,严重者整个胰腺变黑。腹腔内可见皂化斑和脂肪坏死灶,腹膜后可出现广泛组织坏死。腹膜后和腹膜内形成血性渗液。晚期坏死组织合并感染形成胰腺或胰周脓肿。

三、临床表现

临床表现因病变轻重不同而有所差异。

(一)腹痛

腹痛是本病的主要症状。常于饱餐和饮酒后突然发作,腹痛剧烈,呈持续性、刀割样。多位于左上腹,放射至左肩及左腰背部,有时呈束带状。胆源性者腹痛始发于右上腹,逐渐向左侧转移。病变累及全胰时,疼痛范围较宽并呈束带状向腰背部放射。

(二)腹胀

腹胀与腹痛同时存在。早期为反射性,因腹腔神经丛受刺激产生肠麻痹所致;继发感染后由腹膜后的炎症刺激所致。腹膜后炎症越重,腹胀越明显。腹水时可加重腹胀。患者排便、排气停止。

(三)恶心、呕吐

早期呕吐剧烈且频繁,常与腹痛伴发。呕吐物为十二指肠内容物,偶可呈咖啡色,呕吐后腹痛不缓解。

(四)腹膜炎体征

急性水肿性胰腺炎时压痛多只限于上腹部,常无明显肌紧张。急性出血坏死性胰腺炎压痛明显,并有肌紧张和反跳痛,范围较广或全腹。移动性浊音多为阳性。肠鸣音减弱或消失。

(五)其他

轻症急性水肿性胰腺炎可不发热或伴轻度发热;合并胆道感染时常伴寒战、高热。胰腺坏死伴感染时,持续性高热为主要症状之一。若结石嵌顿或胰头肿大压迫胆总管可出现黄疸。部分患者以突然休克为主要表现。出血坏死性胰腺炎患者可出现休克。早期以低血容量性休克为主,晚期合并感染性休克。伴急性肺功能衰竭时可有呼吸困难和发绀。有胰性脑病者可引起中枢神经系统症状,如感觉迟钝、意识模糊乃至昏迷。腹膜后坏死组织感染可出现腰部皮肤水肿、发红和压痛。少数严重患者可因外溢的胰液经腹膜后途径渗入皮下造成出血。在腰部、季肋部和腹部皮肤出现大片青紫色瘀斑,称 Grey-Turner 征;脐周围皮肤出现的蓝色改变,称 Cullen征。胃肠道出血时可有呕血和便血。血钙降低时,可出现手足抽搐。严重者可有 DIC 表现。

急性胰腺炎的局部并发症包括胰腺坏死、胰腺脓肿、急性胰腺假性囊肿及胃肠道瘘。

四、辅助检查

(一)实验室检查

1.胰酶测定

血清、尿淀粉酶测定是最常用的诊断方法。血清淀粉酶在发病数小时内升高,24 小时达高峰,5 天后逐渐降至正常;尿淀粉酶在发病 24 小时开始上升,48 小时达高峰,下降较缓慢,1～2 周恢复正常。血清淀粉酶升高＞500 U/dL(正常值 40～180 U/dL,Somogyi 法)或尿淀粉酶超过 300 U/dL(正常值 80～300 U/dL,Somogyi 法)具有诊断意义。应注意淀粉酶升高幅度和病变严重程度不一定成正比。严重的出血坏死性胰腺炎,胰腺腺泡广泛破坏,胰酶生成减少,血清淀粉酶反而不高。诊断性腹腔穿刺抽取血性渗出液,所含淀粉酶值高也有利于诊断。

2.血生化检查

血生化检查包括白细胞计数升高、高血糖、肝功能异常、低血钙、血气分析指标异常等。

(二)影像学检查

腹部 B 超是首选检查方法,可见胰腺肿大和胰周液体积聚。增强 CT 扫描和 MRI 不仅能诊断急性胰腺炎,而且对鉴别水肿性和出血坏死性胰腺炎提供有价值依据,并可提供胰外侵犯征象。

五、治疗

根据胰腺炎的分型、分期和病因选择合适的治疗方法。

(一)非手术治疗

非手术治疗适用于急性胰腺炎全身反应期、水肿性及尚无感染的出血坏死性胰腺炎。

1.禁食与胃肠减压

持续胃肠减压可减轻恶心、呕吐和腹胀,增加回心血量。

2.补液、防治休克

静脉输液,补充电解质溶液,纠正酸中毒,改善微循环,预防和治疗休克。

3.营养支持

营养支持是治疗重症胰腺炎的基本措施之一。视病情和胃肠道功能给予肠内、肠外营养支持。当血清淀粉酶恢复正常,症状、体征消失后可恢复饮食。

4.镇痛和解痉

对腹痛较重的患者给予镇痛药,如哌替啶等。禁用吗啡,以免引起 Oddi 括约肌痉挛。可同时给予解痉药,如山莨菪碱、阿托品等。

5.抑制胰腺分泌、抑酸及抗胰酶治疗

应用抑制胰腺分泌和胰酶活性的药物。H_2 受体阻滞剂可间接抑制胰腺分泌;生长抑素用于病情比较严重的患者;胰蛋白酶抑制剂等具有一定疗效。

6.应用抗生素

急性胰腺炎发病数小时内即可合并感染,故一经诊断应立即使用抗生素预防和控制感染。早期选用广谱抗生素,以后根据细菌培养和药敏试验结果选择应

(二)手术治疗

1.适应证

(1)不能排除其他外科急腹症者。

(2)胰腺和胰周坏死组织继发感染者。

(3)经非手术治疗,临床症状继续恶化。

(4)重症胰腺炎经过短期(24小时)非手术治疗,多器官功能障碍仍不能得到纠正者。

(5)伴胆总管下端梗阻或胆道感染者。

(6)合并肠穿孔、大出血或胰腺假性囊肿者。

2.手术方式

手术方式最常用的是坏死组织清除加引流术。

3.胆源性胰腺炎的处理

伴有胆总管下端梗阻或胆道感染的重症急性胰腺炎,宜急诊或早期(72小时内)手术。取出结石,解除梗阻,畅通引流,并清除坏死组织作广泛引流。若以胆道疾病表现为主,急性胰腺炎的表现较轻,可在手术解除胆道梗阻后,行胆道引流和网膜囊引流术。病情许可同时切除胆囊。若有条件可经纤维十二指肠镜施行Oddi括约肌切开、取石及鼻胆管引流术。急性胰腺炎经非手术治愈后2~4周做胆道手术。

六、护理措施

(一)疼痛护理

禁食水、胃肠减压,减少胰液分泌,减轻对胰腺及周围组织的刺激。遵医嘱给予抗胰酶药、解痉药或镇痛药,并注意观察药物不良反应。协助患者取舒适体位,缓解疼痛。按摩背部,增加舒适感。

(二)维持体液平衡

(1)密切观察患者生命体征、意识状态、皮肤黏膜情况。

(2)记录每小时尿量,必要时留置导尿管。

(3)留置中心静脉导管,监测中心静脉压的变化。

(4)根据脱水程度、年龄和心功能状况调节输液速度。

(5)准确记录24小时出入液量,维持水、电解质平衡。

(三)维持营养平衡

(1)观察患者营养状况,如皮肤弹性、上臂肌皮褶厚度、体重等。

(2)禁食期间,遵医嘱给予营养支持。

(3)若病情稳定、淀粉酶恢复正常、肠麻痹消除,可通过空肠营养管给予肠内营养,多选要素膳或短肽类制剂。

(4)肠内、外营养液输注期间需加强护理,避免发生导管性、代谢性并发症。

(5)待患者病情恢复,可经口进食,从无渣饮食开始,如无不适可逐步过渡到普通饮食,但应限制高脂肪膳食。

(四)体温过高的护理

(1)监测体温。高热患者遵医嘱给予物理或药物降温,降温时监测降温效果及病情变化。药物降温过程中注意观察药物不良反应。长期应用抗生素者,应警惕假膜性肠炎及继发双重感染。

（2）保持病室内合适的温度和湿度。

（3）促进患者舒适：保持患者的衣裤、床单清洁、干爽。

（4）保证患者足够的液体摄入量。

（五）并发症的观察和护理

1.多器官功能障碍

常见有急性呼吸窘迫综合征和急性肾衰竭。

（1）急性呼吸窘迫综合征是以进行性呼吸困难和难以纠正的低氧血症为特征的急性呼吸衰竭。护理中需注意：①观察患者神志及生命体征的变化。②观察患者呼吸频率、节律、深浅度和皮肤黏膜颜色的变化，有无胸闷、气短、发绀等缺氧症状。③持续氧气吸入，监测血氧饱和度。④监测患者血气变化。⑤如患者出现神志改变，如烦躁不安，呼吸急促、费力、血氧饱和度下降时，应警惕急性呼吸窘迫综合征发生。⑥患者行气管插管或气管切开应用呼吸机辅助呼吸时，需做好气道护理。

（2）急性肾衰竭的临床表现为无尿或少尿、氮质血症、高钾血症和代谢性酸中毒。详细记录患者每小时尿量、尿比重、尿 pH 及 24 小时出入液量，如患者出现少尿或无尿时应警惕急性肾衰竭的发生，应立即通知医师，并做好相应护理工作。

2.感染的预防及护理

（1）病情观察：监测患者体温和血白细胞计数。

（2）基础护理：协助并鼓励患者定时翻身、深呼吸、有效咳嗽及排痰；加强口腔和尿道口护理。

（3）维持有效引流：急性胰腺炎患者术后多留置多根引流管，包括胃管、腹腔引流管、T 形管、空肠营养管、胰引流管、导尿管等。应正确识别各导管的名称和部位，贴上标签后与相应引流装置正确连接固定。观察记录各引流液的颜色、性状和量。保持引流通畅，防止引流管扭曲、堵塞和受压。定期更换引流袋，注意无菌操作。

（4）遵医嘱应用抗生素。

3.出血的预防及护理

（1）密切监测生命体征变化；观察患者的排泄物、呕吐物和引流液色泽。

（2）如胃肠减压引流出血性液体，应警惕应激性溃疡发生。

（3）若引流液引流出大量血性液体，并有脉搏细数和血压下降的临床表现，应警惕血管破裂出血。

（4）若呕吐物为血性或排泄物为柏油便或鲜血便，应警惕胃肠道穿孔、出血。

（5）如患者有出血的征象，应立即通知医师，并做好抗休克及急诊手术止血的准备。

4.胰瘘、胆瘘或肠瘘的预防及护理

（1）密切观察引流液的色泽和性质，动态监测引流液的胰酶值。

（2）若从腹壁渗出或引流出无色透明或胆汁样液体时，应疑为胰瘘或胆瘘。

（3）若患者腹部出现明显的腹膜刺激征，且引流出粪汁样或输入的肠内营养样液体时，考虑肠瘘。

（4）若患者发生胰瘘、胆瘘或肠瘘时，注意保持负压引流通畅和引流管周围皮肤干燥，防止胰液、胆汁、肠液对皮肤的浸润和腐蚀。

七、健康教育

(1)指导患者及家属了解胰腺炎的病因、诱因、临床表现及预防知识,强调预防复发的重要性。

(2)指导患者养成良好的生活习惯,戒烟、酒,勿暴饮暴食。

(3)指导患者遵医嘱服药并了解服药须知,如药名、作用、剂量、途径、不良反应及注意事项。

(4)加强自我监督,定期复查。如果发现腹部肿块不断增大,并出现腹痛、腹胀、呕血、呕吐等症状,需及时就医。

(李桂花)

第十四节　慢性胰腺炎

慢性胰腺炎是各种原因所致的胰实质和胰管的不可逆性慢性炎症,特点为反复发作的腹部疼痛伴不同程度的胰腺内、外分泌功能减退或丧失,故又称慢性复发性胰腺炎。

一、病因

长期酗酒为主要病因,在我国以胆道疾病为主。其他因素,如高脂血症、营养不良、新陈代谢紊乱及急性胰腺炎造成的胰管狭窄等也与该病的发生有关。

二、临床表现

腹痛最常见,疼痛位于上腹部剑突下或偏左,常放射到腰背部,呈束腰状。疼痛持续时间较长,可伴有食欲缺乏和体重下降。约 1/3 患者有胰岛素依赖性糖尿病,1/4 患者有脂肪泻。临床上通常将腹痛、体重下降、糖尿病和脂肪泻称为慢性胰腺炎"四联症"。少数患者可因胰头纤维增生压迫胆总管而出现黄疸。

三、辅助检查

(一)实验室检查

部分慢性胰腺炎急性发作时,血、尿淀粉酶可升高,但多数患者不升高。部分病例尿糖和糖耐量试验阳性。粪便在显微镜下有多量脂肪滴和未消化的肌纤维等。

(二)影像学检查

B超可显示胰腺局限性结节、胰管扩张、胰肿大或纤维化、胰腺囊肿等。经内镜逆行胰胆管造影可见胰管狭窄、扩张、胰石、囊肿等。X线腹部平片可显示胰腺的钙化或胰石影;CT 具有诊断价值,可见胰实质钙化、结节状、假性囊肿形成或胰管扩张等。

四、治疗

慢性胰腺炎的治疗原则为治疗原发病,减轻疼痛,治疗胰腺内、外分泌功能不足及由于消化、吸收不良导致的营养障碍。

(一)非手术治疗

1.病因治疗

治疗胆道疾病、戒酒。

2.饮食疗法

少食多餐,进低脂、高蛋白、高维生素饮食,按糖尿病要求控制糖的摄入。

3.补充胰酶制剂

特别对脂肪泻患者应给予大量外源性胰酶制剂,以助消化。

4.镇痛

应用长效抗胆碱能药物或镇痛药物控制腹痛,必要时行腹腔神经丛封闭。

5.营养支持

长期慢性胰腺炎多伴有营养不良,除饮食疗法外,可有计划地给予肠外和肠内营养支持。

6.控制糖尿病

控制饮食并采用胰岛素替代疗法。

(二)手术治疗

目的在于减轻疼痛、延缓疾病进展,但不能根治。

1.纠正原发疾病

若并存胆石症应行手术取出胆石,去除病因。

2.胰管引流术

经十二指肠 Oddi 括约肌切开术或胰管空肠侧侧吻合术。

3.胰腺切除术

胰腺切除术包括胰头十二指肠切除术、胰体尾切除术、胰腺次全切除术和全胰切除术。全胰切除术可用于治疗顽固性疼痛,但术后患者需终生依靠注射胰岛素和服胰酶片维持。

4.其他

内脏神经节周围注射无水乙醇或胰头神经丛切断术及腹腔神经丛切断术,用于其他方法不能缓解的顽固性疼痛。

五、护理措施

(一)心理护理

因病程迁延、反复疼痛、腹泻等,患者常有消极悲观的情绪反应。应关心理解患者,及时了解患者需要,尽可能满足患者日常生活需要及合理要求,帮助患者树立战胜疾病的信心。

(二)饮食护理

给予低脂饮食;营养不良者遵医嘱给予肠外和肠内营养支持;糖尿病患者给予糖尿病饮食。

(三)疼痛护理

疼痛剧烈者,遵医嘱给予镇痛药物。禁用吗啡,以免引起 Oddi 括约肌收缩。

六、健康教育

(1)指导患者及家属了解疾病相关知识,预防复发。

(2)指导患者养成良好的生活习惯,戒烟、酒。

(3)指导患者合理进食,勿过量进食,限茶、咖啡及辛辣饮食。

(4)加强自我监督,定期随诊。

(李桂花)

第十五节 脾 破 裂

一、概述

脾脏是一个血供丰富而质脆的实质性器官,脾脏是腹部脏器中最容易受损伤的器官,发生率占各种腹部损伤的40%左右。它被与其包膜相连的诸韧带固定在左上腹的后方,尽管有下胸壁、腹壁和膈肌的保护,但外伤暴力很容易使其破裂引起内出血。以真性破裂多见,约占85%。根据不同的病因,脾破裂分成两大类:①外伤性破裂,占绝大多数,都有明确的外伤史,裂伤部位以脾脏的外侧凸面为多,也可在内侧脾门处,主要取决于暴力作用的方向和部位。②自发性破裂,极少见,且主要发生在病理性肿大(门静脉高压症、血吸虫病、淋巴瘤等)的脾脏。如仔细追询病史,多数仍有一定的诱因,如剧烈咳嗽、打喷嚏或突然改变体位等。

二、护理评估

(一)健康史

了解患者腹部损伤的时间、地点及致伤源、伤情、就诊前的急救措施、受伤至就诊之间的病情变化,如果患者神志不清,应询问目击人员。患者一般有上腹火器伤、锐器伤或交通事故、工伤等外伤史或病理性(门静脉高压症、血吸虫病、淋巴瘤等)的脾大病史。

(二)临床表现

脾破裂的临床表现以内出血及腹膜刺激征为特征,并常与出血量和出血速度密切相关。出血量大而速度快的很快就出现低血容量性休克,伤情十分危急;出血量少而慢者症状轻微,除左上腹轻度疼痛外,无其他明显体征,不易诊断。随着时间的推移,出血量越来越大,才出现休克前期的表现,继而发生休克。由于血液对腹膜的刺激而有腹痛,起始在左上腹,慢慢涉及全腹,但仍以左上腹最为明显,同时有腹部压痛、反跳痛和腹肌紧张。

(三)诊断及辅助检查

创伤性脾破裂的诊断主要依赖:①损伤病史或病理性脾大病史。②临床有内出血的表现。③腹腔诊断性穿刺抽出不凝固血液。④对诊断确有困难、伤情允许的病例,采用腹腔灌洗、B型超声、核素扫描、CT或选择性腹腔动脉造影等帮助明确诊断。B型超声是一种常用检查,可明确脾脏破裂程度。⑤实验室检查发现红细胞、血红蛋白和血细胞比容进行性降低,提示有内出血。

(四)治疗原则

随着对脾功能认识的深化,在坚持"抢救生命第一,保留脾脏第二"的原则下,尽量保留脾脏的原则已被绝大多数外科医师接受。彻底查明伤情后尽可能保留脾脏,方法有生物胶黏合止血、物理凝固止血、单纯缝合修补、部分脾切除等,必要时行全脾切除术。

（五）心理、社会因素

导致脾破裂的原因均是意外,患者痛苦大、病情重,且在创伤、失血之后,处于紧张状态,患者常有恐惧、急躁、焦虑,甚至绝望,又担心手术能否成功,对手术产生恐惧心理。

三、护理问题

（一）体液不足

体液不足与损伤致腹腔内出血、失血有关。

（二）组织灌注量减少

组织灌注量减少与导致休克的因素依然存在有关。

（三）疼痛

疼痛与脾部分破裂、腹腔内积血有关;或与意外创伤的刺激、出血及担心预后有关。

（五）潜在并发症

出血。

四、护理目标

(1)患者体液平衡能得到维持,不发生失血性休克。

(2)患者神志清楚,四肢温暖、红润,生命体征平稳。

(3)患者腹痛缓解。

(4)患者焦虑或恐惧程度缓解。

(5)护士要密切观察病情变化,如发现异常,及时报告医师,并配合处理。

五、护理措施

（一）一般护理

1.严密观察监护伤员病情变化

把患者的脉率、血压、神志、氧饱和度及腹部体征作为常规监测项目,建立治疗时的数据,为动态监测患者生命体征提供依据。

2.补充血容量

建立两条静脉通路,快速输入平衡盐液及血浆或代用品,扩充血容量,维持水、电解质及酸碱平衡,改善休克状态。

3.保持呼吸道通畅

及时吸氧,改善因失血而导致的机体缺氧状态,改善有效通气量,并注意清除口腔中异物、义齿,防止误吸,保持呼吸道通畅。

4.密切观察患者尿量变化

怀疑脾破裂患者应常规留置导尿管,观察单位时间的尿量,如尿量＞30 mL/h,说明患者休克已纠正或处于代偿期。如尿量＜30 mL/h甚至无尿,则提示患者已进入休克或肾衰竭期。

5.术前准备

观察中如发现继续出血(48 小时内输血超过1 200 mL)或有其他脏器损伤,应立即做好药物皮试、备血、腹部常规备皮等手术前准备。

(二)心理护理

对患者要耐心做好心理安抚,让患者知道手术的目的、意义及手术效果,消除紧张恐惧心理,还要尽快通知家属并取得其同意和配合,使患者和家属都有充分的思想准备,积极主动配合抢救和治疗。

(三)术后护理

1.体位

术后应去枕平卧,头偏向一侧,防止呕吐物吸入气管,如清醒后血压平稳,病情允许可采取半卧位,以利于腹腔引流。患者不得过早起床活动。一般需卧床休息 10~14 天。以 B 超或 CT 检查为依据,观察脾脏愈合程度,确定能否起床活动。

2.密切观察生命体征变化

按时测血压、脉搏、呼吸、体温,观察再出血倾向。部分脾切除患者,体温持续 2~3 周在 38~40 ℃,化验检查白细胞计数不高,称为"脾热"。对"脾热"的患者,按高热护理及时给予物理降温,并补充水和电解质。

3.管道护理

保持大静脉留置管输液通畅,保持无菌,定期消毒。保持胃管、导尿管及腹腔引流管通畅,妥善固定,防止脱落,注意引流物的量及性状的变化。若引流管引流出大量的新鲜血性液体,提示活动性出血,及时报告医师处理。

4.改善机体状况,给予营养支持

术后保证患者有足够的休息和睡眠,禁食期间补充水、电解质,避免酸碱平衡失调,肠功能恢复后方可进食。应给予高热量、高蛋白、高维生素饮食,静脉滴注复方氨基酸、血浆等,保证机体需要,促进伤口愈合,减少并发症。

(四)健康教育

(1)患者住院 2 周后出院,出院时复查 CT 或 B 超,嘱患者每月复查 1 次,直至脾损伤愈合,脾脏恢复原形态。

(2)嘱患者若出现头晕、口干、腹痛等不适,均应停止活动并平卧,及时到医院检查治疗。

(3)继续注意休息,脾损伤未愈合前避免体力劳动,避免剧烈运动,如弯腰、下蹲、骑摩托车等。注意保护腹部,避免外力冲撞。

(4)避免增加腹压,保持排便通畅,避免剧烈咳嗽。

(5)脾切除术后,患者免疫力低下,注意保暖,预防感冒,避免进入拥挤的公共场所。坚持锻炼身体,提高机体免疫力。

(李桂花)

第十六节　急性阑尾炎

急性阑尾炎是腹部外科最常见的疾病之一,是外科急腹症中最常见的疾病,其发病率约为 1∶1 000。各年龄段(不满 1 岁至 90 岁,甚至 90 岁以上)人及妊娠期妇女均可发病,但以青年最为多见。阑尾切除术也是外科最常施行的一种手术。急性阑尾炎临床表现变化较多,需要与许多腹腔内外疾病相鉴别。早期明确诊断,及时治疗,可使患者在短期内恢复健康。若延误诊治,则可能出现严重后果。因此对本病的处理须予以重视。

一、病因

阑尾管腔较细且系膜短,常使阑尾扭曲,内容物排出不畅,阑尾管腔内本来就有许多微生物,远侧又是盲端,很容易发生感染。一般认为急性阑尾炎是由下列几种因素综合而发生的。

(一)梗阻

梗阻为急性阑尾炎发病最常见的基本因素,常见的梗阻原因有:①粪石和粪块等。②寄生虫,如蛔虫堵塞。③阑尾系膜过短,造成阑尾扭曲,引起部分梗阻。④阑尾壁的改变,以往发生过急性阑尾炎后,肠壁可以纤维化,使阑尾腔变小,亦可减弱阑尾的蠕动功能。

(二)细菌感染

阑尾炎的发生也可能是细菌直接感染的结果。细菌可通过直接侵入、经由血运或邻接感染等方式侵入阑尾壁,从而形成阑尾的感染和炎症。

(三)其他

与急性阑尾炎发病有关的因素还有饮食习惯、遗传因素和胃肠道功能障碍等。阑尾先天性畸形,如阑尾过长、过度扭曲、管腔细小、血供不佳等都是易于发生急性炎症的条件。胃肠道功能障碍(如腹泻、便秘等)引起内脏神经反射,导致阑尾肌肉和血管痉挛,当超过正常强度时,可致阑尾管腔狭窄、血供障碍、黏膜受损,细菌入侵而致急性炎症。

二、病理

根据急性阑尾炎的临床过程和病理解剖学变化,可将其分为四种病理类型,这些不同类型可以是急性阑尾炎在其病变发展过程中不同阶段的表现,也可能是不同的病因和发病原理所产生的直接结果。

(一)急性单纯性阑尾炎

阑尾轻度肿胀,浆膜表面充血。阑尾壁各层组织间均有炎性细胞浸润,以黏膜和黏膜下层最显著;黏膜上可能出现小的溃疡和出血点,阑尾腔内可能有少量渗出液,临床症状和全身反应也较轻,如能及时处理,其感染可以消退、炎症完全吸收,阑尾也可恢复正常。

(二)急性化脓性阑尾炎

阑尾明显肿胀,壁内有大量炎性细胞浸润,可形成大量大小不一的微小脓肿;浆膜高度充血并有较多脓性渗出物,作为肌体炎症防御、局限化的一种表现,常有大网膜下移、包绕部分或全部阑尾。此类阑尾炎的阑尾已有不同程度的组织破坏,即使经保守治疗恢复,阑尾壁仍可留有瘢痕挛缩,致阑尾腔狭窄,因此,日后炎症可反复发作。

(三)坏疽性及穿孔性阑尾炎

坏疽性及穿孔性阑尾炎是一种重型的阑尾炎。根据阑尾血运阻断的部位,坏死范围可仅限于阑尾的一部分或累及整个阑尾。阑尾管壁坏死或部分坏死,呈暗紫色或黑色。阑尾腔内积脓,且压力升高,阑尾壁血液循环障碍。穿孔部位多存阑尾根部和尖端。穿孔如未被包裹,感染继续扩散,则可引起急性弥漫性腹膜炎。

(四)阑尾周围脓肿

急性阑尾炎化脓坏疽或穿孔,如果此过程进展较慢,大网膜可移至右下腹部,将阑尾包裹并形成粘连,形成炎性肿块或阑尾周围脓肿。

阑尾穿孔并发弥漫性腹膜炎最为严重,常见于坏疽穿孔性阑尾炎,婴幼儿大网膜过短、妊娠期的子宫妨碍大网膜下移,故易于在阑尾穿孔后出现弥漫性腹膜炎。由于阑尾炎症严重,进展迅速,局部大网膜或肠襻粘连尚不足以局限之,故一旦穿孔,感染很快蔓及全腹腔。患者有全身性感染、中毒和脱水等现象,有全腹性的腹壁强直和触痛,并有肠麻痹的腹胀、呕吐等症状。如不经适当治疗,病死率很高;即使经过积极治疗后全身性感染获得控制,也常因发生盆腔脓肿、膈下脓肿或多发性腹腔脓肿等并发症而需多次手术引流,甚至遗下腹腔窦道、肠瘘、粘连性肠梗阻等并发症而使病情复杂、病期迁延。

三、临床表现

急性阑尾炎不论其病因如何,亦不论其病理变化为单纯性、化脓性或坏疽性,在阑尾未穿孔、坏死或并有局部脓肿以前,临床表现大致相似。多数急性阑尾炎都有较典型的症状和体征。

(一)症状

一般表现在 3 个方面。

1.腹痛不适

腹痛不适是急性阑尾炎最常见的症状,约有 98% 急性阑尾炎患者以此为首发症状。典型的急性阑尾炎腹痛开始时多在上腹部或脐周围,有时为阵发性,并常有轻度恶心或呕吐;一般持续6～36 小时(通常约12 小时)。当阑尾炎症涉及壁腹膜时,腹痛变为持续性并转移至右下腹部,疼痛加剧,不少患者伴有呕吐、发热等全身症状。此种转移性右下腹痛是急性阑尾炎的典型症状,70% 以上的患者具有此症状。该症状在临床诊断上有重要意义。但也应该指出:不少患者其腹痛可能开始时即在右下腹,不一定有转移性腹痛,这可能与阑尾炎病理过程不同有关。没有明显管腔梗阻而直接发生的阑尾感染,腹痛可能一开始就是右下腹炎性持续性疼痛。异位阑尾炎在临床上虽同样也可有初期梗阻性、后期炎症性腹痛,但其最后腹痛所在部位因阑尾部位不同而异。

腹痛的轻重程度与阑尾炎的严重性之间并无直接关系。虽然腹痛的突然减轻一般显示阑尾腔的梗阻已解除或炎症在消退,但有时因阑尾腔内压过大或组织缺血坏死,神经末梢失去感受和传导能力,腹痛也可减轻;有时阑尾穿孔以后,由于腔内压随之减低,自觉的腹痛也可突然消失。故腹痛减轻,必须伴有体征消失,方可视为是病情好转的证据。

2.胃肠道症状

恶心、呕吐、便秘、腹泻等胃肠道症状是急性阑尾炎患者所常有的。呕吐是急性阑尾炎常见的症状,当阑尾管腔梗阻及炎症程度较重时更为突出。呕吐与发病前有无进食有关。阑尾炎发生于空腹时,往往仅有恶心;饱食后发生者多有呕吐;偶然于病程晚期亦见有恶心、呕吐者,则多由腹膜炎所致。食欲缺乏,不思饮食,则更为患者常见的现象。

当阑尾感染扩散至全腹时,恶心、呕吐可加重。其他胃肠道症状如食欲缺乏、便秘、腹泻等也偶可出现,腹泻多由于阑尾炎症扩散至盆腔内形成脓肿,刺激直肠而引起肠功能亢进,此时患者常有排便不畅、便次增多、里急后重及便中带黏液等症状。

3.全身反应

急性阑尾炎患者的全身症状一般并不显著。当阑尾化脓坏疽并有扩散性腹腔内感染时,可以出现明显的全身症状,如寒战、高热、反应迟钝或烦躁不安;当弥漫性腹膜炎严重时,可同时出现血容量不足与脓毒症表现,甚至有心、肺、肝、肾等生命器官功能障碍。

(二)体征

急性阑尾炎的体征在诊断上较自觉症状更具重要性。它的表现决定于阑尾的部位、位置的深浅和炎症的程度,常见的体征有下列几类。

1.患者体位

不少患者来诊时常见弯腰行走,且往往以双手按在右下腹部。在床上平卧时其右髋关节常呈屈曲位。

2.压痛和反跳痛

本病最主要和典型的体征是右下腹压痛,其存在是诊断阑尾炎的重要依据,典型的压痛较局限,位于麦氏点(阑尾点)或其附近。无并发症的阑尾炎其压痛点比较局限,有时可以用一个手指在腹壁找到最明显压痛点;待出现腹膜炎时,压痛范围可变大,甚至全腹压痛,但压痛最剧点仍在阑尾部位。压痛点具有重大诊断价值,即使患者自觉腹痛尚在上腹部或脐周围,体检时往往已能发现在右下腹有明显的压痛点,常借此可获得早期诊断。

年老体弱、反应差的患者炎症有时即使很重,但压痛可能比较轻微,或必须深压才痛。压痛表明阑尾炎症的存在和其所在的部位,较转移性腹痛更具诊断意义。

反跳痛具有重要的诊断意义,体检时将压在局部的手突然松开,患者感到剧烈疼痛,更重于压痛。这是腹膜受到刺激的反应,可以更肯定局部炎症的存在。阑尾部位压痛与反跳痛的同时存在对诊断阑尾炎比单个存在更有价值。

3.右下腹肌紧张和强直

肌紧张是腹壁对炎症刺激的反应性痉挛,强直则是一种持续性不由自主地保护性腹肌收缩,都见于阑尾炎症已超出浆膜并侵及周围脏器或组织时。检查腹肌有无紧张和强直要求动作轻柔,患者情绪平静,以避免引起腹肌过度反应或痉挛,导致不正确结论。

4.疼痛试验

有些急性阑尾炎患者以下几种疼痛试验可能呈阳性,其主要原理是处于深部但有炎症的阑尾黏附于腰大肌或闭孔肌,在行以下各种试验时,局部受到明显刺激而出现疼痛。①结肠充气试验(Rovsing征),深压患者左下腹部降结肠处,患者感到阑尾部位疼痛。②腰大肌试验,患者左侧卧,右腿伸直并过度后伸时阑尾部位出现疼痛。③闭孔内肌试验,患者屈右髋右膝并内旋时感到阑尾部位疼痛。④直肠内触痛:直肠指检时按压右前壁患者有疼痛感。

(三)化验

急性阑尾炎患者的血常规、尿常规检查有一定重要性。90%的患者常有白细胞计数增多,是临床诊断的重要依据,一般为$(10\sim15)\times10^9/L$。随着炎症加重,白细胞计数可以增多,甚至可为$20\times10^9/L$以上。但年老体弱或免疫功能受抑制的患者,白细胞数不一定增多,甚至反而下降。白细胞数增多常伴有核左移。急性阑尾炎患者的尿液检查一般无特殊改变,但对排除类似阑尾炎症状的泌尿系统疾病,如输尿管结石,常规检查尿液仍有必要。

四、诊断

多数急性阑尾炎的诊断以转移性右下腹痛或右下腹痛、阑尾部位压痛和白细胞升高三者为决定性依据。典型的急性阑尾炎(约占80%)均有上述症状、体征,易于据此作出诊断。对于临床表现不典型的患者,尚需考虑借助其他一些诊断手段,以做进一步肯定。

五、鉴别诊断

典型的急性阑尾炎一般诊断并不困难,但在另一部分病例,由于临床表现并不典型,诊断相当困难,有时甚至诊断错误,以致采用错误的治疗方法或延误治疗,产生严重并发症,甚至死亡。要与急性阑尾炎相鉴别的疾病很多,常见的为以下 3 类。

(一)内科疾病

临床上,不少内科疾病具有急腹症的临床表现,常被误诊为急性阑尾炎而施行不必要的手术探查,将无病变的阑尾切除,甚至危及患者生命,故诊断时必须慎重。常见的需要与急性阑尾炎鉴别的内科疾病有以下几种。

1.急性胃肠炎

一般急性胃肠炎患者发病前常有饮食不慎或食物不洁史。症状虽亦以腹痛、呕吐、腹泻三者为主,但通常以呕吐或腹泻较为突出,有时在腹痛之前即已有吐泻。急性阑尾炎患者即使有吐泻,一般也不严重,且多发生在腹痛以后。

急性胃肠炎的腹痛有时虽很剧烈,但其范围较广,部位较不固定,更无转移至右下腹的特点。

2.急性肠系膜淋巴结炎

本病多见于儿童,往往发生于上呼吸道感染之后。患者过去大多有同样腹痛史,且常在上呼吸道感染后发作。起病初期于腹痛开始前后往往即有高热,此与一般急性阑尾炎不同;腹痛初起时即位于右下腹,而无急性阑尾炎之典型腹痛转移史。其腹部触痛的范围亦较急性阑尾炎为广,部位亦较阑尾的位置高,并较靠近内侧。腹壁强直不甚明显,反跳痛亦不显著。Rovsing 征和肛门指检都是阴性。

3.Meckel 憩室炎

Meckel 憩室炎往往无转移性腹痛,局部压痛点也在阑尾点之内侧,多见于儿童,由于 1/3Meckel憩室中有胃黏膜存在,患者可有黑便史。Meckel 憩室炎穿孔时成为外科疾病。临床上如诊断为急性阑尾炎而手术中发现阑尾正常者,应即检查末段回肠至少 100 cm,以视有无 Meckel 憩室炎,免致遗漏而造成严重后果。

4.局限性回肠炎

典型局限性回肠炎不难与急性阑尾炎相区别。但不典型急性发作时,右下腹痛、压痛及白细胞升高与急性阑尾炎相似,必须通过细致临床观察,发现局限性回肠炎所致的部分肠梗阻的症状与体征(如阵发绞痛和可触及条状肿胀肠襻),方能鉴别。

5.心胸疾病

如右侧胸膜炎、右下肺炎和心包炎等均可有反射性右侧腹痛,甚至右侧腹肌反射性紧张等,但这些疾病以呼吸、循环系统功能改变为主,一般没有典型急性阑尾炎的转移性右下腹痛和压痛。

6.其他

如过敏性紫癜、铅中毒等,均可有腹痛,但腹软无压痛。详细的病史、体检和辅助检查可予以鉴别。

(二)外科疾病

1.胃十二指肠溃疡急性穿孔

本病为常见急腹症,发病突然,临床表现可与急性阑尾炎相似。溃疡病穿孔患者多数有慢性溃疡史,穿孔大多发生在溃疡病的急性发作期。溃疡穿孔所引起的腹痛,虽亦起于上腹部并可累及右下腹,但一般均迅速累及全腹,不像急性阑尾炎有局限于右下腹的趋势。腹痛发作极为突然,程度也颇剧烈,常可引致患者休克。体检时右下腹虽也有明显压痛,但上腹部溃疡穿孔部位一般仍为压痛最显著地方;腹肌的强直现象也特别显著,常呈"板样"强直。腹内因有游离气体存在,肝浊音界多有缩小或消失现象;X 线透视如能确定膈下有积气,有助于诊断。

2.急性胆囊炎

总体上急性胆囊炎的症状与体征均以右上腹为主,常可扪及肿大和有压痛的胆囊,Murphy 征阳性,辅以 B 超不难鉴别。

3.右侧输尿管结石

本病有时表现与阑尾炎相似。但输尿管结石以腰部酸痛或绞痛为主,可有向会阴部放射痛,右肾区叩击痛(＋),肉眼或镜检尿液有大量红细胞,B 超检查和肾、输尿管、膀胱 X 线片(KUB)可确诊。

(三)妇科疾病

1.右侧异位妊娠破裂

右侧异位妊娠破裂是育龄妇女最易与急性阑尾炎相混淆的疾病,尤其是未婚怀孕女性,诊断时更要细致。异位妊娠患者常有月经过期或近期不规则史,在腹痛发生以前,可有阴道不规则的出血史。其腹痛之发作极为突然,开始即在下腹部,并常伴有会阴部垂痛感觉。全身无炎症反应,但有不同程度的出血性休克症状。妇科检查常能发现阴道内有血液,子宫颈柔软而有明显触痛,一侧附件有肿大且具压痛;如阴道后穹隆或腹腔穿刺抽出新鲜不凝固血液,同时妊娠试验阳性可以确诊。

2.右侧卵巢囊肿扭转

本病可突然出现右下腹痛,囊肿绞窄坏死可刺激腹膜而致局部压痛,与急性阑尾炎相似。但急性扭转时疼痛剧烈而突然,坏死囊肿引起的局部压痛位置偏低,有时可扪到肿大的囊肿,都与阑尾炎不同,妇科双合诊或 B 超检查等可明确诊断。

3.其他

如急性盆腔炎、右侧附件炎、右侧卵巢滤泡或黄体破裂等,可通过病史、月经史、妇科检查、B 超检查、后穹隆或腹腔穿刺等作出正确诊断。

六、治疗

手术切除是治疗急性阑尾炎的主要方法,但阑尾炎症的病理变化比较复杂,非手术治疗仍有其价值。

(一)非手术治疗

1.适应证

(1)患者一般情况差或因客观条件不允许,如合并严重心、肺功能障碍时,也可先行非手术治疗,但应密切观察病情变化。

(2)急性单纯性阑尾炎早期,药物治疗多有效,其炎症可吸收消退,阑尾能恢复正常,也可不再复发。

(3)当急性阑尾炎已被延误诊断超过 48 小时,病变局限,已形成炎性肿块,也应采用非手术治疗,待炎症消退,肿块吸收后,再考虑择期切除阑尾。当炎性肿块转成脓肿时,应先行脓肿切开引流,以后再进行择期阑尾切除术。

(4)急性阑尾炎诊断尚未明确,临床观察期间可采用非手术治疗。

2.方法

非手术治疗的内容和方法有卧床、禁食、静脉补充水、电解质和热量,同时应用有效抗生素及对症处理(如镇静、止痛、止吐等)。

(二)手术治疗

绝大多数急性阑尾炎诊断明确后均应采用手术治疗,以去除病灶、促进患者迅速恢复。但是急性阑尾炎的病理变化和患者条件常有不同,因此也要根据具体情况,对不同时期、不同阶段的患者采用不同的手术方式分别处理。

七、急救护理

(一)护理目标

(1)患者焦虑情绪明显好转配合治疗及护理。

(2)患者主诉疼痛明显缓解或消失。

(3)术后未发生相关并发症或并发症发生后能得到及时治疗与处理。

(二)护理措施

1.非手术治疗

(1)体位:取半卧位休息,以减轻疼痛。

(2)饮食:轻者可进流质,重症应禁食以减少肠蠕动,利于炎症局限。

(3)加强病情观察:定时测量生命体征,密切观察患者的腹部症状和体征,尤其注意腹痛的变化;观察期间禁用镇静止痛剂,如吗啡等,以免掩盖病情。

(4)避免增加肠内压力:禁服泻药及灌肠,以免肠蠕动加快,增高肠内压力,导致阑尾穿孔或炎症扩散。

(5)使用有效的抗生素控制感染。

(6)心理护理:耐心做好患者及家属的解释工作,减轻其焦虑和紧张情绪;向患者和家属介绍疾病相关知识,使之积极配合治疗和护理。

2.术后护理

(1)体位:患者全麻术后清醒或硬膜外麻醉平卧6小时后,血压平稳,采用半卧位,以减少腹壁张力,减轻切口疼痛,有利于呼吸和引流。

(2)饮食护理:患者术后禁食,禁食期间给予静脉补液。待肛门排气,肠蠕动恢复后,进流质饮食,逐渐向半流质和普食过渡。

(3)合理使用抗生素:术后遵医嘱及时正确使用抗生素,控制感染,防止并发症发生。

(4)早期活动:鼓励患者术后在床上活动,待麻醉反应消失后可起床活动,以促进肠蠕动恢复,防止肠粘连,增进血液循环,促进伤口愈合。

(5)切口的护理:①及时更换污染敷料,保持切口清洁、干燥。②密切观察切口愈合情况,及时发现出血及感染征象。

(6)引流管的护理:①妥善固定引流管和引流袋,防止引流管折叠、受压或牵拉而脱出,并减少牵拉引起的疼痛。②保持引流通畅,经常从近端至远端挤压引流管,防止血块或脓液堵塞。如发现引流液突然减少,应检查引流管有无脱落和堵塞。③观察并记录引流液的颜色、性状及量,准确记录24小时的引流量。当引流液量逐渐减少、颜色逐渐变淡至浆液性,患者体温及血常规正常,可考虑拔管。④每周更换引流袋2～3次。更换引流袋和敷料时,严格执行无菌操作,防止污染和避免引起逆行感染。

(7)术后并发症的观察及护理。①切口感染:是阑尾切除术后最常见的并发症,多见于化脓性或穿孔性阑尾炎。切口感染可通过术中有效保护切口、彻底止血、消灭无效腔等措施得到预防。一般临床表现为术后 2～3 天体温升高,切口处出现红、肿、痛。治疗原则:先试穿刺抽脓液,一经确诊立即充分敞开引流。排出脓液,放置引流,定期换药,短期内可愈合。②粘连性肠梗阻:与局部炎性渗出、手术损伤和术后长期卧床等因素有关。早期手术、术后早期下床活动可以有效预防该并发症,完全性肠梗阻者应手术治疗。③腹腔内出血:常发生在术后24～48 小时,多因阑尾系膜结扎线松脱或止血不彻底而引起。临床表现为腹痛、腹胀和失血性休克等。一旦发生出血,应立即输血、补液,紧急手术止血。④腹腔感染或脓肿:多发生于化脓性或坏疽性阑尾炎术后,尤其阑尾穿孔伴腹膜炎的患者。患者表现为体温升高,腹痛、腹胀、腹部压痛及全身中毒症状。按腹膜炎治疗和护理原则处理。⑤阑尾残株炎:阑尾残端保留过长超过 1 cm 时,术后残株易复发炎症,仍表现为阑尾炎的症状。X 线钡剂检查可明确诊断。症状较重者,应手术切除阑尾残株。⑥粪瘘:很少见。残端结扎线脱落、盲肠原有结核或肿瘤等病变、手术时误伤盲肠等因素均是发生粪瘘的原因。临床表现类似阑尾周围脓肿,经非手术治疗后,粪瘘多可自行闭合。少数需手术治疗。

(三)健康教育

(1)术前向患者解释禁食的目的和意义,指导患者采取正确的卧位。

(2)指导患者术后早期下床活动,促进肠蠕动恢复,避免肠粘连。

(3)术后鼓励患者进食营养丰富的食物,以利于伤口愈合。

(4)出院指导:若出现腹痛、腹胀等症状,应及时就诊。

(李　征)

第十七节　急性化脓性腹膜炎

一、疾病概述

(一)概念

腹膜炎是发生于腹腔脏腹膜和壁腹膜的炎症,可由细菌感染、化学性(胃液、胆汁、血液)或物理性损伤等引起。急性化脓性腹膜炎是指由化脓性细菌包括需氧菌和厌氧菌或两者混合引起的腹膜急性炎症,累及整个腹腔时称为急性弥漫性腹膜炎。按发病机制分为原发性腹膜炎和继发性腹膜炎。原发性腹膜炎,又称为自发性腹膜炎,腹腔内无原发性病灶,致病菌多为溶血性链球菌、肺炎双球菌或大肠埃希菌。继发性腹膜炎多由于腹腔内空腔脏器穿孔、破裂,或腹腔内脏器缺血、炎症扩散引起。临床所称急性腹膜炎多指继发性的化脓性腹膜炎,是一种常见的外科急腹症。

(二)相关病理生理

腹膜受到刺激后立即发生充血、水肿等炎症反应,随后大量浆液渗出,可以稀释腹腔内的毒素。并逐渐出现大量中性粒细胞和吞噬细胞,可吞噬细菌及微细颗粒,加上坏死组织、细菌和凝固的纤维蛋白,使渗出液变为浑浊而成为脓液。大肠埃希菌感染的脓液呈黄绿色、稠厚,并有粪臭味,在诊断上有着重要意义。

腹膜炎的转归取决于患者全身和腹膜局部的防御能力和污染细菌的性质、数量和时间。当患者身体抵抗力较弱,细菌数量多,毒力强时,炎症趋于恶化。这时细菌及其内毒素刺激机体的防御系统,激活多种炎性介质后,可导致全身炎症反应;毒素吸收可导致感染性休克;腹膜严重充血水肿并渗出大量液体后可引起水、电解质紊乱、蛋白丢失和贫血;腹腔内脏器浸泡在脓液中,肠管扩张、麻痹,膈肌上抬影响心肺功能加重休克。当患者年轻体壮,抗病能力强时可使病菌毒力减弱,使炎症局限和消散。当腹膜炎治愈后,腹腔内多有不同程度的粘连,部分肠管粘连扭曲可造成粘连性肠梗阻。

(三)病因与诱因

原发性腹膜炎多由血行播散、上行性感染、直接扩散、透壁性感染引起。

继发性腹膜炎多由腹内脏器穿孔、炎症、损伤、破裂或手术污染引起的。其主要的原因是急性阑尾炎,其次是胃、十二指肠溃疡穿孔。病原菌以大肠埃希菌最多见,其次为厌氧类杆菌、肠球菌、链球菌、变形杆菌等,一般多为细菌性混合感染,毒性强。

临床表现:早期表现为腹膜刺激症状,如腹痛、压痛、腹肌紧张和反跳痛等;后期由于感染和毒素吸收,主要表现为全身感染中毒症状。

(1)腹痛是最主要的症状,其程度随炎症的程度而异,但一般都很剧烈,不能忍受,且呈持续性。深呼吸、咳嗽、转动身体时都可加剧疼痛,故患者不愿意变动体位。疼痛多自原发灶开始,炎症扩散后蔓延及全腹,但仍以原发病变部位较为显著。

(2)恶心、呕吐等消化道症状为早期出现的常见症状。开始时腹膜受刺激引起反射性的恶心、呕吐,呕吐物为胃内容物;后期出现麻痹性肠梗阻时,呕吐物转为黄绿色内含胆汁液,甚至为棕褐色粪样肠内容物。由于呕吐频繁,可呈现严重脱水和电解质紊乱。

(3)发热:开始时体温可以正常,之后逐渐升高。老年衰弱的患者,体温不一定随病情加重而升高。脉搏通常随体温的升高而加快。如果脉搏增快而体温反而下降,多为病情恶化的征象,必须及早采取有效措施。

(4)感染中毒症状:当腹膜炎进入严重阶段时,常出现高热、大汗、口干、脉快、呼吸浅促等全身中毒表现。后期由于大量毒素吸收,患者则表现为表情淡漠、面容憔悴、眼窝凹陷、口唇发绀、肢体冰冷、舌黄干裂、皮肤干燥、呼吸急促、脉搏细速、体温剧升或下降、血压下降、休克、酸中毒。若病情继续恶化,终因肝肾功能衰弱及呼吸循环衰竭而死亡。

(5)腹部体征:腹式呼吸减弱或消失,并伴有明显腹胀。腹胀加重常是判断病情发展的一个重要标志。肌紧张、压痛、反跳痛是腹膜炎的重要体征,始终存在,通常是遍及全腹而以原发病灶部位最为显著。腹肌紧张程度则随病因和患者全身状况的不同而有轻重不一。腹部叩诊可因胃肠胀气而呈鼓音。胃肠道穿孔时,叩诊时常发现心肝浊音界缩小或消失。腹腔内积液过多时,可以叩出移动性浊音。听诊常发现肠鸣音减弱或消失。直肠指诊时,如直肠前窝饱满及触痛,则表示有盆腔感染存在。

(四)辅助检查

1.实验室检查

血常规检查提示白细胞计数和中性粒细胞比例增多,或有中毒颗粒。病情危重或机体反应能力低下者,白细胞计数可不升高。

2.X 线检查

腹部立卧位平片可见小肠普遍胀气,并有多个小液平面的肠麻痹征象;胃肠穿孔时多数可见膈下游离气体。

3.B 超检查

B 超检查可显示腹内有积液。

4.诊断性腹腔穿刺或腹腔灌洗

根据叩诊或 B 超定位穿刺,根据穿刺液性状、气味、浑浊度、涂片镜检、细菌培养及淀粉酶测定等可判断病因。如胃、十二指肠溃疡穿孔时穿刺液呈黄色、混浊、无臭味,有时可抽出食物残渣;急性重症胰腺炎时抽出液为血性,胰淀粉酶含量高。如果腹腔穿刺抽出不凝固血液,说明有腹腔内实质脏器损伤。腹腔内液体少于100 mL时,腹腔穿刺往往抽不出液体,注入一定量的生理盐水后再行抽液检查。

(五)治疗原则

积极消除原发病因,改善全身状况,促进腹腔炎症局限、吸收或通过引流使炎症消除。

1.非手术治疗

对于病情较轻或病情已经超过 24 小时,且腹部体征已经减轻;原发性腹膜炎;伴有严重心肺等脏器疾病不能耐受手术者;伴有休克、严重营养不良、电解质紊乱等需术前纠正可采取非手术治疗。主要措施包括半卧位、禁食、持续胃肠减压、输液、输血、应用抗生素、镇静、给氧等治疗措施。

2.手术治疗

手术治疗适应证:①腹腔内原发病灶严重者,如腹内脏器损伤破裂、绞窄性肠梗阻、炎症引起肠坏死、肠穿孔、胆囊坏疽穿孔、术后胃肠吻合口瘘所致腹膜炎。②弥散性腹膜炎较重而无局限趋势者。③患者一般情况差,腹水多,肠麻痹重,或中毒症状明显,尤其是有休克者。④经非手术治疗 6～8 小时(一般不超过 12 小时),如腹膜炎症状与体征均不见缓解,或反而加重者。⑤原发病必须手术解决的,如阑尾炎穿孔、胃十二指肠穿孔等。

具体措施包括处理原发病因、清理腹腔、充分引流。

二、护理评估

(一)一般评估

1.生命体征

每 15～30 分钟测定 1 次呼吸、脉率和血压。

2.患者主诉

腹痛发生的时间、部位、性质、程度、范围及伴随症状。如有呕吐,了解呕吐物性状。了解患者健康史,包括了解患者年龄、性别、职业等一般资料;了解既往病史,有无胃十二指肠溃疡或阑尾炎、胆囊炎发作史;有无腹部手术、外伤史;近期有无呼吸系统、泌尿系统感染病史或营养不良等其他导致抵抗力下降的情况。

(二)身体评估

1.腹部情况

腹式呼吸是否减弱或消失；有无腹部压痛、反跳痛、腹肌紧张及其部位、程度、范围；有无肝浊音界缩小或消失，或移动性浊音；肠鸣音是否减弱或消失；直肠指诊时，如直肠前窝饱满及触痛，则表示有盆腔感染存在。

2.全身情况

患者精神状态、生命体征是否稳定、饮食活动情况；有无寒战、高热、呼吸浅快、面色苍白等感染性中毒表现；有无水、电解质、酸碱失衡表现；有无口干、肢端发冷、血压下降、神志恍惚等休克表现。

(三)心理-社会评估

了解患者及家属的心理反应和心理承受能力，有无焦虑、恐惧表现。及对本病的认识程度、治疗合作情况；家属态度，家庭经济及社会支持情况。

(四)辅助检查阳性结果评估

(1)实验室检查血常规检查提示白细胞计数和中性粒细胞比例增多，或有中毒颗粒。病情危重或机体反应能力低下者，白细胞计数可不升高。

(2)X线检查小肠普遍胀气，并有多个小液平面的肠麻痹征象；胃肠穿孔时多数可见膈下游离气体。

(3)B超检查可显示腹内有积液，有助于原发病的诊断。

(4)诊断性腹腔穿刺或腹腔灌洗腹腔穿刺可判断原发病变，明确病因。如胃、十二指肠溃疡穿孔时穿刺液呈黄色、浑浊、无臭味，有时可抽出食物残渣；急性重症胰腺炎时抽出液为血性，胰淀粉酶含量高。如果腹腔穿刺抽出不凝固血液，说明有腹腔内实质脏器损伤。腹腔内液体少于100 mL时，腹腔穿刺往往抽不出液体，注入一定量的生理盐水后再行抽液检查。

(五)治疗效果评估

1.非手术治疗评估要点

患者主诉腹痛及恶心、呕吐情况是否好转；腹部压痛、反跳痛是否好转；生命体征是否平稳且趋于正常；水、电解质失衡是否纠正；患者精神状况是否好转。

2.手术治疗评估要点

麻醉方式、手术类型，腹腔引流管放置的位置，引流的情况，切口愈合的情况。

三、主要护理诊断(问题)

(一)腹痛、腹胀

腹痛、腹胀与腹壁膜受炎症刺激有关。

(二)体温过高

体温过高与腹膜炎毒素吸收有关。

(三)体液不足

体液不足与腹腔内大量渗出、高热或体液丢失过多有关。

(四)焦虑、恐惧

焦虑、恐惧与病情严重、躯体不适、担心术后康复及预后有关。

（五）潜在并发症

腹腔脓肿、切口感染。

四、主要护理措施

（一）休息

休克患者采取平卧位，或头、躯干、下肢抬高 20°，尽量减少搬动，以减轻疼痛。全麻术后头偏一侧，平卧位 6 小时，待清醒后改为半坐卧位。半坐卧位可促进腹腔内渗出液流向盆腔，有利于局限炎症和引流；可促使腹内器官下移，减轻对呼吸和循环的影响；也减轻因腹肌紧张引起的腹胀等不适。鼓励患者进行脚背、脚趾的勾、绷活动，或自下而上按摩下肢以预防下肢静脉血栓形成。

（二）饮食

胃肠穿孔患者必须禁食，并留置胃管持续胃肠减压，以抽出胃肠道内容物和积液、积气，减少消化道内容物继续流入腹腔，改善胃壁血运，利于炎症的局限和吸收，促进胃肠道恢复蠕动。手术后等肠功能恢复后才可以从流质开始逐步过渡到半流质-软食-普食，而且宜循序渐进、少量多餐，可进食富含蛋白、热量和维生素的饮食，以促进机体康复和伤口愈合。

（三）用药护理

用药护理主要为维持体液平衡和有效循环血量，保持生命体征稳定；控制感染和营养支持治疗。迅速建立静脉输液通道，遵医嘱补充液体及电解质，病情严重者，必要时输入血浆或全血等以纠正低蛋白血症和贫血，根据情况使用激素，减轻中毒症状，或使用血管活性药，以维持生命体征稳定。根据患者丢失的液体量和生理需要量计算总补液量，安排好各类液体的输注顺序，并根据患者临床表现和补液监测指标及时调整输液的成分和速度。遵医嘱合理应用抗生素，根据细菌培养及药敏结果合理选择抗生素；急性腹膜炎患者的代谢率约为正常人的 140%，分解代谢增强，因此在补充热量的同时应该补充蛋白、氨基酸等。对于长期不能进食的患者应尽早实施肠外营养支持，提高机体防御和修复能力。

（四）心理护理

做好患者及家属的沟通解释工作，稳定其情绪，减轻焦虑、恐惧；鼓励帮助患者面对和接受疾病带来的变化，尽快适应患者角色，增强战胜疾病的信心和勇气。

（五）健康教育

根据患者需要介绍有关腹膜炎的基本知识，以及检查、治疗、手术、康复等方面的知识，如禁食、胃肠减压、半卧位的重要性，制订合理的健康教育计划，提高其认识和配合治疗。

五、护理效果评估

（1）患者体温、脉搏、血压、呼吸等生命体征是否稳定。
（2）患者体液、电解质是否平衡，有无脱水、休克表现。
（3）患者腹痛、腹胀有无减轻或缓解，炎症是否得到控制。
（4）患者情绪是否稳定，焦虑程度有无减轻，是否配合治疗和护理。
（5）患者是否掌握了腹膜炎的相关知识。
（6）患者未发生腹腔脓肿或切口感染，或如果发生能够得到积极有效的处理。

（李桂花）

第七章 妇科护理

第一节 子宫内膜异位症

子宫内膜异位症是指具有生长功能的子宫内膜生长在子宫腔内壁以外引起的症状和体征。异位的子宫内膜绝大多数局限在盆腔内的生殖器官和邻近器官的腹膜面,故临床上称为盆腔子宫内膜异位症。当子宫内膜生长在子宫肌层内称子宫腺肌病,部分患者两者可合并存在。

子宫内膜异位症的发病率近年来明显增高,是目前常见的妇科病之一。多见于 30~40 岁的妇女。本病为良性病变,但有远距离转移和种植能力。初潮前无发病者,绝经后异位的子宫内膜组织可逐渐萎缩吸收,妊娠或使用性激素抑制卵巢功能可暂时阻止本病的发展,因此,子宫内膜的发病与卵巢的周期性变化有关。也发生周期性出血,引起周围组织纤维化、粘连,病变局部形成紫蓝色硬结或包块。卵巢的子宫内膜异位症最为常见,卵巢内的异位内膜因反复出血而形成多个囊肿,但以单个多见,故又称为卵巢子宫内膜异位囊肿。囊肿内含暗褐色黏稠的陈旧血,状似巧克力液体,故又称为卵巢巧克力囊肿。

一、护理评估

(一)病史

1.月经史

初潮年龄,月经周期、经期、经量是否正常,有无痛经或其他伴随症状。痛经的性质,是否为进行性加重。

2.婚育史

结婚年龄,婚次,夫妻性生活情况,有无经期性交,生育情况,足月产、早产、流产次数,现有子女数等。

3.既往病史

有无先天性生殖道畸形、子宫手术或经期盆腔检查等情况。

(二)身心状态

1.身体状态

(1)痛经:痛经是子宫内膜异位症的典型症状,其特点为继发性和进行性加重。疼痛多位于下腹部和腰骶部,可放射至阴道、会阴、肛门或大腿,常于月经来潮前1～2天开始,经期第一天最为剧烈,以后逐渐减轻,至月经干净时消失。

(2)月经失调:部分患者有经量增多和经期延长,少数出现经前期点滴出血。月经失调可能与卵巢无排卵、黄体功能不足等有关。

(3)性交痛:由于异位的内膜出现在子宫直肠陷凹或病变导致子宫后倾固定,性交时子宫颈受到碰撞及子宫收缩和向上提升,可引起疼痛。

(4)不孕:占40%左右,其不孕的原因可能与盆腔内器官和组织广泛粘连和输卵管的蠕动减弱,影响卵子的排出、摄取和受精卵的运行有关。

2.心理状态

由于疼痛、不孕造成患者顾虑重重,心理压力大,需要手术的患者会有紧张、恐惧等心理问题。

(三)诊断性检查

1.妇科检查

典型者子宫后倾固定,盆腔检查可扪及盆腔内有触痛性结节或子宫旁有不活动的囊性包块。

2.辅助检查

(1)B超检查:可确定卵巢子宫内膜异位囊肿的位置、大小和形状。

(2)腹腔镜检查:可发现盆腔内器官或子宫直肠陷凹、子宫骶骨韧带等处有紫蓝色结节。

二、护理诊断

(一)焦虑

焦虑与不孕和需要手术有关。

(二)知识缺乏

知识缺乏与缺乏自我照顾及与手术相关的知识有关。

(三)舒适改变

舒适改变与痛经及手术后伤口有关。

三、护理目标

(1)患者能正确认识疾病的性质及发生原因,解除紧张、恐惧的心理,坚定治疗信心。

(2)患者自觉疼痛症状缓解。

四、护理措施

(1)心理护理:许多年轻患者因顽固的痛经、不孕等情况而焦虑。护理人员应多关心和理解患者,说明该病只要坚持用药或采取必要的手术便可改善症状,鼓励患者树立信心,积极配合治疗,对尚未生育的患者应给予指导和帮助,促使其尽早受孕。

(2)做好卫生宣传教育工作,防止经血逆流,如有先天性生殖道畸形或后天性炎性阴道狭窄、宫颈粘连等应及时手术。凡进入宫腔内的经腹手术,应保护腹壁切口和子宫切口,防止子宫内膜种植到腹壁切口或子宫切口。经期应避免盆腔检查和性交。

(3)使用激素治疗患者,应介绍服药的注意事项及用后可能出现的反应(恶心、食欲缺乏、闭经、乏力或体重增加等),使其解除思想顾虑,提高治疗效果。

（4）用药期间注意有无卵巢子宫内膜异位囊肿破裂的征象，如出现急性腹痛应及时通知医师，并做好剖腹探查的各项准备。

（5）对需要手术者应按腹部手术做好术前准备和术后护理。

（6）出院健康教育，加强患者对病程及治疗的认识，指导伤口处理和康复教育，术后6周避免盆浴和性生活，6周后来院复查。

五、评价

（1）患者无焦虑的表现并对治疗充满信心。

（2）患者能按时服药并了解药物的反应。

（3）自觉症状缓解和消失。

（齐丽丽）

第二节　子宫腺肌病

子宫腺肌病是指当子宫内膜腺体和间质侵入子宫肌层时，形成弥漫或局限性的病变，是妇科常见病。多发生于30～50岁经产妇；约15%患者同时合并子宫内膜异位症；约50%患者合并子宫肌瘤；临床病理切片检查，发现10%～47%子宫肌层中有子宫内膜组织，但35%无临床症状。

多次妊娠及分娩、人工流产、慢性子宫内膜炎等造成子宫内膜基底层损伤，子宫内膜自基底层侵入子宫肌层内生长，可能是主要原因。此外，由于内膜基底层缺乏黏膜下层的保护，在解剖机构上子宫内膜易于侵入肌层。腺肌病常合并子宫肌瘤和子宫内膜增生，提示高水平雌孕激素刺激，也可能是促进内膜向肌层生长的原因之一。

应视患者症状、年龄、生育要求而定。药物治疗，适用于症状较轻，有生育要求和接近绝经期的患者；年轻或希望生育的子宫腺肌瘤患者，可试行病灶挖除术；症状严重、无生育要求或药物治疗无效者，应行全子宫切除术。

一、护理评估

（一）健康史

了解患者年龄、婚姻、月经史、婚育史、生育史、出现典型症状的情况及对患者身心的影响，了解患者既往患病史。子宫腺肌病多发生于生育年龄的经产妇，常合并内异症和子宫肌瘤，有多次妊娠及分娩或过度刮宫史。生殖道阻塞，如单角子宫、宫颈阴道不通畅患者等常同时合并腺肌病。

（二）生理状况

1.症状

询问患者是否有经量过多、经期延长和逐渐加重的进行性痛经。

2.体征

妇科检查时子宫均匀性增大或局限性隆起、质硬且有压痛。

3.辅助检查

阴道 B 超提示子宫增大,肌层中不规则回声增强;盆腔 MRI 可协助诊断;宫腔镜下取子宫肌肉活检,可确诊。

(三)高危因素

1.年龄

40 岁以上的经产妇。

2.子宫损伤

多次妊娠、人工流产、慢性子宫内膜炎等造成子宫内膜基底层损伤。

3.先天不足

生殖道阻塞,如单角子宫、宫颈阴道不通、有子宫无阴道的先天畸形等。

4.卵巢功能失调

高水平雌孕激素刺激者,如子宫肌瘤、子宫内膜增生患者。

(四)心理-社会因素

了解患者对疾病的认知,是否存在焦虑、恐惧等表现;了解患者家庭关系,是否因不孕或继发不孕影响夫妻、家庭关系;了解患者的经济水平等。

二、护理诊断

(一)焦虑

焦虑与月经改变和痛经有关。

(二)知识缺乏

知识缺乏与缺乏自我照顾及与手术相关的知识有关。

(三)舒适改变

舒适改变与痛经有关。

三、护理目标

(1)患者能正确认识疾病的性质及发生原因,解除紧张、恐惧的心理,坚定治疗信心。

(2)患者自觉疼痛症状缓解。

四、护理措施

(一)症状护理

1.月经改变

经量增多者,指导患者使用透气棉质卫生巾,保留卫生巾称重,以评估月经量;经期延长者,早晚用温开水清洗外阴各 1 次,以防逆行感染。若合并贫血,需指导患者遵医嘱服用药物,观察贫血的改善情况。

2.痛经

询问患者疼痛部位、性质、疼痛开始时间及持续时间。疼痛轻者,指导患者腹部热敷、卧床休息;疼痛重者,遵医嘱给予前列腺素合成酶抑制剂。

(二)用药护理

1.口服避孕药

其适用于轻度内异症患者,常用低剂量高效孕激素和炔雌醇复合制剂,用法为每天 1 片,连续用 6~9 个月,护士需观察药物疗效,观察有无恶心、呕吐等不良反应。

2.促性腺激素释放激素激动剂

常用药物:亮丙瑞林 3.75 mg,月经第 1 天皮下注射后,每隔28 天注射 1 次,共 3~6 次。需观察有无潮热、阴道干燥、性欲减退和骨质丢失等不良反应,停药后可消失。连续用药 3 个月以上者,需添加小剂量雌激素和孕激素,以防止骨质丢失。

3.左炔诺孕酮宫内节育器(LNG-ZUS)

治疗初期部分患者会出现淋漓出血、下移甚至脱落等,需加强随访。

(三)手术护理

1.保守手术

如小病灶挖除术或子宫肌壁楔形切除术,可明显减轻症状并增加妊娠概率。指导其术后 6 个月受孕。

2.子宫切除术

年轻或未绝经的患者可保留卵巢;绝经后或合并严重子宫内膜异位症者,可行双卵巢切除术。

(四)心理护理

(1)痛经、月经改变及贫血者影响生活质量,患者焦虑烦躁,向患者说明月经时轻度疼痛不适是生理反应,给予舒缓的音乐、舒适的环境,保证足够的休息和睡眠,患者及家属、护士共同制订规律而适度的锻炼计划,家属督促患者适度锻炼,可缓解患者的心理压力。

(2)手术患者担心预后和性生活,说明子宫切除术后症状可基本消失,生活质量会得到改善。此外,子宫是月经来潮和孕育胎儿的器官,切除子宫不会男性化,增加对治疗的信心。

(五)健康指导

(1)指导患者随访:手术患者出院后 3 个月到门诊复查,了解术后康复情况。

(2)保守手术和子宫切除患者,术后休息 1~3 个月,3 个月之内避免性生活及阴道冲洗,避免提举重物,防止正在愈合的腹部肌肉用力,并应逐渐加强腹部肌肉的力量。未经医护人员许可避免从事可增加盆腔充血的活动,如跳舞、久站等。

(3)有生殖道阻塞疾病时,嘱患者积极治疗,实施整形手术。

(4)对实施保守手术治疗的患者,指导其术后 6 个月受孕。

(5)注意高危因素与妇科疾病的相关性,定期做好妇科病普查。

五、评估

(1)医务人员避免过度刮宫,减少内膜碎片进入肌层的机会。

(2)药物治疗过程中如出现严重的绝经期症状,可酌情反向添加治疗提高雌激素水平,降低相关血管症状和骨质疏松的发生,也可提高患者的顺应性。

（齐丽丽）

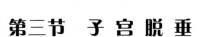

第三节 子宫脱垂

子宫脱垂是指子宫从正常位置沿阴道下降,子宫颈外口达到坐骨棘水平以下,甚至子宫部分或全部脱出阴道口外,常伴有阴道前后壁膨出。

一、护理评估

(一)健康史

1.病因与发病机制

(1)分娩损伤:分娩损伤是最主要的原因。在分娩过程中,产妇过早屏气,第二产程延长或经阴道手术助产,盆底肌肉、筋膜及子宫韧带过度伸展,甚至撕裂,分娩后未及时修补或修补不佳。产褥期产妇过早体力劳动,过高的腹压会压迫子宫向下移位发生脱垂。

(2)长期腹压增加:如长期慢性咳嗽、习惯性便秘、久站、久蹲等使腹内压增高,迫使子宫向下移位,导致脱出,产褥期腹压增加更容易导致子宫脱垂。

(3)盆底组织发育不良或退行性变:子宫脱垂偶见于未产妇女,主要为先天性盆底组织发育不良所致。老年妇女盆底组织萎缩退化或支持组织削弱,也可发生子宫脱垂。

2.病史评估

了解患者分娩史,评估其有无第二产程延长、阴道助产等难产史,产后恢复情况;了解患者有无慢性病病史,如长期慢性咳嗽等;是否存在先天性盆底组织发育不良。

(二)身心状况

1.症状

子宫脱垂轻度时(Ⅰ度)可无自觉症状,加重后(Ⅱ、Ⅲ度)出现以下症状:

(1)下坠感及腰背酸痛:常在久站、走路与重体力劳动时加重,卧床休息后症状减轻。

(2)肿物自阴道脱出:走路、蹲或排便等腹压增加时,阴道口有一肿物脱出。轻者平卧休息后可自行恢复,重者不能自行恢复,需用手还纳,甚至用手也难以还纳,行走不便。

(3)阴道分泌物增多:脱出的子宫及阴道壁由于反复摩擦而发生感染,有脓血性分泌物渗出。

(4)大小便异常:由于膀胱、尿道膨出,患者常伴有尿频、尿急甚至尿潴留或压力性尿失禁。直肠膨出的患者可伴有便秘和排便困难等。

2.体征

患者取膀胱截石位,根据患者向下用力屏气时子宫下降的程度,将子宫脱垂分为三度。

(1)Ⅰ度:轻型为子宫颈外口距处女膜处小于4 cm,但未达处女膜缘;重型为宫颈外口已达处女膜缘,检查时在阴道口可见子宫颈。

(2)Ⅱ度:轻型为宫颈已脱出阴道口,但宫体仍在阴道内;重型为宫颈或部分宫体脱出阴道口外。

(3)Ⅲ度:子宫颈及宫体全部脱出至阴道口外。脱出的子宫及阴道壁由于长期暴露摩擦,导致宫颈及阴道壁可见溃疡,有少量阴道出血或脓性分泌物。

3.心理-社会状况

由于长期的子宫脱垂使患者行动不便,不能从事体力劳动,使工作和生活受到影响,患者感到烦恼、痛苦;严重会影响性生活,患者常出现烦躁、焦虑、情绪低落等。

二、辅助检查

注意检查血象,注意张力性尿失禁及妇科检查情况。

三、护理诊断及合作性问题

(1)焦虑:与长期的子宫脱出影响日常生活和工作有关。

(2)舒适的改变:与子宫脱出影响行动有关。

(3)组织完整性受损:与外露子宫、阴道前后壁长期摩擦有关。

四、护理目标

(1)患者情绪稳定,能配合治疗、护理活动。

(2)患者病情缓解,舒适感增加。

(3)患者组织完整,无受损。

五、护理措施

(一)一般护理

(1)指导患者保持外阴干燥、清洁,每天用流水冲洗外阴,禁止使用刺激性强的药液。有溃疡者每天用0.02%高锰酸钾液坐浴1~2次,每次20~30分钟,勤换内衣裤。

(2)有肿块脱出者及早就医,及时回纳脱出物并教会患者正确的回纳手法,病情重不能回纳者,应卧床休息,减少下地活动次数和时间。

(3)教给患者做盆底肌肉锻炼,如做提肛运动;指导患者避免增加腹压的因素,如咳嗽、久站及久蹲等;保持大便通畅,每天进食蔬菜应保持500 g。

(4)每天为患者提供酸性果汁,可保持尿液呈酸性,不利于细菌生长;指导患者练习卧床排尿;若有肿块脱出影响排尿,指导患者排尿前先将脱出物还纳;尿潴留留置尿管者,应间歇放尿以训练膀胱功能。排尿功能恢复正常后,鼓励患者每天饮水2 000 mL以上。

(5)嘱患者加强营养,进食高蛋白、高维生素食物,增强体质。

(二)心理护理

帮助患者树立战胜疾病的信心,耐心讲解子宫脱垂的知识和预后,鼓励病友间交流沟通,促进积极因素。

(三)病情监护

观察患者有无外阴异物感,子宫脱垂的程度;注意阴道分泌物的颜色、气味、性状。

(四)治疗护理

1.治疗原则

治疗以安全、简单、有效为原则。

(1)非手术治疗:用于Ⅰ度轻型子宫脱垂,年老不能耐受手术或需要生育者。①支持疗法:注意休息,增加营养,保持大便通畅,避免重体力劳动,治疗增加腹压的疾病,加强盆底肌的锻炼。

②子宫托：子宫托是一种支持子宫和阴道壁使其维持在阴道内不脱出的工具，适用于各度子宫脱垂及阴道前后壁膨出的患者。重度子宫脱垂伴盆底肌明显萎缩及宫颈或阴道壁有炎症或有溃疡者均不宜使用，经期和妊娠期停用。

（2）手术治疗：适用于非手术治疗无效或Ⅱ度、Ⅲ度子宫脱垂者。手术方式主要包括：阴道前后壁修补术；阴道前后壁修补加主韧带缩短及宫颈部分切除术，也叫曼彻斯特（Manchester）手术；经阴道子宫全切除及阴道前后壁修补术；阴道纵隔成形术等。

2.治疗配合及特殊专科护理

（1）支持治疗的护理：教会患者做盆底肌肉锻炼增强盆底肌肉张力。做缩肛运动，用力收缩3～10秒，放松5～10秒，每次连续5～10分钟，每天3～4次，持续3个月。

（2）教会患者使用子宫托（图7-1）。①放托：患者排空直肠、膀胱，洗净双手，取半卧位或蹲位，双腿分开，一手持子宫托盘呈倾斜位进入阴道内，将托柄向内、向上旋转，直至托盘达子宫颈，向下屏气，使托盘吸附于宫颈，托柄弯曲度朝前，对正耻骨弓后面。②取托：手指捏住托柄轻轻摇晃，待负压消失后向后外方牵拉取出。③注意事项：放置子宫托之前阴道应有一定水平的雌激素作用，绝经后的妇女可用阴道雌激素霜剂，4周后再使用子宫托；经期和妊娠期停用；选择大小合适的子宫托，以放置后不脱出又无不适为宜；每晚取出洗净，次晨放入，切忌久置不取，以免过久压迫导致生殖道糜烂、溃疡甚至瘘；放托后，分别于第1、3、6个月时到医院检查1次，以后每3～6个月到医院复查。

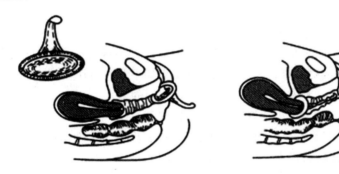

图7-1　喇叭形子宫托及放置

（3）做好术前、术后护理。术前护理同外阴、阴道手术护理。术后除按外阴、阴道手术患者的护理外，应卧床休息7～10天，留尿管10～14天。避免增加腹压，坚持肛提肌锻炼。

六、健康指导

休息3个月，3个月内禁止性生活、盆浴，半年内避免重体力劳动；术后2个月、3个月分别门诊复查；宣传产后护理保健知识，进行产后体操锻炼和盆底肌锻炼，增强体质；积极治疗便秘、慢性咳嗽等长期性疾病；实行计划生育。

七、护理评价

评价护理目标是否达到，护理措施的实施情况，健康指导是否落实到位，有无新的护理问题出现。

（齐丽丽）

第四节 葡 萄 胎

葡萄胎是因妊娠后胎盘滋养细胞增生,间质高度水肿,出现大小不一的水泡,水泡间借蒂相连成串,形如葡萄而得名,也称水泡状胎块。葡萄胎分为完全性葡萄胎和部分性葡萄胎两类,其中大多数为完全性葡萄胎。其主要病理变化:完全性葡萄胎表现为水泡状胎块占满整个子宫腔,无胎儿及其附属物。镜下见绒毛体积增大,滋养细胞增生,间质高度水肿和间质内胎源性血管消失。部分性葡萄胎表现为仅部分绒毛变为水泡,常合并胚胎组织,胎儿多已死亡。镜下见部分绒毛水肿,滋养细胞轻度增生,间质内可见有核红细胞的胎源性血管,还可见胚胎和胎膜的组织结构。

一、护理评估

(一)健康史

了解患者有无导致葡萄胎的高危因素,如妊娠年龄、社会经济地位、营养状况等。了解患者及其家族的既往疾病史,包括滋养细胞疾病史、月经史、生育史等。

(二)身体状况

1.症状

(1)停经后阴道流血:最常见症状,多在停经 8 周后出现不规则阴道流血,量多少不定,呈反复性,有时血中可发现水泡状物排出。葡萄胎反复出血如不及时治疗,可导致贫血及继发感染。

(2)妊娠呕吐:较正常妊娠发生早,症状严重而持续时间长。

(3)妊娠期高血压疾病征象:可在妊娠 20 周前出现高血压、水肿和蛋白尿且症状严重。

(4)腹痛:由葡萄胎生长迅速使子宫过度扩张所致,表现为阵发性下腹痛,一般不剧烈,能忍受。若发生黄素化囊肿扭转或破裂,可出现急腹症。

2.体征

(1)子宫异常增大、变软:大多数葡萄胎患者的子宫大于相应的停经月份的妊娠子宫,质地变软,并伴有血清 HCG 水平异常升高。

(2)卵巢黄素化囊肿:由于大量 HCG 刺激卵巢,卵泡内膜细胞发生黄素化而形成囊肿,称为卵巢黄素化囊肿。常为双侧,葡萄胎清除后 2~4 个月可自行消退。

(三)心理-社会状况

患者知情后会出现极大的情绪不安,担心疾病会恶变或对今后生育有影响,并表现出对清宫手术的恐惧和担心。

(四)辅助检查

1.人绒毛膜促性腺激素(HCG)测定

葡萄胎因滋养细胞高度增生,产生大量 HCG,患者血清、尿中的 HCG 均增高,且持续不降。如血清中的 β-HCG 在 100 kU/L 以上。

2.B 超检查

B 超检查可见子宫大于相应孕周大小的子宫,无妊娠囊或胎心搏动,子宫腔内充满不均质密集状或短条状回声,呈"落雪状",若水泡较大而形成大小不等的回声区,则呈"蜂窝状"。

(五)处理要点

1.清宫术

葡萄胎一经确诊,应及时清除子宫腔内容物。术后选取水泡小、贴近子宫壁的组织送病理检查。子宫大一次刮净有困难时,可于1周后行第二次刮宫。

2.预防性化疗

下列情况可考虑采用预防性化疗:①清宫后HCG持续不降或下降缓慢者;②子宫明显大于相应孕周大小的子宫者;③黄素化囊肿直径大于6 cm者;④年龄大于40岁者;⑤无条件随访者。常选用甲氨蝶呤、氟尿嘧啶或放线菌素-D单一药物化疗1个疗程。

3.子宫切除术

对于年龄大于40岁、无生育要求者,可行全子宫切除术,保留双侧卵巢。但子宫切除不能防止转移,不能替代化疗。手术后仍需定期随访。

二、护理问题

(一)焦虑/恐惧

焦虑/恐惧与担心疾病预后有关。

(二)有感染的危险

有感染的危险与反复阴道流血及清宫术有关。

(三)知识缺乏

知识缺乏与缺乏疾病的信息和随访的有关知识有关。

三、护理措施

(一)一般护理

保持病房内空气清新、安静舒适,告知患者卧床休息。鼓励患者进高热量、高蛋白质、高维生素、易消化的食物,以增强机体的抵抗力。

(二)病情观察

1.严密观察

阴道流血情况排出物中有无水泡样组织,并嘱患者保留会阴垫,以便准确估计出血量。

2.监测生命体征

发现患者阴道大量流血及清宫术中大出血时,应立即报告医师,并严密观察患者面色、血压、脉搏、呼吸等征象。

(三)对症护理

(1)术前应建立静脉通路,补充血容量,吸氧,备好缩宫素、抢救药品及物品。

(2)保持外阴部清洁,每天擦洗。

(3)遵医嘱使用抗生素,复查血常规。

(四)心理护理

引导患者说出心理感受,评估患者对疾病的心理承受能力、接受清宫术的心理准备及目前存在的主要心理问题。多与患者沟通,解答患者疑问,解除不必要的思想顾虑。

(五)健康指导

葡萄胎患者作为高危人群,其随访有重要意义。通过定期随访,可早期发现妊娠滋养细胞肿瘤并及时治疗。随访应包括:①HCG定量测定,葡萄胎清宫术后每周测定1次,直至降低到正常水平。随后3个月内仍每周1次,此后3个月每2周1次,然后每月检查1次持续半年,此后每半年1次,共随访2年。②在随访HCG的同时,应注意月经是否规则,有无异常阴道流血、咳嗽、咯血及其他转移灶症状,定时做妇科检查、盆腔B超检查及胸部X线检查。

葡萄胎随访期间必须严格避孕1年。首选避孕套,一般不选用宫内节育器或药物避孕,以免穿孔或混淆子宫出血的原因。

(齐丽丽)

第五节　侵蚀性葡萄胎与绒毛膜癌

侵蚀性葡萄胎是指葡萄胎组织侵入子宫肌层引起组织破坏或转移至子宫以外,是继发于葡萄胎之后,具有恶性肿瘤行为,但恶性程度不高,多发生在葡萄胎清除后6个月内。绒毛膜癌(choriocarcinoma,CC)是一种高度恶性肿瘤,可继发于正常或异常妊娠之后,早期即可通过血行转移至全身,破坏组织及器官,引起出血坏死。

侵蚀性葡萄胎病理特点为大体可见子宫肌层内有大小不等、深浅不一的水泡状组织。病灶接近子宫浆膜层时,表面可见紫蓝色结节。镜下可见侵入子宫肌层的水泡状组织的形态和葡萄胎相似,绒毛结构及滋养细胞增生和分化不良。绒毛膜癌原发于子宫,肿瘤常位于子宫肌层内,也可突向子宫腔或穿破浆膜,病灶为单个或多个,与周围组织分界清,质地软而脆,暗红色,伴出血坏死。镜下表现为滋养细胞极度不规则增生,肿瘤中不含间质和自身血管,无绒毛或水泡状结构。

一、护理评估

(一)健康史

详细询问患者月经史、生育史及避孕情况,有无妊娠史;如果是葡萄胎清宫术后患者,应详细了解第一次刮宫情况,包括刮宫时间、水泡大小、刮宫量及病理检查结果;了解葡萄胎排空后的随访情况,流产、足月产、异位妊娠后的恢复情况。

(二)身体状况

1.症状

(1)不规则阴道流血:在葡萄胎清宫术、流产或分娩后,出现持续不规则的阴道流血,量多少不定,可继发贫血。

(2)假孕症状:由于肿瘤分泌的HCG及雌、孕激素的作用,表现为乳房增大,乳头及乳晕着色,甚至有初乳样分泌,外阴、阴道、子宫颈着色,生殖道质地变软。

(3)腹痛:一般无腹痛。若病灶穿破子宫浆膜层时,可引起急性腹痛。

(4)转移灶症状:侵蚀性葡萄胎及绒毛膜癌主要转移途径是血行播散,出现肺转移、阴道转移、肝转移、脑转移。

2.体征

子宫增大,质地软,形态不规则,有时可触及两侧或一侧卵巢黄素化囊肿。如肿瘤穿破子宫导致腹腔内出血,可有腹部压痛及反跳痛。

(三)心理-社会状况

患者对疾病的预后产生无助感,恐惧化疗和手术。常因子宫切除造成生育无望而绝望,迫切希望得到其亲人的理解和帮助。

(四)辅助检查

1.血 β-HCG 测定

在葡萄胎排空后 9 周或流产、足月产、异位妊娠后 4 周持续阳性。

2.B 超检查

子宫肌层内可见无包膜的强回声团块等。

3.胸部 X 线检查

最初 X 线征象为肺纹理增粗,典型表现为棉絮状或团块状阴影。

4.MRI 检查

可发现肺、脑、肝等部位的转移病灶。

5.组织病理学检查

观察侵犯范围、有无绒毛结构,可区别葡萄胎、侵蚀性葡萄胎及绒毛膜癌(表 7-1)。

表 7-1 葡萄胎、侵蚀性葡萄胎、绒毛膜癌的鉴别

项目	葡萄胎	侵蚀性葡萄胎	绒毛膜癌
病史	无	多发生在葡萄胎清宫术后 6 个月以内	常发生在各种妊娠后 12 个月以上
绒毛结构	有	有	无
浸润深度	蜕膜层	肌层	肌层
组织坏死	无	有	有
肺转移	无	有	有
肝、脑转移	无	少	较易
HCG 测定	＋	＋	＋

(五)处理要点

以化疗为主,手术和放疗为辅。年轻未生育者尽可能不切除子宫,以保留生育能力。

如不得已切除子宫者仍可保留正常的卵巢。需手术治疗者一般主张先化疗,待病情基本控制后再行手术,对肝、脑有转移的重症患者,除以上治疗外,可加用放疗治疗。

二、护理问题

(一)有感染的危险

有感染的危险与阴道流血、化疗导致机体抵抗力降低,晚期患者长期卧床有关。

(二)预感性悲哀

预感性悲哀与担心疾病预后有关。

(三)潜在并发症

阴道转移、肺转移、脑转移。

三、护理措施

(一)一般护理

保持病室空气清新,温度适宜,定期进行病房消毒。嘱患者卧床休息,鼓励患者进高蛋白质、高维生素、易消化的饮食。

(二)病情观察

除观察患者阴道流血及腹痛情况外,还应注意有无咯血、呼吸困难等肺转移症状,以及有无头痛、呕吐、视力障碍、偏瘫等脑转移征象。发现异常情况,立即报告医师并配合抢救工作。

(三)对症护理

1.预防感染

(1)监测体温、血常规的变化,对全血细胞减少或白细胞计数减少的患者遵医嘱少量多次输新鲜血或行成分输血,并进行保护性隔离。

(2)限制探陪人员,嘱患者少去公共场所,以防感染。

(3)遵医嘱应用抗生素。

2.有转移病灶患者的护理

(1)阴道转移患者的护理:①禁止做不必要的阴道检查,密切观察阴道出血情况;②备血并准备好各种抢救器械和物品;③如破溃大出血,应立即通知医师并配合抢救。

(2)肺转移患者的护理:①卧床休息,有呼吸困难者给予半卧位,并吸氧;②对大咯血患者,应严密观察有无窒息及休克,如发现异常应立即通知医师,给予头低侧卧位,轻叩背部,排出积血,保持呼吸道通畅。

(3)脑转移患者的护理:①采取相应的护理措施,预防跌倒、吸入性肺炎、压疮等情况;②积极配合医师治疗,按医嘱补液,给予止血剂、脱水剂、吸氧、化疗等;③配合医师做好 HCG 测定、腰椎穿刺、CT 等检查。

(四)心理护理

主动与患者交谈,鼓励其宣泄内心的痛苦。耐心讲解疾病有关知识、治疗方法与治疗效果,列举治疗成功的病例,帮助患者树立战胜疾病的信心。

(五)健康指导

指导患者严密随访。第 1 年每月随访 1 次,1 年后每 3 个月随访 1 次共 3 年,以后每年 1 次共 5 年。随访内容及避孕指导同葡萄胎的相关内容。

(齐丽丽)

第八章 产科护理

第一节 妊娠剧吐

妊娠剧吐是指妊娠期恶心,频繁呕吐,不能进食,导致脱水,酸、碱平衡失调,以及水、电解质紊乱,甚至肝肾功能损害,严重可危及孕妇生命。其发生率为 $0.3\% \sim 1\%$。

一、病因

病因尚未明确,可能与下列因素有关。

(一)HCG 水平增高

因早孕反应的出现和消失的时间与孕妇血清 HCG 值上升、下降的时间一致;另外多胎妊娠、葡萄胎患者 HCG 值,显著增高,发生妊娠剧吐的比率也增高;而终止妊娠后,呕吐消失。但症状的轻重与血 HCG 水平并不一定呈正相关。

(二)精神及社会因素

恐惧妊娠、精神紧张、情绪不稳、经济条件差的孕妇易患妊娠剧吐。

(三)幽门螺杆菌感染

近年研究发现妊娠剧吐的患者与同孕周无症状孕妇相比,血清抗幽门螺杆菌的 IgG 浓度升高。

(四)其他因素

维生素缺乏,尤其是维生素 B_6 缺乏可导致妊娠剧吐;变态反应;研究发现几种组织胺受体亚型与呕吐有关,临床上抗组胺治疗呕吐有效。

二、病理生理

(1)频繁呕吐导致失水、血容量不足、血液浓缩、细胞外液减少,钾、钠等离子丢失使电解质平衡失调。

(2)不能进食,热量摄入不足,发生负氮平衡,使血浆尿素氮及尿酸升高;由于机体动用脂肪组织供给热量,脂肪氧化不全,导致丙酮、乙酰乙酸及 β-羟丁酸聚集,产生代谢性酸中毒。

(3)由于脱水、缺氧血转氨酶值升高,严重时血胆红素升高。机体血液浓缩及血管通透性增

267

加,另外,钠盐丢失,不仅尿量减少,尿中可出现蛋白及管型。肾脏继发性损害,肾小管有退行性变,部分细胞坏死,肾小管的正常排泄功能减退,终致血浆中非蛋白氮、肌酐、尿酸的浓度迅速增加。肾功能受损和酸中毒使细胞内钾离子较多地移到细胞外,出现高钾血症,严重时心脏停搏。

（4）病程长达数周者,可致严重营养缺乏,由于维生素 C 缺乏,血管脆性增加,可致视网膜出血。

三、临床表现

（一）恶心、呕吐

恶心、呕吐多见于年轻初孕妇,一般停经 6 周左右出现恶心、呕吐,逐渐加重直至频繁呕吐不能进食。

（二）水电解质紊乱

严重呕吐、不能进食导致失水、电解质紊乱,使氢、钠、钾离子大量丢失,出现低钾血症。营养摄入不足可致负氮平衡,使血浆尿素氮及尿素增高。

（三）酸、碱平衡失调

机体动用脂肪组织供给能量,使脂肪代谢中间产物酮体增多,引起代谢性酸中毒。病情发展,可出现意识模糊。

（四）维生素缺乏

频繁呕吐、不能进食可引起维生素 B_1 缺乏,导致 Wernicke-Korsakoff 综合征。维生素 K 缺乏,可致凝血功能障碍,常伴血浆蛋白及纤维蛋白原减少,增加孕妇出血倾向。

四、辅助检查

（1）尿液检查:患者尿比重增加,尿酮体阳性,肾功能受损时,尿中可出现蛋白和管型。

（2）血液检查:血液浓缩,红细胞计数增多,血细胞比容上升,血红蛋白值增高;血酮体可为阳性,二氧化碳结合力降低;肝、肾功能受损害时胆红素、转氨酶、肌酐和尿素氮升高。

（3）眼底检查:严重者出现眼底出血。

五、诊断及鉴别诊断

根据病史、临床表现及妇科检查,诊断并不困难。可用 B 超检查排除滋养叶细胞疾病,此外尚需与可引起呕吐的疾病,如急性病毒性肝炎、胃肠炎、胰腺炎、胆管疾病、脑膜炎、脑血管意外及脑肿瘤等鉴别。

六、并发症

（一）Wernicke-Korsakoff 综合征

其发病率为妊娠剧吐患者的 10%,是由于妊娠剧吐长期不能进食,导致维生素 B_1 缺乏引起的中枢系统疾病,Wernicke 脑病和 Korsakoff 综合征是一个病程中的先后阶段。

维生素 B_1 是糖代谢的重要辅酶,参与糖代谢的氧化脱羧代谢,维生素 B_1 缺乏时,体内丙酮酸及乳酸堆积,发生糖代谢的三羧酸循环障碍,使得主要靠糖代谢供给能量的神经组织、骨骼肌和心肌代谢出现严重障碍。病理变化主要发生在丘脑、下丘脑的脑室旁区域、中脑导水管的周围区灰质、乳头体、第四脑室底部,迷走神经运动背核,可出现不同程度的神经细胞和神经纤维轴索或髓鞘的丧失,伴有星形细胞和小胶质细胞的增生。毛细血管扩张,血管的外膜和内皮细胞明显增生,有散在小出血灶。

Wernicke 脑病表现为眼球震颤、眼肌麻痹等眼部症状,躯干性共济失调及精神障碍,可同时出现,但大多数患者精神症状迟发。Korsakoff 综合征表现为严重的近事记忆障碍,表情呆滞、缺乏主动性,产生虚构与错构。部分伴有周围神经病变。严重时发展为永久性的精神、神经功能障碍,出现神经错乱、昏迷甚至死亡。

(二)Mallory-Weis 综合征

胃-食管连接处的纵向黏膜撕裂出血,引起呕血和黑粪。严重时,可使食管穿孔,表现为胸痛、剧吐、呕血,需急症手术治疗。

七、治疗与护理

治疗原则:休息,适当禁食,计出入量,纠正脱水、酸中毒及电解质紊乱,补充营养,并需要良好的心理支持。

(一)补液治疗

每天应补充葡萄糖液、生理盐水、平衡液,总量 3 000 mL 左右,加维生素 B_6 100 mg。维生素 C 2~3 g,维持每天尿量大于等于 1 000 mL,肌内注射维生素 B_1,每天 100 mg。为了更好地利用输入的葡萄糖,可适当加用胰岛素。根据血钾、血钠情况决定补充剂量。根据二氧化碳结合力值或血气分析结果,予以静脉滴注碳酸氢钠溶液。

一般经上述治疗 2 天后,病情大多迅速好转,症状缓解。待呕吐停止后,可试进少量流食,以后逐渐增加进食量,调整静脉输液量。

(二)终止妊娠

经上述治疗后,若病情不见好转,反而出现下列情况,应迅速终止妊娠:①持续黄疸。②持续尿蛋白;③体温升高,持续在 38 ℃以上。④心率大于 120 次/分。⑤多发性神经炎及神经性体征。⑥出现 Wernicke-Korsakoff 综合征。

(三)妊娠剧吐并发 Wernicke-Korsakoff 综合征的治疗

如不紧急治疗,该综合征的死亡率高达 50%,即使积极处理,死亡率约 17%。在未补给足量维生素 B_1 前,静脉滴注葡萄糖会进一步加重三羧酸循环障碍,使病情加重,导致患者昏迷甚至死亡。对长期不能进食的患者应给维生素 B_1,400~600 mg 分次肌内注射,以后每天 100 mg 肌内注射至能正常进食为止,然后改口服,并给予多种维生素。同时应对其内分泌及神经状态进行评价,对病情严重者及时终止妊娠。早期大量维生素 B_1 治疗,上述症状可在数天至数周内有不同程度的恢复,但仍有 60% 患者不能得到完全恢复,特别是记忆恢复往往需要 1 年左右的时间。

八、预后

绝大多数妊娠剧吐患者预后良好,仅少数病例因病情严重而需终止妊娠。然而对胎儿方面,曾有报道妊娠剧吐发生酮症者,所生后代的智商较低。

(齐丽丽)

第二节 羊 水 栓 塞

羊水栓塞(amniotic fluid embolism，AFE)是指在分娩过程中，羊水突然进入母体血液循环而引起的急性肺栓塞、休克和弥散性血管内凝血(DIC)、肾衰竭和猝死的严重分娩并发症。其起病急、病情凶险，是造成孕产妇死亡的重要原因之一，发生于足月分娩者死亡率高达70%～80%。也可发生在妊娠早、中期的流产，但病情较轻，死亡率较低。

一、病因

羊水栓塞是由污染羊水中的有形物质(胎儿毳毛、角化上皮、胎脂、胎粪)进入母体血液循环引起。通常有以下几个原因。

(1)羊膜腔内压力增高(子宫收缩过强)，胎膜与宫颈壁分离或宫颈口扩张引起宫颈黏膜损伤时，静脉血窦开放，羊水进入母体血液循环。

(2)宫颈裂伤、子宫破裂、前置胎盘、胎盘早剥或剖宫产术中羊水通过病理性开放的子宫血窦进入母体血液循环。

(3)羊膜腔穿刺或钳刮术时子宫壁损伤处静脉窦也可以成为羊水进入母体通道。

二、病理生理

近年来研究认为，羊水栓塞主要是变态反应。羊水进入母体循环后，通过阻塞肺小血管，引起变态反应而导致凝血机制异常，使机体发生一系列的病理生理变化。

(一)肺动脉高压

羊水内的有形物质如胎儿毳毛、胎脂、胎粪、角化上皮细胞等直接形成栓子。一方面，羊水的有形物质激活凝血系统，使小血管内形成广泛的血栓而阻塞肺小血管，反射性引起迷走神经兴奋，使肺小血管痉挛加重。另一方面，羊水内有形物质经肺动脉进入肺循环，阻塞小血管，引起肺内小支气管痉挛，支气管内分泌物增加，使肺通气、换气量减少，反射性地引起肺小血管痉挛，肺小管阻塞而引起肺动脉压增高，导致急性右心衰竭，继而发生呼吸和循环功能衰竭、休克，甚至死亡。

(二)过敏性休克

羊水中有形物质成为致敏原，作用于母体，引起变态反应所导致的过敏性休克，多在羊水栓塞后立即出现血压骤降甚至消失，甚至心、肺功能衰竭的表现。

(三)弥散性血管内凝血(DIC)

妊娠时母体血液呈高凝状态。羊水中含有大量促凝物质可激活母体凝血系统，进入母血液循环后，在血管内产生大量的微血栓，消耗大量的凝血因子和纤维蛋白原，从而导致DIC。同时纤维蛋白原下降时，可激活纤溶系统，由于大量凝血物质的消耗和纤溶系统的激活，产妇血液系统由高凝状态转变为纤溶亢进，血液不凝固，极易发生严重的产后出血及失血性休克。

(四)急性肾衰竭

由于休克和DIC，导致肾脏急剧缺血，进一步发生肾衰竭。

三、临床表现

(一)症状

羊水栓塞起病急骤、来势凶险,多发生于分娩过程中,尤其发生在胎儿娩出前后的短时间内。临床经过可分为以下 3 个阶段。

1.急性休克期

在分娩过程中。尤其是刚破膜不久,产妇突感寒战、烦躁不安、气急、恶心、呕吐等先兆症状,继而出现呛咳、呼吸困难、发绀、抽搐、昏迷,迅速出现循环衰竭,进入休克或昏迷状态。病情严重者仅在数分钟内死亡。

2.出血期

患者渡过呼吸、循环衰竭和休克而进入凝血功能障碍阶段,表现为难以控制的大量出血,血液不凝,身体其他部位出血如切口渗血、全身皮肤黏膜出血、血尿、消化道大出血或肾脏出血,产妇可死于出血性休克。

3.急性肾衰竭

后期存活的患者出现少尿、无尿和尿毒症的症状。主要为循环功能衰竭引起的肾脏缺血,DIC 早期形成的血栓堵塞肾内小血管,引起肾脏缺血、缺氧,导致肾脏器质性损害。

(二)体征

心率增快,血压骤降,肺部听诊可闻及湿啰音。全身皮肤黏膜有出血点及瘀斑,阴道流血不止,切口渗血不凝。

四、处理原则

及时处理,立即抢救,抗过敏,纠正呼吸、循环系统衰竭和改善低氧血症,抗休克,防止 DIC 和肾衰竭的发生。

五、护理

(一)护理评估

1.病史

评估发生羊水栓塞临床表现的各种诱因,有无胎膜早破或人工破膜,前置胎盘或胎盘早剥,宫缩过强或强直性宫缩,中期妊娠引产或钳刮术,羊膜腔穿刺术等病史。

2.身心状况

胎膜破裂后,胎儿娩出后或手术中产妇突然出现寒战、呛咳、气急、烦躁不安、尖叫、呼吸困难、发绀、抽搐、出血不凝、不明原因休克等症状和体征,血压下降或消失,应考虑为羊水栓塞,立即进行抢救。

3.辅助检查

(1)血涂片查找羊水有形物质:采集下腔静脉血,镜检见到羊水有形成分可确诊。

(2)床旁胸部 X 线摄片:可见肺部双侧弥漫性点状、片状浸润影,沿肺门分布,伴轻度肺不张和右心扩大。

(3)床旁心电图或心脏彩色多普勒超声检查:提示有心房、有心室扩大,ST 段下降。

(4)若患者死亡,行尸检时,可见肺水肿、肺泡出血。心内血液查到有羊水有形物质,肺小动脉或毛细血管有羊水有形成分栓塞,子宫或阔韧带血管内查到羊水有形物质。

(二)护理诊断

(1)气体交换受损:与肺血管阻力增加、肺动脉高压、肺水肿有关。

(2)组织灌注无效:与弥散性血管内凝血及失血有关。

(3)有胎儿窘迫的危险:与羊水栓塞、母体血液循环受阻有关。

(三)护理目标

(1)实施抢救后,患者胸闷、气急、呼吸困难等症状有所改善。

(2)患者心率、血压恢复正常,出血量减少,肾功能恢复正常。

(3)新生儿无生命危险。

(四)护理措施

1.羊水栓塞的预防

加强产前检查,及时注意有无诱发因素,及时发现前置胎盘、胎盘早剥等并发症并予以积极处理。严密观察产程进展情况,正确掌握缩宫素的使用方法,防止宫缩过强。严格掌握人工破膜的指征和时间,宜在宫缩间歇期行人工破膜术,破口要小,并注意控制羊水流出的速度。

2.配合医师,并积极抢救患者

(1)吸氧:最初阶段是纠正缺氧。给予患者半卧位,加压给氧,必要时给予气管插管或者气管切开,减轻肺水肿,改善脑缺氧。

(2)抗过敏:根据医嘱,尽快给予大剂量肾上腺糖皮质激素抗过敏、解除痉挛,保护细胞。可予地塞米松 20～40 mg 静脉推注,以后根据病情可静脉滴注维持。氢化可的松 100～200 mg 加入 5％～10％葡萄糖注射液 50～100 mL 快速静脉滴注,后予 300～800 mg 加入 5％葡萄糖注射液 250～500 mL 静脉滴注,日用上限可达 500～1 000 mg。

(3)缓解肺动脉高压:解痉药物能改善肺血流灌注,预防有心衰竭所致的呼吸循环衰竭。首选盐酸罂粟碱,30～90 mg 加入 25％葡萄糖注射液 20 mL 缓慢推注,能松弛平滑肌,扩张冠状动脉、肺和脑动脉,降低小血管阻力。与阿托品合用扩张小动脉效果更佳。其次使用阿托品,阿托品能阻断迷走神经反射所导致的肺血管和支气管痉挛。1 mg 阿托品加入 10％～25％葡萄糖注射液 10 mL,每 15～30 分钟静脉推注 1 次。直至症状缓解,微循环改善为止。第三,使用氨茶碱。氨茶碱具有松弛支气管平滑肌、解除肺血管痉挛的作用,250 mg 氨茶碱加入 25％葡萄糖注射液 20 mL 缓慢推注。第四,酚妥拉明为 α 肾上腺素能抑制剂,能解除肺血管痉挛,降低肺动脉阻力,消除肺动脉高压。可用 5～10 mg 加入 10％葡萄糖注射液 100 mL 静脉滴注。

(4)抗休克。①补充血容量、使用升压药物:扩容常使用右旋糖酐-40 静脉滴注,并且补充新鲜的血液和血浆。在抢救过程中,监测中心静脉压,了解心脏负荷情况,并据此调节输液量和输液速度。升压药物可用多巴胺 20 mg 加入 5％葡萄糖溶液 250 mL 静脉滴注,随时根据血压调节滴速。②纠正酸中毒:根据血氧分析和血清电解质结果,判断是否存在酸中毒。一旦发现,5％碳酸氢钠 250 mL 静脉滴注。及时应用可纠正休克和代谢失调,并根据血清电解质,及时纠正电解质紊乱。③纠正心力衰竭消除肺水肿:使用毛花苷 C 或毒毛花苷 K 静脉滴注。同时使用呋塞米静脉推注,有利于消除肺水肿,防止急性肾衰竭。

(5)防治 DIC:DIC 阶段应早期抗凝,补充凝血因子,及时输注新鲜血液和血浆、纤维蛋白原等;应用肝素,尤其在羊水栓塞时其血液呈高凝状态时短期内使用。用药过程中监测出凝血时间,如使用肝素过量(凝血时间＞30 分钟),则出现出血倾向,如伤口渗血、血肿、阴道流血不止等,可用鱼精蛋白对抗。

DIC晚期纤溶时期,抗纤溶可使用氨基己酸、氨甲苯酸、氨甲环酸抑制纤溶激活酶,使纤溶酶原不被激活,从而抑制纤维蛋白溶解。抗纤溶的同时补充纤维蛋白原和凝血因子,防止大出血。

(6)预防肾衰竭:抢救的同时注意尿量,如补足血容量后仍然少尿或无尿,需要及时使用呋塞米等利尿剂,预防与治疗肾衰竭。

(7)预防感染:使用肾毒性较小的抗生素防止感染。

(8)产科处理:第一产程发病的产妇应立即考虑行剖宫产终止妊娠,去除病因。第二产程发病者,及时行阴道助产结束分娩,并且密切观察出血量、出凝血时间等,如果发生产后出血不止,应及时配合医师,做好子宫切除术的准备。

3.提供心理支持

如果在发病抢救过程中,产妇神志清醒,应给予产妇鼓励,安抚其紧张和恐惧的心理,使其配合医师抢救;对于家属要表示理解和抚慰,向家属解释产妇的病情,争取家属的支持和配合。在产妇病情稳定的情况下,可允许家属探视并且陪伴产妇,同时,病情稳定的康复期,可与产妇和家属一起制定康复计划,适时地给予相应的健康教育。

(齐丽丽)

第三节　子宫破裂

子宫破裂是指在分娩期或妊娠晚期子宫体部或子宫下段发生破裂,是产科严重的并发症,若不及时诊治,可随时威胁母儿生命。

根据子宫破裂发生的时间可分为妊娠期破裂和分娩期破裂;根据子宫破裂发生的部位可分为子宫体部破裂和子宫下段破裂;根据子宫破裂发生的程度可分为完全性破裂和不完全性破裂。完全破裂是指子宫壁的全层破裂,导致宫腔内容物进入腹腔,破裂常发生于子宫下段。不完全破裂是指子宫内膜、肌层部分或全部破裂,而浆膜层完整,常发生于子宫下段,宫腔与腹腔不相通,而往往在破裂侧进入阔韧带之间,形成阔韧带血肿。

一、病因

(一)梗阻性难产

它是引起子宫破裂最常见的原因。骨盆狭窄、头盆不称、软产道阻塞(发育畸形、瘢痕或肿瘤等),胎位异常(肩先露、额先露),胎儿异常(巨大胎儿、胎儿畸形)等,均可以导致胎先露部下降受阻,子宫上段为克服产道阻力而强烈收缩,使子宫下段过分伸展变薄超过最大限度,而发生子宫破裂。

(二)瘢痕子宫

剖宫产、子宫修补术、子宫肌瘤剔除术等都会使术后子宫肌壁留有瘢痕,于妊娠晚期或者临产后因子宫收缩牵拉及宫腔内压力增高而致子宫瘢痕破裂。宫体部瘢痕多于妊娠晚期发生自发破裂,多为完全破裂;子宫下段瘢痕破裂多发生于临产后,为不完全破裂。前次手术后伴感染或愈合不良者,发生子宫破裂概率更大。

(三)宫缩剂使用不当

分娩前肌内注射缩宫素或过量静脉滴注缩宫素,使用前列腺素栓剂及其他子宫收缩药物使用不当,均可导致子宫收缩过强,造成子宫破裂。多产、高龄、子宫畸形或发育不良、多次刮宫史、宫腔感染等都会增加子宫破裂的概率。

(四)手术创伤

手术创伤多发生于不适当或粗暴的阴道助产手术,如宫颈口未开全时行产钳或臀牵引术,强行剥离植入性胎盘或严重粘连胎盘,行毁胎术、穿颅术时器械、胎儿骨片伤及子宫等情况均可导致子宫破裂。

二、临床表现

子宫破裂多发生于分娩期,通常是个逐渐发展的过程,可分为先兆子宫破裂和子宫破裂两个阶段。其症状与破裂发生的时间、部位、范围、出血量、胎儿及子宫肌肉收缩情况有关。

(一)先兆子宫破裂

子宫病理性缩复环形成、下腹部压痛、胎心率异常、血尿,是先兆子宫破裂的四大主要表现。

1.症状

常见于产程长、有梗阻性难产因素的产妇。产妇通常在临产过程中,当宫缩愈强。但胎儿下降受阻,产妇表现为烦躁不安、疼痛难忍、下腹部拒按、呼吸急促、脉搏加快,同时膀胱受压充血,出现排尿困难及血尿。

2.体征

因胎先露部下降受阻,子宫收缩过强,子宫体部肌肉增厚变短,子宫下段肌肉变薄拉长,在两者间形成环状凹陷,称为病理性缩复环。可见该环逐渐上升至脐平或脐上,压痛明显(图 8-1)。因子宫收缩过强过频,胎儿可能触不清,胎心率先加快后减慢或听不清,胎动频繁。

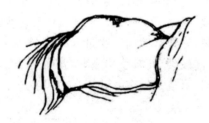

图 8-1　病理性缩复环

(二)子宫破裂

1.症状

产妇突感下腹部撕裂样剧痛,子宫收缩停止,腹部稍感舒适。后因血液、羊水进入腹腔,出现全腹持续性疼痛,伴有面色苍白、冷汗淋漓、脉搏细速、呼吸急促等现象。

2.体征

产妇全腹压痛、反跳痛,腹壁下可扪及胎体,子宫位于侧方,胎心胎动消失。阴道出血可见鲜血流出,下降中的胎儿先露部消失,扩张的宫颈口回缩,部分产妇可扪及子宫下段裂口及宫颈。若为子宫不完全破裂者,上述体征不明显,仅在不全破裂处有压痛、腹痛,若破裂口累及两侧子宫血管,可致急性大出血或形成阔韧带内血肿,查体时可在子宫一侧扪及逐渐增大且有压痛的包块。

三、处理原则

(一)先兆子宫破裂

立即抑制宫缩,使用麻醉药物或者肌内注射哌替啶,即刻行剖宫产终止妊娠。

(二)子宫破裂

在输血、输液、吸氧等抢救休克的同时,无论胎儿是否存活,都尽快做好剖宫产的准备,进行手术治疗。根据产妇全身状况、破裂的部位和程度、破裂的时间、有无感染征象等决定手术方法。

四、护理

(一)护理评估

1.病史

收集产妇既往有无与子宫破裂相关的病史,如子宫手术瘢痕、剖宫产史;此次妊娠有无出现高危因素,如胎位不正、头盆不称等;临产期间有无滥用缩宫素。

2.身心状况

评估产妇目前的临床表现和生命体征、情绪变化。如宫缩的强度、间隔时间、腹部疼痛的性质,有无排尿困难、有无血尿、有无出现病理性缩复环,同时监测胎儿宫内情况,了解有无出现胎儿窘迫征象。产妇精神状态有无烦躁不安、恐惧、焦虑、衰竭等现象。

3.辅助检查

(1)腹部检查:可了解产妇腹部疼痛的部位和体征,从而判断子宫破裂的阶段。

(2)实验室检查:血常规检查可了解有无白细胞计数升高、血红蛋白下降等感染、出血征象;同时尿常规检查可了解有无肉眼血尿。

(3)超声检查:可协助发现子宫破裂的部位和胎儿的位置。

(二)护理诊断

1.疼痛

疼痛与产妇出现强直行宫缩、子宫破裂有关。

2.组织灌注无效

组织灌注无效与子宫破裂后出血量多有关。

3.预感性悲哀

预感性悲哀与担心自身预后和胎儿可能死亡有关。

(三)护理目标

(1)及时补充血容量,产妇低血容量予以纠正。

(2)能够抑制强直性子宫收缩,产妇疼痛略有缓解。

(3)产妇情绪能够得到安抚和平稳。

(四)护理措施

1.预防子宫破裂

向孕产妇宣教,做好计划生育工作,避免多次人工流产,减少多产。认真做好产前检查,如有瘢痕子宫、产道异常者提前入院待产。正确处理产程,严密观察产程进展,尽早发现先兆子宫破裂的征象并进行及时处理。严格掌握使用缩宫素的指征和禁忌证,避免滥用,滴注缩宫素时应有专人看护并记录,从小剂量起,逐渐增加,严防发生过强宫缩。

2.先兆子宫破裂的护理

密切观察产程进展,注意胎儿心率变化。待产时,如果宫缩过强过频,下腹部压痛明显,或出现病理性缩复环时,及时报告医师,停止缩宫素等一切操作,严密监测产妇生命体征,根据医嘱使用抑制宫缩药物。

3.子宫破裂的护理

迅速开放静脉通路,短时间内补充液体、输血,补足血容量,同时吸氧、保暖,纠正酸中毒,进行抗休克处理,根据医嘱做好手术前各项准备,严密监测产妇生命体征、24小时出入量,各种实验室检查结果,评估出血量,根据医嘱使用抗生素防止感染。

4.心理支持

协助医师根据产妇的情况,向产妇及家属解释病情治疗计划,取得家属的支持和产妇的配合。如果出现胎儿死亡的产妇,要努力开解其悲伤的心情,鼓励其说出内心感受,为其提供安静的环境,同时给予关心和生活上的护理,努力帮助其接受现实,调整情绪,为产妇提供相应的产褥期休养计划,做好关于其康复的各种宣教。

(齐丽丽)

第四节　产　褥　感　染

产褥感染是指分娩时及产褥期生殖道受病原体感染,引起局部和全身的炎性变化。发病率为1%～7.2%,是产妇死亡的四大原因之一。产褥病率是指分娩24小时以后的10天内用口表每天测量4次,体温有2次达到或超过38 ℃。可见产褥感染与产褥病率的含义不同。虽然造成产褥病率的原因以产褥感染为主,但也包括产后生殖道以外的其他感染与发热,如泌尿系统感染、乳腺炎、上呼吸道感染等。

一、病因

(一)感染来源

1.自身感染

正常孕妇生殖道或其他部位的病原体,当出现感染诱因时使机体抵抗力低下而致病。孕妇生殖道病原体不仅可以导致产褥感染,而且在孕期即可通过胎盘、胎膜、羊水间接感染胎儿,并导致流产、早产、死胎、IUGR、胎膜早破等。有些病原体造成的感染,在孕期只表现出阴道炎、宫颈炎等局部症状,常常不被患者重视,而在产后机体抵抗力低下时发病。

2.外来感染

由被污染的衣物、用具、各种手术器械、物品等接触患者后引起感染,常常与无菌操作不严格有关。产后住院期间探视者、陪伴者的不洁护理和接触,是引起产褥感染极其重要的来源,也是极容易被疏忽的感染因素,应引起产科医师、医院管理者的高度重视。

(二)感染病原体

引起产褥感染的病原体种类较多,较常见者有链球菌、大肠埃希菌、厌氧菌等,其中内源性需氧菌和厌氧菌混合感染的发生有逐渐增高的趋势。需氧性链球菌是外源性感染的主要致病菌,有极强的致病力、毒力和播散力,可致严重的产褥感染。大肠埃希菌属包括大肠埃希菌及其相关的革兰阴性杆菌、变形杆菌等,也为外源性感染的主要致病菌之一,也是菌血症和感染性休克最常见的病原体。在阴道、尿道、会阴周围均有寄生,平常不致病,产褥期机体抵抗力低下时可迅速增殖而发病。厌氧性链球菌存在于正常阴道中,当产道损伤、机体抵抗力下降,可迅速大量繁殖,并与大肠埃希菌混合感染,其分泌物异常恶臭。

(三)感染诱因

1.一般诱因

机体对入侵的病原体的反应,取决于病原体的种类、数量、毒力,以及机体自身的免疫力。女性生殖器官具有一定的防御功能,任何削弱产妇生殖道和全身防御功能的因素均有利于病原体的入侵与繁殖,如贫血、营养不良,和各种慢性疾病,如肝功能不良、妊娠合并心脏病、糖尿病等,以及临近预产期前性交、羊膜腔感染。

2.与分娩相关的诱因

(1)胎膜早破:完整的胎膜对病原体的入侵起着有效的屏障作用,胎膜破裂导致阴道内病原体上行性感染。是病原体进入宫腔并进一步入侵输卵管、盆腔、腹腔的主要原因。

(2)产程延长、滞产、多次反复的肛查和阴道检查增加了病原体入侵机会。

(3)剖宫产操作中无菌措施不严格、子宫切口缝合不当,导致子宫内膜炎的发生率为阴道分娩的20倍,并伴随严重的腹壁切口感染,尤以分枝杆菌所致者为甚。

(4)产程中宫内仪器使用不当或使用次数过多、使用时间过长,如宫内胎儿心电监护、胎儿头皮血采集等,将阴道及宫颈的病原体直接带入宫腔而感染。宫内监护超过 8 小时者,产褥病率可达 71%。

(5)各种产科手术操作(产钳助产、胎头吸引术、臀牵引等),以及产道损伤、产前产后出血、宫腔填塞纱布、产道异物、胎盘残留等,均为产褥感染的诱因。

二、分型及临床表现

发热、腹痛和异常恶露是最主要的临床表现。由于机体抵抗力不同,炎症反应程度、范围和部位的不同,临床表现有所不同。根据感染发生的部位可将产褥感染分为以下几种类型。

(一)急性外阴、阴道、宫颈炎

此常由于分娩时会阴损伤或手术产、孕前有外阴阴道炎者而诱发,表现为局部灼热、坠痛、肿胀,炎性分泌物刺激尿道可出现尿痛、尿频、尿急。会阴切口或裂伤处缝线嵌入肿胀组织内,针孔流脓。阴道与宫颈感染者其黏膜充血、水肿、溃疡、化脓,日久可致阴道粘连甚至闭锁。病变局限者,一般体温不超过38 ℃,病情发展可向上或宫旁组织,导致盆腔结缔组织炎。

(二)剖宫产腹部切口、子宫切口感染

剖宫产术后腹部切口的感染多发生于术后 3～5 天,局部红肿、触痛。组织侵入有明显硬结,并有浑浊液体渗出,伴有脂肪液化者其渗出液可呈黄色浮油状,严重患者组织坏死,切口部分或全层裂开,伴有体温明显升高,超过 38 ℃。Soper 报道剖宫产术后的持续发热主要为腹部切口的感染,尤其是普通抗生素治疗无效者。

据报道,3.97%的剖宫产术患者有切口感染、愈合不良,常见的原因有合并糖尿病、妊娠期高血压疾病、贫血等。剖宫产术后子宫切口感染者则表现为持续发热,早期低热多见,伴有阴道出

血增多,甚至晚期产后大出血,子宫切口缝合过紧过密是其因素之一。妇检子宫复旧不良、子宫切口处压痛明显,B超检查显示子宫切口处隆起呈混合性包块,边界模糊,可伴有宫腔积液(血),彩色多普勒超声检查显示有子宫动脉血流阻力异常。

(三)急性子宫内膜炎、子宫肌炎

此为产褥感染最常见的类型,由病原体经胎盘剥离而侵犯至蜕膜所致者为子宫内膜炎,侵及子宫肌层者为子宫肌炎,两者常互相伴随。临床表现为产后 3～4 天开始出现低热,下腹疼痛及压痛,恶露增多且有异味,如早期不能控制,病情加重,出现寒战、高热、头痛、心率加快、白细胞及中性粒细胞增高,有时因下腹部压痛不明显及恶露不一定多而容易误诊。Figucroa 报道急性子宫内膜炎的患者 100% 有发热,61.6% 其恶露有恶臭,60% 患者子宫压痛明显。最常培养分离出的病原体主要有溶血性葡萄球菌、大肠埃希菌、链球菌等。当炎症波及子宫肌壁时,恶露反而减少,异味也明显减轻,容易误认为病情好转。感染逐渐发展可于肌壁间形成多发性小脓肿,B超检查显示子宫增大复旧不良、肌层回声不均,并可见小液性暗区,边界不清。如继续发展,可导致败血症甚至死亡。

(四)急性盆腔结缔组织炎、急性输卵管炎

此多继发于子宫内膜炎或宫颈深度裂伤,病原体通过淋巴道或血行侵及宫旁组织,并延及输卵管及其系膜。临床表现主要为一侧或双侧下腹持续性剧痛,妇检或肛查可触及宫旁组织增厚或有边界不清的实质性包块,压痛明显,常常伴有寒战和高热。炎症可在子宫直肠聚积聚形成盆腔脓肿,如脓肿破溃则向上播散至腹腔。如侵及整个盆腔,使整个盆腔增厚呈巨大包块状,不能辨别其内各器官,整个盆腔似乎被冻结,称为"冰冻骨盆"。

(五)急性盆腔腹膜炎、弥漫性腹膜炎

炎症扩散至子宫浆膜层。形成盆腔腹膜炎,继续发展为弥漫性腹膜炎,出现全身中毒症状:高热、寒战、恶心、呕吐、腹胀、下腹剧痛,体检时下腹明显压痛、反跳痛。产妇因产后腹壁松弛,腹肌紧张多不明显。腹膜炎性渗出及纤维素沉积可引起肠粘连,常在直肠子宫陷凹形成局限性脓肿,刺激肠管和膀胱导致腹泻、里急后重及排尿异常。病情不能彻底控制者可发展为慢性盆腔炎。

(六)血栓性静脉炎

细菌分泌肝素酶分解肝素导致高凝状态,加之炎症造成的血流淤滞静脉脉壁损伤,尤其是厌氧菌和类杆菌造成的感染极易导致血栓性静脉炎。可累及卵巢静脉、子宫静脉、髂内静脉、髂总静脉及下腔静脉,病变常为单侧性,患者多在产后 1～2 周,继子宫内膜炎之后出现寒战、高热、反复发作,持续数周,不易与盆腔结缔组织炎鉴别。下肢血栓性静脉炎者:病变多位于一侧股静脉和腘静脉及大隐静脉,表现为弛张热、下肢持续性疼痛、局部静脉压痛或触及硬索状包块,血液循环受阻,下肢水肿,皮肤发白,称为股白肿。可通过彩色多普勒超声血流显像检测确诊。

(七)脓毒血症及败血症

病情加剧则细菌进入血液循环引起脓毒血症、败血症,尤其是当感染血栓脱落时,可致肺、脑、肾脓肿或栓塞死亡。

三、处理原则

治疗原则是抗感染。辅以整体护理、局部病灶处理、手术或中医中药治疗。

(一)支持疗法

纠正贫血与电解质紊乱,增强免疫力。半卧位以利脓液流于陶氏腔,使之局限化。进食高蛋白、易消化的食物,多饮水,补充维生素,纠正贫血和水、电解质紊乱。发热者以物理退热方法为主,高热者酌情给予 50～100 mg 双氯芬酸栓塞肛门退热,一般不使用安替比林退热,以免体温不升。重症患者应少量多次输新鲜血或血浆、清蛋白,以提高机体免疫力。

(二)清除宫腔残留物

有宫腔残留者应予以清宫,对外阴或腹壁切口感染者可采用物理治疗,如红外线或超短波局部照射,有脓肿者应切开引流,盆腔脓肿者行阴道后穹隆穿刺或切肿引流,并取分泌物培养及药物敏感试验。严重的子宫感染,经积极的抗感染治疗无效,病情继续扩展恶化者,尤其是出现败血症、脓毒血症者,应果断及时地行子宫全切术或子宫次全切除术,以清除感染源,拯救患者的生命。

(三)抗生素的应用

应注意需氧菌与厌氧菌及耐药菌株的问题。感染严重者,首选广谱高效抗生素,如青霉素、氨苄阿林、头孢类或喹诺酮类抗生素等,必要时进行细菌培养及药物敏感试验,并应用相应的有效抗生素。可短期加用肾上腺糖皮质激素,提高机体应激能力。

(四)活血化瘀

血栓性静脉炎者产后在抗感染同时,加用肝素 48～72 小时,即肝素 50 mg 加 5% 葡萄糖溶液静脉滴注,6～8 小时 1 次,体温下降后改为每天 2 次,维持 4 天,并口服双香豆素、双嘧达莫(潘生丁)等。也可用活血化瘀中药及溶栓类药物治疗。若化脓性血栓不断扩散,可考虑结扎卵巢静脉、髂内静脉等,或切开病变静脉直接取栓。

四、护理

(一)护理评估

1.病史

认真进行全身及局部体检,注意有无引起感染的诱因,排除可致产褥病率的其他因素或切口感染等,查血尿常规、C 反应蛋白(CRP)、红细胞沉降率(ESR)则有助于早期诊断。

2.身心状况

通过全身检查,三合诊或双合诊检查,有时可触到增粗的输卵管或盆腔脓肿包块,辅助检查如 B 超、彩色超声多普勒、CT、磁共振等检测手段能对产褥感染形成的炎性包块、脓肿,以及静脉血栓作出定位及定性诊断。

3.辅助检查

病原体的鉴定对产褥感染诊断与治疗非常重要,方法有以下几种。

(1)病原体培养:常规消毒阴道与宫颈后,用棉拭子通过宫颈管。取宫腔分泌物或脓液进行需氧菌和厌氧菌的双重培养。

(2)分泌物涂片检查:若需氧培养结果为阴性,而涂片中出现大量细菌,应疑厌氧菌感染。

(3)病原体抗原和特异抗体检查:已有许多商品药盒问世,可快速检测。

(二)护理诊断

(1)疼痛:与产褥感染有关。

(2)体温过高:与伤口、宫内等感染有关。

(3)焦虑:与自身疾病有关。

(三)护理目标

(1)产妇疼痛减轻,体温正常。

(2)产妇感染得到控制,舒适感增加。

(3)产妇焦虑减轻或消失,能积极配合治疗。

(四)护理措施

(1)卧床休息:取半卧位,有利于恶露的排出及炎症的局限。

(2)注意观察子宫复旧情况:给予宫缩剂即缩宫素,促使子宫收缩,及时排出恶露。

(3)饮食:增强营养,提高机体抵抗力,高热量、高蛋白、高维生素、易消化饮食。产后3天内不能吃过于油腻、汤太多的食物。饮食中必须含足量的蛋白质、矿物质及维生素。少食或不食辛辣刺激性食物。保持精神愉快,心情舒畅,避免精神刺激。

(4)体温升高的护理:严密观察体温、脉搏,每4小时测量1次,体温在39℃以上者,可采取物理降温(冰帽、温水、酒精擦洗),鼓励患者多饮水。

(5)食欲缺乏者:可静脉补液,注意纠正酸中毒,纠正电解质紊乱,必要时输血。

(6)保持会阴部清洁、干燥:每天消毒、擦洗外阴2次;会阴水肿严重者,可用50%硫酸镁湿热敷;会阴伤口感染扩创引流者每天用消毒液换药或酌情坐浴;盆腔脓肿切开者,注意引流通畅。

(7)抗感染治疗:使用大剂量的抗生素。应用抗生素的原则是早用、快速、足量;对于严重的病例要采取联合用药(氨苄霉素、庆大霉素、卡那霉素、甲硝唑等);必要时取分泌物做药敏试验。

(8)下肢血栓性静脉炎:卧床休息,局部保暖并给予热敷,以促进血液循环而减轻肿胀,注意抬高患肢,防栓子脱落栓塞肺部。急性期过后,指导和帮助患者逐渐增加活动。

(9)做好患者的口腔、乳房护理感染患者实施床边隔离,尤其是患者使用的便盆要严格隔离,防止交叉感染;及时消毒患者用物,产妇出院后应严格消毒所用物品。

(五)护理评价

(1)产妇疼痛减轻,体温正常。

(2)产妇感染得到控制,舒适感增加。

(3)产妇焦虑减轻或消失,积极配合治疗。

(齐丽丽)

第五节　产褥期抑郁症

产褥期抑郁症又称产后抑郁症,是指产妇在分娩后出现抑郁症状,是产褥期精神综合征中最常见的一种类型。易激惹、恐怖、焦虑、沮丧和对自身及婴儿健康过度担忧,常失去生活自理及照料婴儿的能力,有时还会陷入错乱或嗜睡状态。多于产后2周发病,于产后4~6周症状明显,既往无精神障碍史。有关其发生率,国内研究资料多为10%~18%,国外资料高达30%以上。

一、病因

病因与生理、心理及社会因素密切相关。其中,B型血性格、年龄偏小、独生子女、不良妊娠结局对产妇的抑郁情绪影响很大。此外,与缺乏妊娠、分娩及小儿喂养常识也有一定关系。

(一)社会因素

家庭对婴儿性别的敏感,以及孕期发生不良生活事件越多,越容易患产褥期抑郁症。孕期、分娩前后诸如孕期工作压力大、失业、夫妻分离、亲人病丧等生活事件的发生,以及产后体形改变,都是患病的重要诱因。产后遭到家庭和社会的冷漠,缺乏帮助与支持,也是致病的危险因素。

(二)遗传因素

遗传因素是精神障碍的潜在因素。有精神病家族史,特别是有家族抑郁症病史的产妇。产褥期抑郁症的发病率高。在过去有情感性障碍的病史、经前抑郁症史等均可引起该病。

(三)心理因素

由于分娩带来的疼痛与不适使产妇感到紧张恐惧,出现滞产、难产时,产妇的心理准备不充分,紧张、恐惧的程度增加,导致躯体和心理的应激增强,从而诱发产褥期抑郁症的发生。

二、临床表现

心情沮丧、情绪低落,易激惹、恐怖、焦虑,对自身及婴儿健康过度担忧,失去生活自理及照料婴儿能力,有时还会出现嗜睡、思维障碍、迫害妄想,甚至伤婴或出现自杀行为。

三、处理原则

产褥期抑郁症通常需要治疗,包括心理治疗和药物治疗。

(一)心理治疗

通过心理咨询,以解除致病的心理因素(如婚姻关系不良、想生男孩却生女孩、既往有精神障碍史等)。对产褥妇多加关心和无微不至的照顾,尽量调整好家庭中的各种关系,指导其养成良好睡眠习惯。

(二)药物治疗

应用抗抑郁症药,主要是选择 5-羟色胺再吸收抑制剂、三环类抗抑郁药等,例如,帕罗西汀以20 mg/d为开始剂量,逐渐增至 50 mg/d 口服;舍曲林以 50 mg/d 为开始剂量,逐渐增至200 mg/d口服;氟西汀以 20 mg/d 为开始剂量,逐渐增至 80 mg/d 口服;5 mg/d 阿米替林以50 mg/d为开始剂量,逐渐增至150 mg/d口服等。这类药物优点为不进入乳汁中,故可用于产褥期抑郁症。

(三)BN-脑神经平衡疗法

世界精神病学协会(WPA)、亚洲睡眠研究会(ASRS)、抑郁症防治国际委员会(PTD)、中国红十字会全国精神障碍疾病预防协会、广州海军医院精神病治疗中心宣布,治疗精神疾病技术的新突破:BN-脑神经介入平衡疗法为精神科领域治疗权威技术正式在广州海军医院启动。BN-脑神经介入平衡疗法引进当今世界最为先进的脑神经递质检测技术,打破了传统的诊疗手段,采用全球最尖端测量设备,结合BN-脑神经介入平衡疗法开创精神科领域检测治疗新标准。

四、诊断标准

产褥期抑郁症至今尚无统一的诊断标准。美国精神病学会(1994)在《精神疾病的诊断与统计手册》一书中,制定了产褥期抑郁症的诊断标准。在产后 2 周内出现下列 5 条或 5 条以上的症状,必须具备①②两条:①情绪抑郁;②对全部或多数活动明显缺乏兴趣或愉悦;③体重显著下降或增加;④失眠或睡眠过度;⑤精神运动性兴奋或阻滞;⑥疲劳或乏力;⑦遇事皆感毫无意义或自罪感;⑧思维力减退或注意力溃散;⑨反复出现死亡想法。

五、护理

(一)引导解决心理问题

耐心倾听产妇的诉说,做好心理疏导工作,解除产妇不良的社会、心理因素,减轻产妇的心理负担。

(二)关心、体贴产妇

加强与产妇的沟通,取得其信任,缓解其焦虑情绪。

(三)指导、帮助产妇

进行母乳喂养、照顾婴儿,使产妇逐步适应母亲角色,增强产妇的自信心。

(四)做好基础护理工作

使产妇感到舒适,缓解躯体症状,并指导产妇养成良好的睡眠习惯。

(五)重视高危因素

对存在抑郁症的高危因素、有焦虑症状及手术结束妊娠的产妇应高度重视,加强心理关怀与生活护理。

(六)发动产妇的家庭成员及其他的支持系统

使他们理解、关心产妇,多与产妇进行交流沟通,形成良好的家庭氛围。

(七)做好出院指导

出院时做好指导工作,并定期随访,提供心理咨询,解决产妇的心理问题。

六、预防

(一)加强对孕妇的精神关怀

利用孕妇学校等多种渠道普及有关妊娠、分娩常识,减轻孕妇妊娠、分娩的紧张、恐惧心情,完善自我保健。

(二)运用医学心理学、社会学知识

对孕妇在分娩过程中,多关心和爱护,对于预防产褥期抑郁症行积极意义。

(齐丽丽)

第六节　晚期产后出血

晚期产后出血是指分娩 24 小时后,在产褥期内发生的子宫大量出血,出血量超过 500 mL。产后1~2 周发病最常见,也有迟至产后 6 周发病,又称产褥期出血。晚期产后出血发生率的高低与各地产前保健及产科质量水平密切相关。近年来,随着各地剖宫产率的升高,晚期产后出血的发生率有上升趋势。

一、病因

(一)胎盘、胎膜残留

胎盘、胎膜残留是最晚期产后出血常见的病因,多发生于产后10天左右。黏附在子宫腔内的小块胎盘组织发生变性、坏死、机化,可形成胎盘息肉。当坏死组织脱落时,基底部血管开放,引起大量出血。

(二)蜕膜残留

产后1周内正常蜕膜脱落并随恶露排出,若蜕膜剥离不全或剥离后长时间残留在宫腔内诱发子宫内膜炎症,影响子宫复旧,可引起晚期产后出血。

(三)子宫胎盘附着部位复旧不全

胎盘娩出后,子宫胎盘附着部位即刻缩小,可有血栓形成,随着血栓机化,可出现玻璃样变,血管上皮增厚,管腔变窄、堵塞,胎盘附着部位边缘有内膜向内生长,内膜逐渐修复,此过程需6~8周。如果胎盘附着面复旧不全,可使血栓脱落,血窦重新开放,导致子宫大量出血。

(四)感染

感染以子宫内膜炎为多见,炎症可引起胎盘附着面复旧不全及子宫收缩不佳,导致子宫大量出血。

(五)剖宫产术后

子宫切口裂开多见于子宫下段剖宫产横切口两侧端,其主要原因有感染与伤口愈合不良。

(六)其他

妊娠合并凝血功能障碍性疾病;胎盘部位滋养细胞肿瘤、子宫黏膜下肌瘤、子宫内膜息肉、宫腔内异物、宫颈糜烂、宫颈恶性肿瘤等均可能引起晚期产后出血。诊断依靠妇科检查血或尿HCG测定、X线或CT检查、B超检查及宫腔刮出物病理检查等。

二、临床表现

产后出血的主要临床表现为阴道流血过多,产后24小时内流血量超过500 mL,继发出血性休克及易于发生感染。随病因的不同,其临床表现也有差异。

(一)阴道流血

胎盘胎膜残留、蜕膜残留表现为血性恶露持续时间延长,以后反复出血或突然大量流血。检查发现:①子宫复旧不全:宫口松弛,有时可触及残留组织。②子宫胎盘附着面感染或复旧不全:表现为突然大量阴道流血,检查发现子宫大而软、宫口松弛,阴道及宫口有血块堵塞。③剖宫产术后:子宫伤口裂开多发生于术后2~3周,出现大量阴道流血,甚至引起休克。

(二)腹痛和发热

常合并感染,伴有恶露增加,有恶臭。

(三)全身症状

继发性贫血,甚至出现失血性休克而危及生命。

三、处理原则

针对不同出血原因引起的产后出血,采取以下相应的措施。

(一)少量或中等量阴道流血

应给予足量广谱抗生素及子宫收缩剂。

(二)疑有胎盘、胎膜、蜕膜残留或胎盘附着部位复旧不全者

应行刮宫术。刮宫前做好备血,建立静脉通路及开腹手术准备,刮出物送病理检查,以明确诊断。刮宫后应继续给予抗生素及子宫收缩剂。

(三)疑有剖宫产后子宫切口裂开

仅少量阴道流血可先住院给予广谱抗生素及支持疗法,密切观察病情变化;若阴道流血多量,可作剖腹探查;若切口周围组织坏死范围小,炎症反应轻微,可作清创缝合及髂内动脉、子宫动脉结扎止血或行髂内动脉栓塞术;若组织坏死范围大,酌情作子宫次全切除术或子宫全切术。

四、护理

(一)护理评估

1.病史

详细询问患者有无产后出血史、剖宫产史等,询问产妇在分娩过程中有无胎盘、胎膜残留,有无下腹痛、低热或产后低热史。若为剖宫产术后,应注意剖宫产前或术中特殊情况及术后恢复情况,尤其应注意术后有无发热等情况,同时应排除全身出血性疾病。

2.身心状况

症状和体征除阴道流血外,一般可有腹痛和发热。双合诊检查应在严密消毒、输液、备血等有抢救条件下进行。检查可发现子宫增大、软,宫口松弛,可以食指轻触子宫下段剖宫产者切口部位,了解切口愈合情况。

3.辅助检查

(1)血常规:了解贫血和感染情况。

(2)超声检查:了解子宫大小、宫腔有无残留物及子宫切口愈合情况。

(3)病原菌和药物敏感性试验:选择有效广谱抗生素。

(4)血 β-HCG 测定:有助于排除胎盘残留及绒毛膜癌。

(5)病理学检查:宫腔刮出物或切除子宫标本,送病理检查。

(二)护理诊断

1.组织灌注不足

组织灌注不足与阴道大量出血有关。

2.潜在并发症

潜在并发症出血性休克。

3.恐惧

恐惧与阴道大量出血致生命威胁有关。

(三)护理目标

(1)产妇经过治疗,出血能得到控制,生命体征恢复正常。

(2)产妇的血容量恢复,组织灌注良好。

(3)产妇能积极配合治疗及护理,生理及心理上的舒适感增加。

(四)护理措施

1.预防

(1)术前预防:剖宫产时做到合理选择切口,避免子宫下段横切口两侧角部撕裂及合理缝合。

(2)产后检查:产后应仔细检查胎盘、胎膜,如有残缺,应及时取出。在不能排除胎盘残留时,以进行宫腔探查为宜。

(3)预防感染:术后应用抗生素预防感染,严格无菌操作。

2.产后24小时后的护理

应严密观察产妇恶露量颜色、气味及子宫复旧情况,保持会阴及切口清洁干燥,严密观察体温、脉搏、呼吸、血压变化,必要时对产妇做进一步的相关检查,例如,B超检查,以检查宫内情况。

3.失血性休克患者的护理

为患者提供安静的环境,保证其舒适和休息。严密观察出血征象,观察皮肤颜色、血压、脉搏。观察子宫复旧情况、有无压痛等。遵医嘱使用抗生素防治感染,遵医嘱进行输血。

4.心理护理

绝大多数患者对出血存在恐慌心理,应在做好抢救及护理工作的同时,安慰患者,做好解释工作,对患者细心、热情,解除其紧张心理,保持镇静,积极配合医师、护士进行诊治。

(五)护理评价

(1)产妇经过治疗出血得到控制,生命体征恢复正常。

(2)产妇的血容量恢复,组织灌注良好。

(3)产妇积极配合治疗及护理,主诉生理及心理上的舒适感增加。

(齐丽丽)

第九章 儿科护理

第一节 小儿惊厥

惊厥的病理生理基础是脑神经元的异常放电和过度兴奋,是由多种原因所致的大脑神经元暂时性功能紊乱的一种表现。发作时全身或局部肌群突然发生阵挛或强直性收缩,多伴有不同程度的意识障碍。惊厥是小儿最常见的急症,有 5‰~6‰ 的小儿曾发生过高热惊厥。

一、病因

小儿惊厥可由众多因素引起,凡能造成脑神经元兴奋性功能紊乱的因素,如脑缺氧、缺血、低血糖、脑炎症、水肿、中毒变性、坏死等,均可导致惊厥的发生。将其病因归纳为以下几类。

(一)感染性疾病

1.颅内感染性疾病

(1)细菌性脑膜炎、脑血管炎、颅内静脉窦炎。

(2)病毒性脑炎、脑膜脑炎。

(3)脑寄生虫病,如脑型肺吸虫病、脑型血吸虫病、脑囊虫病、脑棘球蚴病、脑型疟疾等。

(4)各种真菌性脑膜炎。

2.颅外感染性疾病

(1)呼吸系统感染性疾病。

(2)消化系统感染性疾病。

(3)泌尿系统感染性疾病。

(4)全身性感染性疾病及某些传染病。

(5)感染性病毒性脑病,脑病合并内脏脂肪变性综合征。

(二)非感染性疾病

1.颅内非感染性疾病

(1)癫痫。

(2)颅内创伤,出血。

(3)颅内占位性病变。

(4)中枢神经系统畸形。

(5)脑血管病。

(6)神经皮肤综合征。

(7)中枢神经系统脱髓鞘病和变性疾病。

2.颅外非感染性疾病

(1)中毒:如有毒动植物,氰化钠、铅、汞中毒,急性酒精中毒及各种药物中毒等。

(2)缺氧:如新生儿窒息,溺水,麻醉意外,一氧化碳中毒,心源性脑缺血综合征等。

(3)先天性代谢异常疾病:如苯酮尿症、黏多糖病、半乳糖血症、肝豆状核变性、尼曼-皮克病等。

(4)水电解质紊乱及酸碱失衡:如低血钙、低血钠、高血钠及严重代谢性酸中毒等。

(5)全身及其他系统疾病并发症:如系统性红斑狼疮、风湿病、肾性高血压脑病、尿毒症、肝昏迷、糖尿病、低血糖、胆红素脑病等。

(6)维生素缺乏症:如维生素 B_6 缺乏症、维生素 B_6 依赖症、维生素 B_1 缺乏性脑型脚气病等。

二、临床表现

(一)惊厥发作形式

1.强直-阵挛发作

患者发作时突然意识丧失,摔倒,全身强直,呼吸暂停,角弓反张,牙关紧闭,面色青紫,持续10~20秒,转入阵挛期;不同肌群交替收缩,致肢体及躯干有节律地抽动,口吐白沫(若咬破舌头可吐血沫);呼吸恢复,但不规则,数分钟后肌肉松弛而缓解,可有尿失禁,然后入睡,醒后可有头痛、疲乏,对发作不能回忆。

2.肌阵挛发作

肌阵挛发作是由于肢体或躯干的某些肌群突然收缩(或称电击样抽动),表现为头、颈、躯干或某个肢体快速抽搐。

3.强直发作

强直发作表现为肌肉突然强直性收缩,肢体可固定在某种不自然的位置持续数秒钟,躯干四肢姿势可不对称,面部强直表情,眼及头偏向一侧,睁眼或闭眼,瞳孔散大,可伴呼吸暂停,意识丧失,发作后意识较快恢复,不出现发作后嗜睡。

4.阵挛性发作

患者发作时全身性肌肉抽动,左右可不对称,肌张力可增高或减低,有短暂意识丧失。

5.局限性运动性发作

此发作时无意识丧失,常表现为下列形式。

(1)某个肢体或面部抽搐:由于口、眼、手指在脑皮层运动区所代表的面积最大,因而这些部位最易受累。

(2)杰克逊(Jackson)癫痫发作:发作时大脑皮质运动区异常放电灶逐渐扩展到相邻的皮层区。抽搐也按皮层运动区对躯干支配的顺序扩展,如从面部抽搐开始→手→前臂→上肢→躯干→下肢;若进一步发展,可成为全身性抽搐,此时可有意识丧失;常提示颅内有器质性病变。

(3)旋转性发作:发作时头和眼转向一侧,躯干也随之强直性旋转,或一侧上肢上举,另一侧上肢伸直,躯干扭转等。

6.新生儿轻微惊厥

这是新生儿期常见的一种惊厥形式,发作时呼吸暂停,两眼斜视,眼睑抽搐,频频的眨眼动作,伴流涎,吸吮或咀嚼样动作,有时还出现上下肢类似游泳或蹬自行车样的动作。

(二)惊厥的伴随症状及体征

1.发热

发热为小儿惊厥最常见的伴随症状,如果是单纯性或复杂性高热惊厥患儿,于惊厥发作前均有38.5 ℃,甚至40 ℃以上高热。由上呼吸道感染引起者,还可有咳嗽、流涕、咽痛、咽部出血、扁桃体肿大等表现。如为其他器官或系统感染所致惊厥,绝大多数均有发热及其相关的症状和体征。

2.头痛及呕吐

此为小儿惊厥常见的伴随症状之一,年长儿能正确叙述头痛的部位、性质和程度,婴儿常表现为烦躁、哭闹、摇头、抓耳或拍打头部。多伴有频繁喷射状呕吐,常见于颅内疾病及全身性疾病,如各种脑膜炎、脑炎、中毒性脑病、瑞氏综合征、颅内占位性病变等。同时还可出现程度不等的意识障碍,颈项抵抗,前囟饱满,脑神经麻痹,肌张力增高或减弱,克尼格征、布鲁辛斯基征及巴宾斯基征阳性等体征。

3.腹泻

如遇重度腹泻病,可致水电解质紊乱及酸碱失衡,出现严重低钠或高钠血症,低钙、低镁血症,以及由于补液不当,造成水中毒也可出现惊厥。

4.黄疸

新生儿溶血症患儿,当出现胆红素脑病时,不仅皮肤巩膜高度黄染,还可有频繁性惊厥;重症肝炎患儿,当肝衰竭,出现惊厥前即可见到明显黄疸;在瑞氏综合征、肝豆状核变性等病程中,均可出现不等的黄疸,此类疾病初期或中末期均能出现惊厥。

5.水肿、少尿

水肿、少尿是各类肾炎或肾病为儿童时期常见多发病,水肿、少尿为该类疾病的首起表现,当其中部分患儿出现急、慢性肾衰竭,或肾性高血压脑病时,均可有惊厥。

6.智力低下

智力低下常见于新生儿窒息所致缺氧、缺血性脑病,颅内出血患儿,病初即有频繁惊厥,其后有不同程度的智力低下。智力低下亦见于先天性代谢异常疾病,如苯酮尿症、糖尿症等氨基酸代谢异常病。

三、诊断依据

(一)病史

了解惊厥的发作形式,持续时间,有无意识丧失,伴随症状,诱发因素及有关的家族史。

(二)体检

全面的体格检查,尤其神经系统的检查,如神志、头颅、头围、囟门、颅缝、脑神经、瞳孔、眼底、颈抵抗、病理反射、肌力、肌张力、四肢活动等。

(三)实验室及其他检查

1.血尿粪常规

血白细胞计数显著增高,通常提示细菌感染。红细胞血色素很低,网织红细胞比例增高,提示急性溶血。尿蛋白及细胞数增多,提示肾炎或肾盂肾炎。粪镜检,除外痢疾。

2.血生化等检验

除常规查肝肾功能、电解质外,应根据病情选择有关检验。

3.脑脊液检查

凡疑有颅内病变惊厥患儿,尤其是颅内感染时,均应做脑脊液常规、生化、培养或有关的特殊化验。

4.脑电图

脑电图阳性率可达80%～90%,小儿惊厥,尤其无热惊厥,其中不少为小儿癫痫。脑电图上可表现为阵发性棘波、尖波、棘慢波、多棘慢波等多种波型。

5.CT检查

疑有颅内器质性病变惊厥患儿,应做脑CT扫描,高密度影见于钙化、出血、血肿及某些肿瘤;低密度影常见于水肿,脑软化,脑脓肿,脱髓鞘病变及某些肿瘤。

6.MRI检查

MRI对脑、脊髓结构异常反映较CT更敏捷,能更准确反映脑内病灶。

7.单光子反射计算机体层成像(SPECT)

其可显示脑内不同断面的核素分布图像,对癫痫病灶、肿瘤定位及脑血管疾病提供诊断依据。

四、治疗

(一)止惊治疗

1.地西泮

每次0.25～0.5 mg/kg,最大剂量不大于10 mg,缓慢静脉注射,1分钟不大于1 mg。必要时可在15分钟后重复静脉注射一次,以后可口服维持。

2.苯巴比妥钠

新生儿首次剂量15～20 mg静脉注射,维持量3～5 mg/(kg·d),婴儿、儿童首次剂量为5～10 mg/kg,静脉注射或肌内注射,维持量5～8 mg/(kg·d)。

3.水合氯醛

每次50 mg/kg,加水稀释成5%～10%溶液,保留灌肠。惊厥停止后改用其他镇静剂止惊药维持。

4.氯丙嗪

剂量为每次1～2 mg/kg,静脉注射或肌内注射,2小时后可重复1次。

5.苯妥英钠

每次5～10 mg/kg,肌内注射或静脉注射。遇有"癫痫持续状态"时可给予15～20 mg/kg,速度不超过1 mg/(kg·min)。

6.硫苯妥钠

催眠,大剂量有麻醉作用。每次10～20 mg/kg,稀释成2.5%溶液肌内注射;也可缓慢静脉注射,边注射边观察,惊止即停止注射。

(二)降温处理

1.物理降温

物理降温可用30%～50%乙醇擦浴,头部、颈、腋下、腹股沟等处可放置冰袋,亦可用冷盐水灌肠,或用低于体温 3～4 ℃的温水擦浴。

2.药物降温

一般用安乃近每次 5～10 mg/kg,肌内注射;亦可用其滴鼻,大于 3 岁患儿,每次 2～4 滴。

(三)降低颅内压

惊厥持续发作时,引起脑缺氧、缺血,易致脑水肿;如惊厥系颅内感染炎症引起,疾病本身即有脑组织充血水肿,颅内压增高,因而及时应用脱水降颅内压治疗。常用 20%甘露醇溶液每次 5～10 mL/kg,静脉注射或快速静脉滴注(10 mL/min),6～8 小时重复使用。

(四)纠正酸中毒

惊厥频繁,或持续发作过久,可致代谢性酸中毒,如血气分析发现血 pH＜7.2,BE 为 15 mmol/L时,可用 5%碳酸氢钠 3～5 mL/kg,稀释成 1.4%的等张液静脉滴注。

(五)病因治疗

对惊厥患儿应通过病史了解,全面体检及必要的化验检查,争取尽快地明确病因,给予相应治疗。对可能反复发作的病例,还应制订预防复发的防治措施。

五、护理

(一)护理诊断

(1)有窒息的危险。

(2)有受伤的危险。

(3)潜在并发症:脑水肿、酸中毒、呼吸衰竭、循环衰竭。

(4)知识缺乏。

(二)护理目标

(1)不发生误吸或窒息,适当加以保护防止受伤。

(2)保护呼吸功能,预防并发症。

(3)患儿家长情绪稳定,能掌握止惊、降温等应急措施。

(三)护理措施

1.一般护理

(1)将患儿平放在床上,取头侧位。保持安静,治疗操作应尽量集中进行,动作轻柔敏捷,禁止一切不必要的刺激。

(2)保持呼吸道通畅:头侧向一边,及时清除呼吸道分泌物。有发绀者供给氧气,窒息时施行人工呼吸。

(3)控制高热:物理降温可用温水或冷水毛巾湿敷额头部,每 5～10 分钟更换 1 次,必要时用冰袋放在额部或枕部。

(4)注意安全,预防损伤,清理好周围物品,防止坠床和碰伤。

(5)协助做好各项检查,及时明确病因。根据病情需要,于惊厥停止后,配合医师做血糖、血钙或腰椎穿刺、血气分析及血电解质等针对性检查。

(6)加强皮肤护理:保持皮肤清洁干燥,衣、被、床单清洁、干燥、平整,以防皮肤感染及压疮的发生。

(7)心理护理:关心体贴患儿,处置操作熟练、准确,以取得患儿信任,消除其恐惧心理。说服患儿及家长主动配合各项检查及治疗,使诊疗工作顺利进行。

2.临床观察内容

(1)惊厥发作时,观察惊厥患儿抽搐的时间和部位,有无其他伴随症状。

(2)观察病情变化,尤其随时观察呼吸、面色、脉搏、血压、心音、心率、瞳孔大小、对光反射等重要的生命体征,发现异常及时通报医师,以便采取紧急抢救措施。

(3)观察体温变化,如有高热,及时做好物理降温及药物降温;如体温正常,应注意保暖。

3.药物观察内容

(1)观察止惊药物的疗效。

(2)使用地西泮、苯巴比妥钠等止惊药物时,注意观察患儿呼吸及血压的变化。

4.预见性观察

若惊厥持续时间长、频繁发作,应警惕有无脑水肿、颅内压增高的表现,如收缩压升高、脉率减慢、呼吸节律慢而不规则,则提示颅内压增高。如未及时处理,可进一步发生脑疝,表现为瞳孔不等大、对光反射消失、昏迷加重、呼吸节律不整甚至骤停。

六、康复与健康指导

(1)做好患儿的病情观察准备好急救物品,教会家属正确的退热方法,提高家长的急救知识和技能。

(2)加强患儿营养与体育锻炼,做好基础护理等。

(3)向家长详细交代患儿的病情、惊厥的病因和诱因,指导家长掌握预防惊厥的措施。

(刘 凤)

第二节 小儿病毒性脑炎和脑膜炎

一、概念

病毒性脑炎和脑膜炎是由病毒引起的中枢神经系统感染性疾病。由乙型脑炎病毒引起的病毒性脑炎好发于 10 岁以下儿童,在夏、秋季流行,称为流行性乙型脑炎。其他常见病毒包括柯萨奇病毒、埃可病毒、单纯疱疹病毒、腺病毒、腮腺炎病毒和淋巴细胞性脉络丛脑膜炎病毒等。病毒性脑炎常呈弥漫性脑实质病变,也可呈局灶性病变(又称局灶性脑炎);病毒性脑膜炎则以软脑膜病变为主。

二、临床表现

病情轻重程度差异较大,与神经系统受累部位、病毒致病力强弱、患儿的免疫反应等因素有关。

(一)前驱症状或伴随症状

前驱症状多表现为呼吸道或消化道症状,如咽痛、咳嗽、呕吐、腹泻、食欲缺乏等。某些病毒感染可伴特殊表现,如腮腺炎病毒感染时腮腺肿大,埃可病毒和柯萨奇病毒感染时常有皮肤斑丘疹或黏膜疹,单纯疱疹病毒感染时可有皮肤黏膜疱疹。

(二)发热

一般为低至中等度发热,流行性乙型脑炎时常急性发病,出现高热或超高热。

(三)脑炎的表现

1.意识障碍(或称脑症状)

轻者反应淡漠、迟钝或烦躁、嗜睡;重者出现谵妄、昏迷。

2.惊厥

惊厥可为局限性、全身性或持续状态。

3.颅内压增高症

(1)年长儿持续性头痛及频繁呕吐,婴儿常表现为易激惹、烦躁、尖叫或双眼凝视。常伴不同程度意识障碍。

(2)四肢肌张力增高或强直(去大脑强直:伸性强直和痉挛,角弓反张;去皮质强直:一侧或双侧上肢痉挛伴屈曲状,下肢伸性痉挛)。

(3)血压增高,脉搏减慢,呼吸不规则甚至暂停。

(4)婴儿前囟隆起、张力增高,继而颅缝分离及头围和前囟增大。

(5)视盘水肿,但在急性颅内压增高时常缺如,婴儿少见。

4.脑疝

当出现意识障碍、瞳孔扩大、血压增高伴缓脉三联征象时,提示为颅内压增高危象,常为脑疝的前兆。常见脑疝有两种。

(1)小脑幕切迹疝(或称颞叶沟回疝):昏迷加深,受压侧瞳孔先缩小后扩大,光反应迟钝或消失,眼睑下垂,呼吸不规则,颈强直,受压对侧肢体呈中枢性瘫痪。进一步累及对侧,则见双侧瞳孔不等大或忽大忽小。

(2)枕骨大孔疝(或称小脑扁桃体疝):昏迷加深,双侧瞳孔对称性散大,眼球固定,对光反射消失,双侧锥体束征阳性,延髓生命中枢受压,出现呼吸衰竭、血压下降。

5.锥体束征阳性

巴氏征阳性。

6.局限性脑症状(与受累部位有关)

(1)脑干受损:呼吸改变,脑神经麻痹,瞳孔变化。

(2)基底核受损:震颤,多动,肌张力改变。

(3)小脑受损:共济失调。

(4)额叶受损:精神行为异常,运动性失语。

(5)颞叶受损:中枢性失聪。

(6)枕叶受损:中枢性失明。

(7)脑皮质运动功能区受损:中枢性单侧或单肢瘫痪。

(四)脑膜炎的表现

(1)头痛、呕吐等颅内压增高的表现。

(2)脑膜刺激征:颈强直、克氏征和布氏征阳性。

(3)惊厥少见,意识障碍比较轻微。

三、辅助检查

(一)实验室检查

1.脑脊液常规检查

外观多清亮,偶微混,蛋白质正常或轻度增高,细胞计数$(0\sim500)\times10^6/L$,早期以中性粒细胞为主,但很快转为以淋巴细胞为主,糖和氯化物正常,培养无细菌生长。

2.病原学检查

脑脊液送病毒分离。应用分子生物学技术,如 PCR 等检测脑脊液中相应病毒基因。

(二)其他检查

1.脑电图检查

脑炎时早期即有脑电图改变,出现弥漫性或局限性慢波,也可见尖波、棘波、尖-慢复合波或棘-慢复合波。

2.影像学检查

头颅 CT 检查可发现脑水肿、脑软化灶,脑膜炎等。

四、治疗

(一)抗病毒治疗

某些病毒感染可选用相应抗病毒药物。如单纯疱疹病毒引起的脑炎可用阿昔洛韦,推荐剂量:每次 $10\sim15$ mg/kg,静脉滴注,8 小时 1 次,共用 $14\sim21$ 天。

(二)对症治疗

1.退热止惊

高热时采用头部冰枕等物理降温或中、西药物退热。止惊可用苯巴比妥每次 $5\sim10$ mg/kg,肌内注射;地西泮每次 $0.3\sim0.5$ mg/kg,静脉注射,每次最大量 5 岁以下不超过 5 mg,5 岁以上不超过 10 mg;水合氯醛每次 $40\sim60$ mg/kg,口服或保留灌肠,最大量每次不超过 1 g 等,或交替使用。

2.减轻脑水肿、降低颅内压

(1)20%甘露醇每次 $0.5\sim1.0$ g/kg,出现脑疝者可增至每次 $1.0\sim2.0$ g/kg,间隔 $4\sim6$ 小时重复使用;可同时应用地塞米松 $0.25\sim0.5$ mg/(kg·d)。

(2)脑炎患儿常规给氧,保持呼吸道通畅,维持正常血压以保证脑内灌注压和脑部供氧。

(3)过度通气,维持 PaO_2 $12.0\sim20.0$ kPa$(90\sim150$ mmHg$)$,$PaCO_2$ $3.3\sim4.0$ kPa$(25\sim30$ mmHg$)$。

(4)侧脑室持续外引流,可获得迅速而有效的效果,常在颅内压增高危象和脑疝时采用。

(三)一般治疗

(1)重症监护。

(2)昏迷者防止痰阻,尿潴留时辅助排尿。

(3)液体量 $30\sim60$ mL/(kg·d),总张力 $1/5\sim1/4$ 张,重症脑炎患儿在开始补液 12 小时左右可给予白蛋白 $0.5\sim1.0$ g/kg,最大量每次 25 g;或血浆,贫血者给全血,每次 10 mL/kg,以增加血浆胶体渗透压,维持组织脱水。

(4)保证热量供给,维持电解质和酸碱平衡。

(四)恢复期及康复治疗

至恢复期可选用促进脑细胞代谢药,如脑活素等,脑炎患儿易遗留各种神经系统后遗症,应及时予以相应康复治疗。

五、护理措施

(一)休息与运动

急性期卧床休息,缓解期和恢复期可做床上被动运动或床边活动。

(二)饮食护理

给予高热量、高蛋白质、高维生素、易消化的清淡流食或半流食,保证能量供给,维持水、电解质平衡。根据患儿的意识状态及年龄,采取适宜的营养供给方式,经口进食者避免呛咳及呕吐,鼻饲者按鼻饲护理常规操作,遵医嘱应用静脉营养者按静脉输液常规操作。

(三)用药护理

静脉用药时,根据患儿年龄、病情及药物性质调整合适的输液速度,必要时使用输液泵控制速度;静脉应用甘露醇时要快速滴入,20％甘露醇 250 mL 需 50 分钟内静脉输入完毕,避免药物外渗。注意观察抗惊厥发作和抗病毒等药物的不良反应。

(四)心理护理

加强沟通,解除患儿及其家长的焦虑及恐惧情绪,增强战胜疾病的信心和对治疗护理的依从性。

(五)病情观察与护理

监测生命体征的变化,观察神志、囟门、瞳孔改变,警惕惊厥、脑水肿、脑疝及呼吸衰竭等发生,备齐抢救药品及器械,加强巡视、密切观察、详细记录,以便及早发现,给予急救处理。

1.精神异常护理

向患儿介绍环境,以减轻其不安与焦虑。去除环境中不利因素,为患儿提供保护性的看护和日常生活的细心护理。加强有幻觉的患儿安全管理。

2.昏迷护理

床头抬高 30°以上,以利于呼吸道分泌物排出及静脉回流;2 小时翻身、叩背 1 次,意识清醒的指导按正确方法将痰自行咳出;对于意识障碍的用吸引器及时吸出痰液,痰液黏稠可遵医嘱给予雾化吸入,稀释痰液后吸出,避免压疮和坠积性肺炎;密切观察瞳孔及呼吸,防止因移动体位致脑疝形成和呼吸骤停;保持呼吸道通畅、给氧,必要时人工辅助呼吸及吸痰;胃肠能耐受者,应尽早给予鼻饲,保证热量供应,否则给予静脉营养支持。

3.瘫痪护理

做好心理护理,增强患儿自我照顾能力和信心;加强生活照护;指导家长掌握协助患儿翻身及皮肤护理的方法;患肢压疮的预防及保持瘫痪肢体于功能位置;病情稳定后,以及早督促患儿进行肢体的被动或主动功能锻炼,活动时要循序渐进,加强保护措施,防碰伤。在每次改变锻炼方式时给予指导、帮助和正面鼓励。

4.防止坠积性肺炎的护理

2 小时翻身、叩背 1 次,意识清醒的指导按正确方法将痰自行咳出;对于意识障碍的用吸引器及时吸出痰液,痰液黏稠遵医嘱给予雾化吸入,稀释痰液后吸出。

(六)基础护理

(1)病室布置力求简单,避免各种不良刺激,护理操作集中进行。

(2)躁动不安或惊厥时防坠床及舌咬伤。

(3)记录 24 小时的出入量。

(4)做好口腔护理,呕吐后保持口腔清洁;做好皮肤护理及会阴护理,不能活动者每 2 小时翻身体疗,预防压疮、坠积性肺炎及泌尿系统感染的发生。

(5)维持正常的体温及血氧饱和度,遵医嘱吸氧,按吸氧护理常规操作。

(6)保持呼吸道通畅,及时清理呕吐物,以免误吸。对恢复期患儿,应进行功能训练,减少后遗症的发生。

(七)健康教育

1.功能训练

身体按摩和被动功能训练,而后逐渐下床活动。

2.用药指导

遵医嘱服药。

3.心理指导

向患儿及其家长讲解相关疾病治疗护理知识,以及影响预后的相关因素,提高患儿及其家长对治疗护理的依从性,树立患儿及其家长战胜疾病的信心。

4.康复指导

有肢体瘫痪患儿,应保持肢体功能位,以及早进行肌肉按摩和被动功能训练以促进康复,有语言障碍者,指导家长协助患儿进行语言训练。

5.复诊须知

遵医嘱定期复查脑电图,一旦出现头痛、呕吐、惊厥等症状及早就医,以免延误病情。

(刘　凤)

第三节　小儿化脓性脑膜炎

小儿化脓性脑膜炎(简称化脑)是指由各种化脓性细菌引起的脑膜炎症,常继发于败血症或为败血症的一部分,约 30％的新生儿败血症可并发脑膜炎。临床以急性发热、惊厥、意识障碍、颅内压增高和脑膜刺激征及脑脊液脓性改变为特征。

80％以上的化脑是由肺炎链球菌、流感嗜血杆菌、脑膜炎双球菌引起。2 个月以下婴幼儿和新生儿、原发或继发性免疫缺陷病者,易发生肠道革兰阴性杆菌和金黄色葡萄球菌脑膜炎,前者以大肠埃希菌最多见,其次如变形杆菌、铜绿假单胞菌或产气杆菌等。出生 2 个月至儿童时期以流感嗜血杆菌、脑膜炎双球菌、肺炎链球菌致病为主。

随着抗生素的合理应用,小儿化脑的病死率明显下降,病死率在 5％～15％,约1/3 幸存者遗留各种神经系统后遗症,6 个月以下幼婴患本病预后更为严重。部分患儿可遗留脑积水、耳聋、癫痫、智力低下和肢体瘫痪。

化脑包括脑膜炎双球菌性脑膜炎、肺炎链球菌脑膜炎、流感嗜血杆菌脑膜炎、金黄色葡萄球菌脑膜炎、革兰阴性菌脑膜炎和新生儿脑膜炎。

一、病因及发病机制

(一)病因

化脑在0～2月龄内婴儿,其致病病原常反映母亲的带菌情况和婴儿的生活环境,常见病原有 B 族链球菌和革兰阴性肠杆菌等,偶尔也有流感嗜血杆菌 b 型(Hib)或不定型菌株。在2月龄全 12 岁的儿童组中,其致病菌常是肺炎链球菌、脑膜炎双球菌或 Hib。在美国,没有应用Hib疫苗之前,约 70％小于 5 岁儿童的化脑是由 Hib 引起。1986 年在美国,化脑的平均发病年龄为15 个月。另外,在一些有解剖结构缺陷或免疫功能缺陷的人群,少见病原引起脑膜炎的病例增加,如铜绿假单胞菌、金黄色葡萄球菌、凝固酶阴性葡萄球菌、沙门菌属和李斯特菌等。

细菌性脑膜炎的重要危险因素:其一为年幼儿对感染的病原缺乏免疫力;其二为近期有致病细菌的携带。有密切接触史、居住拥挤、贫穷、小婴儿缺乏母乳喂养都是诱发因素。传播方式是经接触呼吸道分泌物和飞沫传播,脾功能不全如镰状细胞贫血、无脾的患者易患肺炎链球菌脑膜炎,有时也易患 Hib 脑膜炎。

1.肺炎链球菌

肺炎链球菌脑膜炎的发病率为 1/10 万～3/10 万,一生都可以感染此菌,2 岁以下婴幼儿和老年人中的发病率最高。其危险性同感染的肺炎链球菌血清型有关,血清型分布在不同国家和地区也不相同。

2.流感嗜血杆菌

流感嗜血杆菌是广泛寄居在正常人上呼吸道的微生物,在健康儿童中,30％～80％都带有Hib,绝大多数是无荚膜不定型,无致病性的,仅少数为有荚膜菌株,而侵袭性疾病大多数为Hib 菌株引起。其中流感嗜血杆菌 b 型(Hib)带菌的高峰年龄主要在 6 个月至 2 岁半,然后很快下降,4 岁后很少带菌。Hib 的传播方式主要由呼吸道经空气、飞沫或经手传染,主要感染 5 岁以下的儿童,引起多器官、组织的侵袭性感染,其中占第一位而且危害最大的是脑膜炎。在美国未用此菌苗前,5 岁以下儿童 Hib 脑膜炎发病率60 例/10 万,病死率为 5％～10％,而由于中枢神经损伤所造成的后遗症发生率为 30％～50％。近年来人们发现,由于耐药菌株的出现,尽管使用了有效的抗生素,仍有 5％的患者死亡,30％的患者有中枢神经系统后遗症。

3.脑膜炎双球菌

脑膜炎球菌性脑膜炎至今仍是全球性疾病,世界各地都有发病。高发地区是非洲、亚洲和南美洲,这些地区平均发病率为 10/10 万,在流行年代可能增加到 500/10 万。在非洲脑脊髓膜炎的流行,A 群脑膜炎球菌仍是最常见的病原菌。此外,在巴西、马里、尼日利亚等地,C 群脑膜炎球菌引起过大爆发。在智利、古巴、挪威等地,B 群脑膜炎球菌也和一些爆发有联系,而且由这种血清群引起的病例最近几年在北美已明显增多了。据世界卫生组织报告近十年来各大洲发病率波动在 10/10 万～30/10 万,美洲的发病率波动在 2/10 万～5/10 万,欧洲、北美、大洋洲发病率较低,平均约 1/10 万,亚洲除我国外发病率也在1/10 万～2/10 万。

(二)发病机制

细菌抵达脑膜可通过多种途径,如外伤或手术直接接种、淋巴或血流播散等。通常脑膜炎是由菌血症发展而来。细菌多由上呼吸道侵入,先在鼻咽部隐匿、繁殖,继而进入血流,直接抵达营养中枢神经系统的血管,或在该处形成局部血栓,并释放出细菌栓子到血液循环中。由于小儿防御、免疫功能均较成人弱,病原菌容易通过血-脑屏障到达脑膜引起化脑。婴幼儿的皮肤、黏膜、肠胃道及新生儿的脐部也常是感染侵入门户。鼻旁窦炎、中耳炎、乳突炎既可作为病灶窝藏细菌,也可因病变扩展直接波及脑膜。颅骨外伤、骨折的并发症,特别是那些涉及鼻旁窦的骨折,更可形成颅内与外界的直接通道,成为细菌侵入的门户。先天性免疫球蛋白缺陷,细胞免疫缺陷或联合免疫缺陷,均影响婴儿预防感染的能力,容易发生严重感染乃至脑膜炎。具有大量荚膜的细菌在血流中生存力加强,在缺乏免疫力的年幼儿中,血清低浓度的抗荚膜 IgM 与 IgG 抗体、血清备解素、血清补体成分如 C_{19}、C_3 和 C_5 也缺乏或减少都影响对细菌有效的调理吞噬作用,使其容易发生脑膜炎。细菌通过血-脑屏障进入脑脊液循环,因为脑脊液中的补体、抗体浓度明显低于血液循环,细菌可迅速繁殖,而化学趋化因子、肿瘤坏死因子、白细胞介素-1、前列腺素 E 和其他细胞因子或炎性介质的局部产生引起了局部炎症,细菌的细胞壁成分也可引起强烈的炎症反应。继而,炎症造成白细胞浸润、血管通透性增加、血管梗死,破坏了血-脑屏障。在脑脊液中已无菌生长时,细胞因子引起的炎症还在继续,这也就造成了慢性炎症后遗症。

二、临床表现

(一)症状及体征

各种细菌所致化脑的临床表现大致相仿,可归纳为感染、颅压增高及脑膜刺激症状。其临床表现在很大程度上取决于患儿的年龄。年长儿与成人的临床表现相似。婴幼儿症状一般较隐匿或不典型。

化脑一般发病急,有高热、头痛、呕吐、食欲缺乏及精神萎靡等症状。起病时神志一般清醒,病情进展可发生嗜睡、谵妄、惊厥和昏迷。严重者在 24 小时内即出现惊厥、昏迷。体检可见意识障碍、昏迷、颈强直、克氏征与布氏征阳性。如未及时治疗,颈强直加重、头后仰、背肌僵硬甚至角弓反张。

婴幼儿期化脑起病急缓不一。由于前囟尚未闭合,骨缝可以裂开,而使颅内压增高及脑膜刺激症状出现较晚,临床表现不典型。常先以易激惹、烦躁不安、面色苍白、食欲减低开始,然后出现发热及呼吸系统或消化系统症状,如呕吐、腹泻、轻微咳嗽,继之嗜睡、头向后仰、感觉过敏、哭声尖锐、眼神发呆、双目凝视,有时用手打头、摇头。往往在发生惊厥后才引起家长注意和就诊。前囟饱满、布氏征阳性是重要体征,有时皮肤划痕试验阳性。

新生儿特别是未成熟儿的临床表现明显不同。起病隐匿,常缺乏典型症状和体征。由于宫内感染引起的,可表现为出生时即呈不可逆性休克或呼吸暂停,很快死亡。较常见的情况是出生时婴儿正常,数天后出现肌张力低下、少动、哭声微弱、吸吮力差、拒食、呕吐、黄疸、发绀、呼吸不规则等非特异性症状。发热或有或无,甚至体温不升。体格检查仅见前囟张力增高,而少有其他脑膜刺激征。前囟隆起亦出现较晚,极易误诊。唯有腰穿检查脑脊液才能确诊。有些患儿直到尸检时才发现其为化脑。

(二)并发症和后遗症

1. 硬膜下积液

婴儿肺炎球菌和流感杆菌脑膜炎时多见。经治疗病情好转而体温持续不退,或体温下降后再升高;前囟持续隆起或第二次隆起,颅透照试验光圈持续超过 2 cm 或进行性增大;症状好转,又重复出现惊厥等症状。此时应作硬膜下穿刺。如穿刺得黄色或带血微浊液体在 1 mL 以上,可以确诊。涂片可找到细菌。

2.脑室管膜炎

具备以下两项者,应疑并发脑室膜炎:①病情危重,频繁惊厥,呼吸衰竭。②经合理治疗1周,化脑症状持续加重。③脑超声或 CT 示脑室明显扩大。④中枢神经系统畸形或化脑复发。如脑室穿刺液白细胞数≥50 个/mm³,糖<30 mg/dL 或蛋白定量>40 mg/dL 即可确诊。脑脊液细菌培养或涂片结果与腰穿结果一致也可确诊。

3.脑积水

梗阻性脑积水。

4.脑性低钠血症

并发抗利尿激素分泌过多,又因呕吐、进食差等致使血钠降低或发生水中毒。主要表现为意识障碍加重,惊厥。血化验可证实低钠血症。

5.其他

继发癫痫,智力低下,视、听、运动功能障碍等。

三、实验室及辅助检查

(一)血常规

白细胞总数及中性粒细胞明显增加。贫血常见于流感嗜血杆菌脑膜炎。

(二)血培养

早期、未用抗生素治疗者可得阳性结果,能帮助确定病原菌。

(三)咽培养

对分离出致病菌有参考价值。

(四)瘀点涂片

流脑患儿皮肤瘀点涂片查见细菌阳性率在 50% 以上。

(五)脑脊液常规、涂片、培养

脑脊液检查可见典型化脓性改变。其外观混浊或稀米汤样,压力增高(当脓液黏稠、流出困难时,无法测量压力)。显微镜下检查白细胞计数甚多,每立方毫米自数百至数万,每升可达数亿个,其中以多核白细胞为主。糖定量试验,含量常在 150 mg/L 以下。糖定量不但可协助鉴别细菌或病毒感染,还能反映治疗效果。蛋白定性试验多为强阳性,定量试验明显增高。将脑脊液离心沉淀,作涂片染色,常能查见病原菌,可作为早期选用抗生素治疗的依据。涂片检查用革兰染色,必要时加用美兰染色协助观察细菌形态。

(六)特异性细菌抗原测定

利用免疫学技术检查患儿脑脊液、血、尿中细菌抗原为快速确定病原菌的特异方法。特别是脑脊液抗原检测最重要。血、尿抗原阳性亦有参考价值。国外在十余年前即已广泛开展此项工作,由于缺乏优质抗血清,我国尚未普遍使用。常用的方法有以下几种。

1.对流免疫电泳(CIE)

此法是以已知抗体(特定的抗血清)检测脑脊液中的抗原如可溶性荚膜多糖,特异性高,1 小时内即能获得结果,常用作流脑快速诊断,也用以检查嗜血流感杆菌、肺炎链球菌等,阳性率可达 80%。北京儿童医院 128 例化脑抗原检测阳性率为 86.7%。

2.乳胶凝集试验(LA)

LA 是用已知抗体检测未知抗原(或用已知抗原检测抗体)。对脑膜炎双球菌与流感杆菌检测结果与用 CIE 方法所测结果相似。但对肺炎链球菌敏感性较差。此法较 CIE 敏感,但有假阳性可能。所用标本量较 CIE 多,试剂盒亦较昂贵。

3.免疫荧光试验

用荧光素标记已知抗体,再加入待检抗原(如脑脊液、血液标本),然后用荧光显微镜观察抗原抗体反应。此法特异性高、敏感性强,可快速作出诊断,但需一定设备。

4.酶联免疫吸附试验(ELISA)

用酶标记已知抗体(或抗原)测定相应抗原(或抗体)。

四、主要护理诊断

(一)体温过高

体温过高与细菌感染有关。

(二)合作性问题

颅内高压症。

(三)营养失调

低于机体需要量与摄入不足、机体消耗增多有关。

(四)有受伤的危险

有受伤的危险与抽搐或意识障碍有关。

(五)恐惧或焦虑

恐惧或焦虑(家长的)与疾病重、预后不良有关。

五、护理措施

(一)高热的护理

1.休息

保持病室安静、空气新鲜,绝对卧床休息。

2.病情观察

每 4 小时测体温 1 次,并观察热型及伴随症状。体温超过 38 ℃时,及时给予物理降温;如超过 39 ℃,按医嘱及时给予药物降温,以减少大脑氧的消耗,防止高热惊厥。记录降温效果。

3.其他护理

鼓励患儿多饮水,必要时静脉补液。出汗后及时更衣,注意保暖。

(二)饮食护理

保证足够热量摄入,按患儿热量需要制定饮食计划,给予高热量、清淡、易消化的流质或半流质饮食。少量多餐,防呕吐发生。注意食物的调配,增加患儿食欲。频繁呕吐不能进食者,应注意观察呕吐情况并静脉输液,维持水、电解质平衡。偶有吞咽障碍者,应及早鼻饲,以防窒息。监测患儿每天热量摄入量,及时给予适当调整。

(三)体位

给予舒适的卧位,颅内高压者抬高头部 15°～30°,保持中位线,避免扭曲颈部。有脑疝发生时,应选择平卧位。呕吐时须将头侧向一边,防止窒息。

(四)加强基础护理

做好口腔护理,呕吐后帮助患儿漱口,保持口腔清洁,及时清除呕吐物,减少不良刺激。做好皮肤护理,及时清除大小便,保持臀部干燥,必要时使用气垫等抗压力器材,预防压疮的发生。

(五)安全护理

注意患儿安全,躁动不安或惊厥时防坠床及舌咬伤。

(六)生活护理

协助患儿进行洗漱、进食、大小便及个人卫生等生活护理。

(七)病情观察

(1)监测生命体征,密切观察病情,注意精神状态、意识、瞳孔、前囟等变化。若患儿出现意识障碍、前囟紧张、躁动不安、频繁呕吐、四肢肌张力增高等,提示有脑水肿、颅内压升高的可能。若呼吸节律不规则、瞳孔忽大忽小或两侧不等大、对光反应迟钝、血压升高,应注意脑疝及呼吸衰竭的存在。

(2)并发症的观察:如患儿在治疗中发热不退或退而复升,前囟饱满、颅缝裂开、呕吐不止、频繁惊厥,应考虑有并发症存在。可做颅骨透照法、头颅超声波检查、头颅 CT 扫描检查等,以便早确诊,及时处理。

(八)用药护理

了解各种药物的使用要求及不良反应。如静脉用药的配伍禁忌;青霉素应现配现用,防止破坏,影响疗效;注意观察氯霉素的骨髓抑制作用,定期做血常规检查;甘露醇须快速输注,避免药物渗出血管外,如有渗出须及时处理,可用 50%硫酸镁湿敷;除甘露醇外,其他液体静脉输注速度不宜太快,以免加重脑水肿;保护好静脉,有计划地选择静脉,保证输液通畅;记录 24 小时出入液量。

(九)心理护理

对患儿及家长给予安慰、关心和爱护,使其接受疾病的事实,鼓励战胜疾病的信心。根据患儿及家长的接受程度,介绍病情、治疗、护理的目的与方法,以取得患儿及家长的信任,使其主动配合。

(十)健康教育

(1)根据患儿和家长的接受程度介绍病情和治疗、护理方法,使其主动配合,并鼓励患儿和家长共同参与制定护理计划。关心家长,爱护患儿,鼓励其战胜疾病,以取得患儿和家长的信任。

(2)在治疗过程中提供相应的护理知识,如吞咽不良、使用鼻饲者,注意鼻饲后的正确卧位,鼻饲后避免立即翻身和剧烈运动;小婴儿要耐心喂养,给予喂养知识及饮食指导;向患儿及家长解释腰穿后须去枕平卧、禁食 2 小时的意义,以取得患儿和家长的合作;注意保暖,预防感冒;减少陪护,预防交叉感染,以期尽早康复。

(3)对有并发症患儿,向患儿和家长解释原因,在处理过程中需要患儿和家长配合的都应一一说明,以取得患儿和家长的配合。

(十一)出院指导

(1)饮食应根据患儿不同年龄给予饮食指导,给予高热量、富含维生素、易消化饮食,并注意饮食的调配,增进食欲。

(2)注意劳逸结合,根据天气变化及时增减衣服,预防感冒。搞好环境卫生,室内经常开窗通风,充分利用日光。注意个人卫生。小儿尽量少去拥挤的公共场所。流行性脑膜炎流行期间避免大型集会,减少人员流动,外出戴口罩,不去疫区。

(3)有后遗症者,应给予相应的功能训练和康复指导。肢体瘫痪者应每天做各关节的被动活动,鼓励患儿主动运动,加强锻炼。恢复期宜做按摩、理疗、体疗、运动功能锻炼等康复治疗。有失语者宜进行语言训练。有癫痫者应指导患儿按时有规律的服药,注意安全,避免过度劳累和情绪激动,定期复查。

(刘　凤)

第四节　小儿流行性腮腺炎

一、疾病概述

流行性腮腺炎是由腮腺炎病毒引起的小儿时期常见的急性呼吸道传染病。以腮腺肿大、疼痛为特征,各种唾液腺体及其他器官均可受累,系非化脓性炎症。

(一)病因

腮腺炎病毒为 RNA 病毒,人是病毒唯一宿主。

腮腺炎病毒属副黏液病毒,仅一个血清型,存在于患者唾液、血液、尿液及脑脊液中。此病毒对理化因素抵抗力不强,加热至 56 ℃ 20 分钟或甲醛、紫外线等很容易使其灭活,但在低温条件下可存活较久。

(二)流行病学特点

1.传染源

早期患者和隐性感染者。病毒存在于患儿唾液中的时间较长,腮肿前 6 天至腮肿后 9 天均可自患者唾液中分离出病毒,因此在这两周内有高度传染性。感染腮腺炎病毒后,无腮腺炎表现,而有其他器官如脑或睾丸等症状者,则唾液及尿亦可检出病毒。在大流行时 30%～40% 的患儿仅有上呼吸道感染的亚临床感染,是重要传染源。

2.传播途径

本病毒在唾液中通过飞沫传播(唾液及污染的衣服亦可传染)其传染力较麻疹、水痘为弱。孕妇感染本病可通过胎盘传染胎儿,而导致胎儿畸形或死亡,流产的发生率也增加。

3.易感性

普遍易感,其易感性随年龄的增加而下降。青春期后发病男多于女。病后可有持久免疫力。

(三)发病机制

多认为该病毒首先侵入口腔黏膜和鼻黏膜在上皮组织中大量增殖后进入血液循环(第一次病毒血症),经血流累及腮腺及一些组织,并在其中增殖再次进入血液循环(第二次病毒血症),并侵犯上次未受波及的一些脏器。病程早期时从口腔、呼吸道分泌物、血尿、乳汁、脑脊液及其他组织中可分离到腮腺炎病毒。有人分别从胎盘和胎儿体内分离出本病毒。根据本病患儿在病程中可始终无腮腺肿胀而脑膜脑炎、睾丸炎等可出现于腮腺肿胀之前等事实,也证明腮腺炎病毒首先侵入口鼻黏膜经血流累及各种器官组织的观点,也有人认为病毒对腮腺有特殊亲和性,因此入口腔后即经腮腺导管而侵入腮腺,在腺体内增殖后再进入血液循环形成病毒血症累及其他组织。各种腺组织如睾丸卵巢、胰腺、肠浆液造酶腺、胸腺、甲状腺等均有受侵的机会,脑脑膜、肝及心肌也常被累及,因此流行性腮腺炎的临床表现变化多端脑膜脑炎是病毒直接侵犯中枢神经系统的后果,自脑脊液中可能分离出病原体。

腮腺的非化脓性炎症为本病的主要病变,腺体呈肿胀发红,有渗出物,出血性病灶和白细胞浸润腮腺导管有卡他性炎症,导管周围及腺体间质中有浆液纤维蛋白性渗出及淋巴细胞浸润,管内充塞破碎细胞残余及少量中性粒细胞腺上皮水肿、坏死、腺泡间血管有充血现象腮腺周显著水肿,附近淋巴结充血肿胀。唾液成分的改变不多但分泌量则较正常减少。

由于腮腺导管的部分阻塞使唾液的排出受到阻碍,故摄食酸性饮食时可因唾液分泌增加、唾液潴留而感胀痛唾液中含有淀粉酶可经淋巴系统而进入血液循环,导致血中淀粉酶增高,并从尿中排出胰腺和肠浆液造酶含量。本病病毒易侵犯成熟的睾丸,幼年患者很少发生睾丸炎睾丸曲精管的上皮显著充血,有出血斑点及淋巴细胞浸润,在间质中出现水肿及浆液纤维蛋白性渗出物胰腺呈充血、水肿,胰岛有轻度退化及脂肪性坏死。

(四)临床表现

临床典型病例以腮腺炎为主要表现,潜伏期为 14～25 天,平均为 18 天。

本病前驱期很短,可有发热、头痛、乏力、肌痛、厌食等。腮腺肿大常是疾病的首发体征,通常先起于一侧,2～3 天波及对侧,也有两侧同时肿大或始终限于一侧者。肿胀以耳垂为中心,向前、后、下发展,局部不红,边缘不清,轻度压痛,咀嚼食物时疼痛加重,在上颌第 2 磨牙旁的颊黏膜处,可见腮腺管口。腮腺肿大 3～5 天达高峰,1 周左右逐渐消退。颌下腺和舌下腺也可同时受累。不典型病例可无腮腺肿胀而以单纯睾丸炎或脑膜脑炎的症状出现。

腮腺炎病毒有嗜腺体和嗜神经性,故病毒常侵入中枢神经系统、其他腺体或器官而产生下列症状。

1.脑膜脑炎

脑膜脑炎可在腮腺炎出现前、后或同时发生,也可发生在无腮腺炎时。表现为发热、头痛、呕吐、颈项强直,少见惊厥和昏迷。脑脊液呈无菌性脑膜炎样改变。大多预后良好,但也偶见死亡及留有神经系统后遗症。

2.睾丸炎

睾丸炎是男孩最常见的并发症,多为单侧受累,睾丸肿胀疼痛,约半数病例可发生萎缩,双侧萎缩者可导致不育症。

3.急性胰腺炎

该病较少见,常发生于腮腺肿胀数天后。出现中上腹剧痛,有压痛和肌紧张,伴发热、寒战、呕吐、腹胀、腹泻或便秘等。

4.其他

可有心肌炎、肾炎、肝炎等。

(五)流行性腮腺炎诊断标准

1.疑似病例

发热,畏寒,疲倦,食欲缺乏,1～2 天单侧或双侧非化脓性腮腺肿痛或其他唾液腺肿痛。

2.确诊病例

(1)腮腺肿痛或其他唾液腺肿痛与压痛,吃酸性食物时胀痛更为明显。腮腺管口可见红肿。白细胞计数正常或稍低,后期淋巴细胞增加。

(2)发病前 1～4 周与腮腺炎患者有密切接触史。

二、治疗

隔离患儿使之卧床休息直至腮腺肿胀完全消退。注意口腔清洁,饮食以流质或软食为宜,避免酸性食物,保证液体摄入量。

三、护理评估、诊断和措施

(一)健康管理

1.疼痛

腮腺炎引起的腮腺肿大引起。

(1)护理诊断:疼痛。

(2)护理措施:缓解疼痛。

2.发热

发热与感染有关。

(1)护理诊断:体温升高。

(2)护理措施:①保证休息,防止过劳,减少并发症的发生。高热者给予物理降温。鼓励患儿多饮水。发热伴有并发症者应卧床休息至热退。②保持口腔清洁,常用温盐水漱口,多饮水,以减少口腔内残余食物,防止继发感染。③给予富有营养、易消化的半流质或软食,忌酸、辣、干、硬食物,以免因唾液分泌及咀嚼使疼痛加剧。④局部冷敷,以减轻炎症充血及疼痛。亦可用中药湿敷。

3.焦虑

焦虑与患儿的疾病发展有关。

(1)护理诊断:焦虑。

(2)护理措施:①缓解家长的焦虑,做好解释沟通。②注意有无脑膜脑炎、睾丸炎、急性胰腺炎等临床征象,并给以相应治疗和护理。发生睾丸炎时可用丁字带托起阴囊,局部间歇冷敷以减轻疼痛。③无并发症的患儿一般在家中隔离治疗,指导家长做好隔离、饮食、用药护理,学会病情观察,若有并发症表现,应及时送医院就诊。做好患儿和家长的心理护理,介绍减轻疼痛的方法,使患儿配合治疗。

(二)预防感染传播

发现腮腺炎患儿后立即采取呼吸道隔离措施,直至腮腺肿大消退后3天,有接触史的易感患儿应观察3周。流行期间应加强幼托机构的晨检。居室应空气流通,对患儿口、鼻分泌物及污染物应进行消毒。易感患儿可接种减毒腮腺炎活疫苗。

(刘　凤)

第五节　小儿急性上呼吸道感染

急性上呼吸道感染是小儿最常见的疾病,主要侵犯鼻、鼻咽和咽部,常诊断为"急性鼻咽炎(普通感冒)""急性咽炎""急性扁桃体炎"等,也可统称为上呼吸道感染,或简称"上感"。

一、病因

各种病毒和细菌都可引起上呼吸道感染,尤以病毒为多见,约占"上感"发病病原体的60%甚至90%以上,常见有鼻病毒、腺病毒、副流感病毒、流感病毒、呼吸道合胞病毒等,其他病毒如冠状病毒、肠道病毒、单纯疱疹病毒、EB病毒等也可引起。细菌感染常继发于病毒感染之后,其中溶血性链球菌占重要地位,其次为肺炎链球菌、葡萄球菌、嗜血流感杆菌,偶尔也有革兰阴性杆菌。亦有报道肺炎支原体菌亦可引起上呼吸道感染。

二、病理改变

病变部位早期表现为毛细血管和淋巴管扩张,黏膜充血水肿、腺体及杯状细胞分泌增加及单核细胞和吞噬细胞浸润、以后转为中性粒细胞浸润,上皮细胞和纤毛上细胞坏死脱落。恢复期上皮细胞新生、黏膜修复、恢复正常。

三、临床表现

本病多为散发,偶然亦见流行。婴幼儿患病症状较重,年长儿较轻。婴幼儿患病时可有或无流涕、鼻塞、喷嚏等呼吸道症状,常突发高热、呕吐、腹泻,甚至因高热而引起惊厥。年长儿患者常有流涕、鼻塞、喷嚏、咽部不适、发热等症状,可伴有轻度咳嗽与声嘶。部分患儿发病早期可出现脐周围阵痛、咽炎、咽痛等症状,咽黏膜充血,若咽侧索也受累,则在咽两外侧壁上各见一纵行条索状肿块突出。疱疹性咽峡炎,在咽弓、软腭、悬雍垂黏膜上可见数个或数十个灰白色小疱疹,直径1~3 mm,周围有红晕,1~2天破溃成溃疡。咽结合膜热患者,临床特点为发热39 ℃左右,咽炎及结膜炎同时存在,而有别于其他类型的上呼吸道感染。急性扁桃体炎除了发热咽痛外,扁桃体可见明显红肿,表面有黄白色脓点,可融合成假膜状。

四、实验室检查

病毒感染时白细胞计数多偏低或正常,粒细胞不增多。病因诊断除病毒分离与血清反应外,近年来广泛利用免疫荧光、酶联免疫等方法开展病毒学的早期诊断,对初步鉴别诊断有一定帮助。细菌感染时白细胞计数及中性粒细胞比例可增高;由链球菌引起者血清抗链球菌溶血素"O"滴度增高,咽拭子培养可有致病菌生长。

五、诊断

急性上呼吸道感染具有典型症状,如发热、鼻塞、咽痛、扁桃体肿大等全身和局部症状,结合季节、流行病学特点等,临床诊断并不困难,但对病原学的诊断则需依靠病毒学和细菌学检查。

六、鉴别诊断

(1)症状中以高热惊厥和腹痛严重者,须与中枢神经系统感染和急腹症等疾病相鉴别。

(2)很多急性传染病早期,也有上呼吸道感染的症状,虽然现在预防接种比较普遍及传染病发病率明显下降,但在传染病流行季节要仔细询问麻疹、猩红热、腮腺炎、百日咳、流感及脊髓灰质炎的流行接触史。当夏季时尤要注意和中毒性疾病的早期相鉴别。

(3)如有高热、流涎、拒食、咽后壁及扁桃体周围有小疱疹及小溃疡者,可诊断为疱疹性咽峡炎;如高热、咽红伴眼结膜充血,可诊为咽结膜热;扁桃体红肿且有渗出者为急性扁桃体炎或化脓性扁桃体炎;如有明显流行史、高热、四肢酸痛、头痛等全身症状而较鼻咽部症状更重时,要考虑为流行性感冒。

七、治疗

(一)一般治疗

充分休息,多饮水,注意隔离,预防并发症。WHO 在急性呼吸道感染的防治纲要中指出,关于感冒的治疗主要是家庭护理和对症处理。

(二)对症治疗

1.高热

高热时口服阿司匹林类,剂量为每次 10 mg/kg,持续高热可每 4 小时口服 1 次;亦可用对乙酰氨基酚,剂量为每次 5～10 mg/kg,市场上多为糖浆剂,便于小儿服用。高热时还可用阿司匹林赖氨酸盐或巴比妥等肌内注射,同时亦可用冷敷、温湿敷、酒精擦浴等物理方法降温。

2.高热惊厥

出现高热惊厥可针刺人中、十宣等穴位或肌内注射苯巴比妥钠每次 4～6 mg/kg,有高热惊厥史的小儿可在服退热剂同时服用苯巴比妥等镇静剂。

3.鼻塞

乳儿鼻塞妨碍喂奶时,可在喂奶前用 0.5％麻黄碱 1～2 滴滴鼻,年长儿亦可加用氯苯那敏等脱敏剂。

4.咽痛

疱疹性咽峡炎时可用冰硼酸、锡类散、金霉素鱼肝油或碘甘油涂抹口腔内疱疹或溃疡处;年长儿可口含碘喉片及其他中药利咽喉片,如西地碘、度米芬、四季润喉片、草珊瑚、西瓜霜润喉片等。

(三)病因治疗

如诊断为病毒感染,目前常用 1％利巴韦林滴鼻,每 2～3 小时双鼻孔各滴 2～3 滴,或口服利巴韦林口服液(威乐星),或用利巴韦林口含片。亦有用口服金刚烷胺、病毒灵(吗啉双呱片),但疗效不肯定。如明确腺病毒或单纯性溃疡病毒感染亦有用疱疹净(碘苷)、阿糖胞苷。近年来有报道用干扰素治疗重症病毒性感染取得较好疗效。如诊断为细菌感染,大多合并有中耳炎、鼻窦炎、化脓性扁桃体炎、淋巴结炎及下呼吸道炎症时,可选用复方新诺明、氨苄西林、阿莫西林或其他抗生素。但多数上呼吸道感染病例不应滥用抗生素。

(四)风热两型

风热两型治法以清热解表为主,常用中成药有银翘解毒片、桑菊感冒片、感冒退热冲剂、板蓝根冲剂及双黄连口服液等。

八、预防

减少上呼吸道感染的根本办法在于预防。平时要多户外活动,增强体质,要避免交叉感染,特别是在感冒流行季要少去公共场所或串门;注意气候骤变,及时添减衣服;对体弱儿及反复呼吸道感染儿可服玉屏风散或左旋咪唑,0.25～3 mg/(kg·d),每周服 2 天停 5 天,3 个月为 1 个疗程,亦可口服卡慢舒。这些治疗目的多是增强机体抵抗力,预防呼吸道感染复发。

九、并发症

正常 5 岁以下小儿平均每年患急性呼吸道感染 4～6 次。但有的患儿患呼吸道感染的次数过于频繁,可称为反复呼吸道感染,简称复感儿。

(一)影响因素

由于小儿正处在生长发育之中,身体的免疫系统还未发育完善,缺乏抵御微生物侵入的能力,故很容易患急性呼吸道感染,但有的患儿由于环境或机体本身条件比一般小儿更易患急性呼吸道感染,影响因素有以下几点。

1.机体条件

如患儿长期营养不良,婴儿母乳不足又未及时添加辅食,体内缺乏必需的蛋白质、脂肪及热量不足,影响器官组织的正常发育致抵抗力低下;也有的家庭经济条件并不差,但父母缺乏科学育儿知识,偏食或喂养不合理,特别是只喝牛奶、巧克力,缺乏多种维生素和微量元素如铁、锌等,也会对免疫系统造成损害,抗病能力下降而易患病。

2.环境因素

环境因素特别是大气污染或被动吸烟。如冬天屋内生炉子,空气中大量烟雾、粉尘及有害物质进入小儿呼吸道;同样被动吸烟也是。这些有害物质不但损伤呼吸道正常黏膜,而且还可降低抵抗力,诱发呼吸道感染。有报道在吸烟家庭中生长的婴儿比无吸烟家庭的小儿患急性呼吸道感染的机会大数倍至近 10 倍。

3.先天因素

小儿患有先天的免疫缺陷病或暂时性免疫低下也可造成反复呼吸道感染。

(二)诊断

根据全国小儿呼吸道疾病学术会议讨论标准做出诊断(表 9-1)。

表 9-1　小儿反复呼吸道疾病诊断标准

年龄(岁)	上呼吸道感染(次/年)	下呼吸道感染(次/年)
0～2	7	3
3～5	5	2
6～12	5	2

(三)治疗

急性感染可参照上述方法外,还要针对引起反复上感的原因,如增加营养、改善环境因素。应该指出患先天性免疫缺陷的小儿是极少数,大部分还是护理问题,因此,增强患儿体质是治疗及预防之根本。加强体育锻炼及注意户外活动,使患儿增强适应外界环境及气候变化的能力;同时注意对反复呼吸道感染患儿的生活护理,随气候变化增减衣服,切忌过捂过饱,这些都是治疗反复呼吸道感染的关键。

十、护理评估

(一)健康史

询问发病情况,注意有无受凉史,或当地有无类似疾病的流行,患儿发热开始时间、程度,伴随症状及用药情况;了解患儿有无营养不良、贫血等病史。

(二)身体状况

观察患儿精神状态,注意有无鼻塞、呼吸困难,测量体温,检查咽部有无充血和疱疹,扁桃体及颈部淋巴结是否肿大,结合咽喉膜有无充血,皮肤有无皮疹,腹痛及支气管、肺受累的表现。了解血常规等实验室检查结果。

(三)心理社会状况

了解患儿及家长的心理状态和对该病因、预防及护理知识的认识程度;评估患儿家庭环境及经济情况,注意疾病流行趋势。

十一、常见护理诊断与合作性问题

(一)体温过高
体温过高与上呼吸道感染有关。

(二)潜在并发症
惊厥与高热有关。

(三)有外伤的危险
发生外伤与发生高热惊厥时抽搐有关。

(四)有窒息的危险
窒息与发生高热惊厥时胃内容物反流或痰液阻塞有关。

(五)有体液不足的危险
有体液不足的危险与高热大汗及摄入减少有关。

(六)低效性呼吸形态
低效性呼吸形态与呼吸道炎症有关。

(七)舒适的改变
舒适的改变与咽痛、鼻塞等有关。

十二、护理目标

(1)患儿体温降至正常范围(36～37.5 ℃)。

(2)患儿不发生惊厥或惊厥时能被及时发现。

(3)患儿维持于舒适状态无自伤及外伤发生。

(4)患儿呼吸道通畅无误吸及窒息发生。

(5)患儿体温正常,能接受该年龄组的液体入量。

(6)患儿呼吸在正常范围,呼吸道通畅。

(7)患儿感到舒适,不再哭闹。

十三、护理措施

(1)保持室内空气新鲜,每天通风换气 2～4 次,保持室温 18～22 ℃,相对湿度 50%～60%,空气每天用过氧乙酸或含氯制剂喷雾消毒 2 次。有患儿居住的房间最好用空气消毒机,消毒净化空气。

(2)密切观察体温变化,体温超过 38.5 ℃时给予物理降温,如头部冷敷、腋下及腹股沟处置冰袋,温水或乙醇擦浴。冷盐水灌肠,必要时给予药物降温:对乙酰氨基酚、安乃近、柴胡、肌内注射巴比妥。

(3)发热者卧床休息直到退热1天以上可适当活动,做好心理护理,提供玩具、画册等有利于减轻焦虑,不安情绪。

(4)防止发生交叉感染,患儿与正常小儿分开,接触者戴口罩,防止继发细菌感染。

(5)保持口腔清洁,每天用生理盐水漱口1~2次,婴幼儿可经常喂少量温开水以清洗口腔,防止口腔炎的发生。

(6)保持鼻咽部通畅,鼻腔分泌物和干痂及时清除,鼻孔周围应保持清洁,避免增加鼻腔压力,使炎症经咽管向中耳发展引起中耳炎。鼻腔严重时于清洁鼻腔分泌部后用0.5%麻黄碱液滴鼻,每次1~2滴;对鼻塞而妨碍吸吮的婴幼儿,宜在哺乳前10~15分钟滴鼻,使鼻腔通畅,保持吸吮。

(7)多饮温开水,以加速毒物排泄和降低体温,患儿衣着、被子不宜过多,出汗后及时给患儿用温水擦干汗液,更换衣服。

(8)每4小时测体温1次,体温骤升或骤降时要随时测量并记录,如患儿病情加重,体温持续不退,应考虑并发症的可能,需要及时报告医师并及时处理,如病程中出现皮疹,应区别是否为某种传染病的早期征象,以便及时采取措施。

(9)注意观察咽部充血、水肿等情况,咽部不适时给予润喉含片或雾化吸入(雾化吸入药物可用利巴韦林、糜蛋白酶、地塞米松加20~40 mL注射用水2次/天)。

(10)室内安静减少刺激,发生高热惊厥时按惊厥护理常规。

(11)给予易消化和富含维生素的清淡饮食,必要时静脉补充营养和水分。

(12)患儿安置在有氧气、吸痰器的病室内。

(13)平卧、头偏向一侧,注意防止舌咬伤。防止呕吐物误吸,防止舌后倒引起窒息,应托起患儿下颌同时解开衣物及松开腰带,以减轻呼吸道阻力。

(14)密切观察病情变化,防止发生意外,如坠床或摔伤等。

(15)抽搐时上、下牙之间放牙垫,防止舌及口唇咬伤,患儿持续发作时,可按照医嘱给予对症处理。

(16)按医嘱用止惊药物,如地西泮、苯巴比妥等,观察患儿用药后的反应,并记录。

(17)治疗、护理等集中进行,保持安静,减少刺激。

(18)保持呼吸道通畅,及时吸痰,发绀者给予吸氧,窒息者给人工呼吸,注射呼吸兴奋剂。

(19)高热者给予物理降温或退热剂降温,在严重感染并伴有循环衰竭,抽搐、高热者,可行冬眠疗法,冬眠期间不能搬动患儿或突然竖起,防止直立性休克。

(20)详细记录发作时间,抽动的姿势、次数及特点,因有的患儿抽搐时间相当短暂,虽有几秒钟,抽搐姿势也不同,有的像眨眼一样,有的口角微动,有的肢体像无意乱动一样等,因此需仔细注视才能发现。

(21)密切观察血压、呼吸、脉搏、瞳孔的变化,并做好记录。

十四、健康教育

(1)指导家庭护理:因上呼吸道感染患儿多不住院,要帮助患儿家长掌握上呼吸道感染的护理要点:让患儿多饮水,促进代谢及体内毒素的排泄;饮食要清淡,少食多餐,给高蛋白、高热量、高维生素的流质或半流质饮食;要注意休息,避免剧烈活动,防止咳嗽加重。患儿鼻塞时呼吸不畅可在哺乳及临睡前用0.5%的麻黄碱溶液滴鼻,每次1~2滴,可使鼻腔通畅。但不能用药过频,以免引起心悸等表现。

(2)指导预防并发症的方法,以免引起中耳炎、鼻窦炎,介绍如何观察并发症的早期表现,如高热持续不退而复升,淋巴结肿大,耳痛或外耳道流脓,咳嗽加重、呼吸困难等,应及时与医护人员联系并及时处理。

(3)介绍上呼吸道感染的预防重点,增加营养和体格锻炼,避免受凉;在上呼吸道感染流行季节避免到人多的公共场所;有流行趋势时给易感儿服用板蓝根、金银花、连翘等中药汤剂预防,对反复发生上呼吸道感染的小儿应积极治疗原发病,改善机体健康状况。鼓励母乳喂养,积极防治各种慢性病,如维生素D缺乏性佝偻病、营养不良及贫血等,在集体儿童机构中,有如上感流行趋势,应早期隔离患儿,室内用食醋熏蒸法消毒。

(4)用药指导:指导患儿家长不要给患儿滥服感冒药,如氨咖黄敏胶囊及其他市场流行各种感冒药、消炎药、抗病毒药,必须在医师指导下服药,服药时不要与奶粉、糖水同服,两种药物必须间隔半小时以上再服用。

(刘 凤)

第六节 小 儿 肺 炎

肺炎是指不同病原体或其他因素所致的肺部炎症。以发热、咳嗽、气促、呼吸困难和肺部固定湿啰音为共同临床表现。该病是儿科常见疾病中能威胁生命的疾病之一。据联合国儿童基金会统计,全世界每年约有350万5岁以下儿童死于肺炎,占5岁以下儿童总病死率的28%;我国每年5岁以下儿童因肺炎死亡者约35万,占全世界儿童肺炎死亡数的10%。因此积极采取措施,降低小儿肺炎的死亡率,是21世纪世界儿童生存、保护和发展纲要规定的重要任务。

目前,小儿肺炎的分类尚未统一,常用方法有四种,各肺炎可单独存在,也可两种同时存在。①病理分类:可分为支气管肺炎、大叶性肺炎、间质性肺炎等。②病因分类:感染性肺炎如病毒性肺炎、细菌性肺炎、支原体肺炎、衣原体肺炎、真菌性肺炎、原虫性肺炎;非感染性肺炎如吸入性肺炎、坠积性肺炎等。③病程分类:急性肺炎(病程<1个月)、迁延性肺炎(病程1~3个月)、慢性肺炎(病程>3个月)。④病情分类:轻症肺炎(主要为呼吸系统表现)、重症肺炎(除呼吸系统受累外,其他系统也受累,且全身中毒症状明显)。

临床上若病因明确,则按病因分类,否则按病理分类。

一、病因与发病机制

引起肺炎的主要病原体为病毒和细菌,病毒中最常见的为呼吸道合胞病毒,其次为腺病毒、流感病毒等;细菌中以肺炎链球菌多见,其他有葡萄球菌、链球菌、革兰阴性杆菌等。低出生体重、营养不良、维生素D缺乏性佝偻病、先天性心脏病等患儿易患本病,且病情严重,容易迁延不愈,病死率也较高。

病原体多由呼吸道入侵,也可经血行入肺,引起支气管、肺泡、肺间质炎症,支气管因黏膜水肿而管腔变窄,肺泡壁因充血水肿而增厚,肺泡腔内充满炎症渗出物,影响了通气和气体交换;同时由于小儿呼吸系统的特点,当炎症进一步加重时,可使支气管管腔更加狭窄、甚至阻塞,造成通气和换气功能障碍,导致低氧血症及高碳酸血症。为代偿缺氧,患儿呼吸与心率加快,出现鼻翼翕动和三凹征,严重时可产生呼吸衰竭。由于病原体作用,重症常伴有毒血症,引起不同程度的感染中毒症状。缺氧、二氧化碳潴留及毒血症可导致循环系统、消化系统、神经系统的一系列症状及水、电解质和酸碱平衡紊乱。

(一)循环系统

缺氧使肺小动脉反射性收缩,肺循环压力增高,形成肺动脉高压;同时病原体和毒素侵袭心肌,引起中毒性心肌炎。肺动脉高压和中毒性心肌炎均可诱发心力衰竭。重症患儿常出现微循环障碍、休克甚至弥散性血管内凝血。

(二)中枢神经系统

缺氧和高碳酸血症使脑血管扩张、血流减慢,血管通透性增加,致使颅内压增高。严重缺氧和脑供氧不足使脑细胞无氧代谢增加,造成乳酸堆积、ATP 生成减少和 Na-K 离子泵转运功能障碍,引起脑细胞内水、钠潴留,形成脑水肿。病原体毒素作用亦可引起脑水肿。

(三)消化系统

低氧血症和毒血症可引起胃黏膜糜烂、出血、上皮细胞坏死脱落等应激性反应,导致黏膜屏障功能破坏,使胃肠功能紊乱,严重者可引起中毒性肠麻痹和消化道出血。

(四)水、电解质和酸碱平衡紊乱

重症肺炎可出现混合性酸中毒,因为严重缺氧时体内需氧代谢障碍、酸性代谢产物增加,常可引起代谢性酸中毒;而 CO_2 潴留、H_2CO_3 增加又可导致呼吸性酸中毒。缺氧和 CO_2 潴留还可导致肾小动脉痉挛而引起水钠潴留,重症者可造成稀释性低钠血症。

二、临床表现

(一)支气管肺炎

支气管肺炎为小儿最常见的肺炎。多见于 3 岁以下婴幼儿。

1.轻症

轻症以呼吸系统症状为主,大多起病较急。主要表现为发热、咳嗽和气促。

(1)发热:热型不定,多为不规则热,新生儿或重度营养不良儿可不发热,甚至体温不升。

(2)咳嗽:较频,早期为刺激性干咳,以后有痰,新生儿则表现为口吐白沫。

(3)气促:多发生在发热、咳嗽之后,呼吸频率加快,每分钟可达 40～80 次,可有鼻翼翕动、点头呼吸、三凹征、唇周发绀。肺部可听到较固定的中、细湿啰音,病灶较大者可出现肺实变体征。

2.重症

重症肺炎常有全身中毒症状及循环、神经、消化系统受累的临床表现。

(1)循环系统:常见心肌炎、心力衰竭及微循环障碍。心肌炎表现为面色苍白、心动过速、心音低钝、心律不齐,心电图显示 ST 段下移和 T 波低平、倒置;心力衰竭表现为呼吸突然加快,>60 次/分;极度烦躁不安,明显发绀,面色发灰;心率增快,>180 次/分,心音低钝有奔马律;颈静脉怒张,肝脏迅速增大,尿少或无尿,颜面或下肢水肿等。

(2)神经系统:表现为烦躁或嗜睡,脑水肿时出现意识障碍、反复惊厥、前囟膨隆、脑膜刺激征等。

(3)消化系统:常有食欲缺乏、腹胀、呕吐、腹泻等;重症可引起中毒性肠麻痹和消化道出血,表现为严重腹胀、肠鸣音消失、便血等。

若延误诊断或病原体致病力强,可引起脓胸、脓气胸、肺大泡等并发症,多表现为体温持续不退,或退而复升,中毒症状或呼吸困难突然加重。

(二)几种不同病原体所致肺炎的特点

1.呼吸道合胞病毒性肺炎

由呼吸道合胞病毒感染所致,多见于 2 岁以内婴幼儿,尤以 2～6 个月婴儿多见。常于上呼吸道感染后2～3天出现干咳、低度至中度发热,喘憋为突出表现,2 天后病情逐渐加重,出现呼吸困难和缺氧症状。肺部听诊可闻及多量哮鸣音、呼气性喘鸣,肺基底部可听到细湿啰音。喘憋严重时可合并心力衰竭、呼吸衰竭。临床上有两种类型。

(1)毛细支气管炎:有上述临床表现,但中毒症状不严重,当毛细支气管接近完全阻塞时,呼吸音可明显减低,胸部 X 线常显示不同程度的梗阻性肺气肿和支气管周围炎,有时可见小点片状阴影或肺不张。

(2)间质性肺炎:全身中毒症状较重,呼吸困难明显,肺部体征出现较早,胸部 X 线呈线条状或单条状阴影增深,或互相交叉成网状阴影,多伴有小点状致密阴影。

2.腺病毒性肺炎

腺病毒性肺炎为腺病毒引起,在我国以 3、7 两型为主,11、12 型次之。本病多见于 6 个月～2 岁的婴幼儿。起病急骤,呈稽留高热,全身中毒症状明显,咳嗽较剧,可出现喘憋、呼吸困难、发绀等。肺部体征出现较晚,常在发热 4 天后出现湿啰音,以后病变融合而呈现肺实变体征。少数患儿可并发渗出性胸膜炎。胸部X线改变的出现较肺部体征为早,可见大小不等的片状阴影或融合成大病灶,并多见肺气肿,病灶吸收较缓慢,需数周至数月。

3.葡萄球菌肺炎

葡萄球菌肺炎包括金黄色葡萄球菌及白色葡萄球菌所致的肺炎。多见于新生儿及婴幼儿。临床起病急,病情重,进展迅速;多呈弛张高热,婴儿可呈稽留热;中毒症状明显,面色苍白、咳嗽、呻吟、呼吸困难,皮肤常见一过性猩红热样或荨麻疹样皮疹,有时可找到化脓灶,如疖肿等。肺部体征出现较早,双肺可闻及中、细湿啰音,易并发脓胸、脓气胸等,可合并循环、神经及胃肠功能障碍。胸部 X 线常见浸润阴影,易变性是其特征。

4.流感嗜血杆菌肺炎

流感嗜血杆菌肺炎由流感嗜血杆菌引起。近年来,由于广泛使用广谱抗生素和免疫抑制剂,加上院内感染等因素,流感嗜血杆菌感染有上升趋势,多见于 4 岁以下的小儿,常并发于流感病毒或葡萄球菌感染者。临床起病较缓,病情较重,全身中毒症状明显,有发热、痉挛性咳嗽、呼吸困难、鼻翼翕动、三凹征、发绀等,体检肺部有湿啰音或肺实变体征。易并发脓胸、脑膜炎、败血症、心包炎、中耳炎等。胸部 X 线表现多种多样。

5.肺炎支原体肺炎

肺炎支原体肺炎由肺炎支原体引起,多见于年长儿,婴幼儿发病率也较高。以刺激性咳嗽为突出表现,有的酷似百日咳样咳嗽,咳出黏稠痰,甚至带血丝;常有发热,热程1～3周。年长儿可伴有咽痛、胸闷、胸痛等症状,肺部体征不明显,常仅有呼吸音粗糙,少数闻及干湿啰音。婴幼儿起病急,呼吸困难、喘憋和双肺哮鸣音较突出。部分患儿出现全身多系统的临床表现,如心肌炎、心包炎、溶血性贫血、脑膜炎等。胸部 X 线检查可分为 4 种改变:①肺门阴影增浓。②支气管肺炎改变。③间质性肺炎改变。④均一的实变影。

6.衣原体肺炎

沙眼衣原体肺炎多见于 6 个月以下的婴儿,可于产时或产后感染,起病缓,先有鼻塞、流涕、后出现气促、频繁咳嗽,有的酷似百日咳样阵咳,但无回声,偶有呼吸暂停或呼气喘鸣,一般无发热。可同时患有结膜炎或有结膜炎病史。胸部 X 线呈弥漫性间质性改变和过度充气。肺炎衣原体肺炎多见于 5 岁以上小儿,发病隐匿,体温不高,咳嗽逐渐加重,两肺可闻及干湿啰音。X 线显示单侧肺下叶浸润,少数呈广泛单侧或双侧浸润。

三、治疗要点

采取综合措施,积极控制感染,改善肺的通气功能,防止并发症。

(一)控制感染

根据不同病原体选用敏感抗生素积极控制感染,使用原则为:早期、联合、足量、足疗程,重症宜静脉给药。

WHO 推荐的 4 种第 1 线抗生素为:复方磺胺甲基异噁唑、青霉素、氨苄西林、阿莫西林,其中青霉素为首选药,复方磺胺甲基异噁唑不能用于新生儿。怀疑有金黄色葡萄球菌肺炎者,推荐用氨苄西林、氯霉素、苯唑西林或氯唑西林和庆大霉素。我国卫健委对轻症肺炎推荐使用头孢氨苄(先锋霉素Ⅳ)。大环内酯类抗生素如红霉素、交沙霉素、罗红霉素、阿奇霉素等对支原体肺炎、衣原体肺炎等均有效。除阿奇霉素外,用药时间应持续至体温正常后 5～7 天,临床症状基本消失后 3 天。支原体肺炎至少用药 2～3 周。应用阿奇霉素 3～5 天 1 个疗程,根据病情可再重复 1 个疗程,以免复发。葡萄球菌肺炎比较顽固。疗程宜长,一般于体温正常后继续用药 2 周,总疗程 6 周。

病毒感染尚无特效药物,可用利巴韦林、干扰素、聚肌胞、乳清液等,中药治疗有一定疗效。

(二)对症治疗

止咳、止喘、保持呼吸道通畅;纠正低氧血症、水及电解质、酸碱平衡紊乱;对于中毒性肠麻痹者,应禁食、胃肠减压,皮下注射新斯的明。对有心力衰竭、感染性休克、脑水肿、呼吸衰竭者,采取相应的治疗措施。

(三)肾上腺皮质激素的应用

若中毒症状明显,或严重喘憋,或伴有脑水肿、中毒性脑病、感染性休克、呼吸衰竭等及胸膜有渗出者,可应用肾上腺皮质激素,常用地塞米松,每天 2～3 次,每次 2～5 mg,疗程 3～5 天。

(四)防治并发症

对并发脓胸、脓气胸者及时抽脓、抽气;对年龄小、中毒症状明显、脓液黏稠经反复穿刺抽脓不畅者,以及有张力气胸者进行胸腔闭式引流。

四、护理措施

(一)改善呼吸功能

(1)保持病室环境舒适,空气流通,温湿度适宜,尽量使患儿安静,以减少氧的消耗。不同病原体肺炎患儿应分室居住,以防交叉感染。

(2)置患儿于有利于肺扩张的体位并经常更换,或抱起患儿,以减少肺部淤血和防止肺不张。

(3)给氧。凡有低氧血症,有呼吸困难、喘憋、口唇发绀、面色灰白等情况立即给氧。婴幼儿可用面罩法给氧,年长儿可用鼻导管法。若出现呼吸衰竭,则使用人工呼吸器。

（4）正确留取标本,以指导临床用药;遵医嘱使用抗生素治疗,以消除肺部炎症,促进气体交换;注意观察治疗效果。

（二）保持呼吸道通畅

（1）及时清除患儿口鼻分泌物,经常协助患儿转换体位,同时轻拍背部,边拍边鼓励患儿咳嗽,以促使肺泡及呼吸道的分泌物借助重力和震动易于排出;病情许可的情况下可进行体位引流。

（2）给予超声雾化吸入,以稀释痰液,利于咳出;必要时予以吸痰。

（3）遵医嘱给予祛痰剂如复方甘草合剂等;对严重喘憋者遵医嘱给予支气管解痉剂。

（4）给予易消化、营养丰富的流质、半流质饮食,少食多餐,避免过饱影响呼吸;哺喂时应耐心,防止呛咳引起窒息;重症不能进食者,给予静脉营养。保证液体的摄入量,以湿润呼吸道黏膜,防止分泌物干结,利于痰液排出;同时可以防止发热导致的脱水。

（三）加强体温监测

观察体温变化并警惕高热惊厥的发生。对高热者给予降温措施。保持口腔及皮肤清洁。

（四）密切观察病情

（1）如患儿出现烦躁不安、面色苍白、气喘加剧、心率加速（＞160次/分）、肝脏在短时间内急剧增大等心力衰竭的表现,及时报告医师,给予氧气吸入并减慢输液速度,遵医嘱给予强心、利尿药物,以增强心肌收缩力,减慢心率,增加心排血量,减轻体内水钠潴留,从而减轻心脏负荷。

（2）若患儿出现烦躁或嗜睡、惊厥、昏迷、呼吸不规则等,提示颅内压增高,立即报告医师并共同抢救。

（3）患儿腹胀明显伴低钾血症时,及时补钾;若有中毒性肠麻痹,应禁食、予以胃肠减压,遵医嘱皮下注射新斯的明,以促进肠蠕动,消除腹胀,缓解呼吸困难。

（4）如患儿病情突然加重,出现剧烈咳嗽、烦躁不安、呼吸困难、胸痛、面色发绀、患侧呼吸运动受限等,提示并发了脓胸或脓气胸,应及时配合进行胸穿或胸腔闭式引流。

（五）健康教育

向患儿家长讲解疾病的有关知识和护理要点,指导家长合理喂养,加强体格锻炼,以改善小儿呼吸功能;对易患呼吸道感染的患儿,在寒冷季节或气候骤变外出时,应注意保暖,避免着凉;定期健康检查,按时预防接种。对年长儿说明住院和注射等对疾病痊愈的重要性,鼓励患儿克服暂时的痛苦,与医护人员合作;教育患儿咳嗽时用手帕或纸捂嘴,不随地吐痰,防止病原菌污染空气而传染给他人。

（刘 凤）

第七节 小儿急性阑尾炎

急性阑尾炎是儿童常见的急腹症,可发生于任何年龄,新生儿及婴幼儿阑尾炎也有报道。临床表现多变易被误诊,若能正确处理,绝大多数患儿可以治愈,但如延误诊断治疗,可引起严重并发症,甚至造成死亡。

一、护理评估

(一)病史

了解患儿有无慢性阑尾炎史及胃肠道疾病史,询问腹痛出现的时间、部位,有无呕吐、发热等。

(二)临床表现

评估腹部疼痛的部位、性质、程度及伴随症状,有无反跳痛及阵发性加剧,麦氏点有无压痛,有无恶心、呕吐及发热。

1.腹痛

腹痛多起于脐周或上腹部,呈阵发性加剧,数小时后腹痛转移至右下腹,右下腹压痛是急性阑尾炎最重要的体征,压痛点常在脐与右髂前上棘连线中、外 1/3 交界处,也称麦氏点,需反复3 次测得阳性体征才能确诊。盆腔阑尾炎、腹膜后阑尾炎及肥胖小儿压痛不明显。穿孔时腹痛突然加剧。

2.呕吐

早期常伴有呕吐,吐出胃内容物。

3.发热

早期体温正常,数小时后渐发热,一般在 38 ℃左右,阑尾穿孔后呈弛张型高热。

4.局部肌紧张及反跳痛

肌紧张和反跳痛是壁腹膜受到炎性刺激的一种防御反应,提示阑尾炎已到化脓、坏疽阶段。右下腹甚至全腹肌紧张及反跳痛,提示伴有腹膜炎。阑尾坏疽或穿孔引起腹膜炎时,患儿行走时喜弯腰,卧床时爱双腿卷曲。阑尾脓肿时除高热外,炎症刺激直肠可引起里急后重、腹泻等直肠刺激症状。并发弥散性腹膜炎时可出现腹胀。

5.腹部肿块

腹壁薄的消瘦患儿可在右下腹触及索条状的炎性肥厚的阑尾。阑尾脓肿时可在右下腹触及一包块。

6.直肠指检

阑尾脓肿时直肠前壁触及一痛性肿块,右侧尤为明显。

(三)社会和心理评估

评估患儿及家长对突然患病并需立即进行急诊手术的认知程度及心理反应。

(四)辅助检查

(1)血常规:多数有白细胞总数及中性粒细胞比例升高。

(2)末梢血 C 反应蛋白(CRP)测定>8 mg/L。

(3)腹部 B 超:有时可见水肿的阑尾、腹腔渗出液、阑尾脓肿包块。

根据血常规、C 反应蛋白、腹部 B 超结果评估疾病的严重程度。

二、护理问题

(一)疼痛

疼痛与阑尾的炎性刺激及手术创伤有关。

(二)体温过高

体温过高与阑尾的急性炎症有关。

(三)体液不足

体液不足与禁食、呕吐、高热及术中失血、失液有关。

(四)其他问题

感染、粘连性肠梗阻。

三、护理措施

(一)术前护理措施

(1)监测体温、心率、血压,评估疼痛的部位、程度、性质、持续时间及伴随症状。

(2)患儿取半卧位,在诊断未明确前禁用止痛剂,以免掩盖病情。

(3)开放静脉通路,遵医嘱及时补液、应用抗生素,并做好各项术前准备。

(4)与患儿及家长进行交谈,消除或减轻对疾病和手术恐惧、紧张、焦虑的心情。

(二)术后护理措施

(1)术后麻醉清醒、血压稳定后取半卧位,以促进腹部肌肉放松,有助于减轻疼痛,同时使腹膜炎性渗出物流至盆腔,使炎症局限。

(2)咳嗽、深呼吸时用手轻按压伤口。遵医嘱准确使用止痛剂后需观察止痛药物的效果。

(3)指导家长多安抚患儿,可讲故事、唱儿歌,以分散患儿的注意力。

(4)监测体温,体温>39 ℃时给予物理降温或药物降温,并观察降温的效果。

(5)监测血压、心率、尿量,评估黏膜和皮肤弹性,观察有无口渴。

(6)肠蠕动恢复后,开始进少量水,若无呕吐再进流质饮食、软食,并逐渐过渡到普通饮食。

(7)保持伤口敷料清洁、干燥,观察伤口有无红肿、渗出,疼痛有无加重。

(8)观察肠蠕动恢复情况及腹部体征有无变化,鼓励并协助患儿床上活动,术后 24 小时后视病情鼓励早期下床活动,以防止肠粘连。若患儿术后体温升高或体温一度下降后又趋上升,并伴有腹痛、里急后重、大便伴脓液或黏液,应考虑为盆腔脓肿的可能。

(三)其他措施

(1)患儿及家长对手术易产生恐惧、忧虑,并担心手术预后,护理人员应热情接待患儿,耐心讲解疾病的发生、发展过程及主要治疗手段等,以减轻患儿及家长的顾虑,积极配合医护人员。

(2)在术前准备阶段,认真向患儿及家长讲解术前各项准备的内容如备皮、皮试、禁食、禁水、术前用药的目的、注意事项,以取得患儿及家长的配合。

(3)术后康复过程中,护理人员应始终将各项术后护理的目的、方法向患儿及家长说明,共同实施护理措施,以取得良好的康复效果。

(郭 莲)

第八节 小儿急性出血性坏死性肠炎

急性出血性坏死性肠炎是与 C 型产气荚膜芽孢杆菌感染有联系的一种急性肠炎。本病病变主要在小肠,病理改变以肠壁出血坏死为特征。其主要临床表现为腹痛、便血、发热、呕吐和腹胀。严重者可有休克、肠麻痹等中毒症状和肠穿孔等并发症。全年均可发病,但以夏秋季多见。

一、护理评估

(一)病史
询问发病前有无感染史,有无进食甘薯、玉米等含丰富胰蛋白酶抑制剂的食物。

(二)临床表现
询问是否有突发腹痛并逐渐加重,多在脐周或上腹部,伴呕吐、腹泻和便血,无里急后重感。有无发热,观察腹部体征,如腹胀、肠鸣音消失。

(三)社会和心理评估
评估患儿和家长的紧张、恐惧心理。

(四)辅助检查
根据大便隐血试验、血压判断病情严重程度。

二、护理问题

(一)疼痛
疼痛与急性出血性坏死性肠炎的炎性刺激及手术创伤有关。

(二)体液不足
体液不足与禁食、术中失血和失液有关。

(三)感染
此病有感染的风险。

三、护理措施

(1)执行儿科消化系统疾病一般护理常规。

(2)立即禁食至大便隐血阴性 3 次,腹胀消失和腹痛减轻后试行进食,从流质、半流质、少渣软食逐步过渡到正常饮食。新生儿患儿从喂水开始,再喂稀释奶,逐渐增加奶量和浓度。

(3)有腹胀者尽早安置胃肠减压,保持胃肠减压通畅,观察引流物的性质、颜色,并记录引流量。

(4)卧床休息,满足患儿生理、心理需要,避免外界刺激,操作尽量集中进行,保证患儿休息。

(5)密切观察病情变化,防止并发症的发生。①监测生命体征,观察神志、周围循环,当有脉搏细速、血压下降、肢端冰凉等中毒性休克表现时,配合医师抢救。②观察脱水程度、大便性质及量并做好记录。③观察腹部情况,如腹痛部位、程度、性质,有无肌紧张等。若发生严重腹膜炎、完全性肠梗阻、肠穿孔等外科急腹症时,立即报告医师,做好术前准备。

(郭　莲)

第九节　小儿腹泻病

一、护理评估

(一)健康史

应详细询问喂养史,是母乳喂养还是人工喂养,喂何种乳品,冲调浓度、喂哺次数及量,添加辅食及断奶情况。并了解当地有无类似疾病的流行。并注意患儿有无不洁饮食史、肠道内外感染、食物过敏史、外出旅游和气候变化史等。询问患儿腹泻开始时间,次数、颜色、性质、量、气味。并是否伴随发热、呕吐、腹胀、腹痛及里急后重等症状。既往有无腹泻史、其他疾病史和长期服用广谱抗生素史等。

(二)身体状况

观察患儿生命体征,有无腹痛、里急后重、大便性状为松散或水样,密切观察患儿生命体征、体重、出入量、尿量、神志状态、营养状态,皮肤弹性、眼窝凹陷、口舌黏膜干燥、神经反射等脱水表现。并评估脱水的程度和性质,检查肛周皮肤有无发红、破损;了解大便常规、大便致病菌培养等实验室检查结果。

(三)心理社会状况

腹泻病是小儿的常见病、多发病,年龄越小、发病率越高,特别是在贫困和卫生条件较差的地区,家长缺乏喂养及卫生知识是导致小儿易患腹泻的重要原因。故应了解患儿家长的心理状况及对疾病的病因、护理知识的认识程度,注意评估患儿家庭的经济状况、聚居条件、卫生习惯、家长的文化程度及家长对病因、护理知识的了解程度,认识疾病流行趋势。

(四)实验室检查

了解大便常规及致病菌培养等化验结果。分析血常规、红细胞计数、血清电解质、尿素氮、二氧化碳结合力(CO_2CP)等可了解体内酸碱平衡紊乱性质和程度。

二、护理诊断

(一)体液不足

体液不足与腹泻、呕吐丢失过多和摄入量不足有关。

(二)体温过高

体温过高与肠道感染有关。

(三)有皮肤黏膜完整性受损的危险

有皮肤黏膜完整性受损的危险与腹泻大便次数增多刺激臀部皮肤及尿布使用不当有关。

(四)知识缺乏(家长)

与喂养知识、卫生知识及腹泻患儿护理知识缺乏有关。

(五)营养失调

低于机体需要量与呕吐、腹泻等消化功能障碍。

(六)排便异常腹泻

排便异常腹泻与喂养不当,肠道感染或功能紊乱。

(七)腹泻

腹泻与喂养不当、感染导致胃肠道功能紊乱有关。

(八)有交叉感染的可能

交叉感染与免疫力低下有关。

(九)潜在并发症

1.酸中毒

酸中毒与腹泻丢失碱性物质及热能摄入不足有关。

2.低血钾

低血钾与腹泻、呕吐丢失过多和摄入不足有关。

三、护理目标

(1)患儿腹泻、呕吐、排便次数逐渐减少至正常,大便次数性状颜色恢复正常。

(2)患儿脱水、电解质紊乱纠正,体重恢复正常,尿量正常,获得足够的液体和电解质。

(3)体温逐渐恢复正常。

(4)住院期间患儿能保持皮肤的完整性,不再有红臀发生。

(5)家长能说出婴儿腹泻的病因、预防措施和喂养知识,能协助医护人员护理患儿。

(6)患儿不发生酸中毒,低血钾等并发症。

(7)避免交叉感染的发生。

(8)保证患儿营养的补充将患儿体重保持不减或有增加。

四、护理措施

新入院的患儿首先要测量体重,便于了解患儿脱水情况和计液量。以后每周测一次,了解患儿恢复和体重增长情况。

(一)体液不足的护理

1.口服补液疗法的护理

适用于无脱水、轻中脱水或呕吐不严重的患儿,可采用口服方法,它能补充身体丢失的水分和盐,执行医嘱给口服补液盐时应在4~6小时少量多次喂,同时可以随意喂水,口服补液盐一定用冷开水或温开水溶解。

(1)一般轻度脱水需50~80 mL/kg,中度脱水需80~100 mL/kg,于8~12小时将累积损失量补足;脱水纠正后,将余量用等量水稀释按病情需要随时口服。对无脱水患儿,可在家进行口服补液的护理,可将口服补液盐溶液加等量水稀释,每天50~100 mL/kg,少量频服,以预防脱水(新生儿慎用),有明显腹胀、休克、心功能不全或其他严重并发症者及新生儿不宜口服补液。在口服补液过程中,如呕吐频繁或腹泻、脱水加重,应改为静脉补液。服用口服补液盐溶液期间,应适当增加水分,以防高钠血症。

(2)护理中的注意事项:①向家长说明和示范口服液的配制方法。②向家长示范喂服方法,2岁以下的患儿每1~2分钟喂1小勺约5 mL,大一点的患儿可用杯子直接喝,如有呕吐,停10分钟后再慢慢喂服(每2~3分钟喂一勺)。③对于在家进行口服补液的患儿,应指导家长病情观察方法。口服补液可直到腹泻停止,并继续喂养。如病情不见好转或加重,应及时到医院就诊。④密切观察病情,如患儿出现眼睑水肿应停止服用口服补液盐,改用白开水或母乳,水肿消退后再按无脱水的方案服用。4小时后应重新估计患儿脱水状况,然后选择上述适当的方案继续治疗护理。

2.禁食、静脉补液

适用于中度以上脱水,吐、泻重或腹胀的患儿。在静脉输液前协助医师取静脉血做钾、钠、氯、二氧化碳结合力等项目检查。

(1)第1天补液:①输液总量,按医嘱要求安排24小时的液体总量(包括累积损失量、继续损失量和生理需要量)。并本着"急需先补、先快后慢、见尿补钾"的原则分批输入。如患儿烦躁不安,应检查原因,必要时可遵医嘱给予适量的镇静剂,如复方氯丙嗪,10%水合氯醛,以防患儿因烦躁不安而影响静脉输液。一般轻度脱水90~120 mL/kg,中度脱水120~150 mL/kg,重度脱水150~180 mL/kg。②溶液种类,根据脱水性质而定,若临床判断脱水困难,可先按等渗脱水处理。对于治疗前6小时内无尿的患儿首先要在30分钟内给输入2:1液,一定要记录输液后首次排尿时间,见尿后给含钾液体。③输液速度,主要取决于脱水程度和继续损失的量与速度,遵循先快后慢原则。明确每小时的输入量,一般茂菲氏滴管14~15滴为1 mL,严格执行补液计划,保证输液量的准确,掌握好输液速度和补液原则。注意防止输液速度过速或过缓。注意输液是否通畅,保护好输液肢体,随时观察针头有无滑脱,局部有无红肿渗液、寒战、发绀等全身输液反应。对重度脱水有明显周围循环障碍者应先快速扩容;累积损失量(扣除扩容液量)一般在前8~12小时补完,每小时8~10 mL/kg;后12~16小时补充生理需要量和异常的损失量,每小时约5 mL/kg;若吐泻缓解,可酌情减少补液量或改为口服补液。④对于少数营养不良、新生儿及伴心、肺疾病的患儿应根据病情计算,每批液量一般减少20%,输液速度应在原有基础减慢2~4小时,把累积丢失的液量由8小时延长到10~12小时补完。如有条件最好用输液泵,以便更精确地控制输液速度。

(2)第2天及以后的补液:脱水和电解质紊乱已基本纠正,主要补充生理需要量和继续损失量,可改为口服补液,一般生理需要量为每天60~80 mL/kg,用1/5张含钠液;继续损失量是丢多少补多少,用1/2~1/3张含钠液,将这两部分相加于12~24小时均匀静脉滴注。

3.准确记录出入量

准确记录出入量,是医师调整患儿输液质和量的重要依据。

(1)大便次数,量(估计)及性质、大便的气味、颜色、有无黏液、脓血等。留大便常规并做培养。

(2)呕吐次数、量、颜色、气味及呕吐与其他症状的关系,体现了患儿病情发展情况。比如呕吐加重但无腹泻;补液后脱水纠正由于呕吐次数增多而效果不满意,这时要及时报告医师,以及早发现肠道外感染或急腹症。

4.严密观察病情,细心做好护理

(1)注意观察生命体征:包括体温、脉搏、血压、呼吸、精神状况。若出现烦躁不安、脉率加快、呼吸加快等,应警惕是否输液速度过快,是否发生心力衰竭和肺水肿等情况。

(2)观察脱水情况:注意患儿的神志、精神、皮肤弹性、有无口渴,皮肤、黏膜干燥程度,眼窝及前囟凹陷程度,机体温度及尿量等临床表现,估计患儿脱水程度,同时要动态观察经过补充液体后脱水症状是否得到改善。如补液合理,一般于补液后3~4小时应该排尿,此时说明血容量恢复,所以应注意观察和记录输液后首次排尿的时间、尿量。补液后24小时皮肤弹性恢复,眼窝凹陷消失,则表明脱水已被纠正。补液后眼睑出现水肿,可能是钠盐过多;补液后尿多而脱水未能纠正,则可能是葡萄糖液补入过多,宜调整溶液中电解质比例。

(3)密切观察代谢性酸中毒的表现:中、重度脱水患多有不同程度的酸中毒,当pH下降、二氧化碳结合力在25%容积以下时,酸中毒表现明显。当患儿出现呼吸深长、精神萎靡、嗜睡,严重者意识不清、口唇樱红、呼吸有丙酮味。应准备碱性液,及时使用碱性药物纠正,应补充碳酸氢钠或乳酸钠。注意碱性液体有无漏出血管外,以免引起局部组织坏死。

(4)密切观察低血钾表现:常发现于输液后脱水纠正时,当发现患儿尿量异常增多,精神萎靡、全身乏力、不哭或哭声低下、吃奶无力、肌张力低下、反应迟钝、恶心呕吐、腹胀及听诊肠鸣音减弱或消失,呼吸频不规整,心电图显示T波平坦或倒置、U波明显、S-T段下移(或心律失常,提示有低血钾存在,应及时补充钾盐)等临床表现,及时报告医师,做血生化检查。如是低血钾症,应遵医调整液体中钾的浓度。补充钾时应按照见尿补钾的原则,严格掌握补钾的速度,绝不可作静脉推入,以免发生高血钾引起心搏骤停。一般按每天3~4 mmol/kg(相当于氯化钾200~300 mg/kg)补给,缺钾明显者可增至4~6 mmol/kg,轻度脱水时可分次口服,中、重度脱水予静脉滴入。并观察记录好治疗效果。

(5)密切观察有无低钙、低镁、低磷血症:当脱水和酸中毒被纠正时,大多表现有钙、磷缺乏,少数可有镁缺乏。低血钙或低血镁时表现为手足搐搦、惊厥;重症低血磷时出现嗜睡、精神错乱或昏迷,肌肉、心肌收缩无力(营养不良或佝偻病活动期患儿更甚),这时要及时报告医师。静脉缓慢注射10%葡萄糖酸钙或深部肌内注射25%硫酸镁。

(6)低钠血症:低钠血症多见于静脉输液停止后的患儿。这是以为患儿进食后水样便次数再次增多。主要表现为患儿前囟及眼窝凹陷、肢端凉、精神弱、尿少等。要及时报告医师要继续补充丢失液体。

(7)高钠血症:高钠血症出现在按医嘱禁食补液或口服补液后,患儿出现烦躁不安、口渴、尿少、皮肤弹性差,甚至惊厥。这时应报告医师,必要时取血查生化,待结果回报后根据具体情况调整液体的质和量。

(8)泌尿系统感染:患儿腹泻渐好,但仍发热,阵阵哭闹不安,此时要报告医师,根据医嘱留尿常规,并寻找感染病灶。并发泌尿系统感染的患儿多见于女婴,在护理和换尿布时一定要注意女婴儿会阴部的清洁,防止上行性尿路感染。

5.计算液体出入量

24小时液体入量包括口服液体和胃肠道外补液量。液体出量包括尿、大便和不显性失水。呼吸增快时,不显性失水增加4~5倍,体温每升高1℃,不显性失水每小时增加0.5 mL/kg;环境湿度大小可分别减少或增加不显性失水;体力活动增多时,不显性失水增加30%。补液过程中,计算并记录24小时液体出入量,是液体疗法护理工作的重要内容。婴幼儿大小便不易收集,可用"秤尿布法"计算液体排出量。

(二)腹泻的护理

控制腹泻,防止继续失水。

1.调整饮食

根据WHO的要求对于轻中度脱水的患儿不必禁食,腹泻期间和恢复期适宜的营养对促进恢复、减少体重下降和生长停滞的程度、缩短腹泻后康复时间、预防营养不良非常重要。故腹泻脱水患儿除严重呕吐者暂禁食4～6小时(不禁水)外,均应继续喂养进食是必要的治疗与护理措施。但因同时存在着消化功能紊乱,故应根据患儿病情适当调整饮食,达到减轻胃肠道负担、恢复消化功能之目的。继续哺母乳喂养;人工喂养出生6个月以内的小儿,牛奶(或羊奶)应加米汤或水稀释,或用发酵奶(酸奶),也可用奶谷类混合物,每天6次,以保证足够的热量。腹泻次数减少后,出生6个月以上的婴儿可用平常已经习惯的饮食,选用稀粥、面条、并加些熟的植物油、蔬菜、肉末等,但需由少到多,随着病情稳定和好转,并逐渐过渡到正常饮食。幼儿应给一些新鲜、味美、碎烂、营养丰富的食物。病毒性肠炎多有双糖酶缺乏,应限制糖量,并暂停乳类喂养,改为豆制代用品或发酵奶,对牛奶和大豆过敏者应该用其他饮食,以减轻腹泻,缩短病程。腹泻停止后,继续给予营养丰富的饮食,并每天加餐1次,共2周,以赶上正常生长。双糖酶缺乏者,不宜用蔗糖,并暂停乳类。对少数严重病例口服营养物质不能耐受者,应加强支持疗法,必要时全静脉营养。

2.控制感染

感染是引起腹泻的重要原因,细菌性肠炎需用抗生素治疗。病毒性肠炎用饮食疗法和支持疗法常可痊愈。严格消毒隔离,防止感染传播,按肠道传染病隔离,护理患儿前后要认真洗手,防止感染,遵医嘱给予抗生素治疗。

3.观察排便情况

注意大便的变化,观察记录大便次数、颜色、性状、气味、量、及时送检,并注意采集黏液脓血部分,作好动态比较,根据大便常规检验结果,调整治疗和输液方案,为输液方案和治疗提供可靠依据。

(三)发热的护理

(1)保持室内安静、空气新鲜、通风良好,保持室温在18～22 ℃,相对湿度55%～65%,衣被适度,以免影响机体散热。

(2)让患儿卧床休息限制活动量,利于机体康复和减少并发症的发生。多饮温开水或选择喜欢的饮料,以加快毒素排泄带走热量和降低体温。

(3)密切观察患儿体温变化每4小时测体温1次,体温骤升或骤降时要随时测量并记录降温效果。体温超过38.5 ℃时给予物理降温:温水擦浴;用30%～50%的乙醇擦浴;冰枕、冷毛巾敷患儿前额,或冷敷腹股沟、腋下等大血管处;冷盐水灌肠。物理降温后30分钟测体温,并记录于体温单上。

(4)按医嘱给予抗感染药及解热药,并观察记录用药效果,药物降温后,密切观察,防止虚脱。

(5)患儿的衣服,出汗后及时擦干汗液,更换衣服,并注意保暖,在严重情况下给予吸氧,以免惊厥抽搐发生。

(6)加强口腔护理,鼓励多漱口,口唇干燥时可涂护唇油。

(四)维持皮肤完整

由于腹泻频繁,大便呈酸性或碱性,含有大量肠液及消化酶,臀部皮肤常处于被大便腐蚀的状态,容易发生肛门周围皮肤糜烂,严重者引起溃疡及感染,要注意每次换尿布大便后须用温水清洗臀部及肛周并吸干,局部皮肤发红处涂以5%鞣酸软膏或40%氧化锌油并按摩片刻,促进血液循环。应选用消毒软棉尿布并及时更换。避免使用不透气塑料布或橡皮布,防止尿布皮炎发生。局部有糜烂者可在便后用温水洗净后用灯泡照烤,待烤干局部渗液后,再涂紫草油或1%龙胆紫效果更好。

(五)做好床边隔离

护理患儿前后均要认真洗手防止交叉感染。

(六)减轻患儿的恐惧

医护人员的检查、治疗应相对集中进行以减少患儿的哭闹,可根据患儿年龄给予不同玩具,减少其恐惧心理,若患儿哭闹不安影响静脉输液的顺利进行,必要时可根据医嘱适当应用镇静药物。

(七)对症治疗

腹胀明显者用肛管排气或肌内注射新斯的明。呕吐严重者针刺足三里、内关或肌内注射氯丙嗪等。

(八)注意口腔清洁

禁食患儿每天做口腔护理两次。由于长时间应用抗生素可发生鹅口疮。如口腔黏膜有乳白色分泌物附着即为鹅口疮,可涂制霉菌素;若发生溃疡性口炎时可用 3% 过氧化氢洗净口腔后,涂复方龙胆紫、金霉素鱼肝油。

(九)恢复期患儿护理

(1)新入院患儿分室居住,预防交叉感染。

(2)患儿消化功能恢复时,逐渐增加奶的质和量,细心添加辅食,避免小儿腹泻再次复发。

(十)健康教育

(1)宣传母乳喂养的优点,鼓励母乳喂养,尤其是出生后最初数月及出生后每个夏天更为重要,避免在夏季断奶。按时逐步加辅食,防止过食、偏食及饮食结构突然变动。如乳制品的调剂方法,辅食加方法,断奶时间选择方法,人工喂养儿根据具体情况。选用合适的代乳品。

(2)指导患儿家长配置和使用口服补液盐溶液。

(3)注意饮食卫生,培养良好的卫生习惯;注意食物新鲜、清洁和奶具、食具应定时煮沸消毒,避免肠道内感染。教育儿童养成饭前便后洗手,勤剪指甲的良好习惯。

(4)及时治疗营养不良、维生素 D 缺乏性佝偻病等,加强体格锻炼,适当进行户外活动。防止受凉或过热,营养不良,预防感冒,肺炎及中耳炎等并发症的发生,避免长期滥用广谱抗生素。

(5)气候变化时及时增减衣物,防止受凉或过热,冬天注意保暖,夏天多喝水。尤其应做好腹部的保暖。集体机构中如有腹泻的流行,应积极治疗患儿,做好消毒隔离工作,防止交叉感染。

(刘　凤)

第十节　小儿血友病

一、概述

血友病是一种 X 染色体连锁的遗传性出血性疾病,其遗传基因定位于 X 染色体上,由女性传递,男性发病。病理机制为凝血因子基因缺陷导致其水平和功能降低,使血液不能正常地凝固。临床主要表现为自发性关节和组织出血及出血所致的畸形。根据患儿所缺乏凝血因子的种类,血友病可分为血友病 A(也称甲型血友病甲)、血友病 B(也称乙型血友病)。临床上所见的血友病 A 约 70％有家族史,约 30％无家族史,其发病可能由基因突变所致。血友病可发生于全世界所有种族或所有地区人群,患病率为(5～10)/10 万,我国有 7 万～10 万病例。其中血友病 A 多见,占 80％～85％,血友病 B 占 15％～20％。

虽然血友病目前还是不可治愈的遗传性疾病,但通过及时补充因子或预防性补充因子、防治出血并发症和其他综合治疗,可使患儿获得接近正常人的生活质量与生存期。

二、护理评估

(一)临床症状评估与观察

1.询问患儿的病史及家族史

多数患儿有全身各部位的自发性出血史或损伤后出血不止。可询问患儿是否有轻微外伤时较难止血史,或反复膝、肘等关节出血肿痛史,母亲家族中男性成员是否有异常出血疾病史。询问有无外伤、碰撞等诱发因素。

2.评估患儿的出血情况

自发性出血或轻微损伤时、手术时出血不只是血友病的特征。该病的出血可发生在任何部位,常见关节、软组织、肌肉、皮肤黏膜出血和血尿。危及生命的出血为中枢神经系统、咽喉和内脏的出血。

(1)评估有无关节出血情况:关节出血是血友病最典型的特征。关节出血急性期开始时患儿往往有关节轻微不适、酸胀等先兆症状,然后逐渐出现关节疼痛、肿胀、发热及活动受限。一般关节出血有自限性或经补充凝血因子治疗而停止,关节腔内出血,血液经数天或数周逐渐吸收。

(2)评估有无肌肉出血:重型血友病可自发出血,而轻型和中型血友病只有在受外伤的情况下才发生肌肉出血。出血部位常见于屈伸的肌肉群,尤其是髂腰肌、腓肠肌。肌肉出血常引起肌肉肿痛,甚至剧烈的疼痛,可引起肌肉保护性痉挛、相连关节屈曲及活动受限。

(3)评估有无泌尿道出血:血友病患儿(多大于 5 岁)还可出现泌尿道出血。出血部位包括肾、输尿管和膀胱。血尿分为镜下血尿和肉眼血尿,有一定的自限性。肉眼血尿呈洗肉水样,甚至鲜红色,有的患儿可伴有腰背痛、尿痛、尿频等症状。根据排尿过程中血尿出现的不同时间,分为初始血尿、终末血尿和全程血尿。初始血尿仅在排尿开始时出现,表示前尿道出血;终末血尿是排尿终末时出现的血尿,提示后尿道、膀胱颈部或膀胱三角区出血;全程血尿是排尿全过程中都尿血,提示病变在膀胱、输尿管或肾脏。

(4)评估有无口腔出血:患儿以口腔创口出血不止为主要表现,亦可把口腔渗血吞咽到胃部,引起胃部不适及黑便等。出血时间由数小时到数天不等。出血原因主要为外伤及牙源性出血两种。

(5)评估有无鼻腔出血:鼻出血多为一侧,也有为双侧的,出血量不定,轻者仅为从鼻孔滴血,重者出血如注。出血量超过 500 mL,会出现头昏、口渴、乏力、面色苍白;出血量超过 100 mL 者可出现胸闷、心慌、脉速无力、血压下降、出冷汗等休克症状。

(6)评估患儿是否出现假肿瘤:血友病假肿瘤又称血友病性血囊肿,发生率低,但愈后很差。假肿瘤是在骨膜下或肌腱筋膜下形成的囊性血肿,由于囊内反复出血,血肿体积渐大,并出现压迫、破坏周围组织。常见的生长部位是大腿和骨盆。

(7)评估患儿出血后是否经过止血处理,其方法及效果如何,既往检查、治疗经过和疗效。

(二)辅助检查评估

1.活化部分凝血活酶时间(APTT)

APTT 是内源性凝血系统较为敏感的筛选试验。APTT 延长。

2.硅化凝血时间(SCT)和活化凝血时间(ACT)

SCT 和 ACT 是内源性凝血系统敏感的筛选试验。两者均延长。

(三)体格检查评估

(1)评估发生出血的部位和范围、出血的持续时间、出血量、出血性状,以便估计出血量、出血速度及性质。

(2)评估有无关节畸形及关节的畸形程度。

三、护理问题

(一)出血

出血与凝血因子缺乏有关。

(二)疼痛

疼痛与关节、肌肉出血有关。

(三)躯体移动障碍

躯体移动障碍与治疗性制动、关节畸形有关。

(四)潜在并发症

潜在并发症为颅内出血。

四、护理目标

(1)患儿出血停止或减轻。

(2)患儿主诉疼痛减轻,表现为发松和舒适感。

(3)患儿表现为最佳的躯体活动,活动范围正常。

(4)患儿住院期间不发生颅内出血或发生时能被及时发现并处理。

(5)患儿或家长能够辨识出血的征象,说出疾病过程及治疗、护理、预防的方法。

五、护理措施

(一)急性出血的观察与处理

1.关节、肌肉出血

采用 RICE 法进行处理。

(1)"R"表示 rest,休息。关节、肌肉出血时,根据出血的程度,患侧应该休息 12～24 小时或更长时间。可用夹板制动,或使用辅助器械(如拐杖、轮椅)帮助肢体休息。可以用石膏或热塑料来制作夹板。

(2)"I"表示 ice,冰敷。对活动性出血的关节或肌肉采用冰敷以帮助控制肿胀、减轻疼痛、减少炎症的发生。冰敷时间一般为 10～15 分钟,每 2 小时 1 次。

"RICE"中的"I"也代表固定,用石膏托或夹板来固定关节以保持其静止。固定的时间不能过长,一般为 2～3 天;固定关节不可过紧,固定后注意观察远端肢体血运情况,是否出现肿胀、发暗和变冷。

(3)"C"表示 compression,加压。施压于出血部位可以帮助收缩血管和减缓出血,可以用弹性绷带对出血的关节进行压迫。用十字形(或 8 字形)包扎受伤部位。包扎后注意观察远端手指、脚趾有无发冷、发麻或肤色改变。如果有上述症状发生,应松开绷带,重新包扎。

(4)"E"表示 elevation,抬高。将受伤的肢体放在高于心脏的位置有助于降低血管内压力、减缓出血。可以用枕头垫高患儿的手臂或小腿。

2.鼻出血

护理人员首先应让患儿采取坐位或半卧位,以降低鼻部的血压;冷敷前额部或鼻部,因为冷的刺激可使鼻内小血管收缩而有利于止血;指导患儿对流到咽部的血尽量不要吞咽,以免刺激胃部引起恶心呕吐。常用止血方法如下。

(1)指压法:用拇指、示指捏紧两侧鼻翼 5～10 分钟,压迫鼻中隔前下方以达到止血的目的。

(2)冷敷法:用冷水袋或湿毛巾在额部、颈部或后颈部冷敷,收缩血管,减少出血。

(3)收敛法:用 1‰麻黄碱或把肾上腺素棉片塞入前鼻腔,收缩血管。

(4)填塞法:上述方法无效或出血量较大时,请专科医师做后鼻孔填塞。

3.口腔出血

(1)口腔软组织损伤:采用细针线严密分层缝合,局部加压包扎,严禁在创口放置引流管。

(2)腭部黏膜损伤:可采用黏膜创口缝合,创缘周围以碘酚棉球止血,然后在整个腭部覆盖碘仿纱条,以牙间结扎丝固定。

(3)自发性牙龈出血:先对出血处的牙齿进行牙周清洁,冲洗牙周后,用注射器将 6-氨基己酸溶液、凝血酶、肾上腺素的混合液注入牙周袋或牙龈沟内,再压迫牙龈止血,止血后用塞治剂外敷压迫保护创面。

(二)输注凝血因子的护理

血友病患儿发生出血是因为缺乏因子Ⅷ(FⅧ)或因子Ⅸ(FⅨ),所以替代疗法,即静脉输注含有 FⅧ 或 FⅨ 的制剂,将血浆中 FⅧ 或 FⅨ 的含量提高到止血所需的水平仍是现今治疗和预防血友病患儿出血的最有效的措施。

1.配置药液

(1)将稀释液和浓缩剂置于室温下,如急需可用温水浸泡,但不能高于 37 ℃。

(2)取下稀释液和浓缩剂瓶的塑胶帽,消毒。

(3)取下双头针一端的针帽,将该末端插入稀释液瓶的瓶塞中心。再取下双头针另一端的针帽,插入因子浓缩剂瓶的瓶塞中心。为了减少泡沫,插入时应将稀释液瓶倒置过来,注意要让稀释液瓶子在浓缩剂瓶子的上方,插入针头的角度要能使稀释液顺着浓缩剂瓶的瓶壁流下,可调整稀释液瓶塞上的针头以保证所有的稀释液都能进入装有因子冻干粉的瓶子内。

(4)拔出双针头。

(5)不要剧烈摇晃瓶体,可轻轻地旋转瓶体使所有冻干粉都溶解。

(6)应现用现配药液,如遇特殊情况需冷藏,冷藏时间不要超过 2 小时。

2.推注药液

(1)取出带滤过器的专用针头,去除保护帽。缓慢抽吸配置好的药液,排尽针管中的空气。

(2)另外取 10 mL 注射器 1 支,抽吸生理盐水,排空空气,连接静脉穿刺针(头皮针),静脉穿刺。

(3)推注少量生理盐水,确保静脉穿刺成功后,更换已抽吸好药液的注射器,缓慢给药。推注药物完毕,再推少量的生理盐水,将头皮针内的药液推入,避免浪费。

临床专科护理实践

(4)拔出针头,避免血管和组织不必要损伤。压迫静脉穿刺点 2～5 分钟。

3.观察药物的不良反应

输注因子可能会产生变态反应,如麻疹、皮肤瘙痒、鼻塞、胸痛、头昏、气短、发热、头痛、心悸、轻度寒战、恶心和输液部位疼痛。对于有变态反应病史者,可预防性地给予抗组胺药物。

(三)消除出血的诱发因素

大多数患儿在出血发生之前可能存在一些诱发因素,例如,跌伤、摔伤、挫伤、扭伤可引起出血。要加强看护,避免意外伤害,教育患儿了解和认识这些危险因素,并在日常生活中排除这些因素,选择适宜的活动,避免参加各种剧烈运动。护理人员尽量避免有创性操作,注意避免深部肌内注射。

(四)血友病儿童预防注射的方法

血友病儿童应从出生开始按时进行预防接种以抵抗传染性疾病。在注射时应选用小号的注射器针头,在三角肌进行皮下注射。预防注射一般不会引起进行性出血,如发现注射处有肿、痛及发热感,可先用局部冰敷以减轻肿痛。按压穿刺部位 5～10 分钟,或弹力绷带包扎 24 小时,以减少出血。如注射部位发生血肿,应立即与专业医师联系。

(五)饮食指导

血友病患儿的饮食应以清淡、易消化为主。患儿应少食或忌食辛辣食品,多饮水,多吃富含维生素 C 的蔬菜和水果,保持排便通畅;尽量避免吃过热食物,以免损伤牙龈或烫伤黏膜;避免食用坚硬、油炸的食品,如麻花、锅巴;小儿食用肉、鱼、虾制品时,家长应尽量去骨、刺、皮,以防硬物刺伤口腔黏膜,导致口腔出血。

六、健康教育

(1)护理人员应主动对年长患儿及患儿家长传授血友病相关知识,教会家长判断出血的程度、范围,基本的止血方法,讲解预防及恢复期的注意事项。

(2)护理人员应指导患儿家长保持环境的舒适、安全;加强看护,避免外伤发生,教育孩子不玩利器;告诉家长洗澡是检查孩子是否出血的最好时机。

(3)护理人员应培养患儿养成良好生活习惯,避免挖鼻子,如有鼻腔血痂,让其自行脱落,不能硬性擦掉,气候干燥时可在鼻腔中涂抹液体石蜡,或用温湿毛巾捂住鼻子,保持鼻腔湿润;指导患儿保持口腔卫生,以免由牙周疾病引起出血;不使用牙签,使用软毛牙刷刷牙,进餐后用清水漱口。护理人员应指导婴幼儿家长帮助孩子完成口腔护理,可购买指套式婴儿牙刷或将纱布、清洁软布裹在手指上每天早、晚给孩子擦拭牙齿,喂奶后再喂少许温开水,以便及时清除牙面堆积的污垢和食物残渣,减少龋齿和牙周疾病的发生。

(4)患儿要合理饮食,加强营养,避免进食过热、过硬或带刺的食物。

(5)患儿要终身禁用抗凝药物及抑制血小板功能的药物,如阿司匹林、吲哚美辛(消炎痛)、保泰松、双嘧达莫。

(6)就医时患儿家长应将患儿血友病病史告知医师,并告知可联系的血友病医师电话以便医师之间沟通。

(7)患儿出血超过 10～30 分钟或反复出血,应立即注射因子,患儿家长应请求专业医师或护士帮助。

(刘 凤)

第十一节 小儿手足口病

一、疾病概述

(一)概念和特点

手足口病是肠道病毒引起的常见传染病之一,以婴幼儿发病为主。多数患儿表现为手、足、口腔等部位的皮疹、疱疹,大多预后良好。但少数患儿可表现为严重的中枢神经系统损害,引起神经源性肺水肿、无菌性脑膜炎、急性迟缓性麻痹等,病情进展迅速,病死率高。

(二)发病机制与相关病理生理

手足口病是肠道病毒包括柯萨奇病毒 A16 和肠道病毒 EV71 引起的小儿急性传染病,发病人群主要为婴幼儿、学龄前儿童,多发生于夏秋季。口腔溃疡性损伤和皮肤斑丘疹为手足口病的特征性病变。光镜下斑丘疹可见表皮内水疱,水疱内有中性粒细胞嗜酸性粒细胞碎片,水疱周围上皮有细胞间和细胞内水肿,水疱下真皮有多种白细胞的混合型浸润。电镜下可见上皮细胞内有嗜酸性包涵体。脑膜脑炎表现为淋巴细胞性软脑膜炎,脑灰质和白质血管周围淋巴细胞、浆细胞浸润,局灶性出血和局灶性神经细胞坏死及胶质反应性增生。心肌炎表现为局灶性心肌细胞坏死,偶见间质淋巴细胞和浆细胞浸润。肺炎表现为弥漫性间质淋巴细胞浸润、肺泡损伤、肺泡内出血和透明膜形成,可见肺细胞脱落和增生,有片状肺不张。

(三)临床特点

手足口病的潜伏期多为 2～10 天,平均 3～5 天。

1.一般症状

急性起病,发热,口腔黏膜、手、足和臀部出现斑丘疹、疱疹,疱疹周围可有炎性红晕,疱内液体较少。可伴有咳嗽、流涕、食欲缺乏等症状。部分病例仅表现为皮疹或疱疹性咽峡炎。多在一周内痊愈,预后良好。

2.重症病例表现

少数病例(尤其是小于 3 岁者)皮疹出现不典型,病情进展迅速,在发病 1～5 天出现脑膜炎、脑炎(以脑干脑炎最为凶险)、脑脊髓炎、肺水肿、循环障碍等,可留有后遗症。极少数病例病情危重,可致死亡。

(1)神经系统表现:精神差、嗜睡、易惊、头痛、呕吐、谵妄甚至昏迷;肢体抖动,肌阵挛、眼球震颤、共济失调、眼球运动障碍;无力或急性弛缓性麻痹;惊厥。查体可见脑膜刺激征,腱反射减弱或消失,巴氏征等病理征阳性。

(2)呼吸系统表现:呼吸浅促、呼吸困难或节律改变,口唇发绀,咳嗽,咳白色、粉红色或血性泡沫样痰液;肺部可闻及湿啰音或痰鸣音。

(3)循环系统表现:面色苍灰、皮肤花纹、四肢发凉,指(趾)发绀;出冷汗;毛细血管再充盈时间延长。心率增快或减慢,脉搏浅速或减弱甚至消失。

(四)辅助检查

1.血常规

白细胞计数正常或降低,病情危重者白细胞计数可明显升高。重症病例白细胞计数可明显升高($>15\times10^9$/L)或显著降低($<2\times10^9$/L),恢复期逐渐恢复正常。

2.血生化检查

部分病例可有轻度谷丙转氨酶(ALT)、门冬氨酸氨基转移酶(AST)、肌酸激酶同工酶(CK-MB)升高,病情危重者可有肌钙蛋白(cTnI)、血糖升高。C反应蛋白(CRP)一般不升高。乳酸水平升高。

3.血气分析

轻症患者血气分析在正常范围。重症患者呼吸系统受累时可有动脉血氧分压降低、血氧饱和度下降,二氧化碳分压升高,代谢性酸中毒。

4.脑脊液检查

脑脊液外观清亮,压力增高,白细胞计数增多,多以单核细胞为主,蛋白正常或轻度增多,糖和氯化物正常。脑脊液病毒中和抗体滴度增高有助于明确诊断。

5.病原学检查

用组织培养分离肠道病毒是目前诊断的标准,但 CoxA16、EV71 等肠道病毒特异性核酸是手足口病病原确认的主要方法。咽拭子、气道分泌物、疱疹液、粪便阳性率较高。

6.血清学检查

恢复期与急性期血清手足口病肠道病毒中和抗体 IgG 滴度 4 倍或 4 倍以上升高,证明手足口病病毒感染。

7.胸部放射学检查

胸部放射学检查可表现为双肺纹理增多,网格状、斑片状阴影,部分病例以单侧为著。

8.MRI 检查

神经系统受累者可有异常改变,以脑干、脊髓灰质损害为主。

9.脑电图检查

脑电图可表现为弥漫性慢波,少数可出现棘(尖)慢波。

10.心电图检查

心电图无特异性改变。少数病例可见窦性心动过速或过缓,Q-T 间期延长,ST-T 改变。

(五)治疗原则

1.普通病例

一般治疗:注意隔离,避免交叉感染。适当休息,清淡饮食,做好口腔和皮肤护理。

2.重症病例

(1)控制颅内高压限制入量,积极给予甘露醇降颅压治疗,每次 0.5～1.0 g/kg,每 4～8 小时一次,20～30 分钟快速静脉注射。根据病情调整给药间隔时间及剂量。必要时加用呋塞米。

(2)保持呼吸道通畅,吸氧;呼吸衰竭者,尽早给予气管插管机械通气。

(3)早期抗休克处理:扩充血容量,10～20 mL/kg 快速静脉滴入,之后根据脑水肿、肺水肿的具体情况边补边脱,决定再次快速静脉滴入和 24 小时的需要量,及时纠正休克和改善循环。

(4)及时使用肾上腺糖皮质激素:可选用甲泼尼龙,氢化可的松,地塞米松。病情稳定后,尽早停用。

(5)掌握静脉注射免疫球蛋白的指征,建议应用指征:精神萎靡、抽搐、安静状态下呼吸频率超过30～40次/分;出冷汗、四肢发凉、皮肤花纹,心率增快＞140～150次/分(按年龄)。

(6)合理应用血管活性药物,常用米力农注射液:维持量 0.25～0.75 $\mu g/(kg \cdot min)$,一般使用不超过 72 小时。血压高者,控制血压,可用酚妥拉明 2～5 $\mu g/(kg \cdot min)$,或硝普钠 0.5～8 $\mu g/(kg \cdot min)$,一般由小剂量开始逐渐增加剂量,逐渐调整至合适剂量。如血压下降,低于同年龄正常下限,停用血管扩张剂,可使用正性肌力及升压药物,如多巴胺、多巴酚丁胺、肾上腺素、去甲肾上腺素等。

(7)注重对症支持治疗:①降温。②镇静、止惊。③保护各器官功能:特别注意神经源性肺水肿、休克和脑疝的处理。④纠正水电解质失衡。

(8)确保两条以上静脉通道通畅,监测呼吸、心率、血压和血氧饱和度,有条件监测有创动脉血压。

二、护理评估

(一)流行病学史评估
注意当地流行情况,评估患者病前1周内有无接触史。

(二)一般评估
注意患者有无发热、拒食、流涎、口腔疼痛、呕吐、腹泻等症状,注意皮疹出现部位和演变,有无脑膜炎、脑炎及心肌炎症状。

(三)身体评估
注意手、足、臀及其他体表部位有无斑丘疹及疱疹,形状及大小,周围有无红晕及化脓感染。注意唇、口腔黏膜有无红斑、疱疹及溃疡。有无局部淋巴结肿大。

(四)心理-社会评估
此病的患者多为小儿,评估小儿的状况,家长的关心和支持程度,家庭经济状况。

(五)辅助检查结果评估
白细胞计数及分类,咽拭子培养。疱疹如有继发感染,必要时取其内容物送涂片检查及细菌培养。咽拭子病毒分离;疱疹液以标记抗体染色检测病毒特异抗原,或 PCR 技术检测病毒RNA。如有神经系统症状应作脑脊液常规、生化及病毒 RNA。必要时取血清检测病毒抗体。疑有心肌炎者检查心电图。

三、护理诊断/问题

(一)潜在并发症
潜在并发症如神经源性肺水肿、心力衰竭。

(二)体温升高
体温升高与病毒感染有关。

(三)皮肤完整性受损
皮肤完整性受损与手、足、口腔黏膜、臀部存在疱疹有关。

(四)营养失调
低于机体需要量与口腔存在疱疹不易进食有关。

(五)有传播感染的可能

传播感染与病原体排出有关。

四、护理措施

(一)隔离要求

及时安置在负压隔离病房内进行单间隔离。严格执行消毒隔离措施应,操作前后应严格洗手,做好手卫生。病房内每天以 600 mg/L 的含氯消毒剂对床及地面进行彻底消毒,医疗垃圾放入双层黄色垃圾袋中,外贴特殊标签,直接送至垃圾处理中心,不在其他地方中转。出院或转科后严格执行终末消毒。一旦诊断,医师应立即上报医院感染管理科,并留取大便标本备检。

(二)饮食护理

发热 1 周内应卧床休息,多饮开水。饮食宜给予营养丰富易消化的清淡、温凉的流质或半流质食物,如牛奶、米粥、面条等,禁食冰冷、辛辣等刺激性食物。意识障碍者暂禁食,逐渐改鼻饲流质,最后过渡到半流质饮食。

(三)病情观察

密切观察患儿的病情变化,24 小时监测心率、血氧饱和度、呼吸及面色,常规监测体温并观察热型和变化趋势。同时注意观察发热与皮疹出现的顺序。评估患儿的意识,大多数患儿神经系统受损发生在病程早期。对持续热不退,早期仅出现皮疹,但 1 天后继发高热者需引起重视。

(四)对症护理

1.高热的护理

(1)体温超过 39 ℃且持续不退的患儿除给布洛芬混悬液等退热药物外,还需以温水擦浴、冰袋或变温毯降温。使用降温毯时严密监测生命体征,观察末梢循环,出现异常及时汇报医师。

(2)注意肢体保暖,防止冻伤,勤翻身,检查皮肤有无发红、发紫,衣被有无潮湿,防止压疮。

(3)遵医嘱给予抗病毒的药物。

2.口腔的护理

(1)每天 4 次口腔护理,常规的口腔护理用 0.05% 的醋酸氯己定清洗口腔,然后喷活性银喷雾剂(银尔通),经口气管插管的患儿,采用口腔冲洗。

(2)患儿原有口腔疱疹,极易出现口腔溃疡,若出现溃疡,可给予复方维生素 B_{12} 溶液(贯新克)喷溃疡处,促进伤口的愈合。

3.皮肤黏膜的护理

(1)保持皮肤及床单位干燥清洁,剪短患儿指(趾)甲,必要时包裹患儿双手,避免抓破皮疹,防止感染。

(2)臀部有皮疹时要保持臀部干燥清洁,避免皮疹感染。皮疹或疱疹已破裂者,局部皮肤可涂抹抗生素药膏或炉甘石洗剂。

(五)并发症的护理

1.神经系统

EV71 具有嗜神经性,病毒在早期即可侵犯枢神经系统,密切观察患儿入院后第 1~3 天的病情变化,重点观察患儿有无惊跳、意识、瞳孔、生命体征、前囟张力、肢体活动情况等,注意有无精神差、嗜睡、烦躁、易呕吐等神经系统病变的早期症状和体征。患儿呕吐时应将其头偏向一侧,保持呼吸的通畅,及时清除口腔内的分泌物,防止误吸;观察呕吐物的性质,记录呕吐的次数、呕吐物的颜色及量。

2.循环系统

持续心电监护,注意有无心率增快或缓慢、血压升高或下降、中心静脉压过高或过低、尿量减少;观察有无面色苍白、四肢发凉、指(趾)甲发绀、毛细血管再充盈时间延长(>2秒)、冷汗、皮肤花纹;听诊有无心音低钝、奔马律及心包摩擦音等。立即报告医师,遵医嘱给予适当镇静,并遵医嘱给予强心、升压等处理,维持循环系统的稳定。

3.呼吸系统

严密观察呼吸形态、频率、节律,注意有无呼吸浅快、节律不规则、血氧饱和度下降、三凹征、鼻翼翕动等呼吸困难表现。神经源性肺水肿是手足口病常见的死亡原因,临床上以急性呼吸困难和进行性低氧血症为特征,早期仅表现为心率增快、血压升高、呼吸急促等非特异性表现,一旦出现面色苍白、发绀、出冷汗、双肺湿啰音、咳粉红色泡沫痰、严重低氧血症时应及时通知医师,备好各类急救用品,紧急气管内插管辅助呼吸。使用呼吸机可减轻心肺功能,缓解呼吸困难症状,早期的心肺功能支持可改善 EV71 病毒感染患儿的预后。

(六)心理护理

由于患儿患病突然,尤其确诊后家长担心患儿的生命危险和后遗症的发生。患儿住隔离病室,限制探视,病情变化时及时跟家长沟通,评估患儿家长的心理承受能力,帮助家长树立信心,同时帮助家长接受现实,以取得家长的支持与配合。

五、护理效果评估

(1)患者的疱疹、斑丘疹消退,自感舒适。

(2)患者未发生并发症或发生但被及时发现和处理。

(3)患者的家属学会了如何进行皮肤的护理,并对疾病的预防知识有了一定的了解。

(郭 莲)

第十二节 小儿麻疹

麻疹是由麻疹病毒引起的一种急性出疹性呼吸道传染病,临床以发热、咳嗽、流涕、结膜炎、口腔麻疹黏膜斑及全身斑丘疹为主要表现。

一、病原学及流行病学

几种常见传染病病原学及流行病学特点比较见表 9-2。

表 9-2 几种常见传染病病原学及流行病学特点比较

	麻疹	水痘	猩红热	流行性腮腺炎	中毒型细菌性痢疾
好发季节	冬春季	冬春季	冬春季	冬春季	夏秋季
病原体	麻疹病毒	水痘-带状疱疹病毒	A 组 β 溶血性链球菌	腮腺炎病毒	痢疾杆菌(我国以福氏志贺菌多见)

	麻疹	水痘	猩红热	流行性腮腺炎	中毒型细菌性痢疾
传染源	麻疹患者	水痘患者	患者及带菌者	患者及隐形感染者	患者及带菌者
传染期及隔离期	潜伏期末至出疹后5天;并发肺炎者至出疹后10天	出疹前1~2天至疱疹结痂	隔离至症状消失后一周,咽拭子培养3次阴性	腮腺肿大前1天至消肿后3天	隔离至症状消失后1周或大便培养3次阴性
传播途径(主要)	呼吸道	呼吸道及接触传播	呼吸道	呼吸道	消化道
易感人群	6月~5岁小儿	婴幼儿、学龄前儿童	3~7岁小儿	5~14岁小儿	3~5岁体格健壮儿童
病后免疫力	持久免疫	持久免疫	获得同一菌型抗菌免疫和同一外毒素抗毒素免疫	持久免疫	病后免疫力短暂,不同菌群与血清型间无交叉免疫

二、临床表现

(一)典型麻疹

1.潜伏期

一般为6~18天,可有低热及全身不适。

2.前驱期

一般为3~4天,主要表现为:①中度以上发热。②上呼吸道炎,咳嗽、流涕、喷嚏、咽部充血。③眼结膜炎:结膜充血、畏光流泪、眼睑水肿。④麻疹黏膜斑,为本期的特异性体征,有诊断价值。为下磨牙相对应的颊黏膜上出现的直径为0.5~1 mm大小的白色斑点,周围有红晕,出疹前1~2天出现,出疹后1~2天迅速消失。

3.出疹期

一般为3~5天。皮疹先出现于耳后发际,渐延及额面部和颈部,再自上而下至躯干、四肢,乃至手掌足底。皮疹初为淡红色斑丘疹,直径为2~4 mm,略高出皮面,压之褪色,疹间皮肤正常,继之转为暗红色,可融合成片。发热、呼吸道症状达高峰,肺部可闻及湿啰音,伴有全身浅表淋巴结及肝脾大。

(4)恢复期:一般为3~5天。皮疹按出疹顺序消退,疹退处有米糠样脱屑及褐色色素沉着。体温下降,全身症状明显好转。

(二)非典型麻疹

少数患者呈非典型经过。有一定免疫力者呈轻型麻疹,症状轻,无黏膜斑,皮疹稀且色淡,疹退后无脱屑和色素沉着;体弱、有严重继发感染者呈重型麻疹,持续高热,中毒症状重,皮疹密集融合,有并发症或皮疹骤退、四肢冰冷、血压下降等循环衰竭表现;注射过麻疹减毒活疫苗的患儿可出现皮疹不典型的异性麻疹。

(三)并发症

肺炎为最常见并发症,其次为喉炎、心肌炎、脑炎等。

三、辅助检查

(一)血常规

白细胞总数减少,淋巴细胞相对增多;若白细胞总数及中性粒细胞增多,提示继发细菌感染。

(二)病原学检查

从呼吸道分泌物中分离或检测到麻疹病毒可做出特异性诊断。

(三)血清学检查

用酶联免疫吸附试验检测血清中特异性 IgM 抗体,有早期诊断价值。

四、治疗原则

(一)一般治疗

卧床休息,保持眼、鼻及口腔清洁,避光,补充维生素 A 和维生素 D。

(二)对症治疗

降温,止咳祛痰,镇静止惊,维持水、电解质及酸碱平衡。

(三)并发症治疗

有并发症者给予相应治疗。

五、护理诊断及合作性问题

(一)体温过高

体温过高与病毒血症及继发感染有关。

(二)有皮肤完整性受损的危险

有皮肤完整性受损的危险与皮疹有关。

(三)营养失调

低于机体需要量与消化吸收功能下降、高热消耗增多有关。

(四)潜在并发症

肺炎、喉炎、心肌炎、脑炎等。

(五)有传播感染的危险

有传播感染的危险与患儿排出有传染性的病毒有关。

六、护理措施

(一)维持正常体温

(1)卧床休息至皮疹消退、体温正常;出汗后及时更换衣被,保持干燥。

(2)监测体温,观察热型;处理高热时要兼顾透疹,不宜用药物或物理方法强行降温,忌用冷敷及酒精擦浴,以免影响透疹;体温>40 ℃时可用小剂量退热剂或温水擦浴,以免发生惊厥。

(二)保持皮肤黏膜的完整性

1.加强皮肤护理

保持床单整洁干燥和皮肤清洁,每天温水擦浴更衣 1 次;勤剪指甲,避免抓伤皮肤继发感染;如出疹不畅,可用中药或鲜芫荽煎水服用并抹身,帮助透疹。

2.加强五官护理

用生理盐水清洗双眼,滴抗生素眼药水或涂眼膏,并加服鱼肝油预防眼干燥症;防止眼泪及呕吐物流入外耳道,引起中耳炎;及时清除鼻痂,保持鼻腔通畅;多喂开水,用生理盐水或2%硼酸溶液含漱,保持口腔清洁。

(三)保证营养供给

给予清淡易消化的流质、半流质饮食,少量多餐;多喂开水及热汤,利于排毒、退热、透疹;恢复期应添加高蛋白、高热量、高维生素食物。

(四)密切观察病情,以及早发现并发症

出疹期如出现持续高热不退、咳嗽加剧、发绀、呼吸困难、肺部湿啰音增多等表现;出现声嘶、气促、吸气性呼吸困难、三凹征等为喉炎的表现;出现嗜睡、昏迷、惊厥、前囟饱满等为脑炎表现。出现上述表现应给予相应处理。

(五)预防感染的传播

1.控制传染源

隔离患儿至出疹后5天,并发肺炎者延至出疹后10天。密切接触的易感儿隔离观察3周。

2.切断传播途径

病室通风换气并用紫外线照射;患儿衣被及玩具暴晒2小时,减少不必要的探视,预防继发感染。

3.保护易感人群

流行期间不带易感儿童去公共场所;8个月以上未患过麻疹者应接种麻疹减毒活疫苗,7岁时复种;对未接种过疫苗的体弱及婴幼儿接触麻疹后,应尽早注射人血丙种球蛋白,可预防发病或减轻症状。

(六)健康教育

向家长宣传控制传染源的知识,说明患儿隔离的时间;指导切断传播途径的方法,如通风换气、定期消毒、用物暴晒等;指导家长对患儿进行皮肤护理、饮食护理及病情观察。

(郭　莲)

第十章 眼科护理

第一节 泪囊炎

一、新生儿泪囊炎

(一)概述

新生儿泪囊炎也是儿童常见眼病之一。其是由于鼻泪管下端先天残膜未开放造成泪道阻塞,致使泪液滞留于泪囊之内,伴发细菌感染引起的。常见致病菌为葡萄球菌、链球菌、假白喉杆菌等。

(二)诊断

1.症状

出生后数周或数天发现患儿溢泪并伴有黏液脓性分泌物。

2.体征

内眦部有黏液脓性分泌物,局部结膜充血,下睑皮肤浸渍或粗糙,可伴有湿疹。指压泪囊区有脓性分泌物从泪小点溢出。

3.辅助检查

分泌物行革兰染色,血琼脂培养以确定感染细菌类型。

(三)鉴别诊断

1.累及内眦部眼眶蜂窝织炎

挤压泪囊区无分泌物自泪小点溢出。

2.急性筛窦炎

鼻骨表面疼痛、肿胀,发红区可蔓延至内眦部。

3.急性额窦炎

炎症主要累及上睑,前额部有触痛。

(四)治疗

1.按摩

用示指沿泪囊上方向下方挤压,挤压后滴抗生素滴眼液,2～4次/天。

2.滴眼液或眼膏

有黏液脓性分泌物时,滴抗生素滴眼液或眼膏,2~4次/天。

3.泪道探通术

对于2~4个月患儿可以施行泪道探通手术,探通后滴抗生素眼药1周。

4.泪道插管手术

对于大于5个月或者存在反复泪道探通手术失败的患儿可以考虑行泪道插管手术治疗。

5.抗感染治疗

继发急性泪囊炎或眼眶蜂窝织炎时,须及时全身及局部抗感染治疗。

二、急性泪囊炎

(一)概述

急性泪囊炎是儿童比较少见但十分严重的泪道疾病。其常继发于新生儿泪囊炎、先天性泪囊突出、泪囊憩室及先天性骨性鼻泪管发育异常等。常见致病菌为葡萄球菌、链球菌等。

(二)诊断

1.症状

内眦部红肿,疼痛,患眼流泪并伴有黏液脓性分泌物。

2.体征

内眦部充血肿胀,患眼局部结膜充血,可伴有全身症状如发热等。

3.辅助检查

分泌物行革兰染色、血琼脂培养以确定感染细菌类型。

(三)鉴别诊断

1.累及内眦部眼眶蜂窝织炎

挤压泪囊区无分泌物自泪小点溢出。

2.急性筛窦炎

鼻骨表面疼痛、肿胀,发红区可蔓延至内眦部。

3.急性额窦炎

炎症主要累及上睑,前额部有触痛。

(四)治疗

(1)全身及局部应用广谱抗生素治疗。根据眼部分泌物细菌培养加药敏实验结果调整用药。

(2)局部脓肿形成,可以先尝试经上、下泪小点引流脓液。如果上述方法无效,则只能行经皮肤的切开引流。

(3)炎症控制后尽快行进一步影像学检查如CT等,明确发病原因。根据不同的发病原因行进一步的治疗。

三、护理措施

(一)慢性期护理重点

1.指导正确滴眼药

每次滴眼药前,先用手指按压泪囊区或行泪道冲洗,排空泪囊内的分泌物后,再滴抗生素眼药水,每天4~6次。

2.冲洗泪道

选用生理盐水加抗生素行泪道冲洗,每周1~2次。

(二)急性期护理重点

(1)指导正确热敷和超短波物理治疗,以缓解疼痛,注意防止烫伤。

(2)按医嘱应用有效抗生素,注意观察药物的不良反应。

(3)急性期切忌泪道冲洗或泪道探通,以免感染扩散,引起眼眶蜂窝织炎。

(4)脓肿未形成前,切忌挤压,以免脓肿扩散,待脓肿局限后切开排脓或行鼻内镜下开窗引流术。

(三)新生儿泪囊炎护理重点

指导患儿父母泪囊局部按摩方法,置患儿立位或侧卧位,用一手拇指自下睑眶下线内侧与眼球之间向下压迫,压迫数次后滴用抗生素眼水,每天进行3~4次,坚持数周,促使鼻泪管下端开放。操作时应注意不能让分泌物进入婴儿气管内。如果保守治疗无效,按医嘱做好泪道探通手术准备。

(四)经皮肤径路泪囊鼻腔吻合术护理

1.术前护理

(1)术前3天滴用抗生素眼药水并行泪道冲洗。

(2)术前1天用1%麻黄碱液滴鼻,以收缩鼻黏膜,利于引流及预防感染。

(3)向患儿家属解释手术目的、意义、注意点。泪囊鼻腔吻合术是通过人造骨孔使泪囊和中鼻道吻合,使泪液经吻合孔流入中鼻道。

2.术后护理

(1)术后患儿置半坐卧位:术后24小时内可行面颊部冷敷,以减少出血及疼痛。

(2)做好鼻腔护理:术后第2天开始给予1%麻黄碱液、雷诺考特喷雾剂等喷鼻,以收敛鼻腔黏膜,利于引流,达到消炎、止血、改善鼻腔通气功能的目的。注意鼻腔填塞物的正确位置,嘱患儿勿牵拉填塞物、勿用力擤鼻及挖鼻腔,以防止填塞物松动或脱落而引起出血。

(3)做好泪道护理:术后患儿眼部滴用抗生素眼液,滴眼时,患儿面部处于水平稍偏健眼位置,有利于药液聚集在患眼内眦部,从而被虹吸入泪道,增强伤口局部药物浓度,促进局部炎症的消退。

(4)术后嘱患儿注意保暖、防止感冒。术后当天进温凉饮食,多吃水果蔬菜,加强营养,忌食酸辣刺激性食物,禁烟、酒,忌喝浓茶、咖啡。

(五)鼻内镜下泪囊鼻腔吻合术护理

(1)加强并发症的观察和护理:术后短时间内鼻腔或口腔的少许血丝不需处理;若有大量鲜血顺前鼻流出或吐出血性分泌物,色鲜红,则可能为伤口活动性出血,应及时通知医师给予处理。

(2)术后3~5天起,每天在鼻内镜下对手术侧腔道进行彻底清理,以减少腔道内结痂、黏膜炎症,加快愈合。

(3)术后应用抗菌药物加地塞米松进行泪道冲洗,每天1次,连续1周。冲洗时注意动作轻柔,应顺着泪道方向缓慢进针。如植入人工泪管,嘱患儿不要用力揉眼、牵拉泪管,以免人工泪管脱落。

(4)教会患儿家属正确滴鼻药和眼药方法,嘱家属带患儿定期随访,坚持复诊。在内镜下彻底清理鼻腔凝血块、分泌物和结痂等;按时冲洗泪道,冲刷泪道内分泌物,避免泪道再次堵塞。

（郭　莲）

第二节 角 膜 炎

角膜炎是我国常见的致盲眼病之一。角膜炎的分类尚未统一,根据病因可分为感染性角膜炎、免疫性角膜炎、外伤性角膜炎、营养不良性角膜炎,其中感染性角膜炎最为常见,其病原体包括细菌、真菌、病毒、棘阿米巴、衣原体等,以细菌和真菌感染最为多见。角膜炎最常见的症状是眼痛、畏光、流泪、眼睑痉挛,伴视力下降,甚至摧毁眼球。其典型体征为睫状充血、角膜浸润、角膜溃疡的形成。

角膜炎病理变化过程基本相同,可以分为如下四期。①浸润期:致病因子侵入角膜,引起角膜边缘血管网充血,随即炎性渗出液及炎症细胞进入,导致病变角膜出现水肿和局限性灰白色的浸润灶,如炎症及时得到控制,角膜仍能恢复透明。②溃疡形成期:浸润期的炎症向周围或深层扩张,可导致角膜上皮和基质坏死、脱落形成角膜溃疡,甚至角膜穿孔,房水从角膜穿破口涌出,导致虹膜脱出、角膜瘘、眼内感染、眼球萎缩等严重并发症。③溃疡消退期:炎症控制、患者自身免疫力增加,阻止致病因子对角膜的损害,溃疡边缘浸润减轻,可有新生血管长入。④愈合期:溃疡区上皮再生,由成纤维细胞产生的瘢痕组织修复,留有角膜薄翳、角膜斑翳、角膜白斑。

一、细菌性角膜炎

(一)概述

细菌性角膜炎是由细菌感染引起的角膜炎症的总称,是临床常见的角膜炎之一。

(二)病因与发病机制

本病常由于角膜外伤后被感染所致,常见的致病菌有表皮葡萄球菌、金黄色葡萄球菌、肺炎双球菌、链球菌、铜绿假单胞菌(绿脓杆菌)等。眼局部因素(如慢性泪囊炎、倒睫、戴角膜接触镜等)和导致全身抵抗力低下因素(如长期使用糖皮质激素和免疫抑制剂、营养不良、糖尿病等)也可诱发感染。

(三)护理评估

1.健康史

(1)了解患者有无角膜外伤史、角膜异物剔除史、慢性泪囊炎、眼睑异常、倒睫病史,或长期佩戴角膜接触镜等。

(2)有无营养不良、糖尿病病史,是否长期使用糖皮质激素或免疫抑制剂,以及此次发病以来的用药史。

2.症状与体征

(1)发病急,常在角膜外伤后24~48小时发病,有明显的畏光、流泪、疼痛、视力下降等症状,伴有较多的脓性分泌物。

(2)眼睑肿胀,结膜混合充血或睫状充血,球结膜水肿,角膜中央或偏中央有灰白色浸润,逐渐扩大,进而组织坏死脱落形成角膜溃疡。并发虹膜睫状体炎,表现为角膜后沉着物,瞳孔缩小、虹膜后粘连及前房积脓,是因毒素渗入前房所致。

(3)革兰阳性球菌角膜感染表现为圆形或椭圆形局灶性脓肿,边界清楚,基质处出现灰白色浸润。革兰阴性球菌角膜感染多表现为快速发展的角膜液化坏死,其中铜绿假单胞菌角膜感染者发病迅猛,剧烈眼痛,严重充血水肿,角膜溃疡浸润灶及分泌物略带黄绿色,前房严重积脓,感染如未控制,可导致角膜坏死穿孔、眼球内容物脱出或全眼球炎。

3.心理-社会状况评估

(1)通过与患者及其家属的交流,了解患者及其家属对细菌性角膜炎的认识程度及有无紧张、焦虑、悲哀等心理表现。

(2)评估患者视力对工作、学习、生活等能力的影响。

(3)了解患者的用眼卫生和个人卫生习惯。

4.辅助检查

了解角膜溃疡刮片镜检和细胞培养是否发现相关病原体。

(四)护理诊断

1.疼痛

疼痛与角膜炎症刺激有关。

2.感知紊乱

感知紊乱与角膜炎症引起的角膜混浊导致的视力下降有关。

3.潜在并发症

角膜溃疡、穿孔、眼内炎等。

4.知识缺乏

缺乏细菌性角膜炎相关的防治知识。

(五)护理措施

1.心理护理

向患者介绍角膜炎的病变特点、转归过程及角膜炎的防治知识,鼓励患者表达自己的感受,解释疼痛原因,帮助患者转移注意力,及时给予安慰理解,消除其紧张、焦虑、自卑的心理,正确认识疾病,树立战胜疾病的信心,争取患者对治疗的配合。

2.指导患者用药

根据医嘱积极抗感染治疗,急性期选择高浓度的抗生素滴眼液,每15～30分钟滴眼1次。严重病例,可在开始30分钟内每5分钟滴药1次。同时全身应用抗生素,随着病情的控制逐渐减少滴眼次数,白天使用滴眼液,睡前涂眼药膏。进行球结膜下注射时,先向患者解释清楚,并在充分麻醉后进行,以免加重局部疼痛。

3.保证充分休息、睡眠

要提供安静、舒适、安全的环境,病房要适当遮光,避免强光刺激,减少眼球转动,外出应佩戴有色眼镜或眼垫遮盖。指导促进睡眠的自我护理方法,如睡前热水泡脚、喝热牛奶、听轻音乐等,避免情绪波动。患者活动空间不留障碍物,将常用物品固定摆放方便患者使用,教会患者使用传呼系统,鼓励其寻求帮助。厕所必须安置方便设施,如坐便器、扶手等,并教会患者如何使用,避免跌倒。

4.严格执行消毒隔离制度

换药、上药均要无菌操作,药品及器械应专人专眼专用,避免交叉感染。

5.严密观察

为预防角膜溃疡穿孔,护理时要特别注意如下几点。

（1）治疗操作时,禁翻转眼睑,勿加压眼球。

（2）清淡饮食,多食易消化、富含维生素、粗纤维的食物,保持大便通畅,避免便秘,以防增加腹压。

（3）告知患者勿用手擦眼球,勿用力闭眼、咳嗽及打喷嚏。

（4）球结膜下注射时,避免在同一部位反复注射,尽量避开溃疡面。

（5）深部角膜溃疡、后弹力层膨出者,可用绷带加压包扎患眼,配合局部及全身应用降低眼压的药物,嘱患者减少头部活动,避免低头,可蹲位取物。

（6）按医嘱使用散瞳剂,防止虹膜后粘连而导致眼压升高。

（7）可用眼罩保护患眼,避免外物撞击。

（8）严密观察患者的视力、角膜刺激征、结膜充血及角膜病灶和分泌物的变化,注意有无角膜穿孔的症状,例如,角膜穿孔时,房水从穿孔处急剧涌出,虹膜被冲至穿孔处,可出现眼压下降、前房变浅或消失、疼痛减轻等症状。

6.健康教育

（1）帮助患者了解疾病的相关知识,树立治疗信心,保持良好的心理状况。

（2）养成良好的卫生习惯,不用手或不洁手帕揉眼。

（3）注意劳逸结合,生活规律,保持充足的休息和睡眠,戒烟酒,避免摄入刺激性食物（如咖啡、浓茶等）。

（4）注意保护眼睛,避免角膜受伤,外出要戴防护眼镜。

（5）指导患者遵医嘱坚持用药,定期随访。

二、真菌性角膜炎

(一)概述

真菌性角膜炎为致病真菌引起的感染性角膜病。近年来,随着广谱抗生素和糖皮质激素的广泛应用,其发病率有升高趋势,是致盲率极高的角膜疾病。

(二)病因与发病机制

其常见的致病菌有镰刀菌和曲霉菌,还有念珠菌属、青霉菌属、酵母菌等。它常发生于植物引起的角膜外伤后,有的则发生于长期应用广谱抗生素、糖皮质激素和机体抵抗力下降者。

(三)护理评估

1.健康史

（1）多见于青壮年男性农民,有农作物枝叶或谷物皮壳擦伤眼史。

（2）有长期使用抗生素及糖皮质激素史。

2.症状与体征

疼痛、畏光、流泪等刺激性症状均较细菌性角膜炎为轻,病程进展相对缓慢,呈亚急性,有轻度视力下降。体征较重,眼部充血明显,角膜病灶呈灰白色或黄白色,表面微隆起,外观干燥而欠光滑,似牙膏样或苔垢样。溃疡周围抗体与真菌作用,形成灰白色环形浸润即"免疫环"。有时在角膜病灶旁可见"伪足""卫星状"浸润病灶,角膜后可有纤维脓性沉着物。前房积脓为黄白色的黏稠脓液。由于真菌穿透力强,易发生眼内炎。

3.心理-社会状况评估

了解患者职业,评估该病对患者的工作学习及家庭经济有无影响。评估患者对真菌性角膜炎的认识度,有无紧张、焦虑、悲哀等心理表现。

4.辅助检查

(1)角膜刮片革兰染色和Giemsa染色可发现真菌菌丝,是早期诊断真菌最常见的方法。

(2)共聚焦显微镜检查角膜感染灶,可直接发现真菌病原体(菌体和菌丝)。

(3)病变区角膜组织活检,可提高培养和分离真菌的阳性率。

(四)护理诊断

1.疼痛

慢性眼痛与角膜真菌感染刺激有关。

2.焦虑

焦虑与病情反复及担心预后不良有关。

3.感知紊乱

感知紊乱与角膜真菌感染引起的角膜混浊导致的视力下降有关。

4.潜在并发症

角膜溃疡、穿孔、眼内炎等。

5.知识缺乏

缺乏真菌性角膜炎防治知识。

(五)护理措施

(1)由植物引起的角膜外伤史者,长期应用广谱抗生素及糖皮质激素滴眼液或眼药膏者,应严密观察病情,注意真菌性角膜炎的发生。

(2)遵医嘱应用抗真菌药物,同时要观察药物的不良反应,禁用糖皮质激素。

(3)对于药物不能控制或有角膜溃疡穿孔危险者,可行角膜移植手术。

(4)真菌性角膜炎病程长,易引起患者情绪障碍,应对患者做好解释疏导工作,并告知患者真菌复发的表现,如患眼出现畏光、流泪、眼痛、视力下降等,应立即就诊。

三、单纯疱疹病毒性角膜炎

(一)概述

单纯疱疹病毒性角膜炎是指由单纯疱疹病毒所致的严重的感染性角膜病,其发病率及致盲率均占角膜病首位。其特点是复发性强,角膜知觉减退。

(二)病因与发病机制

本病多为单纯疱疹病毒原发感染后的复发,多发生在上呼吸道感染或发热性疾病以后。原发感染常发生于幼儿,单纯疱疹病毒感染三叉神经末梢和三叉神经支配的区域(头、面部皮肤和黏膜),并在三叉神经节长期潜伏下来。当机体抵抗力下降时,潜伏的病毒被激活,可沿三叉神经至角膜组织,引起单纯疱疹病毒性角膜炎。

(三)护理评估

1.健康史

(1)了解患者有无上呼吸道感染史,全身或局部有无使用糖皮质激素、免疫抑制剂。

(2)评估有无复发诱因存在,如过度疲劳、日光暴晒、月经来潮、发热、熬夜、饮酒、角膜外伤等。

(3)了解有无疾病反复发作史。

2.症状与体征

(1)原发感染常见于幼儿,有发热、耳前淋巴结肿大、唇部皮肤疱疹,呈自限性。眼部表现为急性滤泡性或假膜性结膜炎、眼睑皮肤疱疹,可有树枝状角膜炎。

(2)复发感染常在诱因存在下引起角膜感染复发,多为单侧。患眼可有轻微眼痛、畏光、流泪、眼痉挛,若中央角膜受损,则视力明显下降,并有典型的角膜浸润灶形态。①树枝状和地图状角膜炎:最常见的类型。初起时患眼角膜上皮呈小点状浸润,排列成行或成簇,继而形成小水疱,水疱破裂互相融合,形成树枝状表浅溃疡,称为树枝状角膜炎。随病情进展,炎症逐渐向角膜病灶四周及基质层扩展,可形成不规则的地图状角膜溃疡,称为地图状角膜炎。②盘状角膜炎:炎症浸润角膜中央深部基质层,呈盘状水肿、增厚,边界清楚,后弹力层皱褶。伴发前葡萄膜炎时,可见角膜内皮出现沉积物。③坏死性角膜基质炎:角膜基质层内出现单个或多个黄白色浸润灶、溃疡甚至穿孔,常可诱发基质层新生血管。疱疹病毒在眼前段组织内复制,可引起前葡萄膜炎、小梁网炎。炎症波及角膜内皮时,可诱发角膜内皮炎。

3.心理-社会状况评估

注意评估患者的情绪状况、性别、年龄、职业、经济、文化、教育背景。

4.辅助检查

角膜上皮刮片可见多核巨细胞、病毒包涵体或活化性淋巴细胞,角膜病灶分离培养出单纯疱疹病毒;酶联免疫法发现病毒抗原;分子生物学方法如聚合酶链反应查到病毒核酸,有助于病原学的诊断。

(四)护理诊断

1.疼痛

急性眼痛与角膜炎症反应有关。

2.焦虑

焦虑与病程长、病情反复发作、担心预后不良有关。

3.感知紊乱

感知紊乱与角膜透明度受损导致视力下降有关。

4.潜在并发症

角膜溃疡、穿孔、眼内炎等。

5.知识缺乏

缺乏单纯疱疹病毒性角膜炎的防治知识。

(五)护理措施

(1)严密观察患者病情,注意角膜炎症的进展。

(2)指导患者据医嘱正确用药:①急性期每1~2小时滴眼1次,睡前涂眼药膏。注意观察眼睛局部药物的毒性作用,如出现点状角膜上皮病变和基质水肿。②使用糖皮质激素滴眼液者,要告知患者按医嘱及时用药。停用时要逐渐减量,不能随意增加使用次数和停用,并告知其危害性。注意观察激素的并发症,如出现细菌、真菌的继发感染,出现角膜溶解,出现青光眼等。③用散瞳药的患者,外出可戴有色眼镜,以减少光线刺激,并加强生活护理。④使用阿昔洛韦者要定期检查肝、肾功能。

(3)鼓励患者参加体育锻炼,增强体质,预防感冒,以降低复发率。

(4)药物治疗无效、反复发作、角膜溃疡面积较大者,有穿孔危险,可行治疗性角膜移植术。

(郭 莲)

第三节 结 膜 炎

结膜表面大部分暴露于外界环境中,容易受各种病原微生物的侵袭和物理、化学因素的刺激。正常情况下,结膜组织具有一定的防御能力。当全身或局部的防御能力减弱或致病因素过强时,将使结膜组织发生急性或慢性的炎症,统称为结膜炎。结膜炎是最常见的眼病之一,根据病因可分为细菌性、病毒性、衣原体性、真菌性和变态反应性结膜炎;细菌和病毒感染性结膜炎是最常见的结膜炎。

一、急性细菌性结膜炎

(一)概述

急性细菌性结膜炎是指由细菌所致的急性结膜炎症的总称,临床上最常见的是急性卡他性结膜炎和淋球菌性结膜炎,两者均具有传染性及流行性,通常为自限性,病程在 2 周左右,一般不引起角膜并发症,预后良好。

(二)病因与发病机制

1.急性卡他性结膜炎

以革兰阳性球菌感染为主的急性结膜炎症,俗称"红眼病"。常见致病菌为肺炎双球菌、Koch-Weeks杆菌和葡萄球菌等。本病多于春、秋季流行,通过面巾、面盆、手或患者用过的其他用具接触传染。

2.淋球菌性结膜炎

本病主要由淋球菌感染所致,是一种传染性极强、破坏性很大的超急性化脓性结膜炎。由于接触患有淋病的尿道、阴道分泌物或患眼分泌物而引起感染。成人主要为淋球菌性尿道炎的自身感染,新生儿则在通过患有淋球菌性阴道炎的母体产道时被感染。

(三)护理评估

1.健康史

(1)了解患者有无与本病患者接触史,或有无淋球菌性尿道炎史。或患儿母亲有无淋球菌性阴道炎史。成人淋球菌性结膜炎潜伏期为 10 小时至 3 天,新生儿则在出生后 2~3 天发病。

(2)了解患者眼部周围组织的情况。

2.症状与体征

(1)起病急,潜伏期短,常累及双眼。自觉眼睛刺痒、异物感、灼热感、畏光、流泪。

(2)急性卡他性结膜炎眼睑肿胀、结膜充血,以睑部及穹隆部结膜最为显著,重者出现眼睑及结膜水肿,结膜表面覆盖一层伪膜,易擦掉。眼分泌物增多,多呈黏液或脓性,常发生晨起睁眼困难,上、下睑睫毛被粘住。Koch-Weeks 杆菌或肺炎双球菌所致者可发生结膜下出血斑点。

(3)淋球菌性结膜炎病情发展迅速,单眼或双眼先后发病,眼痛流泪、畏光、眼睑及结膜高度水肿、充血,而致睁眼困难,或肿胀的球结膜掩盖角膜周边或突出于睑裂。睑结膜可见小出血点及薄层伪膜。初期分泌物为浆液性或血水样,不久转为黄色脓性,量多而不断溢出,故又称脓漏眼。淋球菌侵犯角膜,严重影响视力。重者耳前淋巴结肿痛,为引起淋巴结病变的仅有的细菌性结膜炎。

细菌培养可见相应的细菌,即肺炎双球菌、Koch-Weeks 杆菌、淋球菌等。

3.心理-社会状况评估

急性结膜炎起病急,症状重,结膜充血、水肿明显且有大量分泌物流出,影响外观,患者容易产生焦虑情绪,同时实行接触性隔离,患者容易产生孤独情绪。护士应评价患者的心理状态、对疾病的认识程度及理解、接受能力。

4.辅助检查

(1)早期结膜刮片及结膜囊分泌物涂片中有大量多形核白细胞及细菌,提示细菌性感染,必要时还可作细菌培养及药物敏感试验。

(2)革兰染色:显微镜下可见上皮细胞和中性粒细胞内或外的革兰阴性双球菌,提示淋球菌性结膜炎。

(四)护理诊断

1.疼痛

疼痛与结膜炎症累及角膜有关。

2.潜在并发症

角膜炎症、溃疡和穿孔、眼内炎、眼睑脓肿、脑膜炎等。

3.知识缺乏

缺乏急性结膜炎的预防知识。

(五)护理措施

(1)向患者解释本病的发病原因、病程进展和疾病预后,解除患者的忧虑,使其树立战胜疾病的信心,配合治疗。

(2)结膜囊冲洗:以清除分泌物,保持清洁。常用的冲洗液有生理盐水、3%硼酸溶液。淋球菌性结膜炎用 1:5 000 的青霉素溶液冲洗。冲洗时使患者取患侧卧位,以免冲洗液流入健眼。冲洗动作轻柔,以免损伤角膜。如有假膜形成,应先除去假膜再冲洗。

(3)遵医嘱留取结膜分泌物送检细菌培养及药物敏感试验。

(4)药物护理:常用滴眼液有 0.25%氯霉素、0.5%新霉素、0.1%利福平,每 1~2 小时滴眼 1 次;夜间涂眼药膏。淋球菌感染则局部和全身用药并重,遵医嘱使用阿托品软膏散瞳。

(5)为减轻不适感,建议佩戴太阳镜。炎症较重者,为减轻充血、灼热等不适症状,可用冷敷。禁忌包扎患眼,因包盖患眼,使分泌物排出不畅,不利于结膜囊清洁,反而有利于细菌的生长繁殖,加剧炎症。健眼可用眼罩保护。

(6)严密观察角膜刺激征或角膜溃疡症状。对淋球菌性结膜炎还要注意观察患者有无全身并发症的发生。

(7)传染性结膜炎急性感染期应实行接触性隔离。①注意洗手和个人卫生,勿用手拭眼,勿进入公共场所和游泳池,以免交叉感染。接触患者前后的手要立即彻底冲洗与消毒。②向患者和其家属传授结膜炎预防知识,提倡一人一巾一盆。淋球菌性尿道炎患者,要注意便后立即洗手。③双眼患病者实行一人一瓶滴眼液。单眼患病者,实行一眼一瓶滴眼液。做眼部检查时,应先查健眼,后查患眼。④接触过眼分泌物和病眼的仪器、用具等都要及时消毒隔离,用过的敷料要烧毁。⑤患有淋球菌性尿道炎的孕妇须在产前治愈。未愈者,婴儿出生后,立即用 1%硝酸银液或 0.5%四环素或红霉素眼药膏涂眼,以预防新生儿淋球菌性结膜炎。

二、病毒性结膜炎

(一)概述

病毒性结膜炎是一种常见的急性传染性眼病,由多种病毒引起,传染性强,好发于夏、秋季,在世界各地引起过多次大流行,通常有自限性。临床上以流行性角结膜炎、流行性出血性结膜炎最常见。

(二)病因与发病机制

1.流行性角结膜炎

流行性角结膜炎由 8 型、19 型、29 型和 37 型腺病毒引起。

2.流行性出血性结膜炎

流行性出血性结膜炎由 70 型肠道病毒引起。

(三)护理评估

1.健康史

(1)了解患者有无与病毒性结膜炎接触史,或其工作、生活环境中有无病毒性结膜炎流行史。

(2)了解患者发病时间,评估其潜伏期。

2.症状与体征

(1)潜伏期长短不一。流行性角结膜炎约 7 天;流行性出血性结膜炎约在 24 小时内发病,多为双眼。

(2)流行性角结膜炎的症状与急性卡他性结膜炎相似,自觉异物感、疼痛、畏光、流泪及水样分泌物。眼睑充血水肿,睑结膜滤泡增生,可有假膜形成。

(3)流行性出血性结膜炎症状较急性卡他性结膜炎重,常见球结膜点状、片状出血,分泌物为水样。耳前淋巴结肿大、压痛。角膜常被侵犯,发生浅层点状角膜炎。

(4)部分患者可有头痛、发热、咽痛等上呼吸道感染症状。

3.心理-社会状况评估

因患者被实行接触性隔离,容易产生焦虑情绪。护士应评价患者的心理状态、对疾病的认识程度和理解、接受能力等。

4.辅助检查

分泌物涂片镜检可见单核细胞增多,并可分离到病毒。

(四)护理诊断

1.疼痛

眼痛与病毒侵犯角膜有关。

2.知识缺乏

缺乏有关结膜炎的防治知识。

(五)护理措施

(1)加强心理疏导,告知患者治疗方法、预后及接触性隔离的必要性,消除其焦虑情绪。

(2)药物护理:抗病毒滴眼液以 0.5%利巴韦林、1%碘苷、3%阿昔洛韦等配制,每小时滴眼1 次;合并角膜炎、混合感染者,可配合使用抗生素滴眼液;角膜基质浸润者可酌情使用糖皮质激素,如0.02%氟米龙等。

(3)生理盐水冲洗结膜囊,眼局部冷敷以减轻充血和疼痛,注意消毒隔离。

（4）做好传染性眼病的消毒隔离和健康教育，防止疾病的传播。

三、沙眼

(一)概述

沙眼是由沙眼衣原体引起的一种慢性传染性结膜角膜炎，因其睑结膜面粗糙不平，形似沙粒，故名沙眼。其并发症常损害视力，甚至失明。

(二)病因与发病机制

沙眼是由 A 抗原型沙眼衣原体、B 抗原型沙眼衣原体、C 抗原型沙眼衣原体或 Ba 抗原型沙眼衣原体感染结膜角膜所致的，通过直接接触眼分泌物或污染物传播。

(三)护理评估

1.健康史

（1）沙眼多发生于儿童及青少年时期，男女老幼皆可罹患。其发病率和严重程度与环境卫生、生活条件及个人卫生有密切关系。沙眼在流行地区常有重复感染。

（2）其潜伏期为 5～14 天，常为双眼急性或亚急性发病。急性期过后 1～2 个月转为慢性期，急性期可不留瘢痕而愈。在慢性期，结膜病变被结缔组织所代替而形成瘢痕。

2.症状与体征

（1）急性期有异物感、刺痒感、畏光、流泪、少量黏性分泌物。体征：眼睑红肿、结膜明显充血、乳头增生。

（2）慢性期症状不明显，仅有眼痒、异物感、干燥和烧灼感。体征：结膜充血减轻，乳头增生和滤泡形成，角膜缘滤泡发生瘢痕化改变称为 Herbet 小凹，若有角膜并发症，可出现不同程度的视力障碍及角膜炎症。可见沙眼的特有体征，即角膜血管翳（角巩膜缘血管扩张并伸入角膜）和睑结膜瘢痕。

（3）晚期并发症：发生睑内翻及倒睫、上睑下垂、睑球粘连、慢性泪囊炎、结膜角膜干燥症和角膜混浊。

3.心理-社会状况评估

（1）注意评估患者生活或工作的环境卫生、生活居住条件和个人生活习惯。

（2）评估患者的文化层次、对疾病的认识程度、心理特点。

4.辅助检查

结膜刮片行 Giemsa 染色可找到沙眼包涵体；应用荧光抗体染色法或酶联免疫法，可测定沙眼衣原体抗原，是确诊的依据。

(四)护理诊断

1.疼痛

异物感、刺痛与结膜炎症有关。

2.潜在并发症

倒睫、睑内翻、上睑下垂、睑球粘连、慢性泪囊炎等。

3.知识缺乏

缺乏沙眼预防及治疗知识。

(五)护理措施

（1）遵医嘱按时滴用抗生素滴眼液，每天 4～6 次，晚上涂抗生素眼药膏，教会患者及其家属正确使用滴眼液和涂眼药膏的方法,注意随访观察药物疗效。

(2)遵医嘱全身治疗急性沙眼或严重的沙眼,可口服阿奇霉素、多西环素、红霉素和螺旋霉素等。

(3)积极治疗并发症,介绍并发症及后遗症的治疗方法。如倒睫可选电解术,睑内翻可行手术矫正,角膜混浊可行角膜移植术,向患者解释手术目的、方法,使患者缓解紧张心理,积极配合治疗。

(4)健康教育:①向患者宣传沙眼并发症的危害性,做到早发现、早诊断、早治疗,尽量在疾病早期治愈。②沙眼病程长,容易反复,向患者说明坚持长期用药的重要性,一般要用药6~12周,重症者需要用药半年以上。③指导患者和其家属做好消毒隔离,预防交叉感染,接触患者分泌物的物品通常选用煮沸和75%乙醇消毒法。④培养良好的卫生习惯,不与他人共用毛巾、脸盆、手帕,注意揉眼卫生,防止交叉感染。⑤选择公共卫生条件好的地方理发、游泳、洗澡等。

(郭　莲)

第四节　葡　萄　膜　炎

一、概述

葡萄膜炎是一类发生于葡萄膜、视网膜、视网膜血管及玻璃体的炎症统称。多发于青壮年,常合并全身性自身免疫性疾病,反复发作,引起继发性青光眼、白内障及视网膜脱离等严重并发症,是严重的致盲性眼病。按其发病部位可分为前葡萄膜炎(虹膜炎、虹膜睫状体炎和前部睫状体炎)、中间葡萄膜炎、后葡萄膜炎和全葡萄膜炎。

二、病情观察与评估

(一)生命体征

监测生命体征,观察患者有无体温异常。

(二)症状体征

(1)观察患者有无视力减退、视物模糊、畏光、流泪、眼痛、眼前黑影等。

(2)了解患者有无自身免疫性疾病、结核病、消化道溃疡、梅毒等病史。

(三)安全评估

(1)评估患者有无因视力下降导致跌倒/坠床的危险。

(2)评估患者及家属有无担心疾病的预后导致的焦虑、悲观。

三、护理措施

(一)用药护理

(1)散瞳剂可预防和拉开虹膜前后粘连,解除瞳孔括约肌和睫状肌的痉挛,缓解症状,防止并发症。滴药后压迫内眦部2~3分钟,以减少药物经泪道进入鼻腔由鼻黏膜吸收引起的全身毒副反应。如出现心跳加快、面色潮红、口渴等药物反应,症状加重时立即停药,通知医师,协助处理。

(2)糖皮质激素具有抗炎、抗过敏作用。用药过程中注意补钾,补钙,使用胃黏膜保护剂;饮食宜低盐、高钾,适当限制水的摄入;长期用药者应遵医嘱逐渐减量,不能自行突然停止用药。

(3)使用免疫抑制剂患者定期复查血常规、肝肾功能等。

(4)非甾体抗炎药抑制炎性介质的产生,达到抗炎的作用。

(二)眼部护理

(1)患眼湿热敷,扩张血管,促进血液循环,减轻炎症反应,缓解疼痛。每天2~3次,每次15分钟。

(2)观察患者视力改善情况及畏光、流泪、眼痛、眼部充血、眼前黑影飘动、遮挡感、闪光感等症状有无减轻。

(3)观察患者有无视力下降、视野缺损、眼压升高等青光眼症状;有无视物模糊、晶体混浊等白内障症状;有无眼前黑影、视物变形、闪光感、视野缺损等视网膜脱离症状。

(三)心理护理

加强与患者沟通,做好心理疏导,消除其焦虑、悲观心理,增强战胜疾病的信心,积极配合治疗。

四、健康指导

(一)住院期

(1)讲解疾病的病因、治疗方法及预后等知识,增强患者依从性,积极配合治疗。

(2)告知患者应生活规律、劳逸结合,适当参加体育锻炼以增强体质,戒烟酒、防感冒,保持心情舒畅、情绪稳定,预防疾病复发。

(二)居家期

(1)本病易反复发作,如有自身免疫性疾病或眼部感染性疾病时应积极治疗。

(2)强调使用糖皮质激素的注意事项,提高药物治疗的依从性。

(3)定期门诊复查,如有病情变化及时就诊。

(郭　莲)

第五节　视神经炎

一、概述

视神经炎是指阻碍视神经传导,引起视功能一系列改变的视神经病变,如炎性脱髓鞘、感染、自身免疫性疾病等。临床上常分为视神经乳头炎及球后视神经炎。视神经乳头炎是指视神经乳头局限性炎症,多见于儿童及青少年,一般预后较好;球后视神经炎则以慢性多见,一般预后较差。

二、病情观察与评估

(一)生命体征

监测生命体征,观察患者有无体温、脉搏、呼吸、血压异常。

(二)症状体征

(1)观察患者视力、瞳孔对光反射、眼球运动情况。

(2)了解患者 VEP、眼底及视野的改变,有无眼球压痛、转动痛、色觉减退等。

(3)了解患者近期有无感冒、疲劳、接触有害物质等情况;有无神经系统及自身免疫性疾病;有无局部及全身感染。

(三)安全评估

(1)评估患者有无因视力障碍导致跌倒/坠床的危险。

(2)评估患者对疾病的认知程度,有无焦虑、急躁等表现。

三、护理措施

(一)用药护理

1.用药原则

遵医嘱给予激素、血管扩张剂、活血化瘀、神经营养支持等治疗。

2.使用糖皮质激素注意事项

(1)结核、消化道溃疡史者禁用;糖尿病、高血压患者慎用。

(2)骨质疏松、低钙、低钾、消化道溃疡是常见的药物不良反应,使用过程中注意补钙、补钾、使用胃黏膜保护剂。饮食宜低盐、高钾、适当限制水的摄入。

(3)长期大剂量使用可引起脂肪重新分布从而出现满月脸、水牛背等症状,停药或减量后可逐渐消退。

(4)长期大剂量使用会使机体抵抗力、免疫力下降,应预防感冒、皮肤及口腔感染。

(5)告知患者监测血糖、血压、电解质、眼压及体重变化的目的及重要性。

(6)长期用药者应遵医嘱逐渐减量,不能自行停止用药。

(二)预防跌倒/坠床

根据患者视力障碍程度及自理能力,协助其完成进食、洗漱、如厕等生活护理。将常用的物品置于随手可得之处,保持周围环境无障碍物,晚上使用夜灯,指导患者使用厕所、浴室、通道的扶手,活动及外出时有人全程陪同,避免跌倒/坠床。

(三)心理护理

加强与患者沟通,关心患者,讲解疾病的病因、诱因、治疗方法及预后等知识,消除其紧张、焦虑心理,以增强战胜疾病的信心,积极配合治疗。

四、健康指导

(一)住院期

(1)告知患者 VEP、眼底荧光血管造影、头部 MRI 等检查的目的及配合要点。

(2)告知患者视神经炎常与炎性脱髓鞘、感染、自身免疫性疾病等有关。一旦出现视力急剧下降、视野变小、眼球或眼眶后疼痛、色觉减退时,应立即就医。

(二)居家期

(1)遵医嘱用药,强调使用糖皮质激素的注意事项。

(2)讲解预防视神经炎复发的方法:生活有规律、劳逸结合、保证充足睡眠;饮食合理搭配,营养丰富,戒烟酒;适当参加体育锻炼,增强体质;保持情绪稳定;防感冒。

(3)出院后1周门诊复查。

(郭　莲)

第六节　屈　光　不　正

临床上将眼的屈光状态分为两类,即屈光正常(正视眼)、屈光不正(非正视眼)。在眼的调节松弛状态下,外界平行光线进入眼内经眼的屈光系统屈折后,不能聚焦在视网膜黄斑中心凹上称为屈光不正。屈光不正包括近视、远视和散光。外界光线经过眼的屈光系统折射在视网膜上,形成清晰的物像称为眼的屈光作用。眼的屈光作用的大小称为屈光力。单位是屈光度,简写为D。

一、近视

(一)概述

近视眼是指在眼的调节松弛状态下,平行光线经过眼的屈光系统屈折后,聚焦在视网膜之前,在视网膜上形成一个弥散环,导致看远处目标模糊不清。近视眼按度数可分为三类:轻度小于-3.00 D,中度为-3.00～-6.00 D,高度大于-6.00 D。

(二)病因与发病机制

1.遗传因素

高度近视可能为常染色体隐性遗传。中低度近视可能为多因子遗传:既服从遗传规律又有环境因素参与,而以环境因素为主。其中高度近视比低度近视与遗传因素的关系更密切。

2.发育因素

婴幼儿时期眼球较小,为生理性远视,随着年龄增长,眼球各屈光成分协调生长,逐步变为正视。若眼轴过度发育,即成为轴性近视。

3.环境因素

青少年学生与近距离工作者中以近视眼较多,主要与长时间近距离阅读、用眼卫生不当有关。此外,营养成分的失调和使用工具不符合学生的人体工程力学要求、大气污染、微量元素的不足等也是形成近视的诱发因素。

(三)护理评估

1.健康史

注意询问患者有无视疲劳、眼外斜视及近视家族史等。了解患者佩戴眼镜史及用眼卫生情况、发现近视的时间及进展程度。

2.症状与体征

(1)视力:近视最突出的症状是远视力减退、近视力正常。

(2)视力疲劳:近视初期常有远视力波动,注视远处物体时喜眯眼,容易产生视疲劳。低度近视者常见,但较远视者轻。

(3)视疲劳外斜视:视疲劳重者可发展为外斜视,是调节与集合平衡失调的结果。为使调节与集合间固有的不平衡能够维持暂时的平衡,故容易产生视疲劳。看近时不用或少用调节,造成平衡紊乱即产生眼位变化。斜视眼为近视度数较高的眼。

（4）眼球前后径变长：多见于高度近视属轴性近视。

（5）眼底高度近视可引起眼底退行性变化和眼球突出，出现豹纹状眼底、近视弧形斑、脉络膜萎缩甚至巩膜后葡萄肿、黄斑出血等变化。周边部视网膜可出现格子样变性和产生视网膜裂孔，增加视网膜脱离的危险。

（6）并发症：如玻璃体异常（液化、混浊、后脱离）、视网膜脱离、青光眼、白内障等，以高度近视者多见。

3.心理-社会状况评估

有部分患者由于佩戴眼镜影响外观而表现为不愿意配合。需要评估患者的学习、生活和工作环境及对近视的认识程度。

4.辅助检查

常用屈光检查方法如下：客观验光法、主觉验光法、睫状肌麻痹验光法。对于高度近视患者有眼底改变者应进行荧光素眼底血管造影或吲哚青绿血管造影。

（四）护理诊断

1.视力下降

视力下降与屈光介质屈光力过强有关。

2.知识缺乏

缺乏近视眼及其并发症的防治知识。

3.潜在并发症

视网膜脱离、术后伤口感染、上皮瓣移位、角膜混浊、高眼压等。

（五）护理措施

1.用眼卫生指导

（1）避免长时间连续用眼，一般持续用眼1小时应休息5～10分钟。

（2）保持良好的学习、工作姿势：不躺在床上、车厢内阅读，不在太阳直射下或光线昏暗处阅读。双眼平视或轻度向下注视荧光屏，眼睛与电脑荧光屏距离在60 cm以上。

（3）高度近视患者避免剧烈运动如打篮球、跳水等，防止视网膜脱落。

（4）饮食以富含蛋白质、维生素的食物为主，如新鲜水果、蔬菜、动物肝脏、鱼等。

（5）定期检查视力，建议半年复查一次，根据屈光检查结果及时调整眼镜度数。

2.配镜矫正护理

向患者及其家长解释近视视力矫正的重要性及可能的并发症，纠正"戴眼镜会加深近视度数"的错误认知。建议在睫状肌麻痹状态下验光，可取得较为准确的矫正度数。

（1）佩戴框架眼镜护理：框架眼镜是最常用和最好的方法，配镜前须先经准确验光确定近视度数，镜片选择以获得最佳视力的最低度数的凹透镜为宜。指导患者和其家属学会眼镜护理：①坚持双手摘戴眼镜，单手摘戴若力度过大会使镜架变形。②戴眼镜的位置正确，将镜片的光学中心对准眼球中心部位，才能发挥眼镜的正确功能。③镜架沾上灰尘时，用流水冲洗，再用眼镜专用布或软纸拭干。④参加剧烈运动时不要戴眼镜，以免眼镜受到碰撞。

（2）佩戴角膜接触镜护理：①根据不同材料的角膜接触镜的不同特点予以护理指导。软镜验配简单佩戴舒适；角膜塑形镜（OK镜）睡眠时佩戴，起床后取出；硬性透氧性接触镜（RGP）验配较复杂，必须严格按规范验配，佩戴前须向患者详细交代注意事项，使患者充分了解其重要性，以提高患者的依从性。初次戴镜通常第 1 天戴 5～6 小时,然后每天延长 1～2 小时,1 周左右每天可佩戴 12～16 小时,期间必须定期复查。②养成良好的卫生习惯,取、戴前均应仔细洗手,定期更换镜片。③避免超时佩戴和过夜佩戴。④戴镜后刺激症状强烈,应摘下重新清洗后再戴,如有异物感、灼痛感马上停戴。⑤游泳时不能戴镜片。

3.屈光手术护理

目前屈光手术治疗的方法如下。

(1)角膜屈光手术:分为非激光手术与激光手术。非激光手术包括放射状角膜切开术表层角膜镜片术、角膜基质环植入术。激光手术包括准分子激光角膜切削术(PRK)、激光角膜原位磨镶术(LASIK)、准分子激光角膜上皮瓣原位磨镶术(LASEK)。

角膜屈光手术前护理:按手术常规做好术前准备。①佩戴隐形眼镜者,手术前眼部检查须在停戴 48 小时后进行;长期佩戴者须停戴 1～2 周;佩戴硬镜者须停戴 4～6 周。②冲洗结膜囊和泪道,如发现感染灶要先治疗后再行手术。按医嘱滴用抗生素滴眼液。③注意充分休息,以免眼调节痉挛。④全面的眼部检查,包括视力、屈光度、眼前段、眼底、瞳孔直径、眼压、角膜地形图、角膜厚度和眼轴测量等。⑤告诉患者术后短时间内视力可能不稳定,会有逐步适应的过程。

角膜屈光手术后护理:①3 天内避免洗头,洗脸洗头时,不要将水溅入眼内。②1 周内不要揉眼睛,最好避免看书报等,外出佩戴太阳镜,避免碰伤,近期避免剧烈运动和游泳。③进清淡饮食,避免刺激性食物。④遵医嘱用药和复查,如出现眼前黑点、暗影飘动、突然视力下降,应立即门诊复查。

(2)眼内屈光手术:目前已开展的手术治疗方法有白内障摘除及人工晶状体植入术、透明晶状体摘除及人工晶状体植入术、晶状体眼人工晶状体植入术。

(3)巩膜屈光手术如后巩膜加固术、巩膜扩张术等。巩膜屈光手术后注意观察眼球运动障碍、出血、复视、植入物排斥等并发症。

二、远视

(一)概述

远视眼是指在眼的调节松弛状态下,平行光线经眼的屈光系统屈折后,焦点聚在视网膜后面者。远视眼按度数可分为三类:轻度小于+3.00 D,中度为+3.00～+5.00 D,高度大于5.00 D。远视按屈光成分分为轴性远视和屈光性远视。

(二)病因与发病机制

1.轴性远视

眼的屈光力正常,眼球前后径较正常眼短,为远视中最常见的原因。初生婴儿有 2～3 D 远视,在生长发育过程中,慢慢减少,约到成年应成为正视或接近正视。如因发育原因,眼轴不能达到正常长度,即成为轴性远视。

2.屈光性远视

眼球前后径正常,由于眼的屈光力较弱所致。其原因:一是屈光间质的屈光指数降低;二是角膜或晶状体弯曲度降低,如扁平角膜;三是晶状体全脱位或无晶状体眼。

(三)护理评估

1.健康史

注意询问患者有无远视家族史,了解患者佩戴眼镜史及用眼卫生情况、发现远视的时间及进展程度。

2.症状与体征

(1)视疲劳:远视最突出的临床症状,表现为视物模糊、头痛、眼球眼眶胀痛、畏光、流泪等。闭目休息后,症状减轻或消失。尤其以长时间近距离工作时明显,这是由于眼调节过度而产生,多见于高度远视和35岁以上患者。

(2)视力障碍:轻度远视青少年,由于其调节力强,远近视力可无影响;远视程度较高,或因年龄增加而调节力减弱者,远视力好,近视力差;高度远视者,远近视力均差,极度使用调节仍不能代偿;远视程度较重的幼儿,常因过度使用调节,伴过度集合,易诱发内斜视。看近处小目标时,内斜加重,称为调节性内斜视。若内斜持续存在,可产生斜视性弱视。

(3)眼底:高度远视眼眼球小,视盘较正常小而色红,边界较模糊,稍隆起,类似视盘炎,但矫正视力正常,视野无改变,长期观察眼底像不变,称为假性视盘炎。

3.心理-社会状况评估

轻度远视眼者不易发现,常在体检时才被发现;部分患者由于佩戴眼镜影响外观而表现为不愿意配合。需评估远视对患者学习、生活和工作环境的影响及患者对远视的认知程度。

4.辅助检查

屈光检查方法:客观验光法、主觉验光法、睫状肌麻痹验光法。

(四)护理诊断

1.知识缺乏

缺乏正确佩戴眼镜的知识。

2.舒适改变

舒适改变与过度调节引起的眼球眼眶胀痛、视疲劳有关。

3.视力下降

视力下降与眼球屈光力弱或眼轴过短有关。

(五)护理措施

(1)向患者及其家属介绍远视眼的防治知识:①轻度远视无症状者不需矫正,如有视疲劳和内斜视,虽然远视度数低也应戴镜;中度远视或中年以上患者应戴镜矫正以提高视力,消除视疲劳和防止内斜视发生。②原则上远视眼的屈光检查应在睫状肌麻痹状态下进行,用凸透镜矫正。每半年进行视力复查,根据屈光检查结果及时调整眼镜度数。12周岁以下者或检查中调节能力强者应采用睫状肌麻痹剂散瞳验光配镜。③保持身心健康,生活有规律,锻炼身体,增强体质,保持合理的饮食习惯,避免偏食。

(2)观察患者视力及屈光度的改变,有无眼位改变。

三、散光

(一)概述

散光是指由于眼球各屈光面在各径线(子午线)的屈光力不等,平行光线进入眼内不能在视网膜上形成清晰物像的一种屈光不正现象。

(二)病因与发病机制

本病最常见的病因是由于角膜和晶状体各径线的曲率半径大小不一致,通常以水平及垂直两个主径线的曲率半径差别最大。发病还可能与遗传、发育、环境、饮食、角膜瘢痕等因素有关。

根据屈光径线的规则性,可分为规则散光和不规则散光两种类型。

(1)规则散光是指屈光度最大和最小的两条主子午线方向互相垂直,用柱镜片可以矫正,是最常见的散光类型。规则散光可分为顺规散光、逆规散光和斜向散光。根据各子午线的屈光状态,规则散光也可分为五种:单纯远视散光、单纯近视散光、复性远视散光、复性近视散光和混合散光。

(2)不规则散光是指最大和最小屈光力的主子午线互相不垂直,如圆锥角膜及角膜瘢痕等,用柱镜片无法矫正。

(三)护理评估

1.健康史

了解患者发现散光的年龄及佩戴眼镜史。

2.症状与体征

(1)视疲劳:头痛、眼胀、流泪、看近物不能持久,单眼复视,视力不稳定,看书错行等。

(2)视力:散光对视力影响取决于散光的度数和轴向。散光度数越高或斜轴散光对视力影响越大,逆规散光比顺规散光对视力影响大。低度散光者视力影响不大;高度散光者远、近视力均下降。

(3)眯眼:以针孔或裂隙作用来减少散光。散光者看远看近均眯眼,而近视者仅在看远时眯眼。

(4)散光性弱视:幼年时期的高度散光易引起弱视。

(5)代偿头位:利用头位倾斜和斜颈等自我调节,以求得较清晰的视力。

(6)眼底:眼底检查有时可见视盘呈垂直椭圆形,边缘模糊,用检眼镜不能很清晰地看清眼底。

3.心理-社会状况评估

评估患者的情绪和心理状态。评估患者的年龄、性别、学习、生活和工作环境及对散光的认知程度。

4.辅助检查

屈光检查方法有客观验光法、主觉验光法、睫状肌麻痹验光法。

(四)护理诊断

1.知识缺乏

缺乏散光的相关知识。

2.舒适改变

舒适改变与散光引起的眼酸胀、视疲劳有关。

3.视力下降

视力下降与眼球各屈光面在各子午线的屈光力不等有关。

(五)护理措施

(1)向患者及其家属宣传散光的相关知识,若出现视物模糊、视疲劳,发现散光应及时矫正,防止弱视发生。规则散光可戴柱镜矫正,如不能适应全部矫正可先以较低度数矫正,再逐渐增加度数。不规则散光可试用硬性透氧性角膜接触镜(RGP)矫正,佩戴时需要一定时间的适应期。手术方法包括准分子激光屈光性角膜手术和散光性角膜切开术。

(2)护理要点:①避免用眼过度导致视疲劳。②高度散光常伴有弱视,在矫正散光的同时进行弱视治疗。③定期检查视力,青少年一般每半年检查一次,及时发现视力及屈光度的改变,及时调整眼镜度数。④保持身心健康,生活有规律,锻炼身体,增强体质,保持合理的饮食习惯,避免偏食。⑤注意眼镜和角膜接触镜的护理和保养。

(郭 莲)

第七节 白 内 障

一、概述

白内障是指因年龄、代谢、外伤、药物、辐射、遗传、免疫、中毒等因素导致晶状体透明度降低或颜色改变所致光学质量下降的退行性变,是最常见的致盲性眼病。常分为年龄相关性白内障、先天性白内障、外伤性白内障、代谢性白内障等。白内障的治疗目前以手术治疗为主,手术方式主要采用超声乳化联合人工晶状体植入术、飞秒激光辅助白内障超声乳化联合人工晶体植入术。

二、病情观察与评估

(一)生命体征
监测生命体征,观察患者有无血压异常。

(二)症状体征
(1)观察患者有无视力下降、视物模糊、遮挡、变形、眼痛、眼胀等症状。有无眼部外伤史等。

(2)了解患者晶状体混浊部位及程度。

(三)安全评估
评估患者有无因年龄、视力障碍导致跌倒/坠床的危险。

三、护理措施

(一)术前护理
1.完善检查

协助完善术前常规及专科检查。

2.散瞳

术前充分散瞳,增大术野,有利于晶体、晶体核的吸出及人工晶体的植入,避免虹膜损伤,保证手术成功。前房型人工晶体植入者禁止散瞳。

3.访视与评估

了解患者基本信息和手术相关信息,确认术前准备完善情况。

4.患者交接

与手术室工作人员核对患者信息、手术部位标识及患者相关资料,完成交接。

(二)术后护理
1.眼部护理

(1)观察患者术眼敷料有无渗血、渗液,保持敷料清洁干燥。

(2)术眼有无疼痛,有无恶心、呕吐等伴随症状。

(3)勿揉搓、碰撞术眼,避免突发震动引起伤口疼痛及晶体移位。

(4)术后如出现明显头痛、眼胀、恶心、呕吐时,应警惕高眼压的发生,报告医师给予相应处理。

(5)术眼佩戴治疗性角膜接触镜者,手术2小时后至睡前遵医嘱滴用抗生素眼液及人工泪液,每2小时1次,至少3次以上;术眼包扎者,术后1天敷料去除后遵医嘱滴眼药。

2.用药护理

(1)散瞳剂:防止术后瞳孔粘连,滴药后会出现视物模糊,应睡前使用,预防跌倒。

(2)激素类:严格遵医嘱用药。

3.预防跌倒/坠床

视力不佳者佩戴老花镜,晚上使用夜灯,将常用的物品置于随手可取之处,保持周围环境无障碍物,指导患者使用厕所、浴室的扶手,避免跌倒/坠床。

四、健康指导

(一)住院期

(1)告知患者 ERG、眼 AB 超、角膜曲率、角膜内皮细胞计数等专科检查的目的,积极配合检查。

(2)告知手术的目的、方法、大致过程及注意事项等,积极配合治疗。

(二)居家期

(1)告知患者术后注意事项,指导用眼卫生,避免脏水入术眼。

(2)未植入人工晶体者3个月后验光配镜。

(3)出院后1周门诊复查,若出现视力突然下降,眼部分泌物增加等应及时就医。

(郭　莲)

第八节　青　光　眼

一、概述

青光眼是病理性高眼压导致视神经损害和视野缺损的一种主要致盲性眼病,具有家族遗传性。高眼压、视盘萎缩及凹陷、视野缺损及视力下降是本病的主要特征。根据前房角形态、病因机制及发病年龄等主要因素,将青光眼分为原发性、继发性及先天性。原发性青光眼又分为开角型和闭角型。

二、病情观察与评估

(一)生命体征

监测生命体征,观察患者有无体温、脉搏、呼吸、血压异常。

(二)症状体征

(1)观察患者有无眼压升高、眼部充血、角膜水肿、瞳孔散大、光反射迟钝或消失等症状。

(2)观察患者有无剧烈头痛、眼胀、虹视、雾视、视力下降、视野变小、恶心、呕吐等症状。

(3)了解患者有无前房浅、房角变窄、虹膜节段萎缩、角膜后沉着物、晶体前囊下混浊等症状。

(三)安全评估

(1)评估患者有无因双眼视力障碍导致跌倒/坠床的危险。

(2)评估患者对疾病的认知程度、心理状态,有无焦虑、恐惧等表现。

三、护理措施

(一)术前护理

1.完善检查

协助完善术前常规及专科检查。

2.卧位

卧床休息,抬高床头 15°～30°。

3.疼痛护理

采用数字分级法(NRS)进行疼痛评估,分析疼痛的原因,安慰患者,遵医嘱予以降眼压对症处理,观察疼痛缓解情况及眼压的动态变化。

4.用药护理

(1)磺胺类降眼压药物:观察患者有无口唇、四肢麻木等低钾表现,遵医嘱同时补钾。该类药物易引起泌尿道结石,应少量多次饮水、服用小苏打等碱化尿液,磺胺过敏者禁用。

(2)缩瞳剂眼药、β受体阻滞剂眼药:滴药后压迫内眦部 2～3 分钟,防止药物经泪道进入鼻腔由鼻黏膜吸收引起心率减慢、哮喘及呼吸困难等全身毒副反应。有心功能不全、心动过缓、房室传导阻滞、哮喘、慢性阻塞性肺部疾病的患者慎用。

(3)20%甘露醇:快速静脉滴注完毕后平卧 1～2 小时,防止引起直立性低血压及脑疝等,观察神志、呼吸及脉搏的变化。长期输入者,监测电解质的变化。

5.心理护理

加强与患者沟通,做好心理疏导,消除其焦虑、恐惧心理,以免不良情绪导致青光眼急性发作,增强战胜疾病的信心,积极配合治疗。

6.访视与评估

了解患者基本信息和手术相关信息,确认术前准备完善情况。

7.患者交接

与手术室工作人员核对患者信息、手术部位标识及患者相关资料,完成交接。

(二)术后护理

1.卧位

卧床休息,抬高床头 15°～30°,减轻颜面水肿,利于房水引流。

2.眼部护理

(1)观察术眼敷料有无松脱、渗血渗液、脓性分泌物;有无头痛、眼痛、恶心呕吐、角膜水肿或角膜刺激症状。

(2)结膜缝线会有术眼异物感,勿揉搓术眼。

(3)观察眼压、视功能的变化。

(4)浅前房患者半卧位休息,加压包扎术眼,促进伤口愈合、前房形成。

3.用药护理

术眼应用散瞳剂防止虹膜粘连,非手术眼禁用散瞳剂。

4.预防青光眼发作

(1)进食清淡、软、易消化饮食,保持大便通畅;戒烟酒,不宜食用浓茶、咖啡及辛辣刺激性食品;不宜暴饮,应少量多次饮水,一次饮水不超过 300 mL。

(2)劳逸结合,保持精神愉快,避免情绪波动;不宜在黑暗环境中久留,衣着宽松,不宜长时间低头弯腰,睡觉时需垫枕,以免影响房水循环导致眼压升高。

(3)原发性青光眼术前禁用散瞳剂。

四、健康指导

(一)住院期

(1)告知患者裂隙灯、房角镜、眼底、眼压、视野、OCT、VEP、角膜内皮细胞计数等检查的目的、重要性,积极配合检查。

(2)强调预防青光眼发作的措施及重要性。

(3)有青光眼家族史者,告知其直系亲属定期门诊检查,做到早发现、早诊断、早治疗。

(二)居家期

(1)告知患者坚持局部滴药,教会正确滴眼药方法。

(2)出院后 1 周门诊复查。如发生眼胀、红肿、分泌物增多或突然视物不清,应立即就医。青光眼术后需终身随访。

(郭　莲)

第十一章 肿瘤科护理

第一节 颅 内 肿 瘤

一、概述

颅内肿瘤即各种脑肿瘤,是常见的神经系统疾病之一。一般分为原发和继发两大类。原发性颅内肿瘤可发生于脑组织、脑膜、脑神经、垂体、血管残余胚胎组织等;继发性颅内肿瘤由身体其他部位如肺、子宫、乳腺、消化道、肝脏等的恶性肿瘤转移至脑部,或由邻近器官的恶性肿瘤由颅底侵入颅内。

据统计,就全身肿瘤的发病率而论,颅内肿瘤居第五位(6.31%),仅低于胃、子宫、乳腺、食管肿瘤。颅内肿瘤可发生于任何年龄,以成人多见,其发病年龄、好发部位与肿瘤类型存在相互关联。少儿多发生在幕下及脑的中线部位,主要为髓母细胞瘤、颅咽管瘤及室管膜瘤;成人以大脑半球胶质瘤为最多见,如星形细胞瘤、胶质母细胞瘤、室管膜瘤等,其次为脑膜瘤、垂体瘤及颅咽管瘤、神经纤维瘤、海绵状血管瘤等;老年人以多形性胶质母细胞瘤、脑膜瘤、转移瘤等居多。

(一)病因

颅内肿瘤和其他肿瘤一样,病因尚不完全清楚,可能与以下几种因素有关。

1.遗传因素

据报道,神经纤维瘤、血管网状细胞瘤和视网膜母细胞瘤等有明显家庭发病倾向,这些肿瘤常在一个家庭中的几代人出现。胚胎原始细胞在颅内残留和异位生长也是颅内肿瘤形成的一个重要原因,如颅咽管瘤、脊索瘤、皮样囊肿、表皮样囊肿及畸胎瘤。

2.电离辐射

目前已经肯定,X线及非离子射线的电离辐射能增加颅内肿瘤发病率。颅脑放射(即使是小剂量)可使脑膜瘤发病率增加 10%,胶质瘤发病率增加 3%~7%;潜伏期长,可达放射后 10 年以上。

3.外伤

创伤一直被认为是脑膜瘤或胶质细胞瘤发生的可能因素。文献报道在头颅外伤的局部骨折或瘢痕处出现脑膜瘤的生长。

4.化学因素

亚硝胺类化合物、致瘤病毒、甲基胆蒽、二苯蒽等都能诱发脑瘤。

(二)临床表现

1.一般的症状和体征

脑瘤患者颅内压增高症状约占90％以上。

(1)头痛、恶心、呕吐:头痛多位于前额及颞部,开始为阵发性头痛渐进性加重,后期为持续性头痛阵发性加剧,早晨头痛更重,间歇期正常。颅后窝肿瘤可致枕颈部疼痛并向眼眶放射。幼儿因颅缝未闭或颅缝分离可没有头痛只有头昏。呕吐呈喷射性,多伴有恶心,在头痛剧烈时出现。由于延髓呕吐中枢、前庭、迷走神经受到刺激,故幕下肿瘤出现呕吐要比幕上肿瘤较早而且严重。

(2)视神经盘水肿及视力减退:是颅内高压的重要客观体征。颅内压增高到一定时期后可出现视神经盘水肿。它的出现和发展与脑肿瘤的部位、性质、病程缓急有关,如颅后窝肿瘤出现较早且严重,大脑半球肿瘤较颅后窝者出现较晚而相对要轻,而恶性肿瘤一般出现较早,发展迅速并较严重。早期无视力障碍,随着时间的延长,病情的发展,出现视野向心性缩小,晚期视神经继发性萎缩则视力迅速下降,这也是与视神经炎所致的假性视神经盘水肿相区分的要点。

(3)精神及意识障碍及其他症状:可出现头晕、复视、一过性黑、猝倒、意识模糊、精神不安或淡漠等症状,甚至可发生癫痫、昏迷。

(4)生命体征变化:颅内压呈缓慢增高者,生命体征多无变化。中度与重度急性颅内压增高时,常引起呼吸、脉搏减慢,血压升高。

2.局灶性症状和体征

局灶性症状是指脑肿瘤引起的局部神经功能紊乱。主要取决于肿瘤生长的部位,因此可以根据患者特有的症状和体征作出肿瘤的定位诊断。

(1)大脑半球肿瘤的临床症状:肿瘤位于半球的不同部位可产生不同定位症状和体征。①精神症状:常见于额叶肿瘤,多表现为反应迟钝,生活懒散,近期记忆力减退,甚至丧失,严重时丧失自知力及判断力,亦可表现为脾气暴躁,易激动或欣快。②癫痫发作:额叶肿瘤较易出现,其次为颞叶、顶叶肿瘤多见。包括全身大发作和局限性发作,有的病例抽搐前有先兆,如颞叶肿瘤,癫痫发作前常有幻想、眩晕等先兆,顶叶肿瘤发作前可有肢体麻木等异常感觉。

(2)锥体束损害症状:表现为肿瘤对侧半身或单一肢体力弱或瘫痪病理征阳性。

(3)感觉障碍:为顶叶的常见症状,表现为肿瘤对侧肢体的位置觉、两点分辨觉、图形觉、质料觉、失算、失明、左右不分、手指失认,实体觉的障碍。

(4)失语症:见于优势大脑半球肿瘤,分为运动性和感觉性失语。

(5)视野改变:枕叶及颞叶深部肿瘤因累及视辐射,表现为视野缺损,同向性偏盲及闪光、颜色等幻视。

3.蝶鞍区肿瘤的临床症状

早期就出现视力、视野改变及内分泌功能紊乱等症状,颅内压增高症状较少见。

(1)视觉障碍:肿瘤向蝶鞍区上发展压迫视交叉引起视力减退及视野缺损,蝶鞍肿瘤患者常因此原因前来就诊,眼底检查可发现原发性视神经萎缩和不同类型的视野缺损。

(2)内分泌功能紊乱:如性腺功能低下,女性表现为月经期延长或闭经,男性表现为阳痿、性欲减退及发育迟缓。生长激素分泌过盛在发育成熟前可导致巨人症,如相应激素分泌过多,则发育成熟后表现为肢端肥大症。

4.颅后窝肿瘤的临床症状

(1)小脑半球肿瘤:主要表现为患侧肢体协调动作障碍,可出现患侧肌张力减弱或无张力,膝腱反射迟钝,眼球水平震颤,有时也可出现垂直或旋转性震颤。

(2)小脑蚓部肿瘤:主要表现为躯干性和下肢远端的共济失调,行走时步态不稳,步态蹒跚,或左右摇晃如醉汉,站立时向后倾倒。

(3)脑干肿瘤:临床表现为出现交叉性麻痹,如中脑病变,表现为病变侧动眼神经麻痹;脑桥病变,可表现为病变侧眼球外展及面肌麻痹,同侧面部感觉障碍及听觉障碍;延髓病变,可出现同侧舌肌麻痹、咽喉麻痹、舌后 1/3 味觉消失等。

(4)小脑脑桥角肿瘤:表现为耳鸣、眩晕、进行性听力减退、颜面麻木、面肌抽搐、面肌麻痹及声音嘶哑、食水呛咳、病侧共济失调及眼球震颤。

5.松果体区肿瘤临床症状

(1)四叠体受压征:即瞳孔反应障碍、垂直凝视麻痹和耳鸣、耳聋是其特征性体征。

(2)两侧锥体束征:即尿崩症、嗜睡、肥胖、全身发育停顿,男性可见性早熟。

(三)诊断

1.病史与临床检查

这是正确诊断的基础。

(1)需要详细了解发病时间,首发症状和以后症状出现的次序,这些对定位诊断具有重要意义。

(2)临床检查:包括全身与神经系统等方面。神经系统检查注意意识、精神状态、脑神经、运动、感觉和反射的改变。需常规检查眼底,怀疑颅后凹肿瘤,需作前庭功能与听力检查。全身检查按常规进行。

2.辅助检查

原则上应选用对患者痛苦较轻、损伤较少、反应较小、意义较大与操作简便的方法。

(1)X 线检查:神经系统的 X 线检查包括头颅平片、脑脊髓血管造影、脑室、脑池及椎管造影等。脑血管造影可了解颅内肿瘤的供血情况,对血管性肿瘤价值较大。

(2)腰椎穿刺与脑脊液检查:仅作参考,颅内肿瘤常引起一定程度颅内压增高,但压力正常时,不能排除脑瘤。需要注意,已有显著颅内压增高,或疑为脑室内或幕下肿瘤时,腰穿应特别谨慎或禁忌,以免因腰穿特别是不适当的放出脑脊液,打破颅内与椎管内上下压力平衡状态,促使发生脑疝危象。

(3)CT 脑扫描与磁共振扫描:是当前对颅内瘤诊断最有价值的诊断方法。一般可发现直径 3 mm 以上的肿瘤。肿瘤 CT 异常密度和 MRI 信号变化、脑室受压和脑组织移位、瘤周脑水肿范围,可反映瘤组织及其继发改变如坏死、出血、囊变和钙化等情况,并确定肿瘤部位、大小、数目、血供和与周围重要结构的解剖关系,结合增强扫描对绝大部分肿瘤作出定性诊断。

(4)放射性核素扫描:目前主要有单光子发射计算机断层显像(SPECT)与正电子发射计算机断层显像(PET)两项技术。PET 可显示肿瘤影像和局部脑细胞功能活力情况。

(5)内分泌检查:对诊断垂体腺瘤很有价值,此外酶的改变、免疫学诊断亦有一定参考价值,但多属非特异性的。

(6)活检:肿瘤定性诊断困难,影响选择治疗方法时,可利用立体定向和神经导航技术取活检行组织学检查确诊,指导治疗。

（四）治疗

颅内肿瘤治疗可通过手术治疗、化疗、放疗、分子靶向治疗及免疫治疗等方法。目前,综合治疗对大部分中枢神经系统肿瘤来讲,是较为合适的治疗方案。

1.手术治疗

原则是凡良性肿瘤应力争全切除以达到治愈的效果;凡恶性肿瘤或位于重要功能区的良性肿瘤,应根据患者情况和技术条件予以大部切除或部分切除,以达到减压的目的。

2.放疗

凡恶性肿瘤或未能全切除而对放射线敏感的良性肿瘤,术后均应进行放疗。目前包括常规放疗、立体定位放射外科治疗及放射性核素内放疗。如肿瘤位于要害部位,无法施行手术切除,而药物治疗效果不好时,可行脑脊液分流术、颞肌下减压术、枕肌下减压术或去骨瓣减压术等姑息性手术。

3.化疗

恶性肿瘤,特别是胶质瘤和转移瘤,术后除放疗外,尚可通过不同途径和方式给予化疗。但是由于血-脑屏障的存在,颅内肿瘤不同于其他部位的肿瘤,某些化疗药物难以到达颅内肿瘤细胞而起到杀伤作用。故化疗药物应与减弱血-脑屏障的药物联合应用。

4.免疫治疗

颅内肿瘤抗原的免疫原性弱,不易引起强烈的免疫反应,又由于血-脑屏障的存在,抗癌免疫反应不易落实至脑内。这方面有一些实验研究与药物临床试验,如应用免疫核糖核酸治疗胶质瘤取得一定效果,但尚需进一步观察、总结与发展。

5.对症治疗

(1)抗癫痫治疗:幕上脑膜瘤、转移瘤等开颅手术后发生癫痫的概率较高。术前有癫痫史或术后出现癫痫者,应连续服用抗癫痫药,癫痫停止发作 6 个月后可以缓慢停药。

(2)降低颅内压:对于发生颅内高压的患者,应使用脱水药、糖皮质激素、冬眠疗法等手段减轻脑组织损伤。

颅内肿瘤患者的预后与肿瘤的性质及生长部位有关。良性肿瘤如能彻底摘除可得到根治;恶性肿瘤预后较差,绝大多数肿瘤在经过综合治疗后仍有可能复发。

二、护理

（一）心理护理

面对肿瘤的威胁,患者通常要经过一个对疾病理解并接受治疗的复杂心理适应过程。护士通过为患者提供关于肿瘤和治疗信息,运用交流技巧,给患者以心理支持,可以促进患者对这一紧张状态的调整适应过程。同时,护士一定要在精神上经常地给予其安慰和鼓励,耐心解释治疗的安全性和有效性,以解除患者的焦虑和不安,这种心理上的支持,会使患者情绪稳定、乐观,有助于减轻治疗反应,使治疗顺利完成。

（二）头痛的护理

(1)密切观察患者病情,包括神志、瞳孔、生命体征的变化。对于躁动的患者需加床栏保护。

(2)给予脱水等对症治疗。

(3)环境要安静,室内光线要柔和。

(4)心理护理:多与患者交流,了解思想状况,进行细致的解释和安慰,同时与家属共同体贴关心患者,减轻患者的精神压力,以利患者积极配合治疗。

(5)指导患者卧床休息,可通过看报纸、听轻柔的音乐等方式分散注意力以减轻疼痛。

(6)饮食护理:指导患者进食清淡、宜消化的软食,可食新鲜的蔬菜、水果,保持大便的通畅,若便秘应指导患者勿用力解大便,以免腹压增高引起颅内压增高。

(三)癫痫的护理

(1)应尽量为其创造安静环境,以避免任何不良刺激,如疼痛、紧张、高热、外伤、过度疲劳、强烈的情绪波动(急躁、发怒)等。另外饮酒、食用刺激和油腻食物等也可诱发癫痫发作,应尽量避免其接触。

(2)仔细观察了解癫痫发作的诱因,及时发现发作前的预兆。当患者出现前驱症状时,预示其可能在数小时或数天内出现癫痫发作,这时要做好患者的心理护理,帮助其稳定情绪,同时与医师联系,在医师指导下调整癫痫药物的剂量和/或种类,预防癫痫发作。

(3)癫痫发作时的护理,及时移开身边硬物迅速让患者平卧,如来不及上述安排,发现患者有摔倒危险时应迅速扶住患者让其顺势倒下,严防患者忽然倒地摔伤头部或肢体造成骨折。如果癫痫发作时患者的口是张开的,应迅速用缠裹无菌纱布的压舌板或筷子等物品垫在患者嘴巴一侧的上、下牙之间,以防其咬伤舌头。如患者已经咬紧牙关,则使用开口器从臼齿处插入,避免使用坚硬物品,以免其牙齿脱落,阻塞呼吸道。发作时呼吸道的分泌物较多,可造成呼吸道的阻塞或误吸窒息而危及生命,应让其头侧向一方使分泌物流出,同时解开衣领及腰带保持呼吸通畅。通知医师,给予对症处理。

(四)预防跌倒的护理

评估患者易致跌倒的因素,创造良好的病室安全环境,地面保持干净无水迹,走廊整洁、畅通、无障碍物、光线明亮。定时巡视患者,严密观察患者的生命体征及病情变化,使用床栏并合理安排陪护。加强与患者及其家属的交流沟通,关注患者的心理需求。给予必要的生活帮助和护理。对使用床栏的患者须告之下床前放下床栏,勿翻越。呼叫器、便器等常用物品放在患者易取处;对患者及其家属进行安全宣教。

(五)放疗的护理

(1)做好放疗前的健康宣教:告知患者放疗的相关知识及不良反应,耐心细致地向患者解释,消除患者对放疗的恐惧感。

(2)颅内压增高的观察和护理:当照射剂量达到 1 000~1 500 cGy 时,脑组织由于受到放射线的损伤,细胞膜的通透性发生改变,导致脑水肿而引起颅内压增高。因此,需密切观察患者的意识、瞳孔及血压的变化,如出现剧烈头痛或频繁呕吐,则有脑疝发生的可能,应立即通知医师,做好降压抢救处理。

(3)饮食护理:由于放疗后患者表现食欲差,饮食要保持色、香、味美以刺激食欲。鼓励患者进高蛋白、高维生素、高纤维的饮食,忌食过热、过冷、油煎及过硬食物。

(4)口腔护理:放疗期间保持口腔卫生,积极防治放射性口腔炎。加强口腔护理,每天用软毛牙刷刷牙,每次进食后用清水漱口。放疗期间及放疗后 3 年禁止拔牙,如确须拔牙应加强抗感染治疗,以防放疗后牙床血管萎缩诱发牙槽炎、下颌骨坏死、骨髓炎。

(5)照射野皮肤的护理:放疗中保持照射野部位清洁、干燥,指导患者局部避免搔抓,避免刺激,禁用碘酒、乙醇、胶布,忌用皂类擦洗,夏天外出可戴透气性好的太阳帽或打遮阳伞,防止日光对皮肤的直接照射引起损伤。

(6)观察体温及血常规的变化:体温38 ℃以上者,报告医师暂停放疗,观察血常规的变化,结合全身情况配合医师做好抗感染治疗。

三、健康教育

(1)注意营养均衡,多吃蔬菜、水果、粗纤维食物及易消化的食物,多饮水,保持大便通畅。

(2)注意休息,避免重体力劳动。

(3)放疗患者出院后一个月内应注意保护照射野皮肤。

(4)定期复查。

(苟淑萍)

第二节 鼻 咽 癌

一、概述

鼻咽癌的发病有明显种族、地区和家族聚集现象,好发于黄种人。世界上80%的鼻咽癌发生于我国南方各省及其邻近区域。广东是世界最高发的地区。鼻咽癌发病率占头颈部恶性肿瘤首位,男女之比为(2.5～4)∶1,随着年龄增长发病率增高,20～40岁开始上升,40～60岁为发病高峰。

(一)病因

鼻咽癌的病因尚不确定,目前较为确定的因素为:EB(Epstein-Barr)病毒感染、遗传因素、接触化学致癌物质等。

1.EB病毒感染

在发病中起重要作用,Old等1964年首先在鼻咽癌患者的血清中检测出EB病毒抗体,进一步的研究证明EB病毒与鼻咽癌密切相关。

2.遗传因素

鼻咽癌患者有种族和家族聚集现象。有家族史的鼻咽癌患病率明显高于无家族史者,侨居国外的中国南方某些地区的华人,鼻咽癌患病率高于当地人。

3.化学因素

可能与某些化学致癌物质(如芳香烃、亚硝胺)及某些微量元素(如镍)有关。

(1)芳香烃:李桂源(1988年)报道湘西鼻咽癌高发区的57个家庭中,每克烟尘3,4-苯并芘的含量明显高于低发区。

(2)亚硝胺:有报道食用咸鱼及腌制品食物是中国南方鼻咽癌高危因素,与食用咸鱼及腌制品食物中高浓度的亚硝胺化合物有关。

(3)微量元素:调查发现鼻咽癌高发区的大米和水中微量元素镍含量高于其他地区。镍能促进亚硝胺诱发鼻咽癌,提示镍可能是促癌因素。

4.癌基因

研究证明用癌基因ras家族做探针进行核酸杂交,鼻咽癌的转化基因与Ha-ras有同源序列,并呈长度多态性。

(二)病理分类

根据 WHO 2003 年的分类标准,鼻咽癌分为 3 型。

1.角化型鳞状细胞癌

依据分化程度可分为高、中、低分化,其中以高分化最常见。

2.非角化型癌

可分为分化型和未分化型两型。

3.基底细胞样鳞状细胞癌

此型发病率低。

(三)临床表现

常见为以下七大症状、三大体征。

1.症状

(1)血涕和鼻出血:最常发生在早晨起床吸鼻后痰中带血或擤鼻后涕中带血。18％～30％的患者以此为首发症状,确诊时超过 70％的患者有此症状。癌灶表面呈溃疡或菜花型者这一症状更为常见,而黏膜下型的肿块则血涕较为少见。大出血是晚期鼻咽癌患者死亡的主要原因。

(2)鼻塞:位于鼻咽顶部的肿瘤常向前方浸润生长,导致同侧后鼻孔与鼻腔后的堵塞。大多数呈单侧,日益加重。

(3)耳部症状:单侧性耳鸣或听力减退、耳内闭塞感是早期鼻咽恶性肿瘤症状之一。原发癌灶在咽隐窝或鼓咽管枕区者肿瘤常更多的浸润、压迫鼓咽管,使鼓室形成负压,形成分泌性中耳炎的体征,如病灶较轻者行鼓咽管吹张法可获暂时缓解。

(4)头痛:为常见初发症状,常为一侧偏头痛,位于额部、颞部或枕部。脑神经损害或颅底骨破坏是头痛原因之一。确诊时有 70％的患者有头痛。

(5)眼部症状:鼻咽癌晚期侵犯眼眶或眼球有关的神经,多为单侧眼球受累(与原发灶处于同一侧),以后再扩展至对侧。主要表现为视力障碍、复视、眼球活动受限、眼睑下垂等。

(6)脑神经症状及其他:面部皮肤麻木感,检查为痛觉和触觉减退或消失;舌肌萎缩和伸舌偏斜;迷走神经、舌咽神经受损,表现为声音嘶哑和吞咽困难。

(7)颈部肿块:多位于上颈部,颈部肿块无痛、质硬,早期可活动,晚期因粘连而固定,此为首发症状的占 40％,60％～80％患者初诊时可触及颈部肿块。

2.体征

(1)鼻咽部肿物:分为结节型、浸润型、菜花型、黏膜下型和溃疡型。

(2)颈部淋巴结肿大:多为颈深上淋巴结肿大,为单侧或双侧。

(3)脑神经损害:常见为三叉、外展、舌下、舌咽、动眼神经受损。

(四)诊断

1.体格检查

行病变部位及全身常规体格检查。

2.鼻咽检查

(1)后鼻镜(间接鼻咽镜)检查:是一种简便、快捷、有效的检查方法,能早期检查出鼻咽部肿瘤。

(2)前鼻镜检查:出现鼻塞、血涕时行此检查,可观察鼻道有无出血、坏死物和肿块等,并可通过前鼻镜检查行鼻腔鼻咽肿物活检。

(3)鼻咽纤维镜检查:配备摄像、电视、录像等现代装置,可有效提高图像分辨率,这是最有效的现代检查工具。

3.血清学检查

EB病毒血清学检查可以作为鼻咽癌诊断的辅助指标,对早期诊断鼻咽癌有一定帮助。

4.影像学检查

(1)X线检查:目前用于鼻咽癌的常规X线检查已经被CT和MRI取代。如需排除转移时则肺部正位片和骨X线平片仍为必备常规检查。

(2)鼻咽部CT检查:能准确评价鼻咽部肿瘤的部位,对鼻咽癌的分期、放疗照射野设计和预后评估有重要作用。

(3)鼻咽部MRI:可清楚显示鼻咽部正常结构的层次和分辨肿瘤的范围,对诊断鼻咽癌分期更准确。对鉴别鼻咽癌是复发还是纤维化更有优势,对评价颅内病变、放射性脑病和脊髓病变更准确。

(4)B超检查:可以动态观察密切随诊,主要用于颈部和腹部的检查。目前认为B超诊断颈转移淋巴结的符合率约为95%,高于CT和MRI的结果。

(5)放射性核素骨显像(ECT)检查:在有骨痛或骨叩击痛区行ECT,阳性符合率比X线片高出30%左右。临床上应结合病史、体检及综合检查证据作为诊断依据。

(6)正电子发射计算机断层显像(PET)检查:对及时发现原发病灶、颈部淋巴结转移或远处转移灶更准确。

5.病理学检查

肿瘤活组织病理检查是确诊鼻咽癌的唯一定性手段。

(1)细胞学检查:鼻咽部脱落细胞学检查可找到肿瘤细胞。

(2)组织病理学检查:是鼻咽癌确诊依据,包括鼻咽部新生物活检和颈部淋巴结活检。

(五)治疗

1.治疗原则

因鼻咽解剖位置深,有重要血管神经相邻,病理又多属低分化癌,淋巴结转移率高,故放疗是目前鼻咽癌的首选治疗手段。早期病例可单纯体外放疗或以体外放疗为主,辅以近距离腔内后装放疗。晚期患者可放疗加化疗。其他辅助治疗有中药、免疫增强剂和生物调节剂。

2.治疗方法

(1)放疗:分外照射治疗和近距离放疗。

外照射治疗中常规放疗有采用直线加速器的高能X线或^{60}Co做外照射。一般情况下宜行连续性照射,每周5次,每次2 Gy,总量(DT)60～70 Gy/6～7周。调强适形放疗(IMRT)能使照射区的形状在三维方向上与受照射肿瘤的形状相适合,可按照临床的需要调整靶区内诸点的照射剂量(即放疗剂量适形),使靶区剂量更趋均匀,并进一步减少肿瘤邻近正常组织或器官受照射的剂量,提高放疗的效果。肿瘤靶区分次剂量较高,而周围正常组织的分次剂量较低,由此产生不同的放射生物学效应保护了周围正常器官。由于鼻咽结构的特殊性,鼻咽肿物的形状往往不规则,采用常规外照射有时很难完全避开颈段脊髓或正常脑组织。而IMRT技术保证肿瘤靶区得到足量照射,同时可有效地保护周围正常组织,因此鼻咽癌比较适合采用调强适形放疗。

调强适形放疗和常规放疗相比较,由于面罩的影响,放疗急性期皮肤反应较常规放疗重;对于远期反应,由于调强适形放疗有效地保护了颞颌关节和腮腺功能,所以调强适形放疗对颞颌关节改变造成的张口困难及腮腺功能的破坏远低于常规放疗。

近距离放疗是目前鼻咽癌残留病灶最常见的治疗方法,具有不良反应小、疗效较好、操作简单的特点,适合外照射的补充治疗。

(2)化疗:对复发或转移性鼻咽癌,化疗是重要的手段。①诱导化疗:又称新辅助化疗,是指放疗前使用的化疗。②同步放化疗:是指放疗同时使用化疗。③辅助化疗:是指在放疗后进行的化疗。④常用化疗方案有:顺铂+氟尿嘧啶;顺铂+氟尿嘧啶+多柔比星;顺铂+氟尿嘧啶+博来霉素;顺铂+多西他赛等。

(3)手术:对于部分放疗后鼻咽或颈部残留或复发的病灶是一种有效的补救措施。

二、护理

(一)心理支持

多与患者交流,倾听患者的诉说,理解患者的心理感受。帮助患者解决实际问题,介绍疗效好的病例,与他们交谈,增强治疗信心。

(二)饮食护理

(1)进食温凉、低盐、清淡、高蛋白、低脂肪、富含维生素的无刺激性软食,可有效预防和减少口腔黏膜反应的发生,如肉泥、菜泥、果泥。忌烟酒,忌食煎、炸、辛辣、过硬、过热、过酸、过甜的刺激性食物,以保护口咽部黏膜。

(2)吞咽困难不能进食者给予静脉营养。

(3)部分患者在放疗期间因放射性口腔黏膜炎引起的疼痛、味蕾受损引起的味觉丧失而导致进食减少,体重下降。因此在患者因口腔黏膜炎疼痛而进食困难时,应指导患者用粗大的吸管吸食流质或半流质食物,确保营养供给。味觉丧失时,护士应鼓励患者进食,避免因进食减少而进一步影响患者的胃肠道功能,影响营养的消化吸收,而形成不能进食-胃肠道功能紊乱-营养吸收障碍的恶性循环。

(三)观察患者头痛情况

头痛严重时影响患者的精神状况、睡眠和进食,使患者全身状况下降,影响患者的治疗和预后。应根据患者的疼痛状况按三阶梯止痛原则进行处理,以减轻患者症状。

(四)放疗前清洁牙齿

治疗口腔炎症,要常规拔除深度龋齿和残根,除去金属冠齿等,待伤口愈合(10~14天)后方可行放疗。

(五)放疗期间观察鼻咽

观察鼻咽是否有出血情况,一般情况下鼻咽放疗出血较少见,少量出血时,指导患者勿用手抠鼻,以免加重出血。大出血者应施行后鼻孔填塞压迫止血,并遵医嘱给予止血剂,必要时请耳鼻喉科医师会诊,行外科治疗。头侧向一边,保持呼吸道通畅。

(六)保持鼻咽腔清洁

鼻咽冲洗每天1~2次,冲洗瓶的高度距头顶50 cm,水温为36~40 ℃,冲洗液体为生理盐水或专用鼻腔冲洗剂,冲洗液体量为500~1 000 mL,冲洗器放入鼻腔1~1.5 cm,水从鼻腔进入,从口腔或鼻腔出来,有出血时禁止冲洗。鼻咽冲洗的目的是清洁鼻腔和增强放射敏感性。护士应告知患者鼻腔冲洗的意义和重要性,防止因冲洗不彻底或未按时冲洗而导致鼻咽部感染或影响放疗效果。指导患者观察冲洗物的颜色及性质,有出血时及时告知医师,避免引起鼻咽部大出血。

(七)检查白细胞计数

放疗期间每周检查白细胞计数一次,白细胞计数$<3\times10^9/L$时,应暂停放疗;$<1\times10^9/L$时,给予保护性隔离。放化疗期间患者免疫力低下,指导患者避免去公共场所,避免接触感冒或病毒感染者,以免并发严重的感染。

(八)放疗并发症的防护

1.口干

口干为最早出现的放疗反应之一。口腔涎腺包括腮腺、颌下腺、舌下腺和众多的小唾液腺,具有分泌功能的是浆液性和黏液性2种细胞。唾液的99%为水分,余下的为各种无机盐、消化性和免疫性蛋白,起着消化、冲洗、免疫、保护和润滑等多种功能。浆液性细胞对放疗高度敏感,在接受一定的照射剂量后(因个体差异不同,约放疗10次左右)会出现腺体的急性反应,随后腺泡变性、血管通透性增高,随着放疗照射体积和剂量的增加,腺泡会坏死,完全破坏,涎腺分泌功能大幅下降,其分泌量只有放疗前的10%~30%。涎腺功能在放疗后1年才会有轻度恢复。唾液的生化成分也有所变化,无机盐及蛋白成分升高,pH下降,唾液淀粉酶大幅下降。放疗到一定剂量,味觉减退反应出现,舌味蕾受损,舌乳头环状突起。从味觉产生机制看,不同部位的味蕾有不同的味觉感受器,如菌状乳头味蕾主要感觉甜,分布于舌尖,这一部位相对放射剂量较少,因而甜味受累最轻;轮廓乳头分布于舌根,受照射量最多,因而苦味就受累最重。口干的护理要点是刺激未纤维化的唾液腺分泌,缓解口腔干燥症状,当唾液腺未完全纤维化时,可通过催涎剂的作用使唾液得到一定代偿来改善口腔的内环境。放疗患者口干可用冷开水、茶或其他无糖无酸的冷饮、漱口液来湿润口腔。

2.放射性口腔黏膜炎

放射性口腔黏膜炎判断标准分为4度:①Ⅰ度,黏膜充血水肿,轻度疼痛;②Ⅱ度,黏膜充血水肿,中度疼痛,点状溃疡;③Ⅲ度,黏膜充血水肿,片状溃疡,疼痛加剧影响进食;④Ⅳ度,黏膜大面积溃疡,剧痛,不能进食。鼻咽癌放疗可以严重影响唾液腺分泌唾液,一些患者首次或第二次治疗后唾液腺由于一过性炎症反应可出现肿胀和不适,而且唾液腺分泌的减少更容易导致浆液成分的减少,唾液黏稠、pH下降和功能降低,导致餐后唾液的润滑、冲洗作用不充分,pH下降可引起龋齿,遵医嘱给予抗感染和止痛药物治疗。鼻咽癌常规对穿野放疗的患者由于口腔黏膜特别是腮腺受量高,反应重,甚至有些患者因为早期口腔黏膜和腮腺反应重而放弃治疗。鼻咽癌调强放疗的患者由于口腔黏膜特别是腮腺受量低,反应轻,放疗期间多只需口腔局部用药就能继续放疗,多数患者不必全身用药,也没有出现因为早期口腔黏膜和腮腺反应重而放弃治疗者。放射性口腔黏膜炎已经成为鼻咽癌放疗中最为严重的制约因素,其发生率几乎是100%。放疗使唾液分泌量及质量降低,口腔自洁及免疫能力下降。放疗开始后可使用康复新、维生素B$_{12}$、利多卡因、庆大霉素等配制的漱口液和2.5%的碳酸氢钠漱口液交替漱口。如为真菌感染可使用制真菌素或氟康唑胶囊配制漱口液含漱。口腔局部溃疡及感染时,可局部喷洒金因肽或涂抹碘甘油,以促进表皮黏膜生长和缓解疼痛。

3.放射性皮炎

按国际抗癌联盟的标准,急性放射性皮炎损伤程度分为4度。①Ⅰ度:滤泡、轻度红斑脱皮、干性皮炎、出汗减少。②Ⅱ度:明显红斑、斑状湿性皮炎、中度水肿。③Ⅲ度:融合性湿性皮炎、凹陷性水肿。④Ⅳ度:坏死溃疡。随着放疗剂量的增加,患者照射野皮肤可出现不同程度的放射性反应。其发病机制一方面是放射线造成 DNA 的破坏,导致可逆或不可逆的 DNA 合成及分化不平衡,使皮肤基底细胞不能产生新的细胞,成熟的上皮细胞持续丢失,若不能及时增殖补充脱落的表层细胞,即引起皮肤损伤;另一方面是射线引起的小血管管腔狭窄或血栓形成,从而导致组织缺血、缺氧,导致皮肤损伤程度。放射性皮炎是放疗中常见的放射损伤,发生的程度与放射线的性质和放射野的面积、放疗剂量及患者的个体差异有关。研究表明皮肤受照射 5 Gy 就可能形成红斑,20~40 Gy 就可能形成脱皮及溃疡,严重者甚至出现经久不愈的溃疡。治疗和预防放射线皮肤损伤以往无有效药物和治疗方法,出现后多采用停止放疗、休息及抗感染治疗等对症处理,使治疗中断,放疗的生物效应减低,从而导致肿瘤局部控制疗效下降。经过临床实践,以下方法可预防和治疗放射性皮肤反应。

(1)涂抹比亚芬软膏保护照射区皮肤:比亚芬软膏的成分为三乙醇胺,为水包油型白色乳膏,对皮肤有深部保湿的作用。三乙醇胺中的水分能迅速被损伤皮肤吸收,预防和减轻照射野皮肤的干燥,改善患者的不适度。通过渗透和毛细作用原理,起到清洁和引流的双重作用,能提供良好的皮肤自我修复环境,可增加皮肤血流速度,帮助排除渗出物,促进皮肤的新陈代谢,补充丢失脱落的表皮细胞,促进受损的细胞再生修复。还通过舒张局部血管,加快血流速度,改善放疗后的血液循环障碍,减轻水肿,加快渗出物的排出,促进损伤组织的愈合。还可升高白细胞介素-1的浓度和降低白细胞介素 6 的浓度,刺激成纤维细胞的增生,增加胶原的合成。将三乙醇胺乳膏涂抹在照射野皮肤,轻轻按摩使药物渗入皮肤,每天 2 次,从放疗第一天开始使用直至放疗结束。需注意的是:在放疗前 4 小时停用三乙醇胺乳膏,清洗掉药物之后再行放疗。

(2)防止局部皮肤损伤:穿棉质低领宽松衣服,禁止用肥皂水擦洗照射区皮肤,清洁皮肤时只需用清水轻轻擦洗即可。并注意防晒。

(3)随着放疗剂量的增加,局部皮肤发生感染或破溃时,遵医嘱酌情暂停放疗,可给予"烧伤三号"(含有冰片、明矾)纱布湿敷、涂抹美宝湿润烧伤膏或在创面喷洒金因肽。金因肽的主要成分为重组人表皮生长因子衍生物,其分子结构和生物学活性与人体内源性表皮生长因子高度一致,可以提供组织再生和修复的基础,促进鳞状上皮细胞、血管内皮细胞等多种细胞的生长,加速创面愈合的速度。同时它还能促进上皮细胞、中性粒细胞、成纤维细胞等多种细胞向创面迁移,预防感染,提高上皮细胞再生度和连续性,预防和减少瘢痕形成,提高创面修复质量。

4.放射性龋齿和放射性骨髓炎

放射性龋齿和放射性骨髓炎属于迟发放疗反应。上、下颌骨骨组织受照射后,其组织血管发生无菌性血管炎,其后数月或数年发生血栓栓塞,骨组织血供减少。此时若发生牙组织感染和拔牙性损伤,局部伤口长期不愈,可导致放射性骨髓炎发生。骨坏死多发生在高剂量、大分割外照射、口底插植治疗的区域,特别是原有肿瘤侵犯的部位;也见于全身情况差、拔牙或下颌无牙的患者。由于血供的不同,下颌骨的坏死先于上颌骨。放射性骨髓炎临床表现为颌骨深部的间歇性钝痛或针刺样剧痛,软组织红肿,瘘管形成,伴有张口困难、口臭、牙龈出血、口干等,严重的死骨外露伴颌面畸形还会引起继发感染,危及患者生命。因此放疗前应常规洁牙,拔除或填补龋齿、残根,去除金属齿冠及清洁牙齿,活动义齿需在放疗终止一段时间后再使用,以免损伤牙黏膜。放疗后指导患者用含氟牙膏刷牙,坚持用竖刷或横竖相结合的方法刷牙,每次刷牙应持续 3 分钟以上。少进甜食或进食甜食后及时漱口。放疗后定期到口腔科检查,尽量不做拔牙的处理,如必须进行时,至少在 2 年后或更长时间,以免引起炎症感染和骨髓炎。鼓励患者每天坚持做鼓水运动及舌头舔牙龈运动,以防牙龈萎缩。

5.颈部活动受限和张口困难

当颈部、咀嚼肌或其他颞下颌关节周围软组织位于放射野时,放射线造成局部组织水肿,细胞破坏及纤维化,出现颈部活动受限和张口困难。在患者做张口锻炼的过程中,如发生放射性口腔黏膜炎,患者可能因为疼痛而不愿意坚持张口锻炼,护士在此期间要关心患者,遵医嘱指导患者含漱利多卡因漱口液后再行张口训练。如张口困难,可用暖水瓶的软木塞支撑在患者的门齿间,以达到张口锻炼的目的。为预防颈部肌肉纤维化,可做颈前后左右的缓慢旋转运动,按摩颞颌关节和颈部。放疗前应记录患者最大张口后上下门齿间的距离,放疗开始后每周测量门齿距一次,并指导患者行张口训练,每天 200～300 次,以保持最大张口度和颞颌关节的灵活度。

(九)静脉化疗的护理

化疗药物的观察护理:为预防顺铂(DDP)的肾脏毒性,需充分水化。使用顺铂前 12 小时静脉滴注等渗葡萄糖液 2 000 mL,使用当日输入等渗盐水或葡萄糖液 3 000～3 500 mL,同时给予氯化钾、甘露醇及呋塞米,鼓励患者多饮水,观察电解质的变化,每天尿量不少于 2 000～3 000 mL。静脉滴注时药品需避光。化疗前进行健康宣教,为保护肾功能输入大量的液体及利尿剂,会使尿量增加,小便次数频繁。紫杉醇类药物有 39％的患者在用药后最初的 10 分钟内发生变态反应,表现为支气管痉挛性呼吸困难、荨麻疹和低血压。为了预防发生变态反应,治疗前 12 小时、6 小时分别给予地塞米松 10 mg 口服,治疗前 30 分钟予苯海拉明 20 mg 肌内注射,静脉滴注西咪替丁 300 mg。紫杉醇类药物还可导致脱发,发生率为 80％,治疗前可告知患者,让其有心理准备,并指导患者购买假发。

三、健康教育

(1)放疗前要常规拔除深度龋齿和残根,待伤口愈合 10～14 天方可行放疗。

(2)指导患者放疗后 3 年内禁止拔牙,如确需拔牙应加强抗感染治疗,以防放射性骨髓炎的发生。

(3)指导患者坚持终身行鼻腔冲洗。

(4)指导患者在放疗期间和放疗结束后 3～6 个月,仍应坚持做颈部旋转运动和张口运动训练,防止颞颌关节功能障碍。

(5)加强口腔卫生,每天漱口 4～5 次,推荐使用含氟牙膏,建议每年清洁牙齿 1 次。放疗后造成多数患者永久性口干,嘱多饮水,保持口腔湿润。

(6)定期复查,建议随诊时间为第 1 年每 2～3 个月 1 次,第 2 年每 3～4 个月 1 次,第 3 年每 6 个月 1 次,以后每年 1 次。

鼻咽癌的预后与年龄、临床分期、病理类型、治疗方式等有关。青少年及儿童患者一般预后较好,5 年生存率在 60％左右,妊娠哺乳期妇女预后极差。分期愈早,疗效愈好。

(苟淑萍)

第三节 喉 癌

一、概述

喉的恶性肿瘤较良性肿瘤多见。恶性肿瘤中以上皮组织变来源的恶性肿瘤多见,90%~95%为鳞状细胞癌。喉癌为仅次于肺癌的呼吸道第二高发癌。在头颈部恶性肿瘤中其发病率仅次于鼻咽癌。喉癌早期病例的5年生存率可达80%以上;晚期采取综合治疗,5年生存率可达50%左右。

(一)病因

喉癌的致病原因至今尚不明,可能与以下因素有关。

1.烟、酒刺激

烟、酒刺激与喉癌发生有密切关系。临床上可见90%以上的喉癌患者有长期吸烟或饮酒史。吸烟可产生烟草焦油,其中苯并芘可致癌。酒精长期刺激黏膜可使其变性而致癌。

2.空气污染

空气污染严重的城市,喉癌发病率高。长期吸入有害气体如二氧化硫和生产性工业粉尘、二氧化硫铬、砷等吸入呼吸道易致喉癌。

3.癌前病变

慢性喉或呼吸道炎症刺激、喉部角化症如白斑病和喉厚皮病、喉部良性肿瘤如喉乳头状瘤反复发作可发生癌变。

4.病毒感染

可能与人类乳头状瘤病毒(human papilloma virus,HPV)感染有关。

5.其他因素

如职业因素,有报道喉癌和接触石棉、芥子气、镍等可能有关。遗传因素,芳烃羟化酶的诱导力受遗传因素控制,故喉癌致癌和遗传因素有关。性激素及其受体,喉癌患者雄激素相对升高,雌激素降低,男性显著高于女性。

(二)病理分类

1.组织学分型

喉癌中鳞状细胞癌最为常见,约占喉癌的90%以上,根据组织学分级标准分为高、中、低分化三级,以高、中分化多见。少见肿瘤包括小涎腺来源的肿瘤,其他少见肿瘤包括软组织肉瘤、淋巴瘤、小细胞内分泌癌、浆细胞瘤等。

2.根据肿瘤形态分型

根据肿瘤形态分型分为浸润型、菜花型、包块型、结节型。

3.按原发部位分型

声门上型:约占30%,一般分化较差,早期易发生淋巴结转移,预后亦差。声门型:最为多见,约占60%,一般分化较好,转移较少,晚期声门癌可发生淋巴结转移。声门下型:最少见,约占6%,易发生淋巴结转移,预后较差。

（三）临床表现

1.症状

（1）声音嘶哑：最常见症状，为声门癌的首发症状，声嘶呈持续性且进行性加重。声门上型癌晚期因肿瘤增大压迫声带或肿瘤侵入声门时也会出现声音嘶哑的症状。

（2）咽喉疼痛：多是声门上型癌的症状。肿瘤合并炎症或溃疡时，可有疼痛感及痰中带血。起初仅在吞咽时，特别是在进食初期时有一种"刮"的感觉，多吃几口以后症状消失。肿瘤进展，喉痛可变为持续性，且可向同侧耳部扩散。

（3）咽喉异物感：咽喉部常有吞咽不适及紧迫感，是声门上型癌的首发症状，但常被忽视，而不及时就医容易延误诊断。如出现吞咽障碍时，则为肿瘤的晚期症状。

（4）呼吸困难：为恶性肿瘤晚期症状，表现为吸气性呼吸困难，并呈进行性加重。声门下型癌因病变部位比较隐蔽，早期症状不明显，直至肿瘤发展到相当程度或阻塞声门下腔而出现呼吸困难，声门下型癌患者较常以呼吸困难为首发症状而来诊。

（5）颈部肿块：多为同侧或双侧颈部淋巴结转移，肿块长在喉结的两旁，无痛感，且呈进行性增大。

2.体征

（1）喉镜检查见喉新生物。

（2）声带运动受限或固定：肿瘤增大，导致声带固定或堵塞声门，可引起吞咽障碍和呼吸困难，为肿瘤的晚期症状。

（3）颈部淋巴结肿大：声门上型癌的区域淋巴结转移率高，可因颈部淋巴结肿大来就诊。

（四）辅助检查

1.颈部检查

颈部检查包括对喉外形和颈淋巴结的视诊和触诊。了解喉外形有无增宽，甲状软骨切迹有无破坏，喉摩擦音是否消失，颈部有无肿大淋巴结，有无呼吸困难及三凹征现象。

2.喉镜检查

间接喉镜检查为临床最常用的检查方法，可见喉部清晰的影像及观察声带的运动，了解喉部病变的外观、深度和范围，且操作方便，患者无痛苦。间接喉镜、直接喉镜、纤维喉镜可以看清肿瘤部位、大小、声带活动度及肿瘤侵犯范围。

3.活检

喉癌确诊需病理活检证实，可在间接喉镜、直接喉镜或纤维喉镜下钳取肿瘤组织送检。

4.影像学检查

了解肿瘤范围、有无颈部淋巴结肿大及喉支架软骨破坏。

（1）X线检查：咽喉正侧位片可以明确病变的大体部位、大小、形状及软骨、气管或颈椎前软组织变化情况。晚期可有远处转移，应行常规的胸部X线片和腹部B超检查。

（2）CT、MRI检查：有助于明确肿瘤在喉内生长范围、有无外侵及侵袭程度，以及颈部肿大淋巴结与大血管的关系等。

（五）治疗

手术和放疗在喉癌的治疗中起着重要作用。早期喉癌单独使用放疗和手术切除，都可以获得较好的效果。晚期则以综合治疗——在手术后辅以放疗为佳。

1.手术治疗

手术方式主要分为喉部分切除术及喉全切术。原则是在彻底切除癌肿的前提下,尽可能保留或重建喉功能。

2.放疗

(1)单纯放疗:T_1、T_2早期喉癌都应以放疗为首选。放疗可以取得和手术治疗同样的效果,而且最大优点是能保持说话功能。单纯放疗可获得 $80\%\sim100\%$ 的 5 年生存期。放疗剂量为 $60\sim70$ Gy。早期单纯放疗即使效果不佳,还可行手术补救。单纯放疗主要用于早期声带癌及因全身情况不宜手术治疗的患者。

(2)术前放疗:放射剂量一般为每 $4\sim5$ 周 $40\sim50$ Gy。放疗结束后 $2\sim4$ 周内行手术治疗。主要适用于较晚期、肿瘤范围较大的患者。放疗的目的是为了使肿瘤缩小,提高手术切除率,提高肿瘤局部控制率,可以预防或减少因手术而促使肿瘤的转移或扩散。对声门下癌先行放疗后再行喉切除术,可以减少气管造瘘处的肿瘤复发。

(3)术后放疗:目的是提高局部控制率,放射剂量需给予 60 Gy 以上。喉部分切除术或全喉切除术后 $2\sim4$ 周可行放疗。

3.化疗

喉癌 95% 以上为鳞状细胞癌,对化疗不敏感,多作为综合治疗的一部分。

4.生物治疗

疗效尚不肯定,处于试验阶段。主要方法包括重组细胞因子如干扰素等、免疫细胞疗法、肿瘤疫苗和单克隆抗体及其耦联物。

二、护理

(一)心理支持

由于喉部手术后,患者不能进行正常的语言交流,给患者的心理和形象上造成了双重的恶性刺激。应做好解释工作,多关心和体贴患者,鼓励家属多陪伴,给予情感支持。治疗期间注意加强沟通工作,和患者使用纸笔进行交流,及时了解患者的需要,给予帮助,并告知其成功病例,树立战胜疾病的信心。

(二)饮食护理

注意饮食,进食高蛋白质、高维生素、清淡、易消化的流质或半流质食,禁烟、酒,多喝水。鼓励患者取坐位或半坐位进食,进食后休息 $15\sim30$ 分钟再活动,应少食多餐。放疗期间患者感觉精神倦息、喉干口燥,饮食则以清热解毒、生津润肺为主,出现咽喉疼痛、吞咽疼痛、胸骨后疼痛时进食温凉容易吞咽的流质或半流质饮食,如鱼肉、梨汁、萝卜汁、绿豆汤、西瓜等。汤水宜以清热利咽、润肺生津为原则,如胡萝卜马蹄汤、冬瓜老鸭汤、银耳莲子百合汤等。放疗期间忌食热性食物和热性水果,如羊肉、狗肉、兔肉及橘子、荔枝、龙眼等。特别是放化疗期间,由于口腔黏膜反应及喉头水肿严重导致进食困难时,可给予静脉营养支持。

(三)口腔护理

嘱患者多饮水,常含话梅或维生素 C,促进唾液分泌。

(四)放疗的护理

(1)喉癌患者术后如身体恢复良好,2 周内可行放疗。放疗前必须将金属气管套管更换为塑料套管,佩带金属气管套管不能进行放疗,防止金属套管影响疗效及可能发生次波射线对局部造成损伤。

(2)气管套管护理:根据患者咳痰量每天清洗内套管1~3次。方法为套管取出后用温开水或生理盐水浸泡(塑料制品的套管如用开水或热水浸泡清洗,可发生变形),清除痰痂后用75%酒精浸泡消毒15分钟后再用温开水或生理盐水冲洗干净。定期更换固定的纱带及气管套纱块,保持气管造口周围皮肤清洁、干燥,气管造口最好用大纱块遮挡,预防感染,污染时及时更换。放疗期间注意观察套管内的痰量、颜色、性质,痰中带血时应多饮水并加强气道湿化。

(3)放疗处皮肤的护理:气管造口处皮肤受射线损伤,易被痰液污染感染,可每天给予生理盐水清洗造口周围皮肤,避免使用酒精及活力碘。

(4)放疗并发症的防护:主要表现为声音嘶哑、咽下疼痛、吞咽困难、口干、味觉改变、体重减轻等症状,喉癌晚期放疗最常见的并发症是喉头水肿、喉软骨炎和喉软骨坏死。护士应密切观察病情变化,指导患者多饮水,禁烟酒,进食清淡温凉饮食。避免用声,尽量减少与患者的语言交流,改用纸笔交流。并注意观察呼吸情况,指导患者有效咳痰,保持呼吸道通畅,床边备好吸痰装置。放疗期间易引起咽部疼痛充血、喉头水肿或痰液黏稠时,可用生理盐水3~5 mL加庆大霉素1支、α-糜蛋白酶或沐舒坦1支行雾化吸入,每天1次,严重时可行2~3次。必要时可加用抗感染、消肿和激素药物。喉头水肿多于放疗后3个月内消退,对超过半年仍不消退或逐渐加重者应注意有无局部残存、复发或早期喉软骨坏死的发生。

(五)语言康复护理

语言康复护理是全喉切除术后患者的重要康复内容。由于喉部手术后失去发音器官,又因呼吸气道的改变,使患者难以适应。可帮助患者进行食管语言训练、安装人工发音装置和进行发声重建手术,帮助患者重建发音功能。第一食管语言训练,全喉切除术后的患者由于解剖部位的差异,可出现口腔音、咽音、和食管音三种语言声音类型。而食管音则是全喉切除术后患者能发出的最好声音,发食管音的生理过程为两个阶段,一是空气进入食管阶段。二是食管壁肌肉收缩,使空气振动形成排气发生。训练食管音是全喉切除术后患者最方便、最自然、最好的语言康复方法,经济适用,但并不是每个患者都能训练成功。第二安装人工发音装置,即人工喉是一种人造的发音装置,代替声带的振动发出声音,再通过构语器官形成语言。根据声音传送形式分为经口传声和颈部传声两种。经口人工喉已经由气动人工喉发展为电子人工喉,可获得3 m以上距离的清晰的发音效果。第三发声重建手术,近年来国内外进行了多种气管食管造瘘发声重建术和气管食管造瘘口安装单向阀门发音管。既可与全喉切除术一期完成,也可施行二期手术,使语言功能得以康复,提高生活质量。对全喉切除术后的患者应及时进行鼓励、诱导,使他们树立信心和勇气,将心理治疗和语言康复相结合,使患者积极配合治疗和训练,可指导患者去专业机构加强语言康复功能训练。

三、健康教育

(1)指导患者注意保护喉咙,避免说话过多,产生疲劳,多采用其他方式进行交流。

(2)指导患者或家属学会清洗、消毒和更换气管内套管的方法。保持造瘘口清洁干燥,及时清理分泌物。外出或淋浴时注意保护造瘘口,防止异物吸入。室内保持一定的湿度。

(3)由于长期戴有气管套管者喉反射功能降低,应嘱患者将痰液及脱落坏死组织及时吐出,以防止吸入性肺炎发生。

(4)湿化气道,预防痂皮。根据情况定时向气道内滴入抗生素湿化液,嘱多饮水,以稀释痰液防止痰液干燥结痂。

（5）帮助患者适应自己的形象改变，鼓励其面对现实，照镜子观察自己的造口。教患者一些遮盖缺陷的技巧如自制围巾、饰品，保持自我形象整洁等。为了保持呼吸道通畅，勿穿高领毛衫。

（6）加强锻炼，增强抵抗力，注意保暖，避免到公共场所，防止上呼吸道感染。禁止游泳、淋浴，防止污物进入气管造口，引起吸入性肺炎。

（7）禁烟酒和刺激性食物，保持大便通畅，气管切开后患者不能屏气，影响肠蠕动，应多吃新鲜蔬菜水果等预防便秘。

（8）发现出血、呼吸困难、造瘘口有新生物或颈部扪及肿块，应及时到医院就诊。定期随诊，治疗结束后第 1～2 年内每 3 个月复查 1 次。

喉癌的预后与原发肿瘤的部位、肿瘤的大小、有无淋巴结转移、病理类型等相关。声门上型与声门下型分化较差，发展较快，预后较差；声门型分化较好，发展较慢，预后较好。早期喉癌单独使用放疗和手术切除，可以获得 80％以上的 5 年生存率。

（苟淑萍）

第四节 食 管 癌

一、疾病概述

(一)概念

食管癌是常见的一种消化道癌肿。全世界每年约有 30 万人死于食管癌，我国每年死亡达 15 万余人。食管癌的发病率有明显的地域差异，高发地区发病率可高达 150/10 万以上，低发地区则只在 3/10 万左右。国外以中亚、非洲、法国北部和中南美洲为高发区。我国以太行山地区、秦岭东部地区、大别山区、四川北部地区、闽南和广东潮汕地区、苏北地区为高发区。

(二)相关病理生理

临床上将食管分为颈、胸、腹 3 段。胸段食管又分为上、中、下 3 段。胸中段食管癌较多见，下段次之，上段较少。95％以上的食管癌为鳞状上皮细胞癌，贲门部腺癌可向上延伸累及食管下段。

食管癌起源于食管黏膜上皮。癌细胞逐渐增大侵及肌层，并沿食管向上下、全周及管腔内外方向发展，出现不同程度的食管阻塞。晚期癌肿穿透食管壁、侵入纵隔或心包。食管癌主要经淋巴转移，血行转移发生较晚。

(三)病因与诱因

病因至今尚未明确，可能与下列因素有关。

1.亚硝胺及真菌

亚硝胺是公认的化学致癌物，在高发区的粮食和饮水中，其含量显著增高，且与当地食管癌和食管上皮重度增生的患病率呈正相关。各种霉变食物能产生致癌物质，一些真菌能将硝酸盐还原为亚硝酸盐，促进二级胺的形成，使二级胺比发霉前增高 50～100 倍。少数真菌还能合成亚硝胺。

2.遗传因素和基因

食管癌的发病常表现家族聚集现象,河南林县食管癌有阳性家族史者占60%。在食管癌高发家族中,染色体数量及结构异常者显著增多。

3.营养不良及微量元素缺乏

饮食缺乏动物蛋白、新鲜蔬菜和水果,摄入的维生素 A、维生素 B_1、维生素 B_2、维生素 C 缺乏,是食管癌的危险因素。食物、饮水和土壤内的微量元素,如钼、铜、锰、铁、锌含量较低,亦与食管癌的发生相关。

4.饮食习惯

嗜好吸烟、长期饮烈性酒者食管癌发生率明显升高。进食粗糙食物,进食过热、过快等因素易致食管上皮损伤,增加了对致癌物的敏感性。

5.其他因素

食管慢性炎症、黏膜损伤及慢性刺激亦与食管癌发病有关,如食管腐蚀伤、食管慢性炎症、贲门失弛缓症及胃食管长期反流引起的 Barrett 食管(食管末端黏膜上皮柱状细胞化)等均有癌变的危险。

(四)临床表现

1.早期

早期常无明显症状,但在吞咽粗硬食物时可能有不同程度的不适感觉,包括咽下食物哽噎感,胸骨后烧灼样、针刺样或牵拉摩擦样疼痛。食物通过缓慢,并有停滞感或异物感。可能是局部病灶刺激食管蠕动异常或痉挛,或局部炎症、糜烂、表浅溃疡等所致。哽噎停滞感常通过饮水后缓解消失。症状时轻时重,进展缓慢。

2.中晚期

食管癌典型的症状为进行性吞咽困难。先是难咽干的食物,继而只能进半流质、流质,最后水和唾液也不能咽下。常吐黏液样痰,为下咽的唾液和食管的分泌物。患者逐渐消瘦、脱水、无力。若出现持续胸痛或背部肩胛间区持续性疼痛表示为晚期症状,癌已侵犯食管外组织。当癌肿梗阻所引起的炎症水肿暂时消退,或部分癌肿脱落后,梗阻症状可暂时减轻,常误认为病情好转。若癌肿侵犯喉返神经,可出现声音嘶哑;若压迫颈交感神经节,可产生 Horner 综合征。若侵入气管、支气管,可形成食管、气管或支气管瘘,出现吞咽水或食物时剧烈呛咳,并发生呼吸系统感染。后者有时亦可因食管梗阻致内容物反流入呼吸道而引起。最后出现恶病质状态。若有肝、脑等脏器转移,可出现黄疸、腹水、昏迷等状态。

(五)辅助检查

1.食管吞钡造影检查

食管吞钡造影检查是可疑食管癌患者影像学诊断的首选,采用食管吞钡 X 线双重对比造影检查方法。早期可见如下。

(1)食管黏膜皱襞紊乱、粗糙或有中断现象。

(2)局限性食管壁僵硬,蠕动中断。

(3)局限性小的充盈缺损。

(4)浅在龛影,晚期多为充盈缺损,管腔狭窄或梗阻。

2.内镜及超声内镜检查(EUS)

食管纤维内镜检查可直视肿块部位、形态,并可钳取活组织作病理学检查;超声内镜检查可用于判断肿瘤侵犯深度、食管周围组织及结构有无受累,有无纵隔淋巴结或腹内脏器转移等。

3.放射性核素检查

利用某些亲肿瘤的核素,如^{32}P、^{131}I等检查,对早期食管癌病变的发现有帮助。

4.纤维支气管镜检查

食管癌外侵常可累及气管、支气管,若肿瘤在隆嵴以上应行气管镜检查。

5.CT、PET/CT检查

胸、腹CT检查能显示食管癌向管腔外扩展的范围及淋巴结转移情况,而PET/CT检查则更准确地显示食管癌病变的实际长度,对颈部、上纵隔、腹部淋巴结转移诊断具有较高准确性,在寻找远处转移灶比传统的影像学方法如CT、EUS等具有更高的灵敏性。

(六)治疗原则

以手术为主,辅以放疗、化疗等综合治疗。主要治疗方法有内镜治疗、手术、放疗、化疗、免疫及中医中药治疗等。

1.非手术治疗

(1)内镜治疗:食管原位癌可在内镜下行黏膜切除,术后5年生存率可达86%～100%。

(2)放疗:放射和手术综合治疗,可增加手术切除率,也能提高远期生存率。术前放疗后间隔2～3周再作手术较为合适。对手术中切除不完全的残留癌组织处作金属标记,一般在手术后3～6周开始术后放疗。而单纯放射疗法适用于食管颈段、胸上段食管癌,也可用于有手术禁忌证而病变不长、尚可耐受放疗的患者。

(3)化疗:食管癌对化疗药物敏感性差,与其他方法联合应用,有时可提高疗效。

(4)其他:免疫治疗及中药治疗等亦有一定疗效。

2.手术治疗

手术治疗是治疗食管癌首选方法。对于全身情况和心肺功能良好、无明显远处转移征象者,可采用手术治疗;对估计切除可能性小的较大的鳞癌而全身情况良好的患者,可先做术前放疗,待瘤体缩小后再手术;对晚期食管癌、不能根治或放疗、进食有困难者,可作姑息性减状手术,如食管腔内置管术、食管胃转流吻合术、食管结肠转流吻合术或胃造瘘术等,以达到改善、延长生命的目的。

二、护理评估

(一)一般评估

1.生命体征

患有食管癌的患者生命体征常无变化。如肿瘤较大压迫气管可引起呼吸急促、心率加快。

2.患者主诉

患者在吞咽食物时,有无哽噎感,胸骨后烧灼样、针刺样或牵拉摩擦样疼痛;有无进行性吞咽困难等症状。

3.相关记录

相关记录包括体重、有无消瘦、饮食习惯改变、吸烟、嗜酒、排便异常情况。有无其他伴随疾病,如糖尿病、冠心病、高血压、慢性支气管炎等记录。

(二)身体评估

1.局部

了解患者有无吞咽困难、呕吐等;有无疼痛,疼痛的部位和性质,是否因疼痛而影响睡眠。

2.全身

评估患者的营养状况,体重有无减轻,有无消瘦、面部颜色(贫血)、脱水或衰弱;了解患者有无锁骨上淋巴结肿大和肝肿块;有无腹水、胸腔积液等。

(三)心理-社会评估

患者对该疾病的认知程度及主要存在的心理问题,患者家属对患者的关心程度、支持力度、家庭经济承受能力如何等。引导患者正确配合疾病的治疗和护理。

(四)辅助检查阳性结果评估

(1)血液化验检查:食管癌患者若长期进食困难,可引起营养失调低蛋白血症、贫血、维生素、电解质缺乏,但该类患者多有脱水、血液浓缩等现象,血液化验检查常不能正确判断患者的实际营养状况,应注意综合判断、科学分析。

(2)了解食管吞钡造影、内镜及超声内镜检查、CT、PET/CT 等结果,以判断肿瘤的位置、有无扩散或转移。

(五)治疗效果评估

1.非手术治疗评估要点

胸痛、背痛等症状是否改善或加重,吞咽困难是否改善或加重,放、化疗引起的胃纳减退、骨髓造血功能抑制等毒不良反应有无好转。

2.手术治疗评估要点

术后患者生命体征是否平稳,有无发热、胸闷、呼吸浅快、发绀及肺部痰鸣音等;伤口是否干燥,有无渗液、渗血;各引流管是否通畅,引流量、颜色与性状等;术后有无大出血、感染、肺不张、乳糜胸、吻合口瘘等并发症的发生;患者术后进食情况,有无食物反流现象。

三、主要护理诊断(问题)

(一)营养失调

低于机体需要量与进食量减少或不能进食、消耗增加等有关。

(二)体液不足

体液不足与吞咽困难、水分摄入不足有关。

(三)焦虑

焦虑与对癌症的恐惧和担心疾病预后等有关。

(四)知识缺乏

知识缺乏与对疾病的认识不足有关。

(五)潜在并发症

1.肺不张、肺炎

肺不张、肺炎与手术损伤及术后切口疼痛、虚弱致咳痰无力等有关。

2.出血

出血与术中止血不彻底、术后出现活动性出血及患者凝血功能障碍有关。

3.吻合口瘘

吻合口瘘与食管的解剖特点及感染、营养不良、贫血、低蛋白血症等有关。

4.乳糜胸

乳糜胸与伤及胸导管有关。

四、主要护理措施

(一)术前护理

1.心理护理

患者有进行性吞咽困难,日益消瘦,对手术的耐受能力差,对治疗缺乏信心,同时对手术存在着一定程度的恐惧心理。因此,应针对患者的心理状态进行解释、安慰和鼓励,建立充分信赖的护患关系,使患者认识到手术是彻底的治疗方法,使其乐于接受手术。

2.加强营养

尚能进食者,应给予高热量、高蛋白、高维生素的流质或半流质饮食。不能进食者,应静脉补充水分、电解质及热量。低蛋白血症的患者,应输血或血浆蛋白给予纠正。

3.呼吸道准备

术前严格戒烟,指导并教会患者深呼吸、有效咳嗽、排痰。

4.胃肠道准备

(1)注意口腔卫生。

(2)术前安置胃管和十二指肠滴液管。

(3)术前禁食,有食物潴留者,术前晚用等渗盐水冲洗食管,有利于减轻组织水肿,降低术后感染和吻合口漏的发生率。

(4)拟行结肠代食管者,术前需按结肠手术准备护理。

5.术前练习

教会患者深呼吸、有效咳嗽、排痰、床上排便等活动。

(二)术后护理

(1)严密观察生命体征的变化。

(2)保持胃肠减压管通畅:术后24~48小时引流出少量血液,应视为正常,如引出大量血液应立即报告医师处理。胃肠减压管应保留3~5天,以减少吻合口张力,以利愈合。注意胃管连接准确,固定牢靠,防止脱出。

(3)密切观察胸腔引流量及性质:胸腔引流液如发现有异常出血、混浊液、食物残渣或乳糜液排出,则提示胸腔内有活动性出血、食管吻合口漏或乳糜胸,应采取相应措施,明确诊断,予以处理。

(4)观察吻合口漏的症状:食管吻合口漏的临床表现为高热、脉快、呼吸困难、胸部剧痛、不能忍受;患侧呼吸音低,叩诊浊音,白细胞升高甚至发生休克。处理原则:①胸膜腔引流,促使肺膨胀。②选择有效的抗生素抗感染。③补充足够的营养和热量。目前多选用完全胃肠内营养(TEN)经胃造口灌食治疗,效果确切、满意。④严密观察病情变化,积极对症处理。⑤需再次手术者,积极完善术前准备。

(三)休息与活动

适当休息,保证充足的睡眠,进行呼吸功能锻炼,对手术后康复有重要的意义,可指导患者进行深呼吸、腹式呼吸、吹气球及呼吸功能训练仪(三球型)的训练,鼓励患者爬楼梯及进行扩胸运动,以不感到疲劳为宜。

(四)饮食护理

1.术前

大多数食管癌患者因不同程度吞咽困难而出现摄入不足,营养不良,水、电解质失衡,使机体对手术的耐受力下降,故术前应保证患者营养素的摄入。

(1)能进食者,鼓励患者进食高热量、高蛋白、丰富维生素饮食;若患者进食时感食管黏膜有刺痛,可给予清淡无刺激的食物,告知患者不可进食较大、较硬的食物,宜进半流质或水分多的软食。

(2)若患者仅能进食流质而营养状况较差,可给予肠内营养或肠外营养支持。

2.术后饮食

(1)术后早期吻合口处于充血水肿期,需禁饮禁食3~4天,禁食期间持续胃肠减压,注意经静脉补充营养。

(2)停止胃肠减压24小时后,若无呼吸困难、胸内剧痛、患侧呼吸音减弱及高热等吻合口瘘的症状时,可开始进食。先试饮少量水,术后5~6天可进全清流质,每2小时100 mL,每天6次。术后3周患者若无特殊不适可进普食,但仍应注意少食多餐,细嚼慢咽,进食不宜过多、过快,避免进食生、冷、硬食物(包括质硬的药片和带骨刺的鱼肉类、花生、豆类等),以防后期吻合口瘘。

(3)食管癌、贲门癌切除术后,胃液可反流至食管,致反酸、呕吐等症状,平卧时加重,嘱患者进食后2小时内勿平卧,睡眠时将床头抬高。

(4)食管胃吻合术后患者,可由于胃拉入胸腔、肺受压而出现胸闷、进食后呼吸困难,建议患者少食多餐,2个月后,症状多可缓解。

(五)用药护理

严格按医嘱要求用药,注意控制输液速度和用量,必要时使用输液泵输注液体。注意观察有无药物不良反应,发现问题及时处理。

(六)心理护理

食管癌患者往往对进行性加重的吞咽困难、日渐减轻的体重感到焦虑不安;对所患疾病有部分认识,求生的欲望十分强烈,迫切希望能早日手术,恢复进食,但对手术能否彻底切除病灶、今后的生活质量、麻醉和手术意外、术后伤口疼痛及可能出现的术后并发症等表现出日益紧张、恐惧,甚至明显的情绪低落、失眠和食欲下降。

(1)加强与患者及家属的沟通,仔细了解患者及家属对疾病和手术的认知程度,了解患者的心理状况,并根据患者的具体情况,实施耐心的心理疏导。讲解手术和各种治疗与护理的意义、方法、大致过程、配合与注意事项。

(2)营造安静舒适的环境,以促进睡眠。必要时使用安眠、镇静、镇痛类药物,以保证患者充分休息。

(3)争取亲属在心理上、经济上的积极支持和配合,解除患者的后顾之忧。

(七)呼吸道管理

食管癌术后患者易发生呼吸困难、缺氧,并发肺不张、肺炎,甚至呼吸衰竭,主要与下列因素有关:年老的食管癌患者常伴有慢性支气管炎、肺气肿、肺功能低下等;开胸手术破坏了胸廓的完整性;肋间肌和膈肌的切开,使肺的通气泵作用严重受损;术中对肺较长时间的挤压牵拉造成一定的损伤;术后迷走神经功能亢进,引起气管、支气管黏膜腺体分泌增多;食管胃吻合术后,胃拉入胸腔,使肺受压,肺扩张受限;术后切口疼痛、虚弱致咳痰无力,尤其是颈、右胸、上腹三切口患者。护理措施包括以下几点。

(1)加强观察:密切观察呼吸型态、频率和节律,听诊双肺呼吸音是否清晰,有无缺氧征兆。

(2)气管插管者,及时吸痰,保持气道通畅。

(3)术后第 1 天每 1～2 小时鼓励患者深呼吸、吹气球、使用深呼吸训练器,促使肺膨胀。

(4)痰多、咳痰无力的患者若出现呼吸浅快、发绀、呼吸音减弱等痰阻塞现象时,立即行鼻导管深部吸痰,必要时行纤维支气管镜吸痰或气管切开吸痰,气管切开后按气管切开常规护理。

(八)胃肠道护理

1.胃肠减压的护理

(1)术后 3～4 天内持续胃肠减压,妥善固定胃管,防止脱出。

(2)加强观察:严密观察引流液的量、性状及颜色并准确记录。术后 6～12 小时可从胃管内抽吸出少量血性液或咖啡色液,以后引流液颜色逐渐变浅。若引流出大量鲜血或血性液,患者出现烦躁、血压下降、脉搏增快、尿量减少等,应考虑吻合口出血,需立即通知医师并配合处理。

(3)保持通畅:经常挤压胃管,避免管腔堵塞。胃管不通畅者,可用少量生理盐水冲洗并及时回抽,避免胃扩张使吻合口张力增加而并发吻合口瘘。胃管脱出后应严密观察病情,不应盲目再插入,以免戳穿吻合口,造成吻合口瘘。待肛门排气、胃肠减压引流量减少后,拔除胃管。

2.结肠代食管(食管重建)术后护理

(1)保持置于结肠襻内的减压管通畅。

(2)注意观察腹部体征,了解有无发生吻合口瘘、腹腔内出血或感染等,发现异常及时通知医师。

(3)若从减压管内吸出大量血性液或呕吐大量咖啡样液伴全身中毒症状,应考虑代食管的结肠襻坏死,需立即通知医师并配合抢救。

(4)结肠代食管后,因结肠逆蠕动,患者常嗅到粪便气味,需向患者解释原因,并指导其注意口腔卫生,一般此情况于半年后可逐步缓解。

3.胃造瘘术后的护理

(1)观察造瘘管周围有无渗液或胃液漏出。由于胃液对皮肤刺激性较大,应及时更换渗湿的敷料,并在瘘口周围涂氧化锌软膏或置凡士林纱布保护皮肤,防止发生皮炎。

(2)妥善固定用于管饲的暂时性的或永久性造瘘,防止脱出或阻塞。

(九)并发症的预防和护理

1.出血

观察并记录引流液的性状、量。若引流量持续 2 小时都超过 4 mL/(kg·h),伴血压下降、脉搏增快、出冷汗等低血容量表现,应考虑有活动性出血,及时报告医师,并做好再次开胸的准备。

2.吻合口瘘

吻合口瘘是食管癌手术后极为严重的并发症,多发生在术后 5～10 天,病死率高达 50%。发生吻合口瘘的原因有:食管的解剖特点,无浆膜覆盖、肌纤维呈纵形走向,易发生撕裂;食管血液供应呈节段性,易造成吻合口缺血;吻合口张力太大;感染、营养不良、贫血、低蛋白血症等影响吻合口愈合。应积极预防。术后应密切观察患者有无呼吸困难、胸腔积液和全身中毒症状,如高热、寒战;甚至休克等吻合口瘘的临床表现。一旦出现上述症状,立即通知医师并配合处理。包括嘱患者立即禁食;协助行胸腔闭式引流并常规护理;遵医嘱予以抗感染治疗及营养支持;严密观察生命体征,若出现休克症状,积极抗休克治疗;再次手术者,积极配合医师完善术前准备。

3.乳糜胸

食管、贲门癌术后并发乳糜胸是比较严重的并发症,多因伤及胸导管所致,多发生在术后2~10天,少数患者可在2周后出现。术后早期由于禁食,乳糜液含脂肪甚少,胸腔闭式引流可为淡血性或淡黄色液,但量较多;恢复进食后,乳糜液漏出量增多,大量积聚在胸腔内,可压迫肺及纵隔并使之向健侧移位。由于乳糜液中95%以上是水,并含有大量脂肪、蛋白质、胆固醇、酶、抗体和电解质,若未及时治疗,可在短时期内造成全身消耗、衰竭而死亡,必须积极预防和及时处理。其主要护理措施包括以下几点。

(1)加强观察:注意患者有无胸闷、气急、心悸,甚至血压下降。

(2)协助处理:若诊断成立,迅速处理,即置胸腔闭式引流,及时引流胸腔内乳糜液,使肺膨胀。可用负压持续吸引,以利于胸膜形成粘连。

(3)给予肠外营养支持。

(十)健康教育

1.疾病预防

避免接触引起癌变的因素,如减少饮用水中亚硝胺及其他有害物质、防霉去毒;应用维A酸类化合物及维生素等预防药物;积极治疗食管上皮增生;避免过烫、过硬饮食等。

2.饮食指导

根据不同术式,向患者讲解术后进食时间,指导选择合理的饮食及注意事项,预防并发症的发生。

(1)宜少量多餐,由稀到干,逐渐增加食量,并注意进食后的反应。

(2)避免进食刺激性食物与碳酸饮料,避免进食过快、过量及硬质食物;质硬的药片可碾碎后服用,避免进食花生、豆类等,以免导致吻合口瘘。

(3)患者餐后取半卧位,以防止进食后反流、呕吐,利于肺膨胀和引流。

3.活动与休息

保证充足睡眠,劳逸结合,逐渐增加活动量。术后早期不宜下蹲大小便,以免引起直立性低血压或发生意外。

4.加强自我观察

若术后3~4周再次出现吞咽困难,可能为吻合口狭窄,应及时就诊。

定期复查,坚持后续治疗。

五、护理效果评估

通过治疗与护理,患者是否有以下改善。

(1)营养状况改善,体重增加;贫血状况改善。

(2)水、电解质维持平衡,尿量正常,无脱水或电解质紊乱的表现。

(3)焦虑减轻或缓解,睡眠充足。

(4)患者对疾病有正确的认识,能配合治疗和护理。

(5)无并发症发生或发生后得到及时处理。

(荀淑萍)

第五节 甲 状 腺 癌

一、概述

甲状腺癌是头颈部肿瘤中常见的恶性肿瘤,是最常见的内分泌恶性肿瘤,占全身肿瘤的1%。发病率按国家或地区而异。甲状腺癌可发生于任何年龄阶段,女性多于男性,男女比例为1∶3,20～40岁为发病高峰期,50岁后明显下降。

(一)病因

发生的原因不明,相关因素如下。

1.电离辐射

电离辐射是唯一一个已经确定的致癌因素。放射线对人体有明显的癌作用,尤其是儿童及青少年,被照射的小儿年龄越小、发生癌的危险度越高。

2.碘摄入异常

摄碘过量或缺碘均可使甲状腺的结构和功能发生改变,高碘或缺碘地区甲状腺癌发病率升高。

3.性别和激素

甲状腺的生长主要受促甲状腺素(TSH)支配,神经垂体释放的TSH是甲状腺癌发生的促进因子。有实验表明,甲状腺乳头状癌组织中女性激素受体含量较高。

4.遗传因素

5%～10%甲状腺髓样癌患者及3.5%～6.25%乳头状癌患者有明显的家族史,推测这类癌的发生可能与染色体遗传因素有关。

5.甲状腺良性病变

如腺瘤样甲状腺肿和功能亢进性甲状腺肿等一些甲状腺增生性疾病偶尔发生癌变。

(二)病理分型

目前原发性甲状腺癌分为分化型甲状腺癌(乳头状癌、滤泡状癌)、髓样癌、未分化癌等。

1.分化型甲状腺癌

(1)乳头状癌:是甲状腺癌中最常见的类型,约占甲状腺癌的80%以上。分化良好,恶性程度低,病情发展缓慢、病程长、预后好。一般以颈淋巴结转移最为多,血行转移较少见,血行转移中以肺转移为多见。

(2)滤泡状癌:较乳头状癌少见,世界卫生组织将嗜酸性粒细胞癌纳入滤泡状癌中。滤泡状癌占甲状腺癌的10.6%～15%,居第二位,发展缓慢、病程长、预后较好,以滤泡状结构为主要组织学特征。患病年龄比乳头状癌患者大。播散途径主要是通过血液转移到肺、骨和肝,淋巴转移相对较少。在分化型甲状腺癌中,其预后不及乳头状癌好,以嗜酸性粒细胞癌的预后最差。

2.髓样癌

髓样癌较少见,发生在甲状腺滤泡旁细胞,也称为C细胞的恶性肿瘤。C细胞的特征主要为分泌甲状腺降钙素及多种物质,并产生淀粉样物等。发病主要为散发性,少数为家族性。女性较多,以颈淋巴结转移较为多见。

3.未分化癌

此类甲状腺癌,较少见,约占甲状腺癌的1%,恶性程度较高,发展快,预后极差。以中年以上男性多见。未分化癌生长迅速,往往早期侵犯周围组织,常发生颈淋巴结转移,血行转移亦较多见。

(三)临床表现

1.症状

(1)颈前肿物:早期缺乏特征性临床表现,但95%以上的患者均有颈前肿块,质地硬而固定,表面不平。乳头状癌、滤泡状癌、髓样癌等类型颈前肿物生长缓慢,而未分化癌颈前肿物发展迅速。

(2)周围结构受侵的表现:晚期常压迫喉返神经、气管、食管而产生声音嘶哑、呼吸困难或吞咽困难等症状。

(3)其他脏器转移的表现,以及耳、枕、肩、等处疼痛。

(4)内分泌表现:可伴有腹泻或阵发性高血压,甲状腺髓样癌可出现与内分泌有关的症状,如顽固性腹泻(多为水样便)和阵发性高血压。

2.体征

(1)甲状腺结节:多呈单发,活动受限或固定,质地偏硬且不光滑。

(2)颈淋巴结肿大:乳头状癌、未分化癌、髓样癌等类型颈淋巴结转移率高,多为单侧颈淋巴结肿大。滤泡状癌以血行转移为多见。

(四)辅助检查

1.影像学检查

(1)B超检查:甲状腺B超检查有助于诊断。恶性肿瘤的超声检查可见边界不清,内部回声不均匀,瘤体内常见钙化强回声。

(2)单光子发射计算机断层显像(SPECT)检查:可以明确甲状腺的形态及功能,一般将甲状腺结节分为三种:热结节、温结节、凉(冷)结节,甲状腺癌大多表现为凉(冷)结节。

(3)颈部CT、MRI检查:可提出良、恶性诊断依据。明确显示甲状腺肿瘤的癌肿侵犯范围。

(4)X线检查:颈部正侧位片可观察有无胸骨后扩展、气管受压或钙化等,常规胸片可观察有无转移等。

(5)PET检查:对甲状腺良恶性病变的诊断准确率高。

2.血清学检查

血清学检查包括甲状腺功能检查、血清甲状腺球蛋白(Tg)、血清降钙素等。

3.病理学检查

(1)细胞学检查:细针穿刺细胞学检查是最简便的诊断方法,诊断效果取决于穿刺取材方法及阅片识别细胞的经验。

(2)组织学检查:确诊应由病理组织切片,活检检查来确定。

(五)治疗

以外科手术治疗为主,配合内、外照射治疗、内分泌治疗、化疗等。

1.手术治疗

如确诊为甲状腺癌,应及时行原发肿瘤和颈部转移灶的根治手术。

2.放疗

(1)外放疗:甲状腺癌对放射线的敏感性与甲状腺癌的分化程度成正比,分化越好,敏感性越差;分化越差,敏感性越高。分化型甲状腺癌如甲状腺乳头状癌对放射线的敏感性较差,其邻近组织如甲状软骨、气管软骨、食管及脊髓等,均对放射线耐受性差,照射剂量过大时常造成严重并发症,一般不宜采用外放疗。未分化癌恶性程度高,肿瘤发展迅速,手术切除难以达到根治目的,临床以外放疗为主,放疗通常宜早进行。对于手术后有残余者或手术无法切除者,术后也可辅助放疗。常规放疗照射剂量为大野照射 50 Gy,然后缩野针对残留区加量至 60~70 Gy。如采用 IMRT 可以提高靶区治疗剂量,在保护重要器官的情况下,高危区的单次剂量可提高至 2.20~2.25 Gy。

(2)内放疗:分化好的乳头状癌与滤泡状癌具有吸碘功能,特别是两者的转移灶都可能吸收放射性核素^{131}碘(^{131}I)。临床上常采用^{131}I来治疗分化型甲状腺癌的转移灶,一般需行甲状腺全切或次全切除术后,以增强转移癌对碘的摄取能力后再行^{131}I治疗。不同组织类型肿瘤吸碘不同,未分化型甲状腺癌几乎不吸碘,其次是髓样癌。

3.化疗

甲状腺癌对化疗敏感性差。分化型甲状腺癌对化疗反应差,化疗主要用于不可手术、摄碘能力差或远处转移的晚期癌,相比而言,未分化癌对化疗则较敏感,多采用联合化疗,常用药物为多柔比星及顺铂、多柔比星(ADM)、环磷酰胺(CTX),加紫杉类等。

4.内分泌治疗

术后长期服用甲状腺素片可以抑制 TSH 分泌及预防甲状腺功能减退,对预防甲状腺癌复发有一定疗效。对生长缓慢的分化型甲状腺癌疗效较好,对生长迅速的未分化甲状腺癌无明显疗效。

甲状腺癌的预后与病理类型、临床分期、根治程度、性别及年龄有关。年龄<15 岁或>45 岁者预后较差,女性好于男性。有学者等报道甲状腺癌的 10 年生存率乳头状癌可达 74%~95%,滤泡状癌为 43%~95%。未分化癌预后极差,一般多在数月内死亡,中位生存率仅为 2.5~7.5 个月,2 年生存率仅为 10%。

二、护理

(一)护理措施

1.饮食护理

饮食营养应均衡,宜进食高蛋白、低脂肪、低糖、高维生素无刺激性软食,除各种肉、鱼、蛋、奶外,多吃新鲜蔬菜、水果等。戒烟禁酒,少食多餐。如出现进食时咳嗽、声音嘶哑者,应减少流质饮食,细嚼慢咽,量宜少,并注意防止食物进入气管。忌食肥腻黏滞食物,油炸、烧烤等热性食物和坚硬不易消化食物。

2.保持呼吸道通畅

指导患者做深呼吸及咳嗽运动,有痰液及时咳出。对声嘶患者多给予生活上的照顾及精神安慰。

3.放疗期间的护理

(1)¹³¹I内放疗护理:放射性核素¹³¹I是治疗分化型甲状腺癌转移的有效方法,其疗效依赖于肿瘤能否吸收碘。已有报道,¹³¹I对分化型甲状腺癌肺转移及淋巴结转移治疗效果较好。给药前至少2周给予低碘饮食(日摄碘量在20～30 μg),避免食用含碘高的食物如海带、紫菜、海鱼、海参、山药等,碘盐可先在热油中炸烧使碘挥发后食用,同时鼓励患者多吃新鲜蔬菜、水果、蛋、奶、豆制品及瘦肉。并防止从其他途径进入人体的碘剂,如含碘药物摄入、皮肤碘酒消毒、碘油造影等。患者空腹口服¹³¹I 2小时后方可进食,以免影响药物吸收。口服¹³¹I后应注意以下几点。①2小时后嘱患者口含维生素C含片,或经常咀嚼口香糖,促进唾液分泌,以预防放射性唾液腺炎,并多饮水,及时排空小便,加速放射性药物的排泄,以减少膀胱和全身照射。②注意休息,加强口腔卫生。避免剧烈运动和精神刺激,并预防感染、加强营养。③建立专用粪便处理室,勿随地吐痰和呕吐物,大小便应该使用专用厕所,便后多冲水,严禁与其他非核素治疗的患者共用卫生间,以免引起放射性污染。建立核素治疗患者专用病房。④服药后勿揉压甲状腺,以免加重病情。⑤2个月内禁止用碘剂、溴剂,以免影响¹³¹I的重吸收而降低治疗效果。⑥服药后应住¹³¹I治疗专科专用隔离病房或住单间7～14天,以减少对周围人群不必要的辐射;指导患者正确处理排泄物和污染物,衣裤、被褥进行放置衰变处理且单独清洗。⑦女性患者1年内避免妊娠。¹³¹I治疗后3～6个月定期随访,不适随诊,以便及时预测疗效。

(2)放疗时加强口腔护理,嘱患者多饮水,常含话梅或维生素C,促进唾液分泌,预防或减轻唾液腺的损伤。饭前、饭后及临睡时用复方硼砂溶液漱口。黏膜溃疡者进食感疼痛,可用2%利多卡因漱口或局部喷洒金因肽。

(3)观察放疗期间的咽喉部情况,对放疗引起的咽部充血、喉头水肿应行雾化吸入,根据病情需要在雾化器内可加入糜蛋白酶、地塞米松、庆大霉素等药物,雾化液现配现用,防止污染。每天1次,严重时可行2～3次。出现呼吸不畅甚至窒息时,应立即通知医师,并做好气管切开的准备。

(二)健康教育

1.服药指导

甲状腺癌行次全或全切除者,指导患者应遵医嘱终身服用甲状腺素片,勿擅自停药或增减剂量,目的在于抑制TSH的分泌,使血中的TSH水平下降,使残存的微小癌减缓生长,甚至消失,防止甲状腺功能减退和抑制TSH增高。所有的甲状腺癌术后患者服用适量的甲状腺素片可在一定程度上预防肿瘤的复发。

2.功能锻炼

卧床期间鼓励患者床上活动,促进血液循环和切口愈合。头颈部在制动一段时间后,可开始逐步练习活动,促进颈部的功能恢复。颈淋巴结清扫术者,斜方肌可能受到不同程度损伤,因此,切口愈合后应开始肩关节和颈部的功能锻炼,随时注意保持患肢高于健侧,以纠正肩下垂的趋势。特别注意加强双上肢的活动,应至少持续至出院后3个月。

3.定期复查

复查时间,第1年应为每1～3个月复查1次。第2年可适当延长,每6～12个月复查1次。5年以后可每2～3年随诊1次。指导患者在日常生活中可间断性用双手轻柔触摸双侧颈部及锁骨窝内有无小硬结出现,有无咳嗽、骨痛等异常症状,一旦出现,随时复查及时就医。

(苟淑萍)

第六节　乳　腺　癌

乳腺癌是女性最常见的恶性肿瘤之一,发病率逐年上升,部分大城市乳腺癌占女性恶性肿瘤之首位。

一、病因

乳腺癌的病因尚未完全明确,研究发现乳腺癌的发病存在一定的规律性,具有高危因素的女性容易患乳腺癌。

(1)激素作用:雌酮及雌二醇对乳腺癌的发病有直接关系。

(2)家族史:一级亲属患有乳腺癌病史者的发病率是普通人群的2~3倍。

(3)月经婚育史:月经初潮早、绝经年龄晚、不孕及初次足月产年龄较大者发病率会增高。

(4)乳腺良性疾病:乳腺小叶有上皮增生或不典型增生可能与本病有关。

(5)饮食与营养:营养过剩、肥胖等都会增加发病机会。

(6)环境和生活方式:北美等发达国家发病率约为发展中国家的4倍。

二、临床表现

早期乳腺癌往往不具备典型的症状和体征,不易引起重视,常通过体检或乳腺癌筛查发现。以下为乳腺癌的典型体征。

(一)乳腺肿块

80%的乳腺癌患者以乳腺肿块首诊。

(1)早期:肿块多位于乳房外上象限,典型的乳腺癌多为无痛性肿块,质地硬,表面不光滑,与周围分界不清。

(2)晚期:①肿块固定;②卫星结节;③皮肤破溃。

(二)乳头溢液

非妊娠期从乳头流出血液、浆液、乳汁、脓液,或停止哺乳半年以上仍有乳汁流出者。

(三)皮肤改变

皮肤出现"酒窝征""橘皮样改变"或"皮肤卫星结节"。

(四)乳头、乳晕异常

乳头、乳晕异常表现为乳头皮肤瘙痒、糜烂、破溃、结痂、脱屑、伴灼痛,以致乳头回缩。

(五)腋窝淋巴结肿

初期可出现同侧腋窝淋巴结肿大,肿大的淋巴结质硬、可推动。晚期可在锁骨上和对侧腋窝摸到转移的淋巴结。

三、辅助检查

(一)X线检查

钼靶X线摄片是乳腺癌诊断的常用方法。

（二）超声显像检查

超声显像检查主要用途是鉴别肿块囊性或实性，超声检查对乳腺癌诊断的正确率为80％～85％。

（三）磁共振检查

软组织分辨率高，敏感性高于 X 线检查。

（四）肿瘤标志物检查

（1）癌胚抗原（CEA）。

（2）铁蛋白。

（3）单克隆抗体：用于乳腺癌诊断的单克隆抗体 CA15-3 对乳腺癌诊断符合率为33.3％～57％。

（五）活体组织检查

乳腺癌必须确定诊断方可开始治疗，目前检查方法虽然很多，但至今只有活检所得的病理结果方能做唯一确定诊断的依据。

1.针吸活检

其方法简便，快速，安全，可代替部分组织冰冻切片，阳性率较高，在 80％～90％，且可用于防癌普查。

2.切取活检

由于本方法易促使癌瘤扩散，一般不主张用此方法，只在晚期癌为确定病理类型时可考虑应用。

3.切除活检

疑为恶性肿块时切除肿块及周围一定范围的组织即为切除活检。

四、处理原则及治疗要点

（一）外科手术治疗

对早期乳腺癌患者，手术治疗是首选。

（二）辅助化疗

乳腺癌术后辅助化疗和内分泌治疗能提高生存率，降低复发率。辅助化疗方案应根据病情和术后病理情况决定，一般用 CMF（环磷酰胺＋甲氨蝶呤＋氟尿嘧啶）、CAF（环磷酰胺＋阿霉素＋氟尿嘧啶）、CAP（环磷酰胺＋多柔比星＋顺铂）方案，根据具体情况也可选用 NA（长春瑞滨＋表柔比星）、NP（长春瑞滨＋顺铂）、TA（紫杉醇＋阿霉素）或 TC（紫杉醇＋环磷酰胺）等方案。

（三）放疗

1.乳腺癌根治术后或改良根治术后辅助放疗

术后病理≥4 个淋巴结转移，或原发肿瘤直径＞5 cm，或肿瘤侵犯肌肉者，术后做胸壁和锁骨上区放疗；术后病理检查腋窝淋巴结无转移或有 1～3 个淋巴结转移者，放疗价值不明确，一般不需要做放疗；腋窝淋巴结未清扫或清扫不彻底的患者，也需放疗。

2.乳腺癌保乳术后放疗

所有保乳手术患者，包括浸润性癌、原位癌早期浸润和原位癌的患者均应术后放疗。但对于年龄≥70 岁，$T_1N_0M_0$，且 ER（＋）的患者可考虑术后单纯内分泌治疗，不做术后放疗。

(四)内分泌治疗

(1)雌激素受体(ER)(+)和/或孕激素受体(PR)(+)或激素受体不明显者,不论年龄、月经情况、肿瘤大小、腋窝淋巴结有无转移,术后均应给予内分泌治疗。ER(+)和 PR(+)者内分泌治疗的疗效好(有效率为 60%～70%);(ER)或(PR)1 种(+)者,疗效减半;ER(−)、PR(−)者内分泌治疗无效(有效率为 8%～10%),预后也差。然而 CerbB-2(+)者,其内分泌治疗效果均不佳,且预后差。

(2)常用药物。①抗雌激素药物:他莫昔芬(三苯氧胺)、托瑞米芬(法乐通)。②降低雌激素水平的药物:阿那曲唑(瑞宁得)、来曲唑(氟隆)。③抑制卵巢雌激素合成:诺雷得(戈舍瑞林)。

(五)靶向治疗

靶向治疗适用于癌细胞 HER-2 高表达者,可应用曲妥珠单抗,单独使用或与化疗药物联合应用均有一定的疗效,可降低复发转移风险。

五、护理评估

(一)健康史

(1)询问与本病相关的病因、诱因或促成因素。

(2)主要评估的一般表现及伴随症状与体征。

(3)了解患者的既往史、家族史。

(二)身体状况

(1)观察患者的生命体征,有无发热。

(2)有无皮肤瘙痒。

(3)有无乏力、盗汗与消瘦等。

(三)心理-社会状况

(1)评估时应注意患者对自己所患疾病的了解程度及其心理承受能力,以往的住院经验,所获得的心理支持。

(2)家庭成员及亲友对疾病的认识,对患者的态度。

(3)家庭应对能力,以及家庭经济情况,有无医疗保障等。

六、护理措施

(一)心理护理

(1)做好患者及家属的思想工作,减轻焦虑。

(2)向患者解释待治疗结束后可以佩戴假乳或乳房重建术来矫正。

(3)向患者解释脱发只是应用化疗药物暂时出现的一个不良反应,化疗后头发会重新生长出来。

(4)指导患者使用温和的洗发液及软梳子,如果脱发严重,可以将头发剃光,然后佩戴假发或者戴帽子。

(5)坚持患肢的功能锻炼,使患肢尽可能的恢复正常功能,减轻患者的水肿,以免影响美观。

(二)肢体功能锻炼的护理

术后 24 小时内,活动腕关节,练习伸指、握拳、屈腕运动;术后 1～3 天,进行前臂运动,屈肘伸臂,注意肩关节夹紧;术后 4～7 天,可进行肘部运动,用患侧手刷牙、吃饭等,用患侧手触摸对侧肩及同侧耳;术后一周,进行摆臂运动,肩关节不能外展;术后 10 天,可进行托肘运动及爬墙运动(每天标记高度,直至患肢高举过头)。功能锻炼一般每天锻炼 3~4 次,每次 20~30 分钟为宜。

(三)饮食护理

指导患者加强营养支持,为患者提供高蛋白,高维生素,高热量,无刺激性,易消化的食物,如瘦肉、蛋、奶、鱼、橘皮、海带、紫菜、山楂、鱼、各种瓜果等,禁服用含有雌激素的保健品。鼓励患者多饮水,每天饮水量≥2 000 mL。

(四)乳腺癌化疗皮肤护理

乳腺癌的化疗方案中大多数都是发泡性药物,化学性静脉炎的发病率很高,静脉保护尤为重要,护士在进行静脉穿刺过程中应选择粗直,弹性良好的血管,有计划的更换使用血管,并在化疗后指导患者局部涂擦多磺酸黏多糖(喜疗妥)以恢复血管的弹性。

(五)乳腺癌放疗皮肤护理

选择宽大柔软的全棉内衣。照射野可用温水和柔软毛巾轻轻蘸洗,禁止用肥皂和沐浴液擦洗或热水浸浴。局部放疗的皮肤禁用碘酒、乙醇等刺激性药物,不可随意涂抹药物和护肤品。局部皮肤避免粗糙毛巾、硬衣领、首饰的摩擦;避免冷热刺激如热敷、冰袋等;外出时,局部放疗的皮肤防止日光照射,如头部放疗的患者外出时要戴帽子,颈部放疗的患者外出时要戴围巾。放射野位于腋下、腹股沟、颈部等多汗、皱褶处时,要保持清洁干燥,并可在室内适当暴露通风。局部皮肤切忌用手指抓挠,勤修剪指甲,勤洗手。护士应严密观察患者静脉滴注化疗药物时的用药反应,如静脉滴注紫杉醇类药物时,用药前遵医嘱应用地塞米松,用药前半小时肌内注射异丙嗪及苯海拉明等抗过敏药物;用药时给予血压监测,注意观察患者的血压变化,如出现过敏症状,应立即停药,遵医嘱给予对症处置。

七、健康教育

(1)向患者讲解肢体水肿的原因,要避免患肢提重物,避免在患肢静脉输液、测血压等。注意术后患肢的功能锻炼,保持血液通畅。穿衣先穿患侧,脱衣先脱健侧。

(2)护士应做好随访工作,定期检查患者功能锻炼的情况,及时给予指导。

(3)指导患者术后 5 年内避免妊娠,防止乳腺癌复发。

(4)患者在治疗过程中配合医师监测血常规变化,每周化验血常规一次,定期复查。

(5)内分泌治疗的患者应定期复查子宫内膜,预防子宫内膜癌的发生。

八、乳腺癌自查方法

(一)对镜自照法

首先面对镜子,两手叉腰,观察乳房的外形。然后再将双臂高举过头,观察两侧乳房的形状、轮廓有无变化;乳房皮肤有无红肿、皮疹、浅静脉怒张、皮肤皱褶、橘皮样改变等异常;观察乳头是否在同一水平线上,是否有抬高、回缩、凹陷,有无异常分泌物自乳头溢出,乳晕颜色是否有改变。最后,放下两臂,双手叉腰,两肘努力向后,使胸部肌肉绷紧,观察两侧乳房是否等高、对称,乳头、乳晕和皮肤有无异常。

(二)平卧触摸法

首先取仰卧位,右臂高举过头,并在右肩下垫一小枕头,使右侧乳房变平。然后将左手四指并拢,用指端掌面检查乳房各部位是否有肿块或其他变化。检查方法有三种:一是顺时针环形检查法,即用四个手指从乳头部位开始环形地从内向外检查。二是垂直带状检查法,即用四手指指端自上而下检查整个乳房。三是楔形检查法,即用四手指指端从乳头向外呈放射状检查。然后用同样方法检查左侧乳房,并比较两侧乳房有何不同。最后用拇指和示指轻轻挤捏乳头,如有透明或血性分泌物应及时报告医师。

(三)淋浴检查法

淋浴时,因皮肤湿润更容易发现乳房问题。方法是用一手指指端掌面慢慢滑动,仔细检查乳房的各个部位及腋窝是否有肿块。

(苟淑萍)

第七节　肺　癌

一、概述

肺癌大多数起源于支气管黏膜上皮,因此也称支气管肺癌,是肺部最常见的恶性肿瘤。肺癌的发生与环境的污染及吸烟密切相关,肺部慢性疾病、人体免疫功能低下、遗传因素等对肺癌的发生也有一定影响。根据肺癌的生物学行为及治疗特点,将肺癌分为小细胞肺癌、鳞癌、腺癌、大细胞癌。根据肿瘤的位置分为中心型肺癌及周边型肺癌。肺癌转移途径有直接蔓延、淋巴结转移、血行转移及种植性转移。

二、诊断

(一)症状

肺癌的临床症状根据病变的部位、肿瘤侵犯的范围、是否有转移及肺癌副癌综合征全身表现不同而异,最常见的症状是咳嗽、咯血、气短、胸痛和消瘦,其中以咳嗽和咯血最常见,咳嗽的特征往往为刺激性咳嗽、无痰;咯血以痰中夹血丝或混有粉红色的血性痰液为特征,少数患者咯血可出现整口的鲜血,肺癌在胸腔内扩散侵犯周围结构可引起声音嘶哑、Hornet综合征、吞咽困难和肩部疼痛。当肺癌侵犯胸膜和心包时可能表现为胸腔积液和心包积液,肿瘤阻塞支气管可引起阻塞性肺炎而发热,上腔静脉综合征往往是肿瘤或转移的淋巴结压迫上腔静脉所致。小细胞肺癌常见的副癌综合征主要表现恶病质、高血钙和肺性骨关节病或非恶病质患者清/球蛋白倒置、高血糖和肌肉分解代谢增加等。

(二)体征

1.一般情况

以消瘦和低热为常见。

2.专科检查

如前所述,肺癌的体征根据其病变的部位、肿瘤侵犯的范围、是否有转移及副癌综合征全身表现不同而异。肿瘤阻塞支气管可致一侧或叶肺不张而使该侧肺呼吸音消失或减弱,肿瘤阻塞支气管可继发肺炎出现发热和肺部啰音,肿瘤侵犯胸膜或心包造成胸腔或心包积液出现相应的体征,肿瘤淋巴转移可出现锁骨上、腋下淋巴结增大。

(三)检查

1.实验室检查

痰涂片检查找癌细胞是肺癌诊断最简单、最经济、最安全的检查,由于肺癌细胞的检出阳性率较低,因此往往需要反复多次的检查,并且标本最好是清晨首次痰液立即检查。肺癌的其他实验室检查往往是非特异性的。

2.特殊检查

(1)X线摄片:可见肺内球形灶,有分叶征、边缘毛刺状,密度不均匀,部分患者见胸膜凹陷征(兔耳征),厚壁偏心空洞,肺内感染、肺不张等。

(2)CT检查:已成为常规诊断手段,特别是对位于肺尖部、心后区、脊柱旁、纵隔后等隐蔽部位的肿瘤的发现有益。

(3)MRI检查:在于分辨纵隔及肺门血管,显示隐蔽部的淋巴结,但不作为首选。

(4)痰细胞学:痰细胞学检查阳性率可达80%,一般早晨血性痰涂片阳性率高,至少需连查3次以上。

(5)支气管镜检查:可直接观察气管、主支气管、各叶、段管壁及开口处病变,可活检或刷检取分泌物进行病理学诊断,对手术范围及术式的确定有帮助。

(6)其他:①经皮肺穿刺活检,适用于周围型肺内占位性病变的诊断,可引起血胸、气胸等并发症;②对于有胸腔积液者,可经胸穿刺抽液离心检查,寻找癌细胞;③PET对于肺癌鉴别诊断及有无远处转移的判断准确率可达90%,但目前价格昂贵。

其他诊断方法如放射性核素扫描、淋巴结活检、胸腔镜下活检术等,可根据病情及条件酌情采用。

(四)诊断要点

(1)有咳嗽、咯血、低热和消瘦的病史和长期吸烟史;晚期患者可出现声音嘶哑、胸腔积液及锁骨淋巴结肿大。

(2)影像学检查有肺部肿块并具有恶性肿瘤的影像学特征。

(3)病理学检查发现癌细胞。

(五)鉴别诊断

1.肺结核

(1)肺结核球:易与周围型肺癌混淆。肺结核球多见于青年,一般病程较长,发展缓慢。病变常位于上叶尖后段或下叶背段。在X线片上肿块影密度不均匀,可见到稀疏透光区和钙化点,肺内常另有散在性结核病灶。

(2)粟粒型肺结核:易与弥漫型细支气管肺泡癌混淆。粟粒型肺结核常见于青年,全身毒性症状明显,抗结核药物治疗可改善症状,病灶逐渐吸收。

(3)肺门淋巴结结核:在X线片上肺门肿块影可能误诊为中心型肺癌。肺门淋巴结结核多见于青少年,常有结核感染症状,很少有咯血。

2.肺部炎症

(1)支气管肺炎:早期肺癌产生的阻塞性肺炎,易被误诊为支气管肺炎。支气管肺炎发病较急,感染症状比较明显。X线片上表现为边界模糊的片状或斑点状阴影,密度不均匀,且不局限于一个肺段或肺叶。经抗菌药物治疗后,症状迅速消失。肺部病变吸收也较快。

（2）肺脓肿：肺癌中央部分坏死液化形成癌性空洞时，X线片上表现易与肺脓肿混淆。肺脓肿在急性期有明显感染症状，痰量多，呈脓性，X线片上空洞壁较薄，内壁光滑，常有液平面，脓肿周围的肺组织或胸膜常有炎性变。支气管造影空洞多可充盈，并常伴有支气管扩张。

3.肺部其他肿瘤

（1）肺部良性肿瘤：如错构瘤、纤维瘤、软骨瘤等有时需与周围型肺癌鉴别。一般良性肿瘤病程较长，生长缓慢，临床上大多没有症状。X线片上呈现接近圆形的块影，密度均匀，可以有钙化点，轮廓整齐，多无分叶状。

（2）支气管腺瘤：是一种低度恶性肿瘤。发病年龄比肺癌轻，女性发病率较高。临床表现与肺癌相似，常反复咯血。X线片表现有时也与肺癌相似。经支气管镜检查，诊断未能明确者宜尽早做剖胸探查术。

4.纵隔淋巴肉瘤

纵隔淋巴肉瘤可与中心型肺癌混淆。纵隔淋巴肉瘤生长迅速，临床上常有发热和其他部位浅表淋巴结肿大。在X线片上表现为两侧气管旁和肺门淋巴结肿大。对放射疗法高度敏感，小剂量照射后即可见到肿块影缩小。纵隔镜检查亦有助于明确诊断。

三、治疗

治疗肺癌的方法主要有外科手术治疗、放疗、化疗、中医中药治疗及免疫治疗等。尽管80％的肺癌患者在明确诊断时已失去手术机会，但手术治疗仍然是肺癌最重要和最有效的治疗手段。然而，目前所有的各种治疗肺癌的方法效果均不能令人满意，必须适当地联合应用，进行综合治疗以提高肺癌的治疗效果。具体的治疗方案应根据肺癌的分级和TNM分期、病理细胞学类型、患者的心肺功能和全身情况及其他有关因素等，进行认真详细地综合分析后再做决定。

（一）手术治疗

手术治疗的目的是彻底切除肺部原发癌肿病灶和局部及纵隔淋巴结，并尽可能保留健康的肺组织。

肺切除术的范围决定于病变的部位和大小。对周围型肺癌，一般施行肺叶切除术；对中心型肺癌，一般施行肺叶或一侧全肺切除术。有的病例，癌变位于一个肺叶内，但已侵及局部主支气管或中间支气管，为了保留正常的邻近肺叶，避免行一侧全肺切除术，可以切除病变的肺叶及一段受累的支气管，再吻合支气管上下切端，临床上称为支气管袖状肺叶切除术。如果相伴的肺动脉局部受侵，也可同时做部分切除，端-端吻合，此手术称为支气管袖状肺动脉袖状肺叶切除术。

手术治疗效果：非小细胞肺癌、T_1或$T_2N_0M_0$病例经手术治疗后，约有半数的患者能获得长期生存，有的报道其5年生存率可达70％以上。Ⅱ期及Ⅲ期病例生存率则较低。据统计，我国目前肺癌手术的切除率为85％～97％，术后30天病死率在2％以下，总的5年生存率为30％～40％。

手术禁忌证：①远处转移，如脑、骨、肝等器官转移（即M_1患者）；②心、肺、肝、肾功能不全，全身情况差的患者；③广泛肺门、纵隔淋巴结转移，无法清除者；④严重侵犯周围器官及组织，估计切除困难者；⑤胸外淋巴结转移，如锁骨上（N_3）等，肺切除术应慎重考虑。

（二）放疗

放疗是局部消灭肺癌病灶的一种手段。临床上使用的主要放疗设备有^{60}Co治疗机和加速器等。

在各种类型的肺癌中,小细胞癌对放射疗法敏感性较高,鳞癌次之,腺癌和细支气管肺泡癌最低。通常是将放射疗法、手术与药物疗法综合应用,以提高治愈率。临床上常采用的是手术后放射疗法。对癌肿或肺门转移病灶未能彻底切除的患者,于手术中在残留癌灶区放置小的金属环或金属夹做标记,便于术后放疗时准确定位。一般在术后 1 个月左右患者健康状况改善后开始放射疗法,剂量为 40～60 Gy,疗程约 6 周。为了提高肺癌病灶的切除率,有的病例可手术前进行放疗。

晚期肺癌病例,并有阻塞性肺炎、肺不张、上腔静脉阻塞综合征或骨转移引起剧烈疼痛者及癌肿复发的患者,也可进行姑息性放射疗法,以减轻症状。

放射疗法可引起倦乏、胃纳减退、低热、骨髓造血功能抑制、放射性肺炎、肺纤维化和癌肿坏死液化空洞形成等放射反应和并发症,应给予相应处理。

下列情况一般不宜施行放疗:①健康状况不佳,呈现恶病质者;②高度肺气肿放疗后将引起呼吸功能代偿不全者;③全身或胸膜、肺广泛转移者;④癌变范围广泛,放疗后将引起广泛肺纤维化和呼吸功能代偿不全者;⑤癌性空洞或巨大肿瘤,后者放疗将促进空洞形成。

对于肺癌脑转移患者,若颅内病灶较局限,可采用 γ 刀放疗,有一定的缓解率。

(三)化疗

有些分化程度低的肺癌,特别是小细胞癌,疗效较好。化学疗法作用遍及全身,临床上可以单独应用于晚期肺癌病例,以缓解症状,或与手术、放射等疗法综合应用,以防止癌肿转移复发,提高治愈率。

常用于治疗肺癌的化学药物有环磷酰胺、氟尿嘧啶、丝裂霉素、多柔比星、表柔比星、丙卡巴肼(甲基苄肼)、长春碱、甲氨蝶呤、洛莫司汀(环己亚硝脲)、顺铂、卡铂、紫杉醇等。应根据肺癌的类型和患者的全身情况合理选用药物,并根据单纯化疗还是辅助化疗选择给药方法、决定疗程的长短及哪几种药物联合应用、间歇给药等,以提高化疗的疗效。

需要注意的是,目前化学药物对肺癌疗效仍然较低,症状缓解期较短,不良反应较多。临床应用时,要掌握药物的性能和剂量,并密切观察不良反应。出现骨髓造血功能抑制、严重胃肠道反应等情况时要及时调整药物剂量或暂缓给药。

(四)中医中药治疗

按患者临床症状、脉象、舌苔等表现,应用辨证论治法则治疗肺癌,一部分患者的症状得到改善,生存期延长。

(五)免疫治疗

近年来,通过实验研究和临床观察,发现人体的免疫功能状态与癌肿的生长发展有一定关系,从而促使免疫治疗的应用。免疫治疗的具体措施如下。

1.特异性免疫疗法

用经过处理的自体肿瘤细胞或加用佐剂后,皮下接种进行治疗。此外尚可应用各种白细胞介素、肿瘤坏死因子、肿瘤核糖核酸等生物制品。

2.非特异性免疫疗法

用卡介苗、短小棒状杆菌、转移因子、干扰素、胸腺素等生物制品,或左旋咪唑等药物以激发和增强人体免疫功能。

当前肺癌的治疗效果仍不能令人满意。由于治疗对象多属晚期,其远期生存率低,预后较差。因此,必须研究和开展以下几方面的工作,以提高肺癌治疗的总体效果:①积极宣传,普及肺癌知识,提高肺癌诊断的警惕性,研究和探索早期诊断方法,提高早期发现率和诊断率;②进一步研究和开发新的有效药物,改进综合治疗方法;③改进手术技术,进一步提高根治性切除的程度和同时最大范围地保存正常肺组织的技术;④研究和开发分子生物学技术,探索肺癌的基因治疗技术,使之能有效地为临床服务。

四、护理措施

(一)做好心理支持,克服恐惧绝望心理

当患者得知自己患肺癌时,会面临巨大的身心应激,而心理应对结果会对疾病产生明显的积极或消极影响,护士通过多种途径给患者及家属提供心理与社会支持。根据患者的性别、年龄、职业、文化程度、性格等,多与其交谈,耐心倾听患者诉说,尽量解答患者提出的问题和提供有益的信息,帮助患者正确估计所面临的情况,让其了解肺癌的有关知识及将接受的治疗、患者和家属应如何配合、在治疗过程中的注意事项,请治愈患者现身说法,增强对治疗的信心,积极应对癌症的挑战,与疾病做斗争。

(二)保持呼吸道通畅,做好咳嗽、咳痰的护理

分析患者病情,判断引起呼吸困难的原因,根据不同病因,采取不同的护理措施。

(1)如肿瘤转移至胸膜,可产生大量胸腔积液,导致气体交换面积减少,引起呼吸困难,要配合医师及时行胸腔穿刺置管引流术。

(2)若患者肺部感染痰液过多、纤毛功能受损、机体活动减少,或放疗、化疗导致肺纤维化,痰液黏稠,无力咳出而出现呼吸困难,应密切观察咳嗽、咳痰情况,详细记录痰液的色、量、质,正确收集痰标本,及时送检,为诊断和治疗提供可靠的依据,并采取以下护理措施。①提供整洁、舒适的环境,减少不良刺激,病室内维持适宜的温度(18~20 ℃)和相对湿度(50%~60%),以充分发挥呼吸道的自然防御功能;避免尘埃与烟雾等刺激,对吸烟的患者与其共同制订有效的戒烟计划;注意患者的饮食习惯,保持口腔清洁,避免油腻、辛辣等刺激性食物,一般每天饮水 1 500 mL以上,可保证呼吸道黏膜的湿润和病变黏膜的修复,利于痰液稀释和排除。②促进有效排痰:指导患者掌握有效咳嗽的正确方法,患者坐位,双脚着地,身体稍前倾,双手环抱一个枕头。进行数次深而缓慢的腹式呼吸,深吸气末屏气,然后缩唇,缓慢地通过口腔尽可能呼气(降低肋弓、使腹部往下沉)。在深吸一口气后屏气 3~5 秒,身体前倾,从胸腔进行 2~3 次短促有力的咳嗽,张口咳出痰液,咳嗽时收缩腹肌,或用自己的手按压上腹部,帮助咳嗽,有效咳出痰液。湿化和雾化疗法,湿化疗法可达到湿化气道、稀释痰液的目的,适用于痰液黏稠和排痰困难者。常用湿化液有蒸馏水、生理盐水、低渗盐水。临床上常在湿化的同时加入药物以雾化方式吸入。可在雾化液中加入痰溶解剂、抗生素、平喘药等,达到祛痰、消炎、止咳、平喘的作用。胸部叩击与胸壁震荡,适用于肺癌晚期长期卧床、体弱、排痰无力者,禁用于肺癌伴肋骨转移、咯血、低血压、肺水肿等患者。操作前让患者了解操作的意义、过程、注意事项,以配合治疗,肺部听诊,明确病变部位。叩击时避开乳房、心脏和骨突出部位及拉链、纽扣部位。患者侧卧,叩击者两手手指并拢,使掌侧呈杯状,以手腕力量,从肺底自下而上、由外向内、迅速而有节律地叩击胸壁,震动气道,每一肺叶叩击 1~3 分钟,120~180 次/分,叩击时发出一种空而深的拍击音则表明手法正确。胸壁震荡法时,操作者双手掌重叠置于欲引流的胸壁部位,吸气时手掌随胸廓扩张慢慢抬起,不施加压力,从吸气最高点开始,在整个呼气期手掌紧贴胸壁,施加一定的压力并做轻柔的上下抖动,即快速收缩和松弛手臂和肩膀,震荡胸壁 5~7 次,每一部位重复 6~7 个呼吸周期,震荡法在呼气期进行,

且紧跟叩击后进行。叩击力量以患者不感到疼痛为宜,每次操作时间 5～15 分钟,应在餐后 2 小时至餐前 30 分钟完成,避免治疗中呕吐。操作后做好口腔护理,除去痰液气味,观察痰液情况,复查肺部呼吸音及啰音变化。③机械吸痰:适用于意识不清、痰液黏稠无力咳出、排痰困难者。可经患者的口、鼻腔、气管插管或气管切开处进行负压吸痰,也可配合医师用纤维支气管镜吸出痰液。

(三)咯血或痰中带血患者的护理

应予以耐心解释,消除其紧张情绪,嘱患者轻轻将气管内存留的积血咯出,以保持呼吸道通畅,咯血时不能屏气,以免诱发喉头痉挛,血液引流不畅导致窒息。小量咯血者宜进少量凉或温的流质饮食,多饮水,多食富含纤维素食物,以保持大便通畅,避免排便时腹压增加而咯血加重;密切观察咯血的量、色,大咯血时,护理方法见应急措施。大量咯血不止者,可采用丝线固定双腔球囊漂浮导管经纤支镜气道内置入治疗大咯血的方法;同时做好应用垂体后叶素的护理,静脉滴注速度勿过快,以免引起恶心、便意、心悸、面色苍白等不良反应,监测血压、血氧饱和度;冠心病患者、高血压病患者及孕妇忌用;配血备用,可酌情适量输血。

(四)疼痛的护理

(1)采取各种护理措施减轻疼痛。提供安静的环境,调整舒适的体位,小心搬动患者,避免拖、拉、拽动作,滚动式平缓地给患者变换体位,必要时支撑患者各肢体,指导、协助胸痛患者用手或枕头护住胸部,以减轻深呼吸、咳嗽或变换体位所引起的胸痛;胸腔积液引起的疼痛,可嘱患者患侧卧位,必要时用宽胶布固定胸壁,以减少胸部活动幅度,减轻疼痛;采用按摩、针灸、经皮肤电刺激止痛穴位或局部冷敷等,以降低疼痛的敏感性。

(2)药物止痛,按医嘱用药,根据患者疼痛再发时间,提前按时用药,在应用镇痛药期间,注意预防药物的不良反应,如便秘、恶心、呕吐、镇静和精神紊乱等,嘱患者多进食富含纤维素的蔬菜和水果,缓解和预防便秘。

(3)患者自控镇痛,可自行间歇性给药,做到个体化给药,增加了患者自我照顾和对疼痛的自主控制能力。

(五)饮食支持护理

根据患者的饮食习惯,给予高蛋白、高热量、高维生素、易消化饮食,调配好食物的色、香、味,以刺激食欲,创造清洁舒适、愉快的进餐环境,促进食欲。病情危重者应采取喂食、鼻饲或静脉输入脂肪乳、复方氨基酸和含电解质的液体。对于有大量胸腔积液的患者,应酌情输血、血浆或清蛋白,以减少胸腔积液的产生,补充癌肿或大量抽取胸腔积液等因素所引起的蛋白丢失,增强机体抗病能力。有吞咽困难者应给予流质饮食,进食宜慢,取半卧位以免发生吸入性肺炎或呛咳,甚至窒息。

(六)做好口腔护理

向患者讲解放疗、化疗后口腔唾液腺分泌减少,pH 下降,易发生口腔真菌感染和牙周病,使其理解保持口腔卫生的重要性,以便主动配合。患者睡前及三餐后进行口腔护理;戒烟酒,以防刺激黏膜;忌食辛辣及可能引起黏膜创伤的食物,如带刺或碎骨头的食物,用软牙刷刷牙,勿用牙签剔牙,并延期牙科治疗,防止黏膜受损;进食后,用盐水或复方硼砂溶液漱口,控制真菌感染;口唇涂润滑剂,保持黏膜湿润,黏膜口腔溃疡,按医嘱应用表面麻醉剂止痛。

(七)化疗药物毒性反应的护理

1.骨髓抑制反应的护理

化疗后机体免疫力下降,发生感染、出血。护士接触患者之前要认真洗手,严格执行无菌操作,避免留置尿管或肛门指检,预防感染;告知患者不可到公共场所或接触感冒患者;在做全身卫生处置时,要特别注意易感染部位,如鼻腔、口腔、肛门、会阴等,各部位使用毛巾要分开,以免交叉感染;监测体温,观察皮肤温度、色泽、气味,早期发现感染征象;当白细胞总数降至 $1\times10^9/L$ 时,做好保护性隔离。对血小板计数$<50\times10^9/L$ 时,密切观察有无出血倾向,采取预防出血的措施,避免患者外出活动,防止身体受挤压或外伤,保持口腔、鼻腔清洁湿润,勿用手抠鼻痂、牙签剔牙,尽量减少穿刺次数,穿刺后应实施局部较长时间按压,必要时,遵医嘱输血小板控制出血。

2.恶心、呕吐的护理

化疗期间如患者出现恶心、呕吐,按医嘱给予止吐药,嘱患者深呼吸,勿大动作转动身体,给予高营养清淡易消化的饮食,少食多餐,不催促患者进食,忌食辛辣等刺激性食物,戒烟酒,不要摄入加香料、肉汁和油腻的食物,建议平时咀嚼口香糖或含糖果,加强口腔护理去除口腔异味。对已有呕吐患者灵活掌握进食时间,可在其间歇期进食,多饮清水,多食薄荷类食物及冷食等。

3.静脉血管的保护

在给化疗药时,要选择合适的静脉,给化疗药前,先观察是否有回血,强刺激性药物护士应在床旁监护,或采用静脉留置针及中小静脉插管;观察药物外渗的早期征象,如穿刺部位疼痛、烧灼感、输液速度减慢、无回血、药液外渗,应立即停止输注,应用地塞米松加利多卡因局部封闭,24 小时内给予冷敷,50%硫酸镁湿敷,24 小时后可给予热敷。

4.应用化疗药后的护理

应用化疗药后常出现脱发,影响患者形象,增加其心理压力,护士要告诉患者脱发是暂时的,停药后头发会再生,鼓励其诉说自己的感受,帮助其调整外观的变化,让患者戴假发或帽子、头巾遮挡,改善自我形象,夜间睡眠可佩戴发帽,减轻头发掉在床上而至的心理不适;指导患者头发的护理,如动作轻柔减少头发梳、刷、洗、烫、梳辫子等,可用中性洗发护发素。

五、健康教育

(1)宣传吸烟对健康的危害,提倡不吸烟或戒烟,并注意避免被动吸烟。

(2)对肺癌高危人群要定期进行体检,早期发现肿瘤,早期治疗。

(3)改善工作和生活环境,防止空气污染。

(4)给予患者和家属心理上的支持,使之正确认识肺癌,增强治疗信心,维持生命质量。

(5)督促患者坚持化疗或放疗,告诉患者出现呼吸困难、咯血或疼痛加重时应立即到医院就诊。

(6)指导患者加强营养支持,合理安排休息,适当活动,保持良好精神状态,避免呼吸道感染以调整机体免疫力,增强抗病能力。

(7)对晚期癌肿转移患者,要指导家属对患者临终前的护理,告知患者及家属对症处理的措施,使患者平静地走完人生最后一程。

(荀淑萍)

第八节 胃 癌

一、定义

胃癌为起源于胃黏膜上皮的恶性肿瘤。

二、疾病相关知识

(一)流行病学特征

胃癌是最常见的恶性肿瘤之一,患病率仅次于肺癌。病死率高,发病率存在明显的性别差异,男性约为女性的 2 倍,55～70 岁为高发年龄段。

(二)临床表现

1.早期

早期多无症状,部分患者可出现消化不良表现:食欲缺乏、恶心、呕吐、食后胃胀、嗳气、反酸等,是一组常见而又缺乏特异性的胃癌早期信号。

2.进展期

(1)消化系统症状:上腹痛,是进展期最早出现的症状,开始有早饱感(指患者虽饥饿,但进食后即感饱胀不适),而后出现隐痛不适,最后疼痛持续不缓解。

(2)全身症状:食欲缺乏、乏力、食欲缺乏呈进行性加重,消瘦、体重呈进行性下降、贫血。

(3)肿瘤转移症状:肺部——咳嗽、呃逆、咯血;胸膜——胸腔积液、呼吸困难;腹膜——腹水、腹部胀满不适;骨骼——全身骨骼痛;胰腺——持续上腹痛,并向背部放射。

早期胃癌和进展期胃癌均可出现上消化道出血,常为黑便。少部分早期胃癌可表现为轻微的上消化道出血症状,即黑便或持续大便隐血阳性。

(三)治疗

1.手术治疗

手术治疗是唯一有可能根治胃癌的方法。

2.化疗

有转移淋巴结癌灶的早期胃癌及全部进展期胃癌均可化疗,以使癌灶局限、消灭残存癌灶及防止复发和转移。

3.支持治疗

应用高能量静脉营养疗法可增强患者的体质;可应用对胃癌有一定作用的生物抑制剂,以提高患者的免疫力。

(四)康复

(1)主动与医师配合并按医嘱用药。

(2)建立病案卡,定期复查。

(五)预后

胃癌的预后直接与诊断时的分期有关,5 年生存率较低,早期胃癌预后佳。

三、专科评估与观察要点

(1)腹痛:观察腹痛的部位、性质、程度变化,判断有无并发症。

(2)营养状况:观察体重、贫血征的变化。

(3)观察止痛药的效果及不良反应。

四、护理问题

(一)疼痛

腹痛与胃癌或其并发症有关。

(二)营养失调

低于机体需要量与摄入量减少及消化吸收障碍有关。

(三)活动无耐力

活动无耐力与疼痛、腹部不适有关。

(四)潜在并发症

消化道出血、穿孔、感染、梗阻。

五、护理措施

(一)疼痛的护理

(1)观察疼痛的部位、性质、是否有严重的恶心、呕吐、吞咽困难、呕血及黑便症状。

(2)遵医嘱使用相应止痛药、化疗药物。注意合理选择静脉,避免药液外渗。评估止痛剂效果。

(二)营养失调的护理

(1)饮食选择:鼓励能进食者尽可能进食易消化,营养丰富的流质或半流质饮食,少量多餐;监测体重,观察营养状况。

(2)建立中心静脉通路,做好相应维护。遵医嘱输注高营养物质,保证营养供给。应用生物抑制剂,以提高患者的免疫力。

(三)活动无耐力的护理

(1)注意休息,给予适量的活动,避免劳累。

(2)评估自理能力,做好基础护理,预防压疮。

(四)潜在并发症的护理

(1)监测生命体征:有无心力衰竭、血压下降、发热等。

(2)观察呕吐物、排泄物的颜色、性质、量,如出现呕咖啡色样物和/或排黑便考虑发生消化道出血;如有腹痛伴腹膜刺激征时考虑发生穿孔;如持续体温升高,应考虑存在感染,应寻找感染的部位及原因。以上情况均应立即通知医师,做相应处理。

(五)用药指导

1.化疗药

应用前应做好血管的评估,必要时给予中心静脉置管,避免药物外渗;注意观察药物的疗效及不良反应。

2.止痛药

严格遵医嘱用药,观察用药后患者腹痛的改善情况。

(六)晚期患者做好生活护理

生活护理包括口腔、足部、会阴的清洁。观察营养状况,消瘦明显者协助更换体位,定时翻身,保持皮肤清洁干燥,预防压疮的发生。

六、健康指导

(1)患者生活规律,保证休息,适量活动,增强抵抗力。

(2)注意个人卫生,防止继发感染。

(3)宣传与胃癌发生的相关因素,指导群众注意饮食卫生,避免或减少可致癌的食物,如熏烤、腌渍、发霉的食物。

(4)防治与胃癌有关的疾病,如萎缩性胃炎、胃溃疡等,可定期做胃镜检查,以便及时发现,高危人群应尽早治疗原发病或定期复查。

七、护理结局评价

(1)症状缓解,患者可以进行居家自我护理。

(2)患者营养状况尚可,未发生营养不良。

(3)无并发症的出现。

(4)患者心理健康,可以接受疾病,愿意配合治疗。

(苟淑萍)

第九节 原发性肝癌

原发性肝癌是指由肝细胞或肝内胆管上皮细胞发生的恶性肿瘤,是我国常见的恶性肿瘤之一,病死率较高,在恶性肿瘤死亡排位中占第 2 位。近年来发病率有上升趋势,肝癌的 5 年生存率很低,预后凶险。原发性肝癌的发病率有较高的地区分布性,本病多见于中年男性,男女性别之比在肝癌高发区中 3:1～4:1,低发区则为 1:1～2:1。高发区的发病年龄高峰为40～49岁。

一、病因及发病机制

病因及发病机制尚不清楚,根据高发区的流行病学调查结果表明,下列因素与肝癌的发病关系密切。

(一)病毒性肝炎

在我国,乙型肝炎是原发性肝癌发生的最重要病因,原发性肝癌患者中1/3曾有慢性肝炎病史。肝癌患者血清中乙型肝炎标志物高达 90% 以上,近年来丙型肝炎与肝癌关系也逐渐引起关注。

(二)肝硬化

原发性肝癌合并肝硬化者占 50%～90%,乙肝病毒持续感染与肝细胞癌有密切关系。其过程可能是乙型肝炎病毒引起肝细胞损害继而发生增生或不典型增生,从而对致癌物质敏感。在多病因参与的发病过程中可能有多种基因发生改变,最后导致癌变。

(三)黄曲霉毒素

在肝癌高发区,尤其南方以玉米为主粮的地方调查提示,肝癌流行可能与黄曲霉毒素对粮食的污染有关,其代谢产物黄曲霉毒素 B_1 有强烈致癌作用。

(四)饮水污染

某些地区的流行病学调查结果发现,饮用池塘水者与饮用井水者的肝癌发病率和病死率有明显差异,可能与池塘水的蓝绿藻产生的微囊藻毒素污染饮用水源有关。

(五)遗传因素

在高发区肝癌有时出现家族聚集现象,尤以共同生活并有血缘关系者的肝癌罹患率高。可能与肝炎病毒垂直传播有关。

(六)其他

饮酒、亚硝胺、农药、某些微量元素含量异常如铜、锌、钼等、肝吸虫等因素也被认为与肝癌有关。吸烟和肝癌的关系还待进一步明确。

二、临床表现

(一)症状

肝癌起病隐匿,早期缺乏典型症状,多在肝病随访中或体检普查中,应用血清甲胎蛋白(AFP)及 B 超检查偶然发现肝癌,此时患者既无症状,体格检查亦缺乏肿瘤本身的体征,此期称为亚临床肝癌。一旦出现症状而来就诊者其病程大多已进入中晚期。不同阶段的肝癌,其临床表现有明显差异。

1.肝区疼痛

肝区疼痛最常见,半数以上患者呈间歇性或持续性的钝痛或胀痛,是由于肿块生长迅速、使肝包膜绷紧牵拉所致。当肿瘤侵犯膈肌时,疼痛可向右肩或右背部放射。向右后生长的肿瘤可致右腰疼痛。突然出现剧烈腹痛和腹膜刺激征提示癌结节包膜下出血或向腹腔破溃。

2.消化道症状

食欲缺乏、恶心、呕吐、腹泻、消化不良等,缺乏特异性。

3.全身症状

低热,发热与癌肿坏死物质吸收有关。此外还有乏力、消瘦、贫血、全身衰弱等,少数患者晚期呈恶病质。这是由于癌症所致的能量消耗和代谢障碍所致。

4.转移灶症状

如肺转移可出现咳嗽、咯血;胸膜转移可引起胸痛和血性胸腔积液;癌栓栓塞肺动脉,引起肺梗死,可突然出现严重呼吸困难和胸痛;癌栓栓塞下肢静脉,可出现下肢严重水肿;骨转移和脊柱转移,可引起局部压痛或神经受压症状;颅内转移可出现相应的神经定位症状和体征。

5.伴癌综合征

癌肿本身代谢异常,癌组织对机体发生影响而引起的内分泌或代谢异常的一组综合征称为伴癌综合征。如自发性低血糖症、红细胞增多症,其他罕见的有高脂血症、高钙血症、类癌综合征等。

(二)体征

1.肝大

进行性肝大是常见的特征性体征之一。肝质地坚硬,表面及边缘不光滑,有大小不等结节,伴不同程度的压痛。如癌肿突出于右肋弓下或剑突下,上腹可出现局部隆起或饱满。

2.脾大

脾大多见于合并肝硬化门静脉高压患者。因门静脉或脾静脉有癌栓或癌肿压迫门静脉引起。

3.腹水

腹水因合并肝硬化门静脉高压、门静脉或肝静脉癌栓所致。当癌肿表面破溃时可引起血性腹水。

4.黄疸

当癌肿浸润、破坏肝细胞时,可引起肝细胞性黄疸;当癌肿侵犯肝内胆管或压迫胆管时,可出现阻塞性黄疸。

5.转移灶相应体征

锁骨上淋巴结肿大、胸腔积液的体征,截瘫、偏瘫等。

(三)并发症

肝性脑病;上消化道出血;肝癌结节破裂出血;血性胸腹水;继发感染。上述并发症可由肝癌本身或并存的肝硬化引起,常为致死的原因。

三、辅助检查

(一)血清甲胎蛋白(AFP)测定

AFP是目前诊断肝细胞肝癌最特异性的标志物,是体检普查的项目之一。肝癌患者AFP阳性率70%~90%,诊断标准为:①AFP>500 μg/L持续4周;②AFP在>200 μg/L的中等水平持续8周;③AFP由低浓度升高后不下降。

(二)影像学检查

(1)超声显像是目前肝癌筛查的首选检查之一,有助于了解占位性病变的血供。

(2)CT在反映肝癌的大小、形态、部位、数目等方面有突出的优点,被认为是补充超声显像检查的非侵入性诊断的首选方法。

(3)肝动脉造影是肝癌诊断的重要补充方法,对直径2 cm以下的小肝癌的诊断较有价值。

(4)MRI优点是除显示如CT那样的横截面外,还能显示矢状位、冠状位及任意切面。

(三)肝组织活检或细胞学检查

在超声或CT引导下活检或细针穿刺行组织学或细胞学检查,是目前确诊直径2 cm以下小肝癌的有效方法。缺点是易引起近边缘的肝癌破裂,有促进转移的危险。在非侵入性操作未能确诊时考虑使用。

四、诊断要点

有慢性肝炎病史,原因不明的肝区不适或疼痛,或原有肝病症状加重伴有全身不适、明显的食欲缺乏和消瘦、乏力、发热;肝进行性肿大、压痛、质地坚硬、表面和边缘不光滑。对高危人群血清 AFP 的检测及影像学检查。对既无症状也无体征的亚临床肝癌的诊断主要靠血清 AFP 的检测联合影像学检查。

五、治疗要点

早期治疗是改善肝癌预后的最主要的手段,而治疗方案的选择取决于肝癌的临床分期及患者的体质。

(一)手术治疗

首选的治疗方法,是影响肝癌预后的最主要因素,是提高生存率的关键。

(二)局部治疗

1.肝动脉化疗栓塞治疗(TACE)

TACE 为原发性肝癌非手术的首选方案,效果较好,应反复多次治疗。机制为先栓塞肿瘤远端血供,再栓塞肿瘤近端肝动脉,使肿瘤难以建立侧支循环,最终引起病灶缺血性坏死,并在动脉内灌注化疗药物。常用栓塞剂有吸收性明胶海绵和碘化油。

2.无水酒精注射疗法(PEI)

PEI 是肿瘤直径<3 cm,结节数在 3 个以内,伴肝硬化不能手术患者的首选治疗方法。在 B 超引导下经皮肝穿刺入肿瘤内注入无水酒精,促使肿瘤细胞脱水变性、凝固坏死。

3.物理疗法

局部高温疗法,如微波组织凝固技术、射频消融、高功率聚焦超声治疗、激光等。

(三)其他治疗方法

1.放疗

放疗在肝癌治疗中仍有一定地位。适用于肿瘤较局限,但不能手术者,常与其他治疗方法组成综合治疗。

2.化疗

化疗常用多柔比星及其衍生物、顺铂(CDDP)、氟尿嘧啶、丝裂霉素 C 和甲氨蝶呤(MTX)等。主张联合用药,单一用药疗效较差。

3.生物治疗

生物治疗常用干扰素、白细胞介素、LAK 细胞、TIL 细胞等,作为辅助治疗之一。

4.中医中药治疗

中医中药治疗用于晚期肝癌患者和肝功能严重失代偿无法耐受其他治疗者,可作为辅助治疗之一。

5.综合治疗

根据患者的具体情况,选择一种或多种治疗方法联合使用,为中晚期患者的主要治疗方法。

六、常用护理诊断

(1)疼痛(肝区痛):与肿瘤迅速增大、牵拉肝包膜有关。

(2)预感性悲哀:与获知疾病预后有关。

(3)营养失调(低于机体需要量):与肝功能严重损害、摄入量不足有关。

七、护理措施

(一)一般护理

1.休息与体位

给患者创造安静舒适的休息环境,减少各种不良刺激。协助并指导患者取舒适卧位。为患者创造安静、舒适环境,提高患者对疼痛的耐受性。

2.饮食护理

鼓励进食,给予高蛋白、适量热量、高维生素、易消化饮食,如出现肝性昏迷,禁食蛋白质。伴腹水患者,限制水钠摄入。如出现恶心、呕吐现象,做好口腔护理。在化疗过程中患者往往胃肠道反应明显,可根据其口味适当调整饮食。

3.皮肤护理

晚期肝癌患者极度消瘦,严重营养不良,因为疼痛影响,常拒绝体位变动。因此要加强翻身、皮肤按摩,如出现压疮,做好相应处理。

(二)病情观察

监测生命体征,观察有无肝区疼痛、发热、腹水、黄疸、呕血、便血、24 小时尿量等,以及实验室各项血液生化和免疫学指标。观察有无转移征象。

(三)疼痛护理

晚期癌症患者大部分有中度至重度的疼痛,多为顽固性的剧痛,严重影响生存质量。通过询问病史、观察或运用评估工具来判断疼痛的部位、性质、程度。

1.三阶梯疗法

目前临床普遍推行 WTO 推荐的三阶梯疗法,其原则为:①按阶梯给药,依药效的强弱顺序递增使用;②无创性给药,可选择口服给药,直肠栓剂或透皮贴剂给药等方式;③按时给药,而不是按需给药;④剂量个体化。按此疗法多数患者能满意止痛。

(1)第一阶梯:轻度癌痛,可用非阿片类镇痛药,如阿司匹林等。

(2)第二阶梯:中度癌痛及第一阶梯治疗效果不理想时,可选用弱阿片类药,如可卡因。

(3)第三阶梯:重度癌痛及第二阶梯治疗效果不理想者,选用强阿片类药,如吗啡。多采用口服缓释或控释剂型。癌痛的治疗中提倡联合用药的方法,加用一些辅助药以协同主药的疗效,减少其用量与不良反应,常用辅助药物有:①弱安定药,如地西泮和艾司唑仑等;②强安定药,如氯丙嗪和氟哌利多等;③抗抑郁药,如阿米替林。

向患者说明接受治疗的效果及帮助患者正确用药,对于已掌握的规律性疼痛,在疼痛发生前使用镇痛剂。疼痛减轻或停止时应及时停药。观察止痛疗效及不良反应。

2.其他方法

(1)放松止痛法:通过全身松弛可以阻断或减轻疼痛反应。

(2)心理暗示疗法:可结合各种癌症的治疗方法,暗示患者进行自身调节,告诉患者配合治疗就一定能战胜疾病。

(3)物理止痛法:可通过刺激疼痛周围皮肤或相对应的健侧达到止痛目的。

(4)转移止痛法:让患者取舒适体位,通过回忆、冥想、听音乐、看书报等方法转移注意力,减轻疼痛反应。

(四)肝动脉栓塞化疗护理

肝动脉栓塞化疗护理是肝癌非手术治疗的首选方法,已在临床上广泛应用,是一种创伤性的非手术治疗。

1.术前护理

(1)向患者和家属解释治疗的必要性、方法、效果。

(2)评估患者的身体状况,必要时先给予支持治疗。

(3)做好各种检查,如血常规、出凝血时间、肝肾功能、心电图、影像学检查等;检查股动脉和足背动脉搏动的强度。

(4)做好碘过敏试验和普鲁卡因过敏试验,如碘过敏试验阳性可用非离子型造影剂。

(5)术前6小时禁食禁饮。

(6)术前0.5小时可给予镇静剂,并测量血压。

2.术中护理

(1)准备好各种抢救用品和药物。

(2)护士应尽量陪伴在患者的身边,安慰及观察患者。

(3)注射造影剂时,应严格控制注射速度,注射完毕后应密切观察患者有无恶心、心悸、胸闷、皮疹等过敏症状,观察血压的变化。

(4)注射化疗药物后应观察患者有无恶心、呕吐,一旦出现应帮助患者头偏向一侧,备污物盘,指导患者做深呼吸,如使用的化疗药物胃肠道反应很明显,可在注入化疗药物前给予止吐药。

(5)观察患者有无腹痛,如出现轻微腹痛,可向患者解释腹痛的原因,安慰患者,转移注意力;如疼痛较剧,患者不能耐受,可给予止痛药。

3.术后护理

(1)预防穿刺部位出血:拔管后应压迫股动脉穿刺点15分钟,绷带包扎后,用沙袋(1~2 kg)压迫6~8小时;保持穿刺侧肢体平伸24小时;术后8小时内,应每隔1小时观察穿刺部位有无出血和渗血,保持敷料的清洁干燥;一旦发现出血,应立即压迫止血,重新包扎,沙袋压迫;如为穿刺点大血肿,可用无菌注射器抽吸,24小时后可热敷,促进其吸收。

(2)观察有无血栓形成:应检查两侧足背动脉的搏动是否对称,患者有无肢体麻木、胀痛、皮肤温度降低等,出现上述症状与体征,应立即报告医师及时采取溶栓措施。

(3)观察有无栓塞后综合征:发热、恶心、呕吐、腹痛。如体温超过39 ℃,可物理降温,必要时用退热药。术中或术后用止吐药,可有效地预防和减轻恶心、呕吐的症状,鼓励患者进食,尽可能满足患者对食物的要求。腹痛是因肿瘤组织坏死、局部组织水肿而引起的,可逐渐缓解,如疼痛剧烈,可使用药物止痛。

(4)密切观察化疗后反应,及时检查肝、肾功能和血常规,及时治疗和抢救。补充足够的液体,鼓励患者多饮水、多排尿,必要时应用利尿剂。

(五)心理护理

肝癌患者的5个阶段的心理反应往往比其他癌症患者更为明显。要充分认识患者的心理反应,对部分出现过激行为,如绝望甚至自杀的患者,要给予正确的心理疏导;同时建立良好的护患关系,减轻患者恐惧。对于晚期患者,特别要维护其尊严,并做好临终护理。

(六)健康教育

1.疾病知识指导

原发性肝癌应以预防为主。临床证明,肝炎-肝硬化-肝癌的关系密切。因此,患病毒性肝炎的患者应及时正确治疗,防止转变为肝硬化,非乙型肝炎病毒携带者应注射乙型肝炎疫苗。加强锻炼,增强体质,注意保暖。

2.生活指导

禁食含有黄曲霉素的霉变食物,特别是发霉的花生和玉米,禁饮酒。肝癌伴有肝硬化者,特别是伴食管-胃底静脉曲张的患者,应避免粗糙饮食。

3.用药指导

在化疗过程中,应向患者做好解释工作,消除紧张心理,并介绍药物性质、毒副作用,使患者心中有数。①药物反应较重者,宜安排在睡前或饭后用药,以免影响进食。呕吐严重者应少食多餐,辅以针刺足三里、合谷、曲池等穴,对减轻胃肠道反应有一定作用。②注意防止皮肤破损,观察皮肤有无瘀斑、出血点,有无牙龈出血、鼻出血、血尿及便血等症状。③鼓励患者多饮水或强迫排尿,使尿液稀释。遵医嘱适量地服用碳酸氢钠以碱化尿液。④常选用1∶5 000高锰酸钾溶液坐浴,预防会阴部感染。

4.自我监测指导

出现右上腹不适、疼痛或包块者应尽早到医院检查。肝癌的疗效取决于早发现、早治疗,一旦确诊应尽早治疗,以手术为主的综合治疗可明显延长患者生命。观察肿瘤有无并发症和有无远处转移的表现,应警惕肝癌结节破裂、肝性脑病、消化道出血和感染等。手术后的癌肿患者应观察有无复发,定期复诊。化疗患者应定期检查肝肾功能、心电图、血常规、血浆药物浓度等,及时了解脏器功能和有无药物蓄积。

(苟淑萍)

第十节 胰 腺 癌

一、概述

(一)病因

胰腺癌的病因至今尚不完全清楚。各方面流行病学调查显示,有些因素与胰腺癌的发病相关,有些存在分歧。

1.人口因素和地区分布

胰腺癌多见于西方工业化国家。

2.家族和遗传因素

患以下6种遗传性疾病者胰腺癌的发病机会增多:遗传性非息肉症型直肠癌;家族性乳腺癌;Paget病;共济失调-毛细血管扩张症;家族性非典型多发性痣-黑色素瘤综合征;遗传性胰腺炎。

3.与其他疾病的关系

慢性胰腺炎、糖尿病、甲状腺肿瘤、其他良性内分泌瘤、囊性纤维变形等可能与胰腺癌的发病相关。

4.生活与环境因素

无论男女,吸烟者胰腺癌发病率高于不吸烟者 2～16 倍不等。高能量、高蛋白、高脂肪摄入也可诱发胰腺癌。此外,高碳水化合物、肉类、高胆固醇、亚硝胺和高盐食品均属不利因素。饮食中的纤维素、维生素 C、水果、蔬菜都是预防胰腺癌的有利因素,不进食或少进食保藏食品,进食生、鲜、压力锅或微波炉制备的食品胰腺的起保护都能作用。

(二)病理分型

1.胰腺癌部位分布

(1)胰头癌:占胰腺癌的 2/3 以上,常压迫和浸润导致胰管管腔狭窄或闭塞,远端易继发胰腺炎。

(2)胰体、胰尾部:约占胰腺癌的 1/4。胰体、胰尾部肿瘤体积较大,常由于浸润生长而致胰体、尾部周围有严重的癌性腹膜炎。

(3)全胰癌:约占胰腺癌的 1/20。

2.组织学分类

(1)导管细胞癌:最常见,约占 90%。

(2)胰泡细胞癌。

(3)少见类型胰腺癌:多形性癌、腺鳞癌、黏液癌、嗜酸性粒细胞癌及胰腺囊-实性肿瘤等。

(三)临床表现

1.腹痛

腹痛是最常见的临床症状,近半数为首发症状。在胰腺癌的整个病程中,几乎所有病例都有不同性质和不同程度的疼痛出现,位置多在上腹伴左腰部放射。

2.黄疸

梗阻性黄疸是胰腺癌的另一重要症状,是胰头癌的主要症状和体征,由癌肿侵及胆总管所致。

3.消化道症状

由于胰液和胆汁排出受阻,患者常有食欲缺乏、上腹饱胀、消化不良、便秘或腹泻。上腹部不适多为上腹闷堵感觉,食后饱胀。10%～30%患者以此为首发症状。

4.消瘦

体重减轻也是胰腺癌的常见症状。其特征是发展速度快,发病后短期内即出现明显消瘦,短期内体重减轻 10 kg 甚至更多。可能是胰腺癌及癌旁胰岛细胞因子干扰糖原代谢,引起胰岛素抵抗,使机体不能有效利用葡萄糖而致消瘦。

5.发热

至少有 10%胰腺癌患者病程中有发热出现,表现为低热、高热、间歇热或不规则发热等,可伴有畏寒,黄疸也随之加深,易被误诊为胆石症。

6.血栓性静脉炎

中晚期胰体、胰尾部癌患者可并发下肢游走性或多发性血栓性静脉炎,表现为局部红、肿、热、痛等并可扪及条索状硬块。偶可发生门静脉血栓性静脉炎,出现门静脉高压。

7.症状性糖尿病

部分胰腺癌患者可在上述症状出现之前发生症状性糖尿病,也可能原已控制的糖尿病无特殊原因突然加重。

8.精神症状

部分患者可出现焦虑、抑郁、失眠、急躁及个性改变等精神症状。

(四)诊断

1.实验室检查

肿瘤标志物检测包括 CEA、CA19-9、CA724、CA50 等。CEA 胰腺癌阳性率 83%～92%,术后 CEA 升高提示复发;CA19-9 对胰腺癌具有高度敏感性和特异性,应用免疫过氧化酶法检测 CA19-9,胰腺癌准确率高达 86%。大多数浸润型胰腺癌可检测到 K-ras 基因突变。Ras 基因的突变激活可引起血管内皮生长因子(VEGF)表达上调。约 73% 的胰腺癌患者发现 $P53$ 基因突变。

2.影像学检查

(1)逆行胰胆管造影(ERCP):将内镜插至十二指肠降段,在乳头部经内镜活检孔道插入造影导管,并进入乳头开口部、胆管和胰管内,注入对比剂,使胰管、胆管同时或先后显影,称为 ER-CP。胰头癌 ERCP 的诊断准确率可高达 95%。通过 ERCP 收集胰液做脱落细胞学检查,对胰腺癌的阳性诊断率可达 75%。

(2)血管造影检查:胰腺血管造影的适应证为确定胰腺内分泌肿瘤的位置,范围及程度,判断有无浸润、胰腺癌手术切除可能性等。

(3)胰腺 CT 检查:CT 目前仍是检测胰腺癌及做肿瘤分期的最常用方法,其检出肿瘤的阳性预测值可超过 90%;在判定肿瘤不能切除时,阳性率 100%。

(4)胰腺 MRI 检查:磁共振胰胆管成像(MRCP)是近几年迅速发展起来的技术。

(5)超声成像:彩色超声血流具有无创、价廉、无须对比剂等优点,可单独判断和量化肿瘤的心血管化程度,肿瘤侵犯血管的情况及血管性疾病。

(五)治疗

胰腺癌恶性程度高,局部发展快,转移早,治疗效果不佳,预后差。

1.手术治疗

手术是胰腺癌获得根治的唯一机会,只有 10% 的胰腺癌患者获得手术的机会。能被切除的胰腺癌为:肿瘤可被完全切除,而无癌组织残留;肿瘤未侵及重要邻近器官;无血源性或远处淋巴结转移。

2.放疗

对于手术不能切除病例,采用放疗＋化疗可以提高胰腺癌的疗效,明显延长患者生存期。单纯放疗者中位生存期明显低于放化疗结合患者。

3.化疗

全身化疗可作为胰腺癌的辅助治疗,也可作为局部晚期不能切除或有转移病变胰腺癌的主要治疗。可作为胰腺癌的新辅助治疗,也可作为术后复发的姑息治疗。常见化疗药物有:5-FU、吉西他滨、奥沙利铂、顺铂、伊立替康。

吉西他滨 1 000 mg/m²,静脉滴注超过 30 分钟,每周 1 次,连续 3 次,然后休息 1 周为一周期。对于不能切除的转移性胰腺癌,单药吉西他滨是标准治疗。含吉西他滨的联合化放疗可用于局部晚期不能切除的胰腺癌患者,也可作为辅助治疗。吉西他滨两药联合可选择(GP,吉西他滨+顺铂)、(GEME,吉西他滨+厄洛替尼3周方案)、(GC,吉西他滨+卡培他滨)等。奥沙利铂联合5-FU可作为二线治疗。

4.靶向治疗

胰腺癌的生物靶向治疗逐渐引起重视。有研究显示特罗凯联合吉西他滨治疗使胰腺癌中位生存期延长。

5.晚期胰腺癌的解救治疗

有梗阻及黄疸者可采用放置支架、激光手术、光动力治疗、放疗等迅速退黄;严重疼痛可联合放疗与吗啡类药物止痛,必要时给予神经毁损性治疗;肿瘤活动性出血可考虑姑息性手术或放疗;对于营养不良者及时给予肠道或肠道外营养。

胰腺癌由于诊断困难、病变进展迅速及缺乏有效的根治手段,诊断后仅1%～4%的患者能够活到5年。临床特点为病程短、进展快、死亡率高,中位生存期为6个月左右,被称为"癌中之王"。

二、护理

(一)护理要点

1.疼痛护理

胰腺癌疼痛的发生原因为癌肿浸润引起的胰管梗阻并管内压升高,尤其在进餐后,胰腺分泌增多,管内压力增高,促发上腹部持续或间断钝痛,餐后1～2小时加重,而后逐渐减轻。晚期胰腺癌可直接浸润、压迫位于腹膜后的腹腔神经丛,产生与体位有关的腰背痛。仰卧时加剧,而前倾、弯腰或侧卧时稍有缓解,呈昼重夜轻的特点,患者夜间往往不敢平卧而取前倾坐位或俯卧位。严重疼痛者遵医嘱给予吗啡类药物止痛。部分患者可由外科医师给予神经毁损性治疗。

2.饮食护理

给予易消化、低脂饮食,少食多餐。

3.胰瘘的护理

胰瘘多发生于术后1周左右,表现为患者突发剧烈腹痛、持续腹胀、发热,腹腔引流管或伤口引流出清亮液体,引流液测得淀粉酶。应持续负压引流,保持引流装置有效。

4.胆瘘的护理

胆瘘多发生于术后5～10天。表现为发热、右上腹痛、腹膜刺激征、T管引流量突然减少,但可见沿腹腔引流管或腹壁伤口溢出胆汁样液体。此时应保持T管引流通畅,予以腹腔引流。

5.控制血糖

胰腺癌患者由于术后胰腺功能的部分缺失,可引起患者血糖改变。因此,手术前后及静脉高营养的患者,均应每4小时一次常规监测血糖,以了解患者的胰腺功能,及时调节胰岛素的用量,一般将血糖控制在8 mmol/L左右。

6.放疗的护理

放疗患者应监测肝功能变化,观察肿瘤直接侵犯肝胆管、压迫肝门部胆管者黄疸消退情况。因胰腺与胃、十二指肠及结肠相毗邻,治疗过程中胃肠道会受到一定放射剂量的刺激,易出现恶心、呕吐、腹泻等消化道不良反应。可于治疗前遵医嘱给予西咪替丁或昂丹司琼静脉输注,并告知患者进软食,禁食刺激性食物,以保护胃肠道黏膜,预防胃溃疡、十二指肠溃疡及消化道出血的发生。对有消化道出血倾向的患者,应严密观察患者有无呕血、黑便、头晕、面色苍白、脉搏弱而快、血压下降等症状。

7.静脉化疗的护理

化疗药物的特殊不良反应及护理。

(1)吉西他滨的不良反应主要为骨髓抑制及皮疹。指导患者化疗期间不要食用刺激性食物,不要搔抓皮肤,皮肤瘙痒时可局部涂以炉甘石洗剂。静脉滴注时间一般限制在 30～60 分钟,超过 60 分钟会导致不良反应加重,已配制的吉西他滨不可冷藏,以防结晶析出。

(2)顺铂一次用药(50 mg/m²)发生肾毒性的可能性为 25%～30%,但通过静脉补液及使用利尿剂可使肾毒性减少至 10% 以下。多在治疗开始 2 周后出现血尿素氮升高,第 4 周恢复正常。一般在大剂量顺铂给药前静脉滴注生理盐水或葡萄糖 1 000 mL 加入 10%氯化钾 15 mg,然后 20%甘露醇 125 mL 静脉快滴,顺铂滴注完毕后再给予 20%甘露醇 125 mL 静脉快滴,以达利尿作用。一般每天液体总量3 000～4 000 mL,输液从顺铂给药前 6 小时开始,持续至顺铂滴注完毕后 6～12 小时为止。每周期治疗前检查尿常规、血尿素氮和肌酐、血电解质等;后 7 天查尿常规、血尿素氮、肌酐和电解质;记录 24 小时出入量3～4 天。

(二)健康指导

(1)年龄在 40 岁以上,短期内出现持续性上腹部疼痛、腹胀、食欲减退、消瘦等症状时,应注意对胰腺做进一步检查。

(2)饮食宜少量多餐。

(3)告知患者出现进行性消瘦、贫血、乏力、发热等症状,及时就诊。

(苟淑萍)

第十一节　原发性纵隔肿瘤

一、概述

纵隔是位于左右纵隔胸膜之间较大的间隙,为含有许多重要生命器官及结构的总称,是分隔左右胸膜腔和左右肺的间隔。纵隔内重要器官包括心包、心脏、气管、大血管、食管、淋巴组织、胸腺、神经及纵隔内脏间的神经组织。

纵隔内包含多个器官,而且其胚胎结构来源较为复杂,因此会导致多种肿瘤的发生,如胸腺瘤、胸内甲状腺肿、淋巴瘤、支气管囊肿、皮样囊肿、畸胎瘤、恶性淋巴肉瘤、心包囊肿、脂肪瘤、神经源性肿瘤、食管囊肿等,以良性者居多。畸胎瘤多见于 30 岁以下,少数发生在 40 岁以上。本病除淋巴肉瘤和恶性淋巴瘤,多数预后良好。

(一)病因

目前尚未十分明确。我国中医认为本病可能与以下因素相关:外邪侵袭、情志失调、饮食不节、气机郁滞、脏腑气血失和、痰浊瘀血内生、痰瘀与气血互结,日久成积所致。纵隔内组织和器官较多,胎生结构来源复杂,所以纵隔区内肿瘤种类繁多。有原发的,有转移的,原发肿瘤中以良性多见,但也有相当一部分为恶性。

(二)临床表现

约 40% 的原发纵隔肿瘤患者无症状,这些患者多为常规胸片发现,另外 60% 有症状患者的症状多与病变压迫或侵犯周围组织结构有关,或为原发肿瘤伴有的全身综合征。临床常见的症状为胸闷、胸痛、咳嗽、呼吸困难、声音嘶哑、心慌、心律不齐、面颈部水肿、乏力、吞咽困难、体重下降及夜间盗汗。体检有发热、淋巴结肿大、喘鸣、上腔静脉综合征、声带麻痹、霍纳(Horner)综合征及神经学方面异常。

(三)辅助检查

1.影像学检查

(1)X 线检查:常规进行胸部正侧位 X 线检查,可作出初步诊断。

(2)CT 及 MRI 检查:可显示肿瘤与周围解剖、血管的关系及肿瘤的密度。

(3)单光子发射计算机断层显像(SPECT)。

(4)正电子发射计算机断层显像(PET)。

2.血清学及生化学检查

(1)血清放射免疫检测。

(2)激素测定:有助于不同纵隔肿瘤的鉴别诊断,如甲胎蛋白(AFP)及人绒毛膜促性腺激素(HCG)。

3.有创伤诊断方法

(1)外科活检术:对于靠近胸壁的纵隔肿瘤可行 CT 引导下穿刺活检检查。

(2)全麻下纵隔镜检查:有助于淋巴瘤及肿大淋巴结的诊断。

(3)支气管镜及食管镜检查:有助于明确支气管受压情况、受压程度及肿瘤是否已侵入支气管或食管,以便确立手术的可能性。

(4)前纵隔切开切取组织活检。

(5)剖胸探查切除组织活检,早确诊,早切除。

(四)治疗原则

(1)手术治疗为主:绝大多数原发性纵隔肿瘤只要无禁忌证均应实施外科手术切除,再根据病理性质及完全切除与否来决定下一步是否进行放疗或化疗。

(2)恶变可能者、转移者,根据病理性质辅以放疗或化疗。

(3)恶性淋巴瘤可行放疗、化疗相结合的治疗方法。

二、护理

(一)护理要点

1.心理护理

纵隔肿瘤患者对疾病常有恐惧、焦虑心理,思想负担大。尤其对采取有创方法诊断(如针吸、胸腔镜、纵隔切开、胸廓切开术)及手术、化疗、放疗等,使患者心理压力更大,因此护士应向患者解释各种治疗对挽救生命、缓解症状的重要意义,讲解有关诊断、治疗的知识,使患者对自己的病情、治疗方法及治疗效果有初步的了解,从而取得患者的密切配合。

2.特殊症状的护理

(1)呼吸困难:当肿瘤压迫或侵入支气管时,常会引起咳嗽、气短、呼吸困难、发绀等。应给予舒适体位,吸氧(2~4 L/min),雾化吸入(加入糜蛋白酶及抗生素),应用祛痰药物,必要时吸痰,保持呼吸道的通畅。

(2)胸背部疼痛:纵隔肿瘤侵犯或压迫胸壁可引起胸背部疼痛,用一般止痛药物可缓解。但若是胸壁、胸骨受累,则止痛药无效,必须控制病因才能止痛。

(3)咳出异物(毛发等)症状:此种情况多发生于生殖细胞瘤中,患者咳出的多为畸胎瘤的内容物。除了抗炎及止咳措施外,需手术切除肿瘤才能控制。应做好患者的心理护理,减轻患者的恐惧、害怕情绪。

3.放疗的护理

(1)监测血象变化:当白细胞计数$<3\times10^9/L$时,应暂停放疗,并遵医嘱行升白细胞治疗;当白细胞计数$<1\times10^9/L$时,应做好保护性隔离,病房限制探视,并每天酌情行房间空气消毒2~3次。

(2)放疗时应注意心脏区的保护,监测心功能;胸部照射时可诱发肺水肿、肺炎、胸骨骨髓炎,表现为咳嗽、咳白色泡沫痰、呼吸急促、胸痛、咯血等,应注意观察,一经发现,并遵医嘱应用抗生素、肾上腺皮质激素、雾化吸入等。

(3)急性放射性食管炎是纵隔肿瘤放疗的常见并发症。向患者解释这只是暂时的症状,停止放疗后可逐渐消失。指导患者进清淡、易消化、无刺激的流质或半流质饮食,忌食粗、硬、烫、辛辣刺激性食物,进食速度宜缓慢,进食后漱口,并饮温凉开水以冲洗食管。症状严重者可用2%利多卡因 15 mL、维生素 B_{12} 4 000 μg、庆大霉素 24 万 U 加入生理盐水 500 mL 中,每次取 10 mL 于三餐前及临睡前慢慢吞服;疼痛者可酌情给予止痛剂。

4.化疗的护理

(1)纵隔肿瘤常用的化疗药物有多柔比星类、丝裂霉素、长春新碱、顺铂、氟尿嘧啶等,由于这些药对血管的刺激性大,发生渗漏时有引起组织糜烂坏死的可能,而且化疗通常需要多个疗程,多次的化疗可引起化学性静脉炎,所以最好建议患者在化疗前进行 PICC 置管术。

(2)多柔比星等化疗药物可引起脱发,向患者解释脱发只是暂时性的,停止化疗后头发便可恢复生长。指导患者在化疗前剪短头发或全部剃光,以免脱落的头发粘在衣服及被服上引起患者不舒适及心理上的刺激。指导患者购买适合自己的假发或帽子,以满足患者对美观的需求。

(二)健康教育

(1)保持病房环境整洁,指导患者保持心情愉快。

(2)戒烟:吸烟会增加支气管的分泌,会加重原发支气管炎,尤其影响术后的咳痰,吸烟还影响肺功能,降低血氧饱和度,对手术及术后影响极大。对有长期吸烟者应做好耐心细致的说服工作,严格戒烟。

(3)加强口腔卫生:指导患者每天早晚及餐后刷牙、漱口,预防术后肺部并发症的发生。

(4)注意休息,适当进行体育锻炼:根据身体情况制定活动量,如散步、慢跑、打太极拳等。

(5)定期复查:如出现胸闷、气促等情况,应立即就诊。

(苟淑萍)

第十二章 传染科护理

第一节 支气管结核

支气管结核是发生在气管、支气管黏膜或黏膜下层的结核病,因此也称支气管内膜结核。

支气管结核在抗结核化疗前时代发病率很高。Auerbach 曾报道对 1 000 例肺结核尸体解剖,发现有 41.0％患者有支气管结核。黄家驷在 1943 年亦曾报道,肺结核患者中 42.7％有支气管结核。但是在抗结核化疗时代,支气管结核的发病率较前明显减少。1984 年有作者报告对 1 000 例结核病患者尸检中发现支气管结核者仅 42 例,占 4.2％。值得指出的是,支气管结核的发病率与病例选择有明显关系。如果对结核患者无选择性地进行支气管镜检查,则支气管结核的发病率低,如选择有支气管结核症状的患者做检查,则发病率高。支气管结核的发病率又与肺结核病情有关,重症结核、有空洞者及痰结核菌阳性的肺结核患者,支气管结核的发病率较轻症、无空洞,痰菌阴性者高了 3 倍。另据国外统计,支气管结核发病率农村高于城郊,城郊高于城市,这可能与农村重症结核患者较多,且治疗不规则有关。

支气管结核女性多于男性,男女比例为 1：4.2,各年龄组均可发生。多数支气管结核继发于肺结核,以 20～29 岁年龄组占多数,少数继发于支气管淋巴结结核,以儿童及青年为多。近年由于肺结核患病趋向老年化,老年患支气管结核有增加的趋势。

一、发病机制及病理

(一)发病机制

支气管结核均为继发性,多数继发于肺结核,少数继发于支气管淋巴结结核,经淋巴和血行播散引起支气管内膜结核者极少见。

1.结核菌接触感染

此为支气管结核最常见的感染途径。气管、支气管是呼吸通道,结核患者含有大量结核菌的痰液通过气管,或空洞、病灶内的含结核菌的干酪样物质通过引流支气管时,直接侵及支气管黏膜,或经黏液腺管口侵及支气管壁。

2.邻近脏器结核病波及支气管

肺实质结核病进展播散时波及支气管,肺门及纵隔淋巴结发生结核性干酪样坏死时,可浸润穿破邻近支气管壁,形成支气管结核或支气管淋巴瘘,个别脊柱结核患者的椎旁脓肿可波及气管、支气管,形成脓肿支气管瘘。

3.淋巴血行感染

结核菌沿支气管周围的淋巴管、血管侵及支气管,病变首先发生在黏膜下层,然后累及黏膜层,但这种淋巴血行感染的发生机会较少。

(二)病理改变

支气管结核早期组织学改变为黏膜表面充血、水肿,分泌物增加,黏膜下形成结核结节和淋巴细胞浸润。此种改变与一般非特异性炎症不易区别。当病变继续发展,可产生支气管黏膜萎缩及纤维组织增生,当病变发生干酪样坏死时,可形成深浅不一、大小不等的结核性溃疡,底部充满肉芽组织,表面覆以黄白色干酪样物,肉芽组织向管腔内生长,可造成管腔狭窄或阻塞。

通过合理有效的抗结核治疗,随着炎症消退,溃疡愈合,少数狭窄或阻塞的支气管可获得缓解,但多数随着支气管壁弹性组织破坏和纤维组织增生,狭窄或阻塞情况反而加重,引起肺不张、肺气肿、张力性空洞及支气管扩张等并发症。

当气管支气管旁淋巴结干酪样坏死时,淋巴结可发生破溃穿透支气管壁,形成支气管-淋巴瘘,瘘孔多为单发,亦可数个同时或相继发生。干酪样物排空后,淋巴结可形成空洞,成为排菌源泉。

二、临床表现

支气管结核患者的临床症状视病变范围、程度及部位有所不同。

(一)咳嗽

几乎所有的支气管结核患者都有不同程度的咳嗽。典型的支气管结核的咳嗽是剧烈的阵发性干咳。镇咳药物不易制止。

(二)喘鸣

支气管结核时,黏膜可发生充血、水肿、肥厚等改变,常造成局部的管腔狭窄,气流通过狭窄部时,便会发生喘鸣。发生于小支气管狭窄所致的喘鸣,只有用听诊器才能听到,发生于较大支气管的喘鸣,患者自己就能听到。

(三)咯血

气管、支气管黏膜有丰富的血管供血。支气管结核时,黏膜充血,毛细血管扩张,通透性增加。患者剧烈咳嗽时,常有痰中带血或少量咯血,溃疡型支气管结核或支气管淋巴瘘患者可因黏膜上的小血管破溃而发生少量或中等量咯血,个别患者发生大咯血。

(四)阵发性呼吸困难

呼吸困难程度因病情而异。有支气管狭窄的患者,如有黏稠痰液阻塞了狭窄的管腔,患者可发生一时性的呼吸困难。当痰液咯出后,支气管通畅,呼吸困难即可解除。淋巴结内干酪样物质突然大量破入气管内腔时,可导致严重呼吸困难,甚至可发生窒息。

三、各项检查

(一)纤维支气管镜检查

纤维支气管镜检查是诊断支气管结核的主要方法。支气管镜不但能直接窥视支气管黏膜的各种病理改变,而且通过活检、刷检、灌洗等检查手段,可获得病因学诊断的依据。但是支气管镜检查时支气管结核的发现率各学者的报告有很大的差别。造成这种情况的原因很多,其中一个很重要的原因是不同学者对纤维支气管镜下支气管结核诊断标准的认识和理解常有很大的不同。例如,同样的支气管黏膜充血、水肿、不同医师可能作出不同的诊断。因此每个进行支气管镜检查的医师应当认真考虑自己在支气管镜检查时所采用的诊断标准,其正确性到底如何?最好的鉴定办法是肺切除标本病理检查和/或支气管黏膜活体组织检查与支气管镜诊断做对照。北京市结核病研究所气管镜室曾对 208 例患者进行了肺切除标本病理检查与气管镜诊断的对照研究,结果显示,支气管镜诊断正确率为 62.9%,诊断不正确者 37.1%,其中结核误诊率为 4.3%,而结核漏诊率为 32.8%。分析漏诊的原因主要为:支气管结核的结核病变位于黏膜下,而黏膜完全正常,因此支气管镜无法发现病变(占有 28.9%);黏膜及黏膜下均有结核病变,但黏膜病变是微小结核结节,而主要病变位于黏膜下层(占 13.2%);仅黏膜有微小、局限的结核结节(占57.9%)。国内外文献曾有作者称这种支气管镜难以发现的微小黏膜或黏膜下结核病变为"隐性支气管结核"。

支气管结核的纤支镜所见通常可分为以下五种类型。

1.浸润型

表现为局限性或弥漫性黏膜下浸润。急性期黏膜高度充血、水肿、易出血,慢性期黏膜苍白、粗糙呈颗粒状增厚,软骨环模糊不清,可产生不同程度的狭窄,黏膜下结核结节或斑块常呈黄白色乳头状隆起突入管腔,可破溃坏死,也可痊愈而遗留瘢痕。

2.溃疡型

可继发于浸润型支气管结核或由支气管淋巴结核溃破而引起,黏膜表面有散在或孤立的溃疡,溃疡底部有肉芽组织,有时溃疡被一层黄白色干酪样坏死物覆盖,如坏死物质阻塞管腔或溃疡底部肉芽组织增生,常可引起管腔阻塞。

3.增殖型

主要是增生的肉芽组织呈颗粒状或菜花状向管腔凸出,易出血,可发生支气管阻塞或愈合而形成瘢痕。

4.纤维狭窄型

纤维狭窄型为支气管结核病变的愈合阶段。支气管黏膜纤维性病变,常造成管腔狭窄,严重者管腔完全闭塞。

5.淋巴结支气管瘘

(1)穿孔前期:支气管镜下可见局部支气管因淋巴结管外压迫而管壁膨隆,管腔狭窄,局部黏膜充血、水肿或增厚。

(2)穿孔期:淋巴结溃破入支气管腔,形成瘘孔,支气管腔除有管外压迫外,局部黏膜可见小米粒大小的白色干酪样物质冒出,犹如挤牙膏状,用吸引器吸除干酪样物后,随着咳嗽又不断有干酪样物从此处冒出,瘘孔周围黏膜可有严重的充血水肿。

(3)穿孔后期:原瘘孔处已无干酪样物冒出,呈光滑的凹点,周围黏膜大致正常,有时瘘孔及周围黏膜有黑灰色炭疽样物沉着,呈现"炭疽样"瘘孔,此种陈旧性瘘孔可持续数年不变。

(二)X 线检查

1.直接影像

胸部透视或 X 线平片不易显示气管、支气管结核。断层摄影可能显示支气管内有肉芽、息肉。管腔狭窄等改变。支气管造影术不但可以清晰显示上述改变,有时还可显示溃疡性病变及淋巴结支气管瘘。

2.间接影像

胸部 X 线检查发现张力性空洞、肺不张、局限性阻塞性肺气肿、不规则支气管播散病变,提示可能有支气管结核。

四、诊断

根据病史、症状、体征、X 线胸片及痰结核菌检查,多数患者可以确诊支气管结核。对于尚不能确诊的病例,可作纤维支气管镜检查,必要时通过活检、刷检及支气管灌洗等检查进一步明确诊断。

凡是原因不明的咯血、咳嗽持续 2 周以上或胸部经常出现局限性或一侧性哮鸣音,或胸片上出现肺不张、肺门浸润、肺门肿块影、肺门附近张力性空洞或不规则支气管播散病灶者,应做痰涂片检查和进一步的选择性 X 线检查,除外支气管结核。

原因不明的下列患者应做纤维支气管镜检查以了解有无支气管结核存在:①剧烈干咳或伴有少量黏稠痰超过 1 个月,胸片上无活动性病灶,抗生素、平喘药治疗无效者;②反复咯血超过 1 个月,尤其是肺门有钙化灶者;③经常出现局限性或一侧性哮鸣音者;④反复在肺部同一部位发生炎症者;⑤肺不张者。

五、治疗

(一)全身抗结核治疗

无论是单纯的或并发于肺结核的气管、支气管结核均应进行有效的、合理的全身抗结核药物治疗。

(二)局部治疗

由于支气管黏膜有丰富的血运供应,因此全身治疗时,支气管黏膜多能达到有效的药物浓度,因此局部治疗并不是必需的。但如经一定时期的常规抗结核药物治疗而效果不够理想,病变仍较严重,或临床症状明显时,可并用下述局部治疗。

1.雾化吸入

可选用局部刺激性较小的药物,如异烟肼 0.2 g 和链霉素 0.25~0.5 g 溶于生理盐水 3~5 mL 进行雾化吸入,每天 1~2 次,疗程 1~2 个月。

2.支气管镜下治疗

深而广泛的溃疡型和肉芽肿型支气管结核,可在全身化疗的同时配合纤支镜下局部给药治疗,每周1次,纤支镜下用活检钳或刮匙,分次清除局部干酪样坏死物和部分肉芽组织,局部病灶黏膜下注入利福霉素每次 125 mg,8~12 次为 1 个疗程。

3.其他

近年来,对于瘢痕狭窄型支气管内膜结核,国内外开展安置镍钛合金支气管支架的治疗方法,对于缓解阻塞性炎症及肺不张,改善肺功能有一定疗效。

六、护理

(1)支气管结核患者治疗时间长,应多与患者沟通,讲解支气管内膜结核的治疗护理过程,使患者对疾病有初步的认识,积极配合治疗和护理。

(2)同种患者人住一室,出人戴口罩,室内每天用含氯消毒液消毒一次,紫外线照射30分钟。严格探视制度,以免传染。

(3)活动期卧床休息,病室环境保持安静清洁,阳光充足,空气流通。恢复期患者可参加户外活动和适当体育锻炼。

(4)进食高蛋白、高热量、高维生素、富含钙质的食物。如牛奶、鸡蛋、豆腐、鱼、肉、新鲜蔬菜、水果等。

(5)提醒和督促患者按时服药,在解释药物不良反应时强调药物的治疗效果,让患者了解不良反应发生的可能性小,一旦发生只要及时处理,大部分不良反应可以完全消失。

(6)当患者建立起按时服药习惯后应予以鼓励,反复强调为争取痊愈必须坚持规则、全程化疗。

(7)雾化吸入治疗的患者,说明治疗的目的及注意事项,使患者乐意接受治疗。

(8)手术治疗的患者,按外科手术护理常规执行。

七、健康教育

(1)嘱患者咳嗽或打喷嚏时用二层餐巾纸遮住口鼻,然后将餐巾纸放入袋中直接焚毁。或将痰吐人带盖的痰缸内加人含氯消毒液浸泡。接触痰液后用流动水清洗双手。

(2)嘱患者每天开窗通风,早晚刷牙,饭后漱口,勤更衣,勤洗澡。衣物、被褥、书籍等污染物可采取在烈日下曝晒2~3小时等方法进行杀菌处理。

(3)督导患者坚持规则、全程化疗,注意药物不良反应。一旦出现反应及时随诊,听从医师的处理。

(4)雾化吸入治疗的患者用药时间长,应教会患者雾化吸入器的正确使用方法、注意事项、故障的处理等。

(5)定期随诊,接受有关检查,追踪时间至少1年。

(王英波)

第二节 结核性胸膜炎

一、病因和发病机制

由于胸液结核分枝杆菌培养的阳性率在25%以下,传统认为结核性胸膜炎的发病主要是由于结核分枝杆菌的菌体蛋白引起迟发型变态反应导致胸腔积液,但现在发现胸膜活检有50%~80%的病例胸膜上有典型结核结节形成,胸膜组织结核分枝杆菌培养的阳性率也在50%以上。故目前认为结核性胸膜炎的发病是胸膜在遭受结核杆菌感染后产生针对其抗原成分的变态反应。结核性胸膜炎可以是结核分枝杆菌的原发感染,也可以是继发于肺结核的胸膜病变。胸膜下的干酪样病灶脱落进入胸膜腔是原发性结核性胸膜炎的起始病理过程。而继发性结核性胸膜炎一般都有肺实质的结核病灶。

结核分枝杆菌抗原进入胸膜腔,激发CD4$^+$T淋巴细胞介导的迟发型变态反应,T辅助细胞

1(Th1)表达以 INF-γ 为主的细胞因子,对抗 Th2 介导(以 IL-4 为代表)的免疫反应,活化巨噬细胞和 NK 细胞,杀灭进入胸膜腔的结核分枝杆菌。同时炎症反应过程中胸膜毛细血管充血、渗出、炎症细胞浸润致胸膜通透性增高,加上淋巴回流损伤,导致大量液体在胸膜腔集聚,引起胸腔积液。

慢性结核性脓胸出现的机会非常少,可以见于以下情况:①原发的结核病灶,破溃入胸腔的病灶很大;②膈下结核或者淋巴结核直接破溃入胸腔;③血行播散;④继发于肺叶切除术或者人工气胸后残腔内充填

二、病理和病理生理

早期胸膜充血、水肿,白细胞浸润,随后淋巴细胞浸润占优势。胸膜表面有少量纤维蛋白渗出,如炎症反应轻微,不出现浆液性渗出即为干性胸膜炎;如炎症反应剧烈,即从毛细血管渗出血浆集聚于胸膜腔中,自微量至数升,形成胸腔积液。由于大量纤维素蛋白沉着于胸膜,胸腔积液吸收过程中可形成包裹性积液和广泛胸膜增厚。

干性胸膜炎对肺功能影响不大,肺尖部局限性胸膜粘连对肺功能影响不明显,下胸部胸膜粘连,肋膈角闭塞,呼吸时膈肌活动减低,致肺活量减低。渗出性胸膜炎对肺功能的影响主要取决于胸腔积液的量。少量积液不影响肺脏的扩张及呼吸运动,肺功能可无改变。大量积液压迫肺脏,减少呼吸面积,限制膈肌活动,肺活量减低。严重胸膜增厚者,可呈限制性通气功能障碍。

结核性脓胸常有肉芽组织增生及大量纤维组织形成胸膜增厚,胸膜纤维层瘢痕机化,甚至钙化。若有支气管胸膜瘘,则肺脏大部萎缩。有时脓液溃入胸壁形成冷脓肿产生瘘管,长期流脓不愈。肺功能一般显示限制性通气功能障碍,若对侧肺脏发生代偿性肺气肿,则可有残气量及残气量占肺总量百分比增加,形成混合性通气功能障碍。

三、临床表现

起病时常有轻中度发热、干咳及其他结核毒性症状。干性胸膜炎主要症状为胸痛,多发生于胸廓扩张度最大的部位,如腋侧胸下部。疼痛性质为剧烈尖锐的针刺样痛,深呼吸及咳嗽时更甚,浅呼吸、平卧和患侧卧位,胸痛可减轻,故呼吸常急促表浅。渗出性胸膜炎起始时有胸痛,待渗液增多时,壁层与脏层胸膜分开,胸痛即减轻。大量胸腔积液者可出现气急、胸闷,积液愈多,症状也愈明显。急性大量渗出性积液时可有端坐呼吸、发绀。

体检患侧呼吸运动受限制,呼吸音减低。干性及少量渗出性胸膜炎腋侧下胸部常有恒定的胸膜摩擦音,吸气及呼气期均可闻及,听诊器紧压胸壁时摩擦音增强,咳嗽后摩擦音不变;渗出性胸膜炎胸液量较多时病侧呼吸运动度减弱,叩诊浊音,听诊呼吸音减低或消失;大量渗液时气管、心脏移向健侧。

急性结核性脓胸毒性症状重,伴有支气管胸膜瘘时,则咳出大量脓痰(即脓性胸液),有时呈血性。慢性者多不发热,但贫血及消瘦较明显。体征大致与渗出性胸膜炎相似。胸壁局部可有压痛,甚至轻度水肿。慢性者胸廓塌陷,肋间隙变窄,呼吸运动减弱,叩诊实音,听诊呼吸音减低,气管移向患侧,常伴有杵状指(趾)。

四、影像学检查

干性胸膜炎胸部 X 线检查可无异常,当渗液量达 300 mL 以上时,可见肋膈角变钝;典型胸

腔积液的表现为下胸部见外高内低上缘呈下凹的均匀致密阴影,大量积液时患侧全为致密阴影,纵隔移向健侧。肺底与膈间的积液或包裹性积液常规 X 线不易鉴别。

B 超探测胸腔积液远较 X 线灵敏,可测出肋膈角少量积液,并可估计胸腔积液的深度和积液量,提示积液穿刺部位,对包裹性积液的穿刺尤其重要。

CT 是发现胸腔积液最敏感的方法,可以发现极少量的积液,并能鉴别胸膜增厚和包裹性积液,对鉴别包裹性积液和肺内或纵隔巨大囊性肿块较 X 线和 B 超优越。

五、实验室检查和辅助检查

胸腔穿刺抽液检查对诊断结核性胸膜炎十分重要。胸液一般呈草黄色、透明或混浊的液体,少数也可呈淡红或深褐色的血性液体,含大量纤维蛋白,放置后形成胶冻样凝块。

胸液 pH 在 7.30~7.40(鲜有超过 7.40),但大约有 20% 的患者<7.30,80%~85% 的胸液糖 >3.33 mmol/L(60 mg/dL),大约 15% 的患者<1.67 mmol/L(30 mg/dL)。比重 1.018 以上,蛋白定量>30 g/L,镜检有核细胞 $0.1~1.0×10^9$/L,病程前两周,分类以中性粒细胞为主,后转为淋巴细胞。结核性脓胸的脓液性状和普通脓胸相似,胸液中白细胞总数 $10~15×10^9$/L 或更多,以中性粒细胞为主,pH<7.2,糖<1.11 mmol/L(20 mg/mL),LDH>1 000 IU/L。

胸液离心沉淀后行涂片检查结核菌的阳性率在 5% 以下,胸液结核杆菌培养阳性需要 10~100 条结核分枝杆菌,因此胸腔积液培养的阳性率在 12%~70%,绝大多数的报道在 30% 以下。传统认为结核性胸膜炎痰抗酸杆菌检查阳性率很低,但有研究表明即使胸片没有发现病灶的结核性胸膜炎,导痰后痰结核杆菌培养的阳性率也高达 55%。

腺苷脱氨酸酶(adenosine deaminase,ADA)是嘌呤代谢过程中的一个酶,在淋巴细胞特别是 T 淋巴细胞中含量丰富。自 1978 年首次用于诊断结核性胸膜炎,ADA 在结核性胸膜炎的诊断中被广泛应用,一般 ADA>70 IU/L 高度怀疑结核性胸膜炎,ADA<40 IU/L 作为除外诊断,40 个研究的荟萃分析表明,ADA 诊断结核性胸膜炎的敏感性为 47.1%~100%,特异性 0~100%,差异主要在于不同的检测方法和临界值的设定。在发达国家,由于发病率低,ADA 的阳性预测值只有 15%,而在结核高发的发展中国家,ADA 作为一种简单、快速、便宜的方法,其敏感性和特异性可以高达 95% 和 90%。但在以淋巴细胞为主的胸液如类风湿性关节炎、淋巴瘤、肺泡细胞癌、间皮瘤、支原体衣原体肺炎也可增高。ADA 有两个同工酶,ADA1 产生于淋巴细胞和单核细胞,ADA2 主要由单核巨噬细胞产生,结核性胸膜炎时 ADA2 的增高更加有意义。

IFN-γ 主要由 $CD4^+$ T 细胞产生,因此用来诊断结核性胸膜炎有很高的特异性,研究表明其敏感性在 78%~100%,特异性在 95%~100%。新的荟萃分析总结了 24 个临床试验,表明 IFN-γ 诊断结核性胸膜炎敏感性为 89%,特异性为 97%。许多研究显示 IFN-γ 测定要优于 ADA。其他可以引起胸液 IFN-γ 增高的疾病是血液系统肿瘤和脓胸。

用 PCR 方法检测胸液中结核分枝杆菌的 DNA,可以检出至少 20 个结核分枝杆菌,一系列的研究表明敏感性在 20%~90%,特异性在 78%~100%,主要和胸腔积液中结核分枝杆菌的数量和检测的技术有关。用 PCR 检测胸膜活检组织,可达 90% 的敏感性和 100% 的特异性。

经皮胸膜活检曾经是诊断结核性胸膜炎的金标准,活检胸膜组织表现为肉芽肿性炎症、干酪样坏死、抗酸染色阳性,胸膜活检有 50%~97% 显示为肉芽肿,组织培养分枝杆菌的阳性率在 39%~80%。胸膜活检显示为肉芽肿的其他疾病有结节病、真菌感染、类风湿性关节炎、诺卡菌病,诊断时需要排除。

胸腔镜是诊断不明原因胸腔积液的最好方法,通过胸腔镜能够鉴别结核性胸腔积液和恶性肿瘤,电视胸腔镜则优势更加明显,典型结核性胸膜炎可以看到壁层胸膜黄白色的小结节,胸膜面红肿充血,并可见纤维渗出粘连。通过胸腔镜活检可以进行病理检查和结核分枝杆菌的病原检查。

六、诊断和鉴别诊断

典型的结核性胸膜炎根据临床表现和胸液检查不难诊断,但由于结核菌培养需时长而且阳性率低,加上国内没有普遍开展胸液 ADA、IFN-γ 的检测和胸膜活检,结核性胸膜炎的诊断主要依据临床治疗反应,容易过诊和误漏诊,需大力提倡 ADA、IFN-γ 的检测和胸膜活检。

结核性胸膜炎需与各种原因引起的胸腔积液鉴别。

(一)癌性胸腔积液

肺部恶性肿瘤、乳腺癌、淋巴瘤、消化道和妇科肿瘤常可转移至胸腔引起胸腔积液,多缓慢起病,通常无发热,胸液增长速度较快,转移至壁层胸膜可以有持续性胸痛。胸液常呈血性,胸液中红细胞数多超过 $100\times10^9/L$,胸液内肿瘤标志如癌胚抗原 CEA 部分增高,胸液 ADA 和 IFN-γ 低。胸液引流后胸部 CT 检查多可以发现肺内的转移性结节和纵隔淋巴结肿大,其他部位转移也可以有相应的病史和症状以资鉴别。胸液离心沉淀发现恶性细胞可确诊。

(二)肺炎旁胸腔积液

40%的肺炎患者可以并发胸腔积液称为肺炎旁胸腔积液,肺炎旁胸腔积液一般同时有肺炎的急性起病症状,全身症状明显,血白细胞常常增多。胸液检查细胞计数 $5\sim10\times10^9/L$,中性粒细胞 90%以上,胸液 pH 和葡萄糖常常降低,LDH 通常较高,部分患者的胸液呈脓性,胸液涂片或培养有助于诊断。

(三)风湿性疾病引起的胸腔积液

系统性红斑狼疮、类风湿性关节炎合并胸腔积液时,起病也以发热为主,胸腔积液为渗出性积液,多以淋巴细胞为主,胸腔积液 ADA 增高,容易与结核性胸膜炎混淆。但风湿性疾病一般有关节、皮肤和全身表现,引起胸液一般为双侧,胸腔积液的量在中等以下,多发生于风湿性疾病的活动期,随着风湿性疾病的控制胸腔积液可以消退,SLE 患者胸液中抗核抗体多阳性,类风湿性关节炎胸液中糖很低或无糖是其特征。

七、治疗

(一)抗结核治疗

一旦诊断为结核性胸膜炎,应进行正规抗结核治疗,如不经治疗,65%的患者在 5 年内发展为活动性肺结核,部分患者甚至可能进展为结核性脓胸。抗结核治疗的方案参照痰菌阳性的肺结核方案,可以用 2HRZE(S)/4HR,或 $2H_3R_3Z_3E_3/4H_3R_3$。由于结核性脓胸腔内药物浓度远较血液中为低,结核分枝杆菌在较低浓度下可能诱导耐药,因此结核性脓胸可以考虑脓腔内注入对氨基水杨酸钠 $4\sim8$ g、异烟肼 $400\sim600$ mg 或链霉素 $0.5\sim1$ g。

(二)胸腔穿刺引流

不仅是诊断需要,也是治疗结核性胸膜炎的必要手段。由于高达 50%的患者在开始治疗后的 $6\sim12$ 个月内出现胸膜增厚,胸腔抽液有助于减少纤维蛋白沉着和胸膜增厚,使肺功能免遭损害。一般主张大量胸液时要求每周抽液 $2\sim3$ 次,直至胸液完全吸收。也有报道一旦诊断明确,胸腔置入猪尾导管,一次性把胸腔积液引流干净,可以减少胸膜粘连。结核性脓胸须反复胸穿抽脓,或置管冲洗,一般每周抽脓2~3次,每次用生理盐水或2%碳酸氢钠冲洗脓腔。

(三)糖皮质激素治疗

由于结核性胸膜炎大部分患者在治疗后都有胸膜增厚和粘连,因此减轻炎症反应、减少胸膜粘连的治疗一直在探索,糖皮质激素是应用最多的方法,但其作用一直受到争议。2007年新的Cochrane 系统综述了6个临床试验633个患者,资料显示糖皮质激素治疗能减少胸膜增厚和第4周的残留积液,但不能降低死亡率、改善肺功能、减轻胸膜粘连和第8周的残留积液。而不良反应要多于对照组,在 HIV 患者还发现卡波济肉瘤的风险增加。虽然目前的循证证据并不支持糖皮质激素的应用,但随机对照的样本还是偏小,尚需要进一步临床试验来验证。许多专家认为对于毒性症状严重、胸腔积液量多的患者,在使用抗结核药物和胸腔穿刺的同时加用糖皮质激素可以减轻机体的变态反应和炎症反应使胸液迅速吸收,减少胸膜粘连增厚。通常用泼尼松20~30 mg/d,分3次口服。体温正常、全身毒性症状消除、胸液吸收或明显减少时,逐渐减量至停用,疗程4~6周。但由于国内结核性胸膜炎的诊断许多时候仅仅是临床诊断,需要通过抗结核治疗反应来确认诊断,糖皮质激素的应用尤需慎重。

八、护理常规

结核性胸膜炎是临床上常见的一型结核病(属Ⅳ型结核),是由于结核分枝杆菌直接感染,和/或胸膜对结核分枝杆菌感染产生高度变态反应而发生炎症,为最常见的一种胸膜炎症性疾病。可同时伴有或无明显的肺内结核病灶。依照临床经过和病理改变可分为干性胸膜炎、渗出性胸膜炎、结核性脓胸三种类型。其症状主要表现为发热、盗汗、乏力、食欲减退等全身中毒症状和胸膜炎症及胸腔积液所致胸痛、咳嗽和呼吸困难。目前治疗主要包括抗结核药物化疗、肾上腺皮质激素的应用、胸腔穿刺抽液及胸腔内注药、外科手术治疗。

(一)一般护理

(1)执行内科一般护理常规。

(2)协助患者采取舒适卧位,半卧位或患侧卧位,有利于呼吸和缓解疼痛。

(3)根据患者的临床症状执行相应的护理常规,如发热、咳嗽、咳痰、胸痛、呼吸困难等。

(二)饮食护理

指导患者进食高热量、高蛋白、富含维生素、易消化的食物,多食肉类、蛋类、牛奶、水果、新鲜蔬菜等,以满足机体需要,增强机体修复能力和抵抗力。戒烟酒及刺激性食物。

(三)用药护理

(1)抗结核药物护理详见"肺结核护理常规"。

(2)糖皮质激素治疗。糖皮质激素具有抗感染、抗中毒、抗过敏的作用,可改善结核中毒症状,降低变态反应,减少胸膜渗出,促进胸腔积液吸收,减少胸膜粘连或胸膜肥厚。大量胸腔积液在有效抗结核治疗的前提下,可加用糖皮质激素治疗,常用泼尼松30~40 mg/d,晨顿服。待胸腔积液明显吸收后逐渐减量,总疗程6~8周。用药过程中密切观察患者结核中毒症状和胸腔积液的反跳回升情况。

(3)对慢性结核性胸膜炎有脓胸倾向及包裹性积液病例可行胸腔内给药,胸腔内注入的药品有抗结核药物、激素、尿激酶等。尿激酶作为一种蛋白水解酶,能直接激活纤溶酶原,使之成为纤溶酶,有效降解纤维蛋白,裂解纤维分隔,从而降低胸腔积液黏稠性,利于胸腔积液充分引流,易于抽出、吸收,防止和减轻胸膜增厚粘连。胸腔内注药后需注意协助患者转动身体使药物在胸腔内混匀并与胸膜充分接触。

(四)病情观察

(1)注意观察患者有无胸痛、咳嗽、发热等症状及程度,以及呼吸的频率、深浅度,呼吸困难的程度;必要时给予氧气吸入,监测血氧饱和度。

(2)行胸腔穿刺抽液过程中,密切观察患者的精神状况、呼吸、脉搏、血压、刺激性咳嗽等情况,以及早发现胸膜反应并及时进行处理。观察胸腔积液的颜色、性质等。

(3)胸腔穿刺抽液后密切观察患者生命体征,有无复张性肺水肿的表现,注意穿刺部位有无渗血、渗液。

(4)密切观察胸腔注入药物后的反应,如发热、胸痛等。

(五)并发症护理

1.胸膜反应

在行胸腔穿刺抽液的过程中,观察患者有无连续性咳嗽、头晕、胸闷、面色苍白、出冷汗、心悸、脉搏细数、血压下降等"胸膜反应"的表现;一旦发生应配合医师做好抢救工作,立即停止抽液,给予患者平卧,氧气吸入,必要时遵医嘱皮下注射 1∶1 000 肾上腺素 0.5 mL,保暖,密切观察意识、脉搏、血压变化,防止休克的发生。

2.复张性肺水肿

大量胸腔积液者,一次抽液的量过多或闭式引流的速度过快可引起复张性肺水肿。表现为:短时间出现呼吸困难,剧烈咳嗽、咳出大量白色或粉红色泡沫样痰或液体,呼吸急促浅表;SpO_2早期下降不稳定,继而持续下降,一旦发现,应:①立即停止引流,通知医师;②给予氧气吸入或面罩吸氧;③保持呼吸道通畅,采用患侧向上的侧卧位,以利于排痰,必要时给予吸痰;④严重者,协助行气管插管和气管切开者,选用呼吸末正压机械通气;⑤遵医嘱给予静脉补液,维持血容量等。

(六)健康指导

(1)参照"肺结核护理常规"。

(2)进行呼吸功能锻炼,在胸膜炎恢复期进行缓慢的腹式呼吸,减少胸膜粘连的发生,提高通气量。

(王英波)

第三节 肺 结 核

肺结核是由结核分枝杆菌感染引起的肺部慢性传染性疾病。排菌患者为重要传染源,病原菌通过呼吸道传播感染,当机体抵抗力降低时发病。可累及全身多个脏器,以肺部感染最为常见。发病以青壮年居多,男性多于女性。结核病为全球流行的传染病之一,为传染疾病的主要死因,在我国仍属于需要高度重视的公共卫生问题。

一、病因及发病机制

(一)结核菌

肺炎致病菌为结核分枝杆菌,又称抗酸杆菌。可分为人型、牛型、非洲型和鼠型 4 类,引起人类感染的为人型结核分枝杆菌,少数为牛型菌感染。结核菌抵抗力强,在阴湿处能生存 5 个月以上,但在烈日暴晒下 2 小时,5%～12%甲酚(来苏水)接触 2～12 小时,70%乙醇接触 2 分钟,或煮沸1 分钟,即被杀死。该病原菌有较强的耐药性,最简单灭菌方法是将痰吐在纸上直接焚烧。

(二)感染途径

肺结核通过呼吸道传染,患者随地吐痰,痰液干燥后随尘埃飞扬;病原菌也可通过飞沫传播,免疫力低下者吸入传染源喷出的带菌飞沫可发病。少数患者可经饮用未消毒的带菌牛奶引起消化道传染。其他感染途径少见。

(三)人体反应性

机体对入侵结核菌的反应有两种。

1.免疫力

机体对结核菌的免疫力分非特异性和特异性免疫力两种。后者通过接种卡介苗或感染结核菌后获得免疫力。机体免疫力强可不发病或病情较轻,免疫力低下者易感染发病,或引发原病灶重新发病。

2.变态反应

结核菌入侵 4 周后,机体针对致病菌及其代谢产物所发生的变态反应,属Ⅳ型(迟发型)变态反应。

(四)结核感染及肺结核的发生发展

1.原发性结核

初次感染结核,病菌毒力强、机体抵抗力弱,病原菌在体内存活并大量繁殖引起局部炎性病变,称为原发病灶。可经淋巴引起血行播散。

2.继发性结核

原发病灶遗留的结核分枝杆菌重新活动引起结核病,属内源性感染;由结核分枝杆菌再次感染而发病,由于机体具备特异性免疫力,一般不引起局部淋巴结肿大和全身播散,但可导致空洞形成和干酪性坏死。

(五)临床类型

1.Ⅰ型肺结核(原发性肺结核)

Ⅰ型肺结核多发生于儿童或边远山区、农村初次进入城市的成人。初次感染肺结核即发病,以上叶底部、中叶或下叶上部多见,X 线典型征象为哑铃型阴影。通常病灶逐渐自行吸收或钙化。

2.Ⅱ型肺结核(血行播散型肺结核)

Ⅱ型肺结核分急性、慢性或亚急性血行播散型肺结核。成人多见,结核病灶破溃,致病菌短时间内大量进入血液循环可引起肺内广泛播散引起急性病征,X 线显示肺内病灶细如粟米、均匀散布于两肺。若机体免疫力强,少量致病菌经血分批侵入肺部,形成亚急性或慢性血行性播散型肺结核。

3.Ⅲ型肺结核(浸润型肺结核)

Ⅲ型肺结核包括干酪性肺炎和结核球两种特殊类型。以成人多见,抵抗力降低时,原发病灶重新活动,引起渗出和细胞浸润,是最常见的继发性肺结核。病灶多位于上肺野,X线显示渗出和浸润征象,可有不同程度的干酪样病变和空洞形成。

4.Ⅳ型肺结核(慢性纤维空洞型肺结核)

Ⅳ型肺结核为各种原因使肺结核迁延不愈,症状起伏所致,属于肺结核晚期,痰中常有结核菌,为结核病的重要传染源。X线显示单或双侧肺有厚壁空洞,伴明显胸膜肥厚。由于肺组织纤维收缩,肺门向上牵拉,肺纹理呈垂柳状阴影,纵隔向患侧移位,健侧呈代偿性肺气肿。

5.Ⅴ型肺结核(结核性胸膜炎)

Ⅴ型肺结核多见于青少年,结核菌累及胸膜引起渗出性胸膜炎。X线显示病变部位均匀致密阴影,可随体位变换而改变。

二、临床表现

(一)症状与体征

1.全身症状

起病缓慢,病程长。常有午后低热、面颊潮红、乏力、食欲缺乏、体重减轻、盗汗等结核毒性症状。当肺部病灶急剧进展播散时,可出现持续高热。妇女可有月经失调、结节性红斑。

2.呼吸系统症状

干咳或有少量黏液痰。继发感染时,痰呈黏液性或脓性。痰中偶有干酪样物,约1/3患者有痰血或不同程度咯血。少数患者可出现大量咯血。胸痛、干酪样肺炎或大量胸腔积液者,可有发绀和渐进性呼吸困难。病灶范围大而表浅者可有实变体征,叩诊呈浊音。大量胸腔积液局部叩诊浊音或实音。锁骨上下及肩胛间区可闻及湿啰音。慢性纤维空洞型肺结核及胸膜增厚者可有胸廓内陷,肋间变窄,气管偏移等。

(二)并发症

可并发自发性气胸、脓气胸、支气管扩张、慢性肺源性心脏病等。

三、辅助检查

(一)血常规检查

活动性肺结核有轻度白细胞计数升高,红细胞沉降率增快,急性粟粒型肺结核时白细胞计数可减少,有时出现类白血病反应的血常规。

(二)结核菌检查

痰中查到结核菌是确诊肺结核的主要依据。涂片抗酸染色镜检快捷方便,痰菌量较少可用集菌法。痰培养、聚合酶链反应(PCR)检查更为敏感。痰菌检查阳性,提示病灶为开放性有传染性。

(三)影像学检查

胸部X线检查可早期发现肺结核。常见肺结核X线检查表现有:有纤维钙化的硬结病灶者呈高密度、边缘清晰的斑点、条索或结节;浸润性病灶则呈现出低密度、边缘模糊的云雾状阴影;X线征象呈现出较高密度、浓淡不一,有环形边界的透光空洞者,提示干酪样病灶。胸部CT检查可发现微小、隐蔽性病变。

(四)结核菌素(简称结素)试验

用于测定人体是否感染过结核菌。常用 PPD 试验,方法为:取 0.1 mL 纯结核菌素(5 单位)稀释液,常规消毒后于左前臂屈侧中、上 1/3 交界处行皮内注射,48 小时后观察皮肤硬结的直径,<5 mm 为阴性,5~9 mm 为弱阳性,10~19 mm 为阳性反应,超过 20 mm。以上或局部发生水疱与坏死者为强阳性反应。

我国城镇居民的结核感染率高,5 单位阳性表示已有结核感染,若 1 单位皮试强阳性提示体内有活动性结核病灶。成人结素试验阳性表示曾感染过结核菌或接种过卡介苗,并不一定患病;反之,则提示未感染过结核菌,或感染初期机体变态反应尚未建立。机体免疫功能低下或受抑制,可显示结素试验阴性。

(五)其他检查

纤维支气管镜检查对诊断有重要价值。

(六)诊治结果的描述和记录

描述内容包括肺结核类型、病变范围、痰菌检查、治疗史等。

1.肺结核类型的记录

血行播散型肺结核应注明"急性"或"慢性";继发性肺结核应注明"浸润型"或"纤维空洞"。

2.病变范围的描述

按左、右侧,以第 2 肋和第 4 肋下缘内侧端为分界线又分为上、中、下肺野。

3.痰菌检查结果的描记

分别用"(一)"或"(+)"描述;痰涂片、痰集菌和痰培养检查分别用"涂""集""培"表示,患者无痰或未查痰,应注明"无痰"或"未查"。

4.治疗史的描记

可分为"初治""复治"。初治指未开始抗结核治疗;正进行标准化疗疗程未满;不规则化疗未满 1 个月者。复治则指初治失败;规则满疗程用药后痰菌复阳性;不规范化疗超过 1 个月;慢性排菌者。

以上条件符合其中任何 1 条即为初治或复治。

5.并发症或手术情况描述

并发症如"自发性气胸、肺不张"等;并存病如"糖尿病"等以及手术情况。

描述举例:右侧浸润型肺结核涂(+),初治,支气管扩张、糖尿病。

四、诊断要点

根据患者症状体征和病史,结合体格检查、痰结核菌检查及胸部 X 线检查结果可做出诊断。确诊后应进一步明确肺结核是否处于活动期,有无排菌等,以确定是否属于传染源。

(1)经确定为活动性病变必须给予治疗。活动性病变胸片可显示有中心溶解和空洞或播散病灶。无活动性肺结核胸片显示钙化、硬结或纤维化,痰检查不排菌,无肺结核症状。

(2)肺结核的转归的综合判断。①进展期:新发现的活动性病变;病变较前增多、恶化;新出现空洞或空洞增大;痰菌转阳性。凡有其中任何 1 条,即属进展期;②好转期:病变较前吸收好转;空洞缩小或闭合;痰菌减少或转阴。凡具备其中 1 条,即为好转期;③稳定期:病变无活动性,空洞关闭,痰菌连续 6 个月均为阴性者(每月至少查 1 次),若有空洞存在者,则痰菌连续阴性 1 年以上。

五、治疗要点

治疗原则为监督患者全程化疗,加强支持疗法,根治病灶,达痊愈目的。

(一)抗结核化疗

化疗对疾病控制起关键作用,凡为活动性肺结核患者均需化疗。

(1)化疗原则:治疗强调早期、规律、全程、联合和适量用药,即肺结核一经确诊立即给予化疗,根据病情及药物特点,联合使用两种以上的药物,以增强疗效,减少耐药性的产生。严格遵医嘱按时按量用药,指导患者执行治疗方案,途中无遗漏或间断,坚持完成规定疗程,以达彻底杀菌和减少疾病复发的目的。

(2)常规用药见表 12-1。

表 12-1　常用抗结核药物剂量、不良反应和注意事项

药名	每天剂量(g)	间歇疗法(g/d)	主要不良反应	注意事项
异烟肼 (H,INH)	0.3 空腹顿服	0.6~0.8 2~3 次/周	周围神经炎、偶有肝功能损害、精神异常、皮疹、发热	避免与抗酸药同服,注意消化道反应,肢体远端感觉及精神状态,定期查肝功能
利福平 (R,REP)	0.45~0.6 空腹顿服	0.6~0.9 2~3 次/周	肝、肾功能损害、胃肠不适、腹泻	体液及分泌物呈橘黄色,监测肝脏毒性及变态反应,会加速口服避孕药、茶碱等药物的排泄,降低药效
链霉素 (S,SM)	0.75~1.0 一次肌内注射	0.75~1.0 2 次/周	听神经损害、眩晕、听力减退、口唇麻木、发热、肝功能损害、痛风	进行听力检查,了解有无平衡失调及听力改变,了解尿常规及肾功能变化
吡嗪酰胺 (Z,PZA)	1.5~2.0 顿服	2~3 2~3 次/周	可引起发热、黄疸、肝功能损害、痛风	警惕肝脏毒性,注意关节疼痛、皮疹反应,定期监测 ALT 及血清尿酸,避免日光过度照射
乙胺丁醇 (E,EMB)	0.75~1.0 顿服	1.5~2.0 3 次/周	视神经炎	检查视觉灵敏度和颜色的鉴别力
对氨基水杨酸钠 (P,PAS)	8~12 分 3 次饭后服	10~12 3 次/周	胃肠道反应、变态反应、肝功能损害	定期查肝功能,监测不良反应的症状和体征

(3)化疗方法:两阶段化疗法。开始 1~3 个月为强化阶段,联合应用 2 种或 2 种以上的抗生素,迅速控制病情,至痰菌检查阴性或病灶吸收好转后,维持治疗或称巩固期治疗,疗程为 9~15 个月。①间歇疗法:有规律用药,每周 2~3 次,由于用药后结核菌生长受抑制,当致病菌重新生长繁殖时再度高剂量用药,使病菌最终被消灭。此法与每天给药效果相同,其优点在于可减少用药的次数,节约经费,减少药物毒性作用。一般主张在巩固期采用。②顿服:即一次性将全天药物剂量全部服用,使血药浓度维持相对高峰,效果优于分次口服。

(4)化疗方案:应根据病情轻重、痰菌检查和细菌耐药情况,结合药源供应和个人经济条件等,选择化疗方案。分长程和短程化疗。①长程化疗为联合应用异烟肼、链霉素及对氨基水杨酸钠,疗程为 12~18 个月。常用方案为 2HSP/10HP、2HSE/16H$_3$E$_3$,即前 2 个月为强化阶段,后 10 个月为巩固阶段,H$_3$E$_3$ 表示间歇用药,每周 3 次。其中英文字母为各种药物外文缩写,数字为用药疗程"月",下标数字代表每周用药的次数。②短程化疗总疗程为 6~9 个月,联合应用

2个或2个以上的杀菌剂。常用方案有2SHR/4HR、2HRZ/4HR、2HRZ/4H$_3$R$_3$等,短程化疗与标准化疗相比,患者容易接受和执行,因而已在全球推广。

(二)对症治疗

(1)毒性症状:轻度结核毒性症状会在有效治疗1～3周消退,重症者可酌情加用肾上腺糖皮质激素对症治疗。

(2)胸腔积液:胸腔积液过多引起呼吸困难者,可行胸腔穿刺抽液,每次抽液量不超过1 L,抽液速度不宜过快,操作中患者出现头晕、心悸、四肢发凉等胸膜反应时,应立即停止操作,让患者平卧,密切观察血压变化,必要时皮下注射肾上腺素,防止休克。

(三)手术治疗

肺结核以内科治疗为主,手术适用于合理化疗无效,多重耐药的厚壁空洞、大块干酪灶、支气管胸膜瘘和大咯血非手术治疗无效者。

六、护理评估

(一)健康史

患者既往健康状况,有无结核病史,了解患病及治疗经过,有无接受正规治疗,有无传染源接触史,有无接受卡介苗注射,有无长期使用激素或免疫抑制药,居住环境如何,日常活动与休息、饮食情况等。

(二)身体状况

测量生命体征,了解全身有无盗汗、乏力、午后低热及消瘦等中毒症状,有无咳嗽、咳痰、呼吸困难及咯血,咯血量的大小等。

(三)心理及社会因素

了解患者及家属对疾病的认知及态度,有无心理障碍,经济状况如何,家庭支持程度如何,需要何种干预。

(四)实验室及其他检查

痰培养结果,X线胸片及血常规检查是否异常。

七、护理诊断及合作性问题

(一)知识缺乏

知识缺乏与缺乏疾病预防及化疗方面的知识。

(二)营养失调

营养失调与长期低热消耗增多及摄入不足有关。

(三)活动无耐力

活动无耐力与长期低热、咳嗽,体重逐渐下降有关。

(四)社交孤立

社交孤立与呼吸道隔离沟通受限及健康状况改变有关。

八、护理目标

(1)加强相关知识宣教,提高患者及家属对疾病的认知、治疗依从性增加。

(2)患者体重增加,恢复基础水平,清蛋白、血红蛋白值在正常范围内。

(3)进行适当的户外活动,无气促疲乏感。

(4)能描述新的应对行为所带来的积极效果,能尽快恢复健康与人沟通和交流。

九、护理措施

(一)一般护理

室内保持良好的空气流通。肺结核活动期,有咯血、高热等重症者,应卧床休息,症状轻者适当增加户外活动,保证充足的睡眠,做到劳逸结合。盗汗者及时擦汗和更衣,避免受凉。

(二)饮食护理

供给高热量、高蛋白、高维生素、富含钙质饮食,促进机体康复。成人每天蛋白质为 1.5~2.0 g/kg,以优质蛋白为主。适量补充矿物质和水分,如铁、钾、钠和水分。注意饮食调配,患者不需忌口,食物应多样化,荤素搭配,色、香、味俱全,刺激患者食欲。患者在化疗期间尤其注意营养的补充。每周测量体重 1 次。

(三)用药护理

本病疗程长,短期化疗不少于 6~10 个月。应提供药物治疗知识,强调早期、联合、适量、规律、全程化学治疗的重要性,告知耐药产生与加重经济负担等不合理用药的后果,使患者理解规范治疗的重要意义,提高用药的依从性。督促患者按时按量用药,告知并密切观察药物疗效及药物不良反应,如有胃肠不适、眩晕、耳鸣、巩膜黄染等症状时,应及时与医师沟通,不可擅自停药。

(四)咯血的护理

患者大咯血出现窒息征象时,立即协助其取头低足高位,头偏一侧,快速清除气道和口咽部血块,及时解除呼吸道阻塞。必要时气管插管、气管切开或气管镜直视下吸出血凝块。

(五)消毒隔离

痰涂片阳性的肺结核患者住院治疗期间须进行呼吸道隔离,要求病室光线充足,通风良好,定时进行空气消毒。患者衣被要经常清洗,被褥、书籍在烈日下暴晒 6 小时以上。餐具要专用,经煮沸或消毒液浸泡消毒,剩下饭菜应煮沸后弃掉。注意个人卫生,打喷嚏时应用纸巾遮掩口鼻,纸巾焚烧处理;不要随地吐痰,痰液吐在有盖容器中,患者的排泄物、分泌物应消毒后排放。减少探视,避免患者与健康人频繁接触,探视者应戴口罩。患者外出应戴口罩,口罩要每天煮沸清洗。医护人员与患者接触可戴呼吸面罩、接触患者应穿隔离衣、戴手套。处置前、后应洗手。传染性消失应及时解除隔离措施。

(六)心理护理

结核病是慢性传染病,病程长,恢复慢,在工作、生活等方面对患者乃至整个家庭产生不良影响,患者情绪变化呈多样性,护士及家属应主动了解患者的心理状态,应给予良好的心理支持,督促患者按要求用药,告知不规则用药的后果,使患者树立战胜疾病的信心,安心休息,积极配合治疗。一般情况下,痰涂片阴性和经有效抗结核治疗 4 周以上,无传染性或仅有极低传染性者,鼓励患者回归家庭和社会,以消除隔离感。

十、护理评价

(1)患者治疗的依从性是否提高,能否自觉按时按量服药。

(2)营养状况如何,饮食摄入量是否充足,体重有无改变。

(3)日常活动耐受水平是否有改变。

（4）是否有孤独感,与周围环境的关系如何。

十一、健康教育

（1）加强疾病传播知识的宣教,普及新生儿接种卡介苗制度,疾病的高危人群应定期到医院体检或进行相应预防性处理。

（2）培养良好的卫生习惯,不随地吐痰和凌空打喷嚏,同桌共餐应使用公筷。

（3）注意营养,忌烟酒,避免疲劳,增强体质,预防呼吸道感染。

（4）处于传染活动期的患者,应进行隔离治疗。

（5）全程督导结核患者坚持化学治疗,避免复发,定期复查肝功能和胸片。

（王英波）

第十三章 整形科护理

第一节 眼部整形术的护理

眼部的整形修复手术是对包括先天性畸形、外伤及感染造成的畸形和切除各种肿瘤后的缺损及其他畸形在内的修复手术。

一、护理措施

(一)术前护理

1.术区准备

(1)入院后常规滴入抗生素眼药水,每天4次。滴眼药时应轻牵下睑,嘱患者睁眼向上看,药瓶距眼5 cm,滴入下穹隆1～2滴。

(2)术前1天晚用生理盐水100 mL冲洗结膜囊,让患者拿授水器紧贴脸颊,护士一手轻牵下睑一手持冲洗壶,冲洗时嘱患者轻轻转动眼球。如分泌物较多应先用消毒棉签轻轻拭去,再冲洗,并避免冲洗液流入耳内,冲洗后遵医嘱滴抗生素眼药水。

(3)睑外翻或眼部缺损者,术前必须注意对眼部的保护。晚间睡前用抗生素眼膏涂眼并用纱布覆盖眼部,避免暴露球结膜和角膜干燥。此外,此类患者术前多有结膜炎,所以除晚间用药外,日间还应用抗生素眼药水滴眼,每天4～5次或遵医嘱。

(4)眼窝再造术前注意冲洗结膜囊,保持局部清洁、干燥和无感染病灶,并协助医师做好手术设计,挑选好义眼,高压灭菌后备用。

(5)如患者头发较污浊,应在术前清洗头发(可用0.05%氯己定清洗)。

(6)眼部手术前的皮肤准备:不剃眉毛及睫毛,修面。

(7)对上睑下垂的患者,术前应协助医师测患眼视力,测量眼裂宽度,测定上睑提肌功能。

3.术前心理准备

评估患者心理状态,经常与患者沟通,及时了解患者的心理问题和需求,根据麻醉种类不同向患者说明术前注意事项、术后可能发生的问题及正确配合方法,使患者对手术有所了解,减轻其心理负担,以使之能积极主动地配合手术及治疗。

(二)术后护理

(1)术后双眼包扎的患者,生活不能自理,可提前安排护工或专人护理。

（2）拆线：①术后 4～5 天协助医师更换敷料，用生理盐水棉球擦除眼裂部分泌物，并涂抗生素眼药膏；②术后 7～10 天拆线，睑外翻患者睑粘连缝线酌情推迟数天拆除，一般术后 3～6 个月才拆开睑粘连线；③重睑术及眼袋切除术后 24 小时拆除敷料，术后 5～7 天伤口拆线。

（三）健康指导

（1）患者术后恢复期间不能视物，心理上会感到寂寞，可利用现有条件改善其心理状态，如与其谈话、读书、读报、听音乐等。

（2）教会患者如何使用呼叫器，并将其放置在患者使用方便的部位。

（3）嘱患者尽量少看书、看电视，避免眼睛疲劳。

（4）告知患者术后不可自行下床活动，并将暖瓶、锐器等妥善放置，以免出现意外。

二、主要护理问题

（一）疼痛

疼痛与手术伤口有关。

（二）有受伤的危险

有受伤的危险与眼部术后行动不便有关。

（三）生活自理能力减退

生活自理能力减退与眼部术后行动不便有关。

（田　荣）

第二节　唇裂修复术的护理

唇裂是由于妊娠初 3 个月，胚胎原口周围组织发育受阻而致上唇融合缺陷造成的先天性疾病。发病原因可能与遗传和环境有关，目前尚不清楚。

一、护理措施

（一）术前护理

1.心理支持

向患者及家属讲述麻醉方式，术中、术后可能遇到的问题，取得患者的正确理解，使其有充分的思想准备，减轻思想顾虑，积极配合手术。

2.常规术前准备

婴幼儿患者入院时即训练用滴管或汤勺喂食。纠正患者吃零食和吸吮手指的习惯。

3.手术区皮肤准备

术前 1 天成人需修面、剪鼻毛，婴儿无须修面和剪鼻毛。术前 1 天及术晨用 0.02% 氯己定漱口液漱口，保持口鼻腔清洁。

4.手术前胃肠道准备

包括：①根据手术部位及麻醉方式做肠道准备，成人术前禁食 10～12 小时，禁水 4～6 小时。婴幼儿 4 小时禁食，2 小时禁水。②根据手术需要，在术前晚及术日晨清洁灌肠，或术前晚采用甘油灌肠剂灌肠。③如为局麻手术,术前 1 天晚可进食少量易消化、不导致肠胀气的食物。

5.术前 1 天晚常规准备

包括:①遵医嘱做术前准备;②通知患者次日手术时间,术前注意事项;③向患者及家属交代,术前 1 天将固体食物如水果、蛋糕等收起,或嘱家人带回,防止术后误食;④术前晚洗澡,换干净衣服,小儿特别注意防止因洗澡引起上呼吸道感染而影响手术;⑤注意保持充足睡眠,必要时遵医嘱给予镇静剂。

6.术日晨常规

包括:①了解患者一般情况,测生命体征并记录,询问女患者有无月经来潮,如有异常情况及时通知医师;②再次检查术区皮肤准备情况;③遵医嘱按时给予术前用药;④嘱患者取下身上所有饰物及眼镜、义齿等,准备病历及手术所需物品(如胸腹带等),与手术室人员交班;⑤备唇弓一个。

(二)术后护理

1.术后麻醉恢复期护理

包括:①患者全麻术后,为防止患儿抓破伤口或拔掉唇弓,应制动肘关节,可用手肘制动带,并请家长配合;②保持伤口清洁,干血痂可用 3% 过氧化氢溶液擦洗,然后用生理盐水清洗干净,涂眼药膏保护。

2.卧位护理

患者全麻术后去枕平卧 4~6 小时,头偏向一侧,待完全清醒后,可根据医嘱调整体位。

3.饮食护理

患者完全清醒后,可进温流质饮食,采用勺喂。3 天后改为半流质饮食。注意不可张大口咬食物或吃较硬的食物,以免伤口裂开。

4.病情观察

包括:①手术当日有渗血,可用消毒棉签轻轻擦去,24 小时后形成血痂,可用 3% 过氧化氢溶液擦洗,待血痂溶化后再用蘸有生理盐水的棉签擦净,并在伤口上涂抗生素软膏,如有鼻涕及时擦去;②保持唇弓固定牢固。

5.用药护理

包括:①遵医嘱给药,保持静脉输液通畅;②观察用药后的反应,有过敏现象及时通知医师。

6.拆线

伤口愈合良好,可在 5~7 天拆线。拆线后继续用唇弓固定面颊。

(三)健康指导

拆线后仍需遵医嘱饮食和佩戴唇弓 3 周,防止伤口裂开。

二、主要护理问题

(一)疼痛

疼痛与手术有关。

(二)营养失调

低于机体需要量与术后进食困难有关。

(三)焦虑

焦虑与担心手术效果有关。

（四）有出血的倾向

有出血的倾向与患儿术后活动和饮食情况有关。

（五）有感染的危险

有感染的危险与局部清洁不及时有关。

（六）有伤口裂开的危险

有伤口裂开的危险与唇弓固定不牢固，局部张力过大有关。

（田　荣）

第三节　腭裂修复术的护理

腭裂是由于胚胎早期原腭正常发育受阻而致上腭未能正常联合，形成不同程度裂开的先天性疾病，常与唇裂同时存在。胚胎腭突的融合过程是由前向后逐渐推进的，因而腭部裂隙的长度是从后向前依次加重的。最轻的是悬雍垂裂，其次是软腭裂，一直到门齿孔后方的硬腭都裂开者为部分腭裂，最重的是由软腭至上齿槽的腭全裂。

一、护理措施

（一）术前护理

1.心理支持

包括：①做好患儿家属的宣教工作，使家属能理解并配合治疗；②做好患儿家属的安慰工作；③帮助患儿家属练习用汤勺喂食患儿；④纠正吃零食、吮手指习惯；⑤讲解预防上呼吸道感染的意义，使家属照顾好患儿。

2.常规术前准备

包括：①禁食原则，术前 8～12 小时禁食、禁水，患儿在术前 4 小时停止哺乳，术前 2 小时停止喂水，以防因麻醉或手术刺激引起术中及术后呕吐，从而污染术区或导致吸入性肺炎或窒息；②肠道准备，术前 1 天晚遵医嘱灌肠；③术日晨准备，测量患者体温、脉搏、呼吸、血压、体重；④准备麻醉床；⑤准备患儿使用的夹板等固定用具；⑥将手术用药备齐，与手术病历放在一起，与手术室工作人员交班。

（二）术后护理

1.术后麻醉恢复期护理

患儿全麻术后去枕平卧 4～6 小时，或平抱患儿，使患儿头偏向一侧，待完全清醒后，可根据医嘱调整体位。

2.卧位护理

患儿全麻术后，为防止患儿抓破伤口，应制动肘关节，可用手肘制动带，并请家长配合。

3.饮食护理

包括：①患儿完全清醒后，可进冷流质饮食，采用勺喂。4 天后改为半流质饮食，2 周后进软食。注意不可张大口咬食物或吃较硬的食物，以免伤口裂开；②保持口腔清洁：每天进餐后饮少量开水，冲洗食物残渣，利于口腔卫生。

4.病情观察

包括:①全麻术后注意伤口出血:当患者出现频繁的吞咽动作时,应立即检查伤口有无活动性出血,同时通知医师做进一步处理;②保持患者安静,避免大声哭闹,防止术后伤口出血或腭部复裂;③患儿口内如有血凝块,及时清除,防止脱落而窒息,注意勿使用负压吸引直接接触切口及三碘甲烷纱条,以免因纱条脱落引起出血。

5.抗感染治疗

遵医嘱补液,抗感染治疗,记录出入量。

6.拆线

取出三碘甲烷纱条及拆线,术后7～9天先取一侧,隔1～2天再取另一侧。取出三碘甲烷纱条前先让患者漱口,取出后4小时内禁止进食,4小时后给冷流食。幼儿腭部伤口一般不拆线,待其自行脱落。

(三)健康指导

做好随诊安排,与专业语言训练医师联系,进行语言训练。

二、主要护理问题

(一)疼痛

疼痛与手术有关。

(二)有出血的倾向

有出血的倾向与手术有关。

(三)有感染的危险

有感染的危险与局部清洁不及时有关。

(四)有窒息的危险

有窒息的危险与口内血凝块未及时清除有关。

(五)知识缺乏

知识缺乏与缺乏术后康复护理知识有关。

(田 荣)

第四节 面部除皱术的护理

面部除皱术是将面部松弛下垂的皮肤去除,使面部皮肤皱纹舒平,患者年轻化。

一、护理措施

(一)术前护理

1.心理支持

包括:①手术后由于头部加压包扎和麻醉药物的不良反应,出现恶心、呕吐现象是正常反应,消除不必要的紧张,以取得患者的理解,使其有充分的思想准备,减轻思想顾虑;②教会患者应对不适反应的办法,如头偏向一侧,避免恶心、呕吐时引起窒息;③如有恶心、呕吐等不适症状,及时

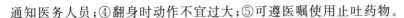

通知医务人员;④翻身时动作不宜过大;⑤可遵医嘱使用止吐药物。

2.术前准备

包括:①于术前 1 天晚和术日晨用 0.05％氯己定洗头各 1 次,并戴一次性圆帽。洗头时注意勿使消毒液流入眼、耳内,引起不适。②根据医师需要,剃除手术野部位头发。

3.手术病历准备

包括:①了解患者一般情况,测生命体征并记录,询问女患者有无月经来潮,如有异常情况及时通知医师;②再次检查术区皮肤准备情况;③遵医嘱按时给予术前用药;④嘱患者取下身上所有饰物及眼镜、义齿等,准备病历及手术所需物品(如胸腹带等),与手术室人员交班。

(二)术后护理

1.术后麻醉恢复期护理

包括:①准备氧气、负压吸引器和心电监护仪。②患者回病房后取去枕平卧位 4～6 小时,头偏向一侧,防止呕吐后窒息和吸入性肺炎的发生。患者完全清醒后,取头高卧位(25°),以减轻头面部水肿。③密切观察生命体征,随时做好记录。④及时执行术后医嘱。

2.饮食护理

术后最好进流食,少说话,减少面部肌肉运动。

3.病情及引流观察

局部观察及护理:头部加压包扎 3 天,有利于创面修复愈合。随时检查敷料有无脱落或移位,引流是否通畅,伤口有无新鲜渗血及血肿。术后 2～3 天拔除引流。如发现异常,及时通知医师。

4.拆线

耳前切口可 7～8 天可拆线,头皮切口需 2 周左右拆线。拆线前,可由护士用 0.05％氯己定给患者进行治疗性洗头,清洁伤口结痂,有利于拆线。

(三)健康指导

(1)2～3 周内可将缝线完全拆除,嘱患者可以次日洗头,但不能强行揭掉头皮伤口上的痂皮,避免伤口感染、裂开,洗后,及时烘干头发。

(2)手术部位感觉未完全恢复,建议局部不要热敷,不做理疗,必要时,可在医师指导下进行。

(3)当局部发现青紫、血肿时,应及时复诊。

(4)面部感觉异常如麻木、面具感、脱发等一般可于术后 3～6 个月逐渐恢复。

二、主要护理问题

(一)疼痛

疼痛与手术有关。

(二)焦虑

焦虑与担心术后效果有关。

(三)有受伤的危险

有受伤的危险与术后加压包扎有关。

(四)潜在并发症

血肿、面部肿胀与术后加压包扎不够有关。

(五)舒适的改变

舒适的改变与术后加压包扎有关。

(田 荣)

第五节 面瘫矫正术的护理

面神经麻痹简称面瘫,是指面神经由于先天或后天原因而丧失功能,其支配的面部表情肌瘫痪而呈现的面部畸形和功能障碍。面瘫可分为部分性或完全性、单侧或双侧及周围性或中枢性。因麻痹的范围不同,其临床表现也不同,主要有眼睑闭合不全,患侧鼻唇沟消失或变浅,口角下垂并向健侧喎斜,患侧口角不能紧闭,而有流涎现象,不能做鼓腮或吹口哨动作等。

一、护理措施

(一)术前护理

(1)加强营养,提高机体抵抗力。

(2)检查全身有无感染病灶,以确保手术的顺利进行。

(3)术前 1 天晚及术日晨用 0.05%氯己定洗头。

(4)夜间给予患眼涂抹眼膏。

(二)术后护理

(1)清醒 6 小时后取半坐位,以利术区引流及减轻颜面部水肿,协助患者定时翻身变换体位,鼓励早期活动。足背供区应抬高患肢并制动。

(2)术后 5 天内进流食,第 6 天至术后 2 周内进半流食,第 3 周可进普食,减少说话,减轻面颊部肌肉活动。

(3)保持口腔及口角缝线清洁,必要时局部可覆盖油纱,饭后及时用 0.02%氯己定液冲洗,以消除口臭及预防感染。

(4)术区护理:①注意有无眼球摩擦感及角膜刺激征,防止角膜溃疡发生,可给予眼药水及眼膏,如仍无好转应通知医师处理。②术后留置负压引流管 3～5 天,注意妥善固定,防止脱落,保持引流通畅,观察引流液的性质及量,并记录。引流量多或颜色鲜红,提示有活动性出血,须立即通知医师。引流量过少,提示引流管打折、贴壁,应及时查找原因并及时处理。如无负压,应分段检查并通知医师,及时更换注射器,注意严格无菌操作。

(5)病情观察:①麻醉未清醒前应观察患者的呼吸情况,防止舌后坠及口腔分泌物阻塞气道,评估患者的呼吸速度、深度及性质。②观察患者血压的变化,脉搏的次数、强弱。③留置尿管的患者,注意尿袋内有无尿液。尿袋位置不可高于膀胱,以免尿液倒流引起逆行感染。尿液混浊并出现絮状物时,应嘱患者多饮水。尿量过少,应查找原因,如液体量不足,尿管有无打折、阻塞。④定时查看敷料,观察是否有渗出及渗出物的颜色、性质,出现异常时,应及时通知医师并做好记录。

(6)用药护理:①遵医嘱应用抗生素 3～5 天,以预防可能出现的感染;②应用血管活性药物,保障面部的血供和神经的营养;③可适当应用止血药物,防止术后出血;④注意观察用药后反应,如输液反应,有无皮疹及凝血障碍等,如有异常,应立即停止输液并及时通知医师。必要时备好抢救物品。

(三)健康指导

(1)术后第3周可进普食。

(2)拆线后3天方可洗浴。

(3)为防止患侧面部再度下坠,拆线后采用胶布条牵引面部皮肤,如不方便可于晚间进行(方法:将宽胶布一端剪开5cm,分别固定于口角和面颊,向外上方牵引,拉紧后粘贴固定于颞部)。

(4)功能锻炼:拆线后可逐渐加强面部的活动度,防止转移的肌皮瓣萎缩,术后可进行理疗。

(5)复诊定期随访检查,术后前3个月内每2周复查1次。

二、主要护理问题

(一)疼痛

疼痛与手术有关。

(二)躯体移动障碍

躯体移动障碍与术后无能力活动有关。

(三)潜在并发症

下肢静脉血栓与术后长期卧床有关。

(四)知识缺乏

知识缺乏与对专业知识缺乏有关。

(田　荣)

第六节　隆乳术的护理

隆乳术是指在乳房深层填充内容物的方法来矫正发育不良的乳房的外科手术,能塑造出外形美观的乳房。

一、护理措施

(一)术前护理

(1)心理护理:解除患者的思想顾虑,使之以最佳的心理状态愉快地接受手术治疗。

(2)手术区皮肤的准备:保持术区皮肤清洁干燥,备皮范围:胸部、双腋下。

(3)胃肠道准备:手术前1天晚嘱患者进清淡饮食,晚12时禁食,手术前4～6小时禁水。

(4)根据患者的自身特点与要求,协助医师为患者选择合适的假体,并做好手术标记(切口及剥离范围)。

(5)遵医嘱,备齐手术用药及敷料。

(二)术后护理

(1)患者返回病室后平卧4～6小时,待完全清醒后,取半卧位。

(2)伤口引流的护理:妥善固定引流管,避免打折、牵拉、受压、脱出。定时观察引流液的颜色、性质及量,及时更换。

(3)病情观察:术后除按医嘱给予止血药外,护士应密切观察患者是否有局部肿痛及皮肤淤血、青紫,引流液量等表现,如发现异常应通知并协助医师检查伤口,必要时需进手术室打开伤口清除血肿并彻底止血。

(4)患者术后应早下地,早活动,利于引流和恢复。

(5)术后限制患者上臂活动1~3个月,以防假体移位。

(三)健康指导

(1)术后7~10天拆线,防止用力压迫、碰撞胸部,遵医嘱穿着合适文胸。

(2)术后1个月内禁止做剧烈运动,尤其是两臂上举、持重物、扩胸等运动。

(3)手术切口处,遵医嘱应用抑制瘢痕增生的药物。

二、主要护理问题

(一)疼痛

疼痛与手术有关。

(二)潜在并发症

有术区血肿的危险与术后引流管更换不及时有关。

(田　荣)

第七节　乳房再造术的护理

乳房再造术是利用自体组织移植或乳房假体重建,引入乳房疾病或乳房切除后引起的胸壁畸形和乳房缺损的整形美容外科手术。

一、护理措施

(一)术前护理

(1)心理护理:①医护人员对患者应予以同情和关心,使其感到温暖与亲切,解除患者不必要的顾虑,对手术建立信心;②术前向患者说明再造的乳房只是乳房形态上的模仿,没有功能,主要是改善着衣时的形态,恢复体形,必要时还要再次手术进行调整,对患者不切实际的要求,应细致耐心的给予解释。

(2)手术区皮肤的准备:保持术区皮肤清洁干燥,术前勤洗澡,勤换内衣。备皮前检查手术区皮肤是否完整,有无皮疹、破溃、感染等。备皮时动作要轻,避免刮伤皮肤,同时要注意勿使患者受凉。根据手术方法协助医师用记号笔标出切口线。

(3)根据患者自身特点与要求,协助医师为患者选择适合的假体型号。

(4)胃肠道准备:对于有特殊要求的患者,根据病情需要,遵医嘱给予术前晚甘油灌肠剂灌肠,以排除粪便,可减轻术后腹胀和便秘。常规术前12小时禁食,4~6小时禁水,防止麻醉或手术过程中呕吐物误吸入气管引起窒息或吸入性肺炎。

(5)协助主管医师和患者完善术前拍照、检查和会诊,选择术后合适的弹力衣尺寸、型号。

(6)病情观察:术前测量体温、脉搏、呼吸,每天 2 次。如有发热、上呼吸道感染症状、月经来潮等应及时与主管医师联系。

(7)保证休息:保证病室安静,为患者创造良好的睡眠环境。睡眠欠佳者可遵医嘱应用镇静剂。

(8)嘱患者取下义齿、眼镜、手表及发夹、耳环、项链等饰物,交患者家属。

(二)术后护理

1.妥善安置患者

患者返回病室后,一般需要由 3 人以上合作将其搬运至病床上。搬运过程中应注意保护引流管及输液管,动作轻稳,协调一致,避免因体位改变引起血压及呼吸的改变。随后立即测量血压、脉搏、呼吸并记录,遵医嘱吸氧、心电监测,固定引流管及尿管。

2.保持正确体位

全麻未清醒者应平卧,头偏向一侧,使口腔中分泌物或呕吐物易于流出;为保证患者安全,护士应给病床加床档。患者麻醉清醒后应保持屈膝、屈髋体位,以降低腹部张力,减轻疼痛;术后患者前胸及后背的创面较大,患侧上肢应制动,制动方法为将患侧上肢固定于胸袋内,也可用三角巾固定于胸部。采用腹部皮瓣移植的患者,术后 72 小时应保持屈膝、屈髋体位,以减轻腹部张力,下床活动时也应屈髋。

3.病情观察

每 4 小时测量体温、脉搏、呼吸、血压 1 次,如有异常应及时通知医师;采用游离皮瓣移植的患者,应注意观察皮瓣的颜色、皮温,每 4 小时测量皮温 1 次,注意局部皮瓣的保暖。

4.伤口引流的护理

(1)护士要明确引流管放置的位置及作用,保持引流通畅,防止脱落。

(2)定时观察引流液的颜色、性质及量。术后引流量以手术当日及术后第 1 天为多,约有 100 mL,背阔肌肌皮瓣术后第 1 天引流量可达 200～300 mL,以后逐渐减少,引流液颜色多呈暗红色。

(3)术后引流液澄清或引流量低于 20 mL 可以拔除引流管,如果引流液为鲜红色,而且量较多,提示有活动性出血,应及时通知医师。

(4)定时查看敷料,观察是否有出血。敷料被浸湿时要注意其颜色、性质及引流液的量,并用无菌棉垫覆盖于渗血处,加压包扎,防止术区出血及感染,及时通知医师。

5.饮食护理

该手术创伤范围较大,应鼓励患者进食高热量、高蛋白、高维生素饮食,以增强患者抵抗力,有利于伤口的愈合。

(三)健康指导

(1)一般术后 7～10 天,可间断拆线。一般拆线后次日可沐浴,但应避免用力揉擦伤口处,防止伤口裂开。

(2)术后应用胸带固定 3 周,然后换用合适的弹性胸罩固定,或穿弹力背心 3～6 个月,以减少伤口处张力,防止瘢痕过度增生,同时避免再造术后的乳房移位。

(3)嘱患者出院后患侧上肢 3 个月内避免做剧烈运动及提重物,以防伤口裂开,或再造乳房移位等。

二、主要护理问题

(一)疼痛

疼痛与手术有关。

(二)自理能力缺陷

自理能力缺陷与术后无能力自主活动有关。

(三)潜在并发症

下肢静脉血栓与术后长期卧床有关。

（田　荣）

第八节　尿道下裂修复术的护理

尿道下裂是常见的阴茎先天性畸形,以尿道海绵体发育不全,尿道外口开口于阴茎腹侧为特征,分为冠状沟型、阴茎型、阴茎阴囊型、阴囊型及会阴型。尿道下裂修复术的目的是矫正阴茎弯曲畸形,使阴茎在勃起时能完全伸直;整复尿道,使尿道的开口于阴茎头部。

一、护理措施

(一)术前护理

(1)手术区皮肤准备:①备皮范围同会阴部手术,清洁会阴部及阴茎包皮;②检查术区有无感染灶,有尿路感染时,必须在术前控制感染,否则不宜进行手术;③术前1天晚及术晨0.05%氯己定坐浴。

(2)术前胃肠道准备:①饮食同全麻术前饮食护理;②术前1天服用泻药或清洁灌肠。

(二)术后护理

(1)饮食:①会阴造瘘的患者,饮食应以高蛋白,高维生素,少渣饮食为主,1周内不吃蔬菜或含纤维多的水果。通过饮食控制,避免术后1周内排便。②膀胱造瘘的患者,术后可以不控制饮食和排便。

(2)床上放置支被架,保护伤口及术区敷料,防止伤口受压。

(3)防止患儿抓到伤口,应制动患儿肘关节,可上预制的夹板。并请家长配合。

(4)局部护理:保持局部清洁,观察阴茎肿胀程度,如迅速肿胀,则提示可能出血,及时通知医师处理。

(5)术后24小时后拔除引流条,更换敷料,48小时后,去掉再造尿道口处堵塞的液状石蜡棉条。

(6)对于7岁以上儿童给予雌激素,防止阴茎勃起,导致继发出血和疼痛,影响伤口愈合。

(7)术后7天拆线,拆线后观察患者排尿状况,若患者排尿通畅,排尿成直线,无不适主诉,可拔除尿路造瘘管。

(三)健康指导

密切观察排尿状况,是否通畅,是否尿液均从再造尿道排出,如有异常应及时联系医师;定期复查,1个月,3个月,半年各复查1次。

二、主要护理问题

(一)社交障碍

社交障碍与疾病有关。

(二)有感染的危险

有感染的危险与手术部位及手术创伤有关。

(三)知识缺乏

知识缺乏与缺乏疾病及手术相关的知识有关。

（田　荣）

第九节　阴道再造术的护理

先天性无阴道或阴道闭锁是一种先天性畸形,以阴道管腔部分或全部闭锁为特征,从而引起功能障碍。阴道再造术可以使患者恢复正常的生理功能。

一、护理措施

(一)术前护理

(1)心理支持:注意保护患者的个人隐私。

(2)会阴部准备:术前清洁坐浴3天。

(3)肠道准备:术前3天流食,术前1天口服泻药或清洁灌肠。

(二)术后护理

(1)术后平卧、屈膝屈髋位,用支被架保护术区,防止受压。

(2)给予高蛋白、高热量、高维生素无渣流质饮食1周,以控制大便。

(3)疼痛的护理:必要时遵医嘱使用止疼药。

(4)引流的观察,密切观察患者引流液性质、量。

(5)控制下地时间:术后绝对卧床1周,拆线后早期应严格控制下地活动时间,下床次数不宜过多,时间不宜过长。一般每天2次下地活动即可。

(6)降低腹压。

(7)防止压疮。

(8)阴道模具的使用:术后8～10天拔出阴道内的三碘甲烷纱条,拆除术区缝线。此时必须立即使用阴道模具,防止瘢痕挛缩。放模具时,患者取截石位,将消毒过的模具外涂以液状石蜡。放入时,模具凹槽应向上缓缓放入,放入时动作轻柔,方向正确,避免撕脱皮瓣。

(三)健康指导

出院前应指导患者使用模具

(1)每次更换模具时应将模具清洗干净,煮沸消毒后再用。用液状石蜡润滑模具表面,慢慢放入,用丁字带固定,带3～4个月。

(2)保持会阴部清洁干燥。

(3)术后定期复查,若皮瓣愈合良好术后1个月即可进行性生活。

二、主要护理问题

(一)疼痛

疼痛与手术创伤有关。

(二)生活自理能力部分缺陷

生活自理能力部分缺陷与术后绝对卧床有关。

(三)知识缺乏

知识缺乏与缺乏阴道再造术后护理知识有关。

(四)有皮肤完整性受损的危险

有皮肤完整性受损的危险与术后长期卧床有关。

(田　荣)

第十节　皮肤软组织扩张术的护理

皮肤软组织扩张器是将皮肤扩张器埋植于皮下或肌肉下层,通过向扩张囊内定期、定量注入生理盐水使其渐渐充盈膨胀,将局部皮肤软组织扩展伸张,从而提供充分的皮肤与软组织,以修复较大的组织缺损或为组织充填,扩张器的植入预制适当的空穴的一项外科技术。

一、护理措施

(一)术前护理

(1)保证术区皮肤清洁无破损,对于有瘢痕凹陷的部位,应彻底清除其污垢。

(2)心理护理:告知患者此项手术需要两期完成,两次手术间隔一般需要3个月左右;术后外观形态短时间内欠佳,可能给日常生活带来很多麻烦,需要做好充分的心理准备。

(3)根据手术部位备好胸、腹带。

(二)术后护理

(1)观察术区敷料是否包扎、固定良好,有无渗血,患者有无疼痛和压迫症状。

(2)及时更换引流管,保持引流管内的持续负压,保持引流管通畅,并密切观察引流液的性状、颜色、量,并做好记录。

(3)避免术区受压及锐器接触扩张器,以免扩张器破裂,造成手术失败。

(4)常规术后2～3天拔出引流管,术后10～14天拆线。

(5)注水时的护理:每周注水2～3次,每次注水量以局部皮肤稍呈苍白,扩张器变硬,而患者能忍受为度;每次注水后应准确记录注水量,注水时间;观察患者有无局部疼痛,压迫症状;注水后,在医院观察30分钟后再离院。

(6)特殊部位的护理:①面部扩张器,饮食为半流食,易咀嚼食物,减少面部肌肉的活动;②颈部扩张器,扩张器比较重时,可用围巾包裹托起,防止扩张器下垂;③背部扩张器,睡眠时采用俯卧位,弯腰及下蹲时都要减小活动幅度;④上肢扩张器,睡眠时用枕头垫高患肢,活动时用三角巾悬吊患肢保持功能位;⑤下肢扩张器,睡眠时用枕头垫高患肢,尽量减少活动。

(三)健康指导

(1)术后穿着开身、棉质、柔软的衣服。

(2)避免锐器接触扩张器,以免扩张器破裂。

(3)淋浴洗头时勿烫伤或用力搓揉及挤压该部位。

(4)避免感冒、皮肤局部疖肿等皮肤并发症。

(5)冬季防止冻伤,夏季防止蚊咬。

(6)一般注水间隔时间是3~5天。

二、主要护理问题

(一)疼痛

疼痛与手术有关。

(二)有感染的危险

有感染的危险与术后留置伤口引流管有关。

(田 荣)

第十一节 吸脂手术的护理

吸脂手术是利用负压吸引或超声波、高频电场等手段,通过较小皮肤切口,将局部蓄积的皮下脂肪去除,以改善形体的一种外科手段。

一、护理措施

(一)术前准备

(1)询问患者身体状况,有无严重器质性疾病及药物过敏史,并告知患者手术应避开妊娠期及月经期。

(2)向患者介绍手术的基本方法及术中、术后可能出现的感觉,以减轻其紧张情绪。

(3)嘱患者术前根据吸脂部位备好宽松外衣及弹力服,如腹带、弹力裤等。

(4)术前晚上保证睡眠,术前沐浴,清洁身体。

(二)术中配合

(1)特殊物品准备:电动吸引器,吸引器管,吸脂针(根据抽吸部位选择不同型号的吸脂针),20 mL注射器,11号刀片,棉垫,3列绷带等。

(2)麻醉方式:局部麻醉。

(3)术中体位:根据吸脂部位而定。

(4)消毒铺单:常规消毒、铺单。

(5)术毕协助医师加压包扎抽吸区域。

(6)注意事项:①配制吸脂肿胀液,利多卡因用量<35 mg/kg;②保障电动吸引器正常运转,

管道通畅,吸引袋准确显露吸出量;③密切观察患者有无异常反应,热情安抚患者,消除其恐惧心理;④注意为患者保暖,并使其保持较舒适的体位。

(三)健康指导

(1)告知患者 24 小时内应绝对加压包扎,吸脂局部可有大量粉红色液体渗出,应多喝水,促进体内残留肿胀液的代谢;一旦因局部渗血、渗液加压不当引起血肿,应及时与医师联系。

(2)术后 3～5 天可撤去加压包扎的敷料,伤口处可贴无菌透气敷料(创可贴等)。

(3)1 周内禁食辛辣刺激性食物,忌烟酒,避免洗浴。

(4)遵医嘱口服抗生素 3 天,预防感染。

(5)穿弹力服 3～6 个月,加压塑形。

(6)术后短期内吸脂部位如出现青紫、凹凸不平、触痛、发硬或感觉迟钝、麻木均属正常现象,1 个月后逐渐消退。

二、主要护理问题

(一)疼痛

疼痛与手术伤口有关。

(二)生活自理能力减退

生活自理能力减退与手术后行动不便有关。

(田 荣)

第十四章 手术室护理

第一节 手术室护理概述

手术室护理工作的内容主要为手术室管理和手术患者的护理。

手术室管理包括对手术室设施、仪器设备、手术器械、周围环境、常用药品的管理,要求物品配备齐全、功能完好并处于备用状态。手术间内部设施、温控、湿控要求应当符合环境卫生学管理和医院感染控制的基本要求。

手术室护理工作具有高风险、高强度、高应急等特点,因此必须与临床科室等有关部门加强联系,有效预防手术患者在手术过程中的意外伤害,保证手术患者的安全和围术期各项工作的顺利进行。

手术室护理实施以手术患者为中心的整体护理模式,根据岗位各司其职,但又需相互密切合作,共同完成护理任务。

一、手术室巡回护士

(一)手术前一天
1.术前访视

术前一天至病房访视手术患者,有异常特殊情况及时交班。

2.术前用物检查

检查灭菌手术用物是否符合规范、准备齐全;检查次日手术所用仪器、设备性能是否正常;检查次日手术特殊需求是否满足(如骨科和脑外科特殊体位的手术床准备)。

(二)手术当天
1.术前

(1)检查手术灭菌包的有效期和室内各类用物、仪器设备、医用气体是否齐全;调节室内温湿度,做好环境准备;检查室内恒温箱是否调节至适当温度。

(2)核对手术通知单无误后,由手术室工作人员(一般为工勤人员)至病房接手术患者;病房护士陪同手术患者至手术室半限制区,与手术室巡回护士进行手术患者交接,共同核对手术患者身份、手术信息、术前准备情况及所带入用物,正确填写《手术患者交接单》并签名,适时进行心理护理。

（3）手术室巡回护士护送下，将手术患者转运至手术间内手术床，做好防坠床措施。协助麻醉医师施行麻醉。

（4）按医嘱正确冲配抗生素，严格执行用药查对制度，并于划皮前30～60分钟给药。

（5）协助洗手护士穿无菌衣。提供手术操作中所需的无菌物品（如手套、缝针等）。

（6）与洗手护士共同执行《手术物品清点制度》。按规范正确清点纱布、器械、缝针等术中用物的数量、完整性，及时正确地记录清点内容，并签字。

（7）严格执行手术安全核查制度。在麻醉前、手术划皮前，手术室巡回护士、手术医师、麻醉医师、共同按《手术安全核查表》内容逐项核查确认，并签字。

（8）手术护理操作尽量在手术患者麻醉后进行。例如留置导尿管，放置肛温测温装置等，尽量减少手术患者的疼痛。操作时注意保护患者的隐私。

（9）正确放置手术体位，充分暴露手术野；妥善固定患者肢体，约束带松紧适宜，维持肢体功能位，防止受压；床单保持平整、干燥、无皱折；调节头架、手术操作台高度；调整无影灯位置、亮度。

（10）正确连接高频电刀、负压吸引、外科超声装置、腹腔镜等手术仪器设备，划皮前完成仪器设备自检，仪器脚踏放置在适宜的位置；完成手术仪器使用前准备工作，例如，正确粘贴高频电刀电极板、环扎止血仪器的止血袖带。

（11）督查手术人员执行无菌操作规范的情况，例如，手术医师外科洗手、手术部位皮肤消毒、铺无菌手术巾等操作，及时指出违规行为。

2.术中

（1）维持手术间室内环境整洁、安静、有序。严格督查手术医师、洗手护士、麻醉医师、参观手术人员、实习同学遵守无菌操作原则、消毒隔离制度和手术室参观制度。

（2）密切关注手术进展调整无影灯光，及时供给手术操作中临时需求的无菌物品（如器械、缝针、纱布、吻合器、植入物等），并记录。

（3）注意手术患者的生命体征波动。保持静脉输液通路、动静脉测压通路、导尿管等通畅；观察吸引瓶液量，及时提示手术医师术中出血量；定时检查调整手术患者的手术体位，防止闭合性压疮的发生。

（4）术中输液、输血、用药必须严格遵守用药查对制度。紧急情况下执行的术中口头医嘱，应复述2遍后经确认再执行，术后手术医师必须补医嘱。

（5）熟练操作术中所需仪器设备。例如，正确调节高频电刀、超声刀、心脏除颤仪等仪器设备的参数；变温毯的故障排除、电钻术中拆装等。

（6）手术中在非手术部位盖大小适宜的棉上衣保暖。术中冲洗体腔的盐水，水温必须在35～37℃。遇上大手术或年老体弱患者，根据现有条件，加用保温装置（温水循环热毯或热空气装置）。

（7）术中手术标本及时与洗手护士、手术医师核对后放入标本袋存放（特殊情况除外）。如手术标本需快速做冰冻切片检验，必须及早送检。

（8）术中发生应急事件（如停电、心脏停搏、变态反应等），应及时按照手术室应急预案，积极配合抢救，挽救患者生命。

（9）与洗手护士在关闭腔隙前、关闭腔隙后及缝皮后分别共同执行《手术物品清点制度》，按规范正确清点术中用物数量、完整、正确、及时、记录,并签字确认。

(10)准确及时书写各类手术室护理文件和表单。

3.术后

(1)协助医师包扎手术切口,擦净血迹,评估患者皮肤情况,采取保暖措施,妥善固定肢体,执行防坠床措施。固定各种引流管及其他管道,防止滑脱,待麻醉医师记录尿量后,将尿袋内的尿液放空。

(2)手术患者离开手术间前,手术室巡回护士、手术医师、麻醉医师、共同再按《手术安全核查表》《手术患者交接单》内容逐项核查、确认、签字。

(3)手术人员协同将手术患者安全转运至接送车。手术患者的病历、未用药品、影像学资料等物品随手术患者带回病房或监护室。护送手术患者离开手术室。

(4)严格执行手术室标本管理制度。手术室巡回护士、手术医师、洗手护士共同再次核对手术标本,正确保存、登记、送检。

(5)清洁、整理手术间设施、设备、仪器,填写使用情况登记手册。所有物品物归原位,更换手术床床单及被套,添加手术间常用的一次性灭菌物品,如手套、缝线等。若为感染手术,则按感染手术处理规范进行操作。

(6)正确填写各种手术收费单。

二、手术室洗手护士

(一)手术前一天

(1)了解手术情况:了解次日手术患者病情、手术方式、手术步骤及所需特殊器械、物品及仪器设备。

(2)协助巡回护士检查术前用物。

(二)手术当天

1.术前

(1)协助巡回护士检查灭菌器械、敷料包是否符合规范、准备齐全;准备手术所需一次性无菌用品,包括各类缝针、引流管、止血用物和特殊器械等。准备次日手术所用仪器、设备。

(2)严格按照查对制度检查无菌器械包和敷料包的有效期、包外化学指示胶带及外包装完整性,是否潮湿及被污染。在打开无菌器械包和敷料包后,检查包内化学指示卡。严格按照无菌原则,打开器械包和敷料包。

(3)提前15分钟按规范洗手、穿无菌手术衣、戴无菌手套。

(4)与巡回护士共同执行《手术物品清点制度》。按规范正确清点纱布、器械、缝针等术中用物的数量、完整性,按规范铺手术器械台。

(5)协助并督查手术医师按规范铺无菌巾,协助手术医师系无菌手术衣带、戴无菌手套。

(6)严格按照无菌原则将高频电刀、负压吸引、外科超声装置、腹腔镜等各种连接管路或手柄连接线交予巡回护士连接,并妥善固定在手术无菌区域。

2.术中

(1)严格执行无菌操作,遇打开空腔脏器的手术,需用无痛碘纱布垫于其周围。及时回收处理相关器械,关闭空腔脏器后更换手套和器械。

(2)密切关注手术进展及需求,主动、正确、及时地传递器械、敷料及针线等。

(3)及时取回暂时不用的器械,擦净血迹;及时收集线头;无菌巾一经浸湿,及时更换或加盖,手术全程保持手术操作台无菌、干燥、整洁。

(4)密切关注手术进展,若术中突发大出血、心搏骤停等意外情况,沉着冷静,积极配合手术。

(5)密切注意手术器械等物品的功能性与完整性,发现问题及时更换;规范精密器械的使用与操作。

(6)正确与手术医师核对并保管术中取下的标本,按标本管理制度及时交予巡回护士。

(7)妥善保管术中的自体骨、异体骨、移植组织或器官,不得遗失或污染。

(8)正确管理术中外科用电设备的使用,防止电灼伤患者和手术人员。

(9)术中手术台上需用药,按查对制度抽取药物,并传递于手术医师使用。

(10)术中需使用外科吻合器、手术植入物时,应及时向巡回护士通报型号、规格及数量,与手术医师、巡回护士共同核对后,方能在无菌区域使用。

(11)与巡回护士在关闭腔隙前、后及缝皮后分别按手术用物清点规范正确清点术中用物数量并检查完整性。

3.术后

(1)协助巡回护士做好手术患者的基础护理工作,并协助将患者安全转运至接送车上。

(2)按手术用物清点规范,在手术物品清点记录单上签字。

(3)与手术医师、巡回护士共同核对手术标本。

(4)对常规器械、专科器械和腹腔镜器械等进行规范清洗和处理,精密器械和贵重器械单独进行规范清洗和处理,若为感染手术,则按感染手术处理规范对器械、敷料等物品进行处理。

三、手术室器械护士

(1)每天上午检查灭菌物品的有效期、包外化学指示胶带及外包装情况;清点手术器械包与敷料包数量;及时补充添加一次性消毒灭菌物品。

(2)检查包装,保持灭菌区和无菌物品存放区清洁整齐,保持敷料柜、无菌用品柜上用物排列整齐、定位放置、标签醒目。无菌用品柜上的无菌包和一次性消毒灭菌物品按失效日期的先后顺序排列。

(3)检查与核对每包手术器械的清洁度、完好性,关节的灵活性,对损坏或功能不良的器械进行更换或及时送修。

(4)负责待灭菌器械及物品的包装,选择正确的包装方法及材料,按规定放置包外及包内化学指示物,并填写灭菌物品包装的标识,若遇硬质容器还应检查安全闭锁装置。

(5)负责每天对预真空压力蒸汽灭菌、过氧化氢低温等离子灭菌和环氧乙烷灭菌的技术操作,保证灭菌手术物品及时供应。

(6)根据手术通知单准备并发放次日手术用器械、敷料,如需特殊手术器械,应立即准备做灭菌处理并发放。如需植入物及植入性手术器械,应在生物监测合格后方可发放。

(7)负责外来器械及手术植入物的接收、清点、清洗、核对、消毒灭菌及监测登记发放工作。

(8)负责手术器械的借物管理,严格执行借物管理制度。

(9)对清洗、消毒、灭菌操作过程、日常监测和定期监测进行具有可追溯性的记录,负责保存清洗,消毒监测资料和记录≥6个月,保留灭菌质量监测资料和记录≥3年。

(10)专人负责管理精密器械与贵重器械,并督查各专科组员进行保养管理工作,并作相应记录。

(11)负责与各专科组长之间保持沟通,了解临床器械使用情况,每半年对器械进行一次保养工作。

(12)根据持续质量改进制度及措施,发现问题及时处理,认真执行灭菌物品召回制度。

四、手术室值班护士

(1)与日班护士交班前,完成手术间内基数物品、体位垫、贵重仪器及值班备用物品的清点核对,做到数量相符、定位放置并登记签名。核对所有术中留取标本,确认手术标本、病理申请单、标本送检登记本三者书写内容一致。

(2)与日班护士交班前,按次日手术通知单检查并核对次日手术所需器械、敷料及特殊手术用物;检查灭菌包有效期、灭菌效果及是否按失效日期进行先后顺序排列。

(3)与日班护士进行交接班,全面了解手术室内各种情况,做到心中有数。

(4)根据轻重缓急,合理安排并完成急诊手术,积极并正确应对可能出现的各种突发事件,遇有重大问题,及时与医院总值班人员或手术室护士长取得联系。

(5)仔细核对次日第一台手术患者的姓名、病区床号和住院号,如信息缺失或错误,应及时与相关病房护士和手术医师取得沟通。

(6)值班过程中,若接到次日选择性手术安排有改变通知,应及时汇报手术室护士长及麻醉科,征得同意,通知供应室,更换器械、敷料,准备特殊手术用物,并做好次日的晨交班。

(7)临睡前仔细巡视手术室,负责手术间内所有物品及仪器、设备归于原位。认真检查手术室内所有门窗、消防通道、水、电、中心供气、中心负压、灭菌锅等开关的关闭情况,及时发现问题,处理解决。

(8)次日晨巡视手术间,检查特殊手术用物是否处于备用状态(如 C 型臂机、显微镜、腹腔镜、体外变温毯等)。开启室内恒温箱,调节至适当温度并放置0.9%的生理盐水。检查洗手用品(如手刷、洗手液等)处于备用状态。

(9)负责检查待灭菌器械的灭菌状况,保证次日第一台手术器械的正常使用。

(10)按照手术通知单顺序,安排接手术患者。迎接第一台手术患者入室,核对手术患者身份、手术信息、术前准备情况及所带入用物,正确填写《手术患者交接单》并签名。做好防坠床和保暖工作,进行心理护理。

(11)完成手术室护理值班交班本的填写,要求书写认真,字迹清楚,简明扼要,内容包括值班手术情况及手术室巡视结果、物品及手术标本清点结果、当天手术器械及特殊手术用物准备情况等。

(12)第一值班护士参加手术室晨间交班,汇报相关值班内容。

五、手术室感染监控护士

(1)每天对含氯消毒剂进行浓度监测。至少每周1次对戊二醛浓度进行监测。每月对手术室空气、无菌物品及器械、化学灭菌剂、物体表面和手术人员手进行细菌培养监测。每半年对紫外线灯管强度进行监测。

(2)负责收集、整理、分析相关监测数据和结果,将化验报告单按时间顺序进行粘贴保存;一旦细菌培养监测不合格,应及时告知护士长,查明原因,采取有效措施后,再次进行细菌培养监测,直至培养合格。

(3)负责将细菌培养监测的数据和结果报告护士长和医院感染控制部门。

(4)监督和检查手术室消毒隔离措施及手术人员无菌操作技术,对违反操作规程或可能污染环节应及时纠正,并与护士长一同制订有效防范措施。

(5)完成手术室及医院感染知识的宣传和教育工作。

六、手术室护理教学工作

(1)根据手术室护理教学计划与实习大纲及实习护生学历层次,制订手术室临床带教计划,包括确立具体教学目标、教学任务、考核内容与方法,并安排教学日程。

(2)完成手术室环境、规章制度、手术室工作内容、常用手术器械物品、手术体位、基本手术配合等手术室专科理论教学,达到手术室护理教学计划与实习大纲的要求。

(3)进行手术室专科操作技能教学,完成外科洗手、铺无菌器械台等基本手术室操作的示教与指导;带领实习护生熟悉各种中小手术的洗手及巡回工作,并逐步带教实习护生独立参加常见中小手术的洗手工作。

(4)带领实习护生参与腹腔镜、泌尿科、脑外科、胸骨科等大型疑难手术的见习教学。

(5)带领实习护生参与供应室工作,完成供应室布局、器械护士工作内容、常用消毒灭菌方法及监测等理论教学,并指导实习护生参与待灭菌器械及物品的包装等操作。

(6)开展手术室专科安全理论教育,防止实习护生发生护理差错和事故。

(7)及时与手术室护士、实习护生进行沟通,了解实习护生学习效果,反馈信息和思想动态,及时并正确解答实习护生提问,满足合理学习要求。

(8)负责组织实习护生总复习,完成手术室专业理论、专科技术操作考核;完成《实习考核与鉴定意见》的填写。

(9)对实习护生进行评教评学,征求实习护生对手术室护理教学及管理的建议和意见,提出整改措施,及时向护士长及科护士长反映实习期间存在的情况。

七、手术室护理管理工作

手术室护士长作为手术室的主要管理者,全面负责手术室的护理管理工作,保证手术室高质量的工作效率和有效运转。

(1)全面负责手术室的护理行政管理、临床护理管理、护理教研管理及对外交流。

(2)制订手术室护理工作制度和各级各班各岗位护理人员职责、手术室护理操作常规、护理质量考核标准,督查执行情况,并进行考核。负责组织手术室工勤人员的培训和考核。

(3)合理进行手术室护理人员排班,根据人员情况和手术特点科学地进行人力资源调配。定期评估人力资源使用情况,负责向护理部提交人力资源申请计划。合理进行手术室人才梯队建设。

(4)每天巡视、检查并评估手术配合护理质量和岗位职责履行情况,参加并指导临床工作。检查手术室环境清洁卫生和消毒工作,检查工勤人员工作质量。

(5)定期组织与开展科室的业务学习并进行考核,关注学科及专业的发展动态。负责组织和领导科室的护理科研普及推广和护理新技术应用。

(6)对手术室护理工作中发生的隐患、差错或意外特殊事件,组织相关人员分析原因并提出整改措施和处理意见,并及时上报护理部。

(7)填报各类手术量统计报表,与手术医师及其他科室领导进行沟通和合作。

(8)负责手术室仪器设备、手术器械购置前的评估和申报。定期检查并核对科室物资、一次性耗材的领用和耗用情况,做好登记,控制成本。

(梁 行)

第二节 妇产科手术的护理

妇产科是临床医学四大主要学科之一,主要研究女性生殖器官疾病的病因、病理、诊断及防治,妊娠、分娩的生理和病理变化,妇科手术主要包括治疗女性生殖系统的疾病即为妇科疾病,如外阴疾病、阴道疾病、子宫疾病、输卵管疾病、卵巢疾病等;产科包括高危妊娠及难产的预防和诊治,女性生殖内分泌,计划生育及妇女保健等。下面以几个经典的手术为例,介绍手术的护理配合。

一、剖宫产手术的护理配合

剖宫产是指妊娠28周后切开腹壁及子宫,取出胎儿及胎盘的手术。剖宫产术式有子宫下段剖宫产(横切口)、子宫体部剖宫产(纵切口)。由于某种原因,绝对不可能从阴道分娩时,如头盆不称、宫缩乏力、胎位异常、瘢痕子宫、胎儿窘迫等,应及时施行剖宫产手术以挽救母婴生命。如果施行选择性剖宫产,于宫缩尚未开始前就已施行手术,可以免去母亲遭受阵痛之苦。剖宫产是一种手术,有相应的危险性,如出血、膀胱损伤、损伤胎儿、宫腔感染、腹壁切开感染等,故施术前必须慎重考虑。

(一)主要手术步骤及护理配合

1.手术前准备

(1)手术患者接入手术室后,护士应在第一时间给予心理护理支持,缓解其紧张情绪及可能因宫缩导致的疼痛。

(2)协助手术患者转移至手术床,并固定扎脚带予以解释,防止坠床意外的发生。

(3)核对缩宫素等子宫兴奋类药物及剖宫产特殊用物,如产包、婴儿吸痰管等是否携带齐全。

(4)手术患者取侧卧位行腰麻即蛛网膜下腔麻醉或持续硬膜外腔阻滞麻醉,手术室护士站于患者身前,防止其坠床的同时,指导其正确放置麻醉体位。麻醉完毕起效后,患者改体位为仰卧位,巡回护士置导尿管并固定。

(5)手术切口周围皮肤消毒范围为:上至剑突、下至大腿上1/3,两侧至腋中线。按照腹部正中切口手术铺巾法建立无菌区域。

2.主要手术步骤

(1)经下腹横切口开腹:传递22号大圆刀切开皮肤及皮下组织,传递中弯血管钳、组织剪剪开筋膜,钝性分离腹直肌,遇有血管应避开或用慕丝线做结扎。

(2)暴露子宫下段:传递解剖剪剪开腹膜,同时传递长平镊,配合剪开一小口,然后术者将左手中指或示指伸入切口,在左手的引导下剪开腹膜至适当长度;传递双头腹腔拉钩牵开,暴露子宫。

(3)切开子宫:传递新的一把22号大圆刀,于子宫下段切开一小口,递中弯血管钳刺破胎膜,吸引器吸净羊水,钝性撕开或传递子宫剪剪开切口10~12 cm。

(4)娩出胎儿:移除切口周围的金属器械及电刀,防止意外损伤娩出的胎儿。手术医师一人手压宫底,一人手伸入宫腔将胎儿娩出。如胎儿过大无法娩出时,传递产钳协助娩出胎儿(图14-1)。

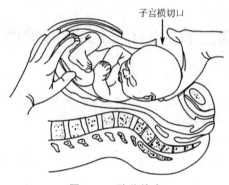

图14-1 胎儿娩出

(5)胎儿脐带处理:传递中弯血管钳2把依次钳夹脐带,传递组织剪剪断,同时传递组织钳夹闭子宫壁静脉窦。

(6)胎盘娩出:传递抽配有20 U缩宫素的10 mL注射针筒,注射于子宫壁肌层;娩出胎盘,传递弯盘接取;传递纱垫清理宫腔。将置有胎盘的弯盘放于无菌桌,防止污染,以备手术医师检查胎盘的完整性。

(7)缝合子宫:子宫进行两层缝合,传递可吸收缝线,第一次全层连续缝合,第二次缝合浆膜肌层包埋缝合。

(8)缝合切口:首先缝合腹膜,间断缝合筋膜及肌肉,间断缝合皮下组织,最后用皮内缝线缝皮肤,缝皮肤时要将创缘内翻,否则会影响创口愈合,使疗程延长。

3.术后处置

术后注意保护患者的隐私,更换潮湿的床单位,同时做好保暖工作。待手术患者情况稳定后,送入病房,对未使用的子宫兴奋类药物进行交接。

(二)围术期中特殊情况及处理

1.防止子宫切口污染

胎儿如术前发生宫内窘迫,则会由于缺氧引起迷走神经兴奋,肠蠕动亢进,肛门括约肌松弛,导致娩出时会有胎粪排出。因此在切开子宫、吸净羊水、暴露胎儿后,洗手护士应准备一块无菌大布垫给手术医师备用,在胎儿娩出前将布垫覆盖胎儿臀部,防止胎粪排出污染。如术中怀疑有手术器械、纱布或无菌巾沾染到胎粪应立即更换,并更换手套,防止发生切口污染。

2.手术区域无菌和干燥的保持方法

巡回护士在术前物品准备时要检查负压吸引器的负压状况,保证吸引器正常工作。手术医师准备切开子宫时,巡回护士再次查看吸引器的连接是否良好,洗手护士查看负压吸引是否正常,如吸引器出现故障,应立即告知医师,暂缓切开子宫,并马上处理故障。切开子宫后,应尽量先将羊水吸净后再娩出胎儿,胎儿娩出时,洗手护士配合将残留的羊水吸净,如手术区域上无菌巾潮湿应加铺无菌巾,保证手术区域无菌和干燥。

3.剖宫产术中大出血

在剖宫产术中,产妇出现头晕,乏力,畏寒等症状时,极有可能是因为术中子宫大量出血所致。巡回护士应及时发现产妇体征,准确配合手术医师处理出血症状,具体步骤如下。

(1)观察手术患者情况:做好心理护理,注意保暖,室温应保持在 26～28 ℃,巡回护士做好各类手术用物如药品、器械、血制品的协调与供给。

(2)按摩子宫、进行热敷:备热盐水纱布(水温 60～70 ℃),覆盖在宫体上,手术医师均匀、有节律地按摩子宫,随时更换热盐水纱布,保持有效热敷。

(3)保持胎盘无菌:洗手护士将胎盘放于无菌手术台的弯盘内,以备医师检查胎盘的完整性。

(4)遵医嘱正确用药:巡回护士备好子宫兴奋药物如缩宫素、卡孕栓等,缩宫素为子宫壁肌层注射或静脉滴注,卡孕栓为舌下含服,巡回护士应指导手术患者正确服用卡孕栓。术中执行口头医嘱时,巡回护士应复述一遍,包括药名、浓度、剂量和用法,确认后执行,执行完后应告手术医师,以便查看疗效。

(5)及时提供所需手术物品:手术医师迅速缝合子宫切口,恢复子宫的完整性,有利于子宫收缩止血,护士必须积极主动地提供所需物品,保证吸引器的正常使用,吸引瓶满及时更换。

(6)积极配合抢救:对于难以控制并危及产妇生命的术中大出血,在积极输血,补充血容量同时施行子宫切除术或子宫次全切除术,巡回护士需及时准备各类抢救器械及物品。

(7)评估出血量:巡回护士必须准确评估出血量,及时告知医师。

(8)做好护理记录:认真清点物品,术中添加纱布、器械等须及时清点记录;术中输血应按流程核对并签名,同时记录在手术护理记录单上;术中遇口头医嘱,巡回护士应于术后第一时间要求手术医师补全医嘱。

4.评估手术患者出血量

通常,手术过程中出血量包括负压吸引瓶内的血量及纱布所含血量,吸引瓶内的血量＝吸引瓶内总量－冲洗液量－其他液体量。剖宫产胎儿娩出时,大量的羊水被吸引器吸至吸引瓶内,而术中子宫出血多在胎儿娩出后,因此巡回护士应在胎儿娩出后开始计算负压吸引瓶内液体量。术中计算出血量时,应尽量使用干纱布,纱布所含血量＝使用后纱布的重量－干纱布的重量,重量单位为 g,1 mL 血液约以 1 g 计算。

二、全子宫切除术的护理配合

子宫是女性生殖器中的一个重要器官,其产生月经和孕育胎儿。子宫位于骨盆腔中央,在膀胱与直肠之间,宫腔呈倒置三角形,深约 6 cm,上方两角为"子宫角",通向输卵管和卵巢。全子宫切除术多用于子宫肌瘤、子宫恶性肿瘤及某些子宫出血和附件病变等。

(一)主要手术步骤及护理配合

1.手术前准备

患者行全身麻醉,取膀胱截石位。切口周围皮肤消毒范围为:上至剑突、下至大腿上 1/3,两侧至腋中线。手术铺巾,建立无菌区。

2.主要手术步骤

(1)切口:传递 22 号大圆刀,取下腹正中切口,从脐下至耻骨联合上缘。

（2）暴露子宫：传递两把中弯血管钳夹持宫角，上提子宫。

（3）切断子宫韧带及子宫动静脉：传递中弯血管钳2把钳夹，组织剪剪断，常规传递7号慕丝线缝扎或结扎子宫阔韧带及圆韧带。

（4）游离子宫体：传递解剖剪，剪开子宫膀胱腹膜反折，传递中弯血管钳2把钳夹，主韧带组织剪剪断，7号慕丝线缝扎。

（5）环切阴道，移除子宫：传递条形纱布围绕子宫颈切口下方，传递22号大圆刀片切开阴道前壁，传递组织剪将阴道穹隆剪开，切除子宫。

（6）消毒阴道残端并缝合：递碘伏棉球消毒阴道残端，传递组织钳钳夹阴道边缘，传递可吸收缝线连续缝合阴道残端。

（7）关腹：递生理盐水冲洗盆腔，止血，关腹。

3.术后处置

手术结束巡回护士检查手术患者皮肤，待患者情况稳定后，送入病房，进行交接；处理术后器械及物品。

（二）围术期特殊情况及处理

1.放置截石位

护士在术前协助医师，麻醉师摆放患者体位时，不仅需注意摆放的体位要利于手术区域的充分暴露，同时，也应注意保护患者的隐私及舒适度。具体操作步骤如下。

（1）术前手术患者准备：手术患者平卧于手术床，巡回护士协助脱去长裤，穿上腿套。向手术患者说明由于手术需要需放置截石位，为了保护皮肤及神经、关节，要脱去长裤，穿上腿套。同时护士应注意保护患者的隐私，及时为其盖好被子。

（2）放置搁脚架：在近髋关节平面放置搁脚架，支架高低角度调节关节和腿托倾斜角度调节关节要确保固定。

（3）放置体位：待手术患者麻醉后将其双手交叉放于胸前，注意不要压迫或牵拉输液皮条，麻醉医师保护好患者的头、颈部，固定好气管导管，防止移动时气管插管与氧气管脱离，手术医师站手术患者臀部位置，护士站床尾，一起将手术患者抬起并下移，使骶尾部平于背板下缘；将患者两腿曲髋、膝放在搁脚架上；要求腿托应托在小腿处，大腿与小腿纵轴应成90°～100°，两腿外展，放置成60°～90°。

（4）固定：约束带固定两侧膝关节，保持约束带平整，松紧适宜。

（5）铺巾：手术切口在腹部，切口铺巾的方法同腹部手术铺巾，洗手护士依次递3块无菌巾，折边朝向手术医师，分别铺盖切口的下方、对方、上方；第四块无菌巾折边朝向自己，铺盖切口同侧，4把巾钳固定；患者会阴部不进行手术，铺巾时遮盖会阴；然后递中单垫臀下，双脚套无菌脚套，从脚遮盖到腹股沟；再铺整块大孔巾遮盖全身；巡回护士协助套托盘套，将托盘置于患者右膝上方。

2.防止术中感染

子宫残端与外界相通，视为污染区域。因此，洗手护士应配合手术医师做好管理工作，防止污染播散：①在切开阴道前壁前，先递条形纱布给手术医师，将其围绕子宫颈切口下方，以防止阴道分泌物污染创面。②备碘伏（含0.02%～0.05%聚维酮碘）棉球，待子宫移除后，递给医师消毒宫颈残端。③接触宫颈残端的器械均视为污染器械，包括切开阴道前壁的22号大圆刀、剪开阴道穹隆组织剪、钳夹阴道边缘的组织钳及缝合残端的持针器，都必须与无菌器械分开放置、不再使用,但必须妥善放置以备清点。④宫颈残端缝合后,温生理盐水冲洗盆腔,手术医师、洗手护士更换手套,再行关腹。

（梁　行）

第三节　骨科手术的护理

由于交通意外、工业和建筑业事故、运动损伤的增多及人口老龄化,各种自然灾害等因素,导致高危、复杂的创伤越来越多。如果伤者得不到及时、有效的处理和治疗,将导致患者的终身残疾,甚至死亡,这给患者本人、家庭、社会带来沉重的负担。骨科在解剖学、生物力学和生物材料学研究的基础上,对手术方式、内固定材料不断进行新的尝试;近年来国内外信息、学术交流频繁;同时,高清晰度的 X 线片、CT、MRI 在骨科领域被广泛应用,使得骨科手术技术不断更新、变化、提高。下面介绍两例常见骨科手术的护理配合。

一、髋关节置换手术的护理配合

股骨颈骨折、髋关节脱位、髋臼骨折、股骨头骺滑脱等髋关节骨折的病例中,最常见的并发症为创伤导致的血供中断,导致股骨头缺血性坏死。股骨头缺血性坏死进一步发展,会出现软骨下骨折、股骨头塌陷,最终导致严重的骨性关节炎。患者丧失生活和劳动能力。全髋关节置换术用于治疗股骨头缺血性坏死晚期继发严重的髋关节性关节炎患者,临床取得积极的效果,目前已成为治疗晚期股骨头坏死的标准方法。

(一)主要手术步骤及护理配合

1.手术前准备

手术患者取 90°侧卧位(图 14-2),行全身麻醉或椎管内麻醉。切口周围皮肤消毒范围为:上至剑突、下过膝关节,两侧过身体中线。按照髋关节手术铺巾法建立无菌区域。

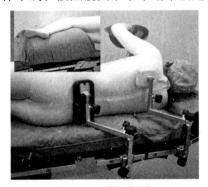

图 14-2　体位摆放

2.手术主要步骤

(1)显露关节囊:髋关节外侧切口(图 14-3),传递 22 号大圆刀切开皮肤,电刀止血,切开臀中肌,臀外侧肌(图 14-4),显露关节囊外侧(图 14-5)。

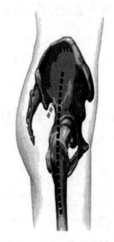

图 14-3　髋关节外侧切口

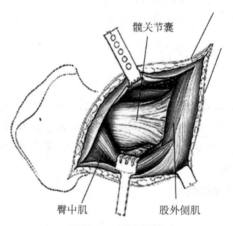

图 14-4　臀外侧肌

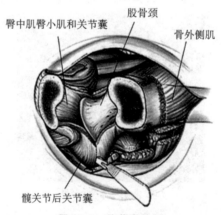

图 14-5　关节囊外侧

　　(2)打开关节囊(图 14-6):电刀切开,传递有齿血管钳钳夹,切除关节囊。传递 S 形拉钩和 HOMAN 拉钩牵开,充分暴露髋关节并暴露髋臼。

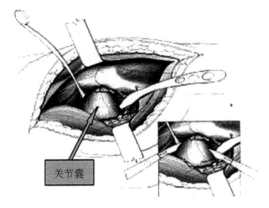

图 14-6 关节囊示意图

(3)取出股骨头:股骨颈与大转子移行部用电锯离断股骨颈,用取头器取出股骨头,取下的股骨头用生理盐水纱布包裹保存,以备植骨。

(4)髋臼置换。①削磨髋臼:将合适的髋臼磨与动力钻连接好递与术者,髋臼锉使用顺序为由小到大;削磨髋臼至髋臼壁周围露出健康骨松质为止,冲洗打磨的骨屑并吸引干净,使用蘑菇形吸引可有效防止骨屑堵塞吸引管路。②安装髋臼杯假体:选择与最后一次髋臼锉型号相同的髋臼杯,将髋臼杯安装底盘与螺纹内接杆连接,完成整体相连;将髋臼杯置于已锉好的髋臼中心,用45°调整角度,将髋臼杯旋入至髋臼杯顶部使其完全接触;关闭髋臼杯底部三个窗口,用打入器将与髋臼杯型号一致的聚乙烯臼衬轻扣入内,并检查臼衬以确保其牢固性。

(5)股骨假体柄置换。①扩髓:内收外旋患肢,用 HOMAN 拉钩暴露股骨近端,用开髓器贴近股骨后方骨皮质开髓;将髓腔锉与滑动锤连接,用滑动锤打入髓腔锉,直至髓腔锉与骨皮质完全接触。在整个扩髓过程中,使用髓腔锉原则为由小到大,逐渐递增地进行使用。②安装假体柄:用轴向打入器将假体试柄打入股骨干髓腔内;安装合适的试头;复位器复位;确定假体柄、假体头的型号后逐一取出假体试头、假体试柄;冲洗髓腔并擦干。③安装假体:将与试柄型号相同的假体打入髓腔(方法同安装试柄、试头),假体进入后进行患肢复位,检查关节紧张度和活动范围。注意在置换陶瓷头的假体时必须使用有塑料垫的打入器,以免打入时损坏陶瓷头。④缝合伤口:缝合伤口前可根据实际情况在关节腔内和深筋膜浅层放引流管;然后对关节囊、肌肉层、皮下组织、皮肤等进行逐层缝合。

3.术后处置

为患者擦净伤口周围血迹并包扎伤口;检查皮肤受压情况,固定引流管,护送患者入复苏室进行交接。处理术后器械及物品。

(二)围术期特殊情况及处理

1.对全髋置换的手术患者进行风险评估

股骨头缺血性坏死的疾病有一个渐进的演变过程,患者大多为高龄老人,又有功能障碍或卧床史,术中可能出现各种并发症,甚至心跳呼吸骤停。所以要对患者进行风险评估,评估重点内容如下:①有无皮肤完整性受损的风险。②有无下肢静脉血栓形成的风险。③有无坠床的风险。④有无假体脱位的风险。

2.防止髋关节手术部位错误

髋关节为人体左右侧对称部位,易发生手术部位错误的事故。故在全髋关节置换手术前必须严格实施手术部位确认,具体措施如下。

(1)手术图谱:术前主刀医师根据影像诊断与患者及其家属共同确认手术部位,并在图谱的相应部位做好标识,让患者及家属再次确认后,在图谱的下方签名。

(2)标识部位:术前谈话时,在手术图谱确认后,主刀医师用记号笔在患者对应侧的手术部位画上标识。

(3)术前核对:巡回护士与主刀医师、麻醉师共同将手术图谱与患者肢体上手术部位标记进行核对,同时,让可以配合的手术患者口述手术部位。任何环节核对时如有不符,先暂停手术,必须核对无误后再行手术。

3.对外来器械进行管理

用于髋关节置换的特殊工具和器械由医疗器械生产厂家提供,不归属于医院,属于外来器械。如果对于外来器械疏于管理,必将造成手术患者术后感染等一系列严重的并发症,这对于手术患者和术者都无疑是"一场灾难"。因此,外来器械送入手术室后,必须严格按照外来器械使用流程进行管理,包括外来器械的准入、接受、清洗、包装、灭菌和取回。每一环节都应严格按照相关流程执行。

4.预防髋关节假体脱位

手术团队人员掌握正确的搬运方法是杜绝意外发生的关键。按常规搬运方法搬运全髋关节置换术后的手术患者,会因为搬运不当造成手术患者的假体脱位。

(1)团队分工:麻醉师负责头部,保证气管插管的通畅;手术医师负责下肢;巡回护士负责维持引流管路,防止滑脱;工勤人员负责平移手术患者至推床。

(2)要求:手术患者身体呈水平位移动,双腿分开同肩宽,双脚外展呈"外八字"。避免搬运时手术患者脚尖相对,造成假体脱位。

二、下肢骨折内固定手术的护理配合

骨折的患者往往有外伤史,详细了解患者受伤的时间、地点、受伤的力点、受伤的方式(如高空坠落、机器碾压、车祸撞击、运动损伤、跌倒等)、直接还是间接致伤、闭合性还是开放性伤口及伤口污染程度等可以协助诊断,对采取合适的治疗方法起着决定性作用。患者无论发生在骨、骨骺板或关节等处的骨折,都包含骨皮质、骨小梁的中断,同时伴有不同程度的骨膜、韧带、肌腱、肌肉、血管、神经、关节囊的损伤。骨折的诊断主要依据病史、损伤的临床表现、特有体征、X线片。在诊断骨折的同时要及时发现多发伤、合并伤等,避免漏诊。

(一)主要手术步骤及护理配合

1.手术前准备

(1)体位与铺单:患者采取全身麻醉,仰卧位,消毒范围为伤侧肢体,一般上下各超过一个关节,按下肢常规铺巾后实施手术。

(2)创面冲洗:为防止感染,必须对创面进行重新冲洗,常规采用以下消毒液体:①0.9%生理盐水:20 000～50 000 mL,冲洗的液体量视创面的洁净度而定,不可使用低渗或高渗的液体冲洗,以免引起创面组织细胞的水肿或脱水。②过氧化氢(H_2O_2):软组织、肌肉层用 H_2O_2 冲洗,使 H_2O_2 与肌层及软组织充分接触,以杀灭厌氧菌。③灭菌皂液:去除创面上的油污。

(3)使用电动空气止血仪:正确放置气囊袖带,并操作电动空气止血仪,压迫并暂时性阻断肢体血流,达到最大限度制止创面出血并提供清晰无血流的手术视野,同时防止电动空气止血仪使用不当造成手术患者的损伤。

2.主要手术步骤

(1)暴露胫骨干:传递 22 号大圆刀切开皮肤,电刀切开皮下组织、深筋膜,暴露胫骨干。

(2)骨折端复位:清理骨折端血凝块,暴露外侧骨折端;点式复位钳 2 把提起骨折处两端,对齐进行骨折端复位。

(3)骨折内固定。①选择器械:备齐钢板固定需要的所有特殊器械。②选择钢板:选择合适钢板,折弯成合适的角度。③固定钢板:斜面骨折处上采用拉力螺钉起固定作用,依次采用钻孔、测深、螺丝钉转孔、上螺丝固定几个步骤。④固定钢板:依相同方法上螺钉固定钢板。⑤缝合伤口:冲洗伤口,放置引流,然后对肌肉层、皮下组织、皮肤等进行逐层缝合。

3.术后处置

为手术患者擦净伤口周围血迹并包扎伤口;检查皮肤受压情况,固定引流管,送回病房并进行交接。处理术后器械及物品。

(二)围术期特殊情况及处理

1.用空气止血仪减少伤口出血

空气止血仪具有良好的止血效能,如伤口依旧出血不止,则应按照上述规定,检查仪器的使用方法是否正确、运转是否正常等。

(1)袖带是否漏气:因为一旦漏气,空气止血仪的压力就会下降,止血仪将肢体浅表的静脉,但深层的动脉未被压迫,这样导致患者手术部位的出血要比不上止血带时更多。此时,应该更换空气止血仪的袖带,重新调节压力、计算时间。

(2)开放性创伤时袖带是否正确使用:开放性创伤的肢体在使用空气止血带前一般不用橡胶弹力驱血带,因此手术开始划皮后切口会有少量出血,这是正常的。为了减少出血,可先抬高肢体,使肢体静脉血回流后再使用空气止血带。

2.术中电钻发生故障的原因

电钻发生故障的原因较多,手术室护士可采取以下方法进行排除,必要时更换电池或电钻,以便手术顺利进行。

(1)电池故障:①电池未及时充电或充电不完全。②电池使用期限已到,未及时更换以至于无法再充电。③电池灭菌方法错误造成电池损坏。

(2)电钻故障:①钻头内的血迹未及时清理,灭菌后形成血凝块,增加电钻做功的阻力,降低钻速。②操作不当,误碰到保险锁扣,电钻停止转动。③电钻与电池的接触不好。

3.有效防止螺旋钻头意外折断

手术医师在使用电钻为固定钢板的螺钉钻孔时,可能会出现螺旋钻头断于患者体内的情况,这不仅会损伤手术患者,也浪费手术器材。为防止此类事件,洗手护士应该做到以下几点。

(1)术前完成钻头的检查:①钻头的锋利程度。②钻头本身是否有裂缝或损坏。③钻头是否发生弯曲变形。

(2)使用套筒:使用钻头钻孔时必须带套筒,防止钻头与手术患者的骨皮质成角而发生断裂。

(3)防止电钻摩擦生热:使用电钻钻孔时,洗手护士应及时注水,以降低钻头与骨摩擦产生的热量,这样既可有效防止钻头断裂,又可降低钻孔处骨的热源性损伤。

（梁　行）

参 考 文 献

[1] 王虹.实用临床护理指南[M].天津:天津科学技术出版社,2020.

[2] 雷颖.基础护理技术与专科护理实践[M].开封:河南大学出版社,2020.

[3] 张晓霞,于丽丽.外科护理[M].济南:山东人民出版社,2021.

[4] 杜映荣.实用肝病临床护理[M].昆明:云南科技出版社,2020.

[5] 程宁宁.临床专科护理实践[M].沈阳:沈阳出版社,2020.

[6] 丁明星,彭兰,姚水洪.基础医学与护理[M].北京:高等教育出版社,2021.

[7] 李代强.儿科护理[M].北京:人民卫生出版社,2019.

[8] 肖娟.实用护理技术与专科护理规范[M].长春:吉林科学技术出版社,2020.

[9] 王钰,王丽华,吴鹏飞.急救护理学[M].镇江:江苏大学出版社,2020.

[10] 陈凌,杨满青,林丽霞.心血管疾病临床护理[M].广州:广东科学技术出版社,2021.

[11] 张秀萍.外科疾病临床护理[M].天津:天津科学技术出版社,2020.

[12] 张薇薇.基础护理技术与各科护理实践[M].开封:河南大学出版社,2021.

[13] 邢爱红,王君华.基础护理技术[M].北京:科学出版社,2020.

[14] 张鸿敏.现代临床护理实践[M].长春:吉林科学技术出版社,2019.

[15] 马普红,王艳娟.护理临床与实践[M].长春:吉林科学技术出版社,2020.

[16] 马晓霞.实用临床护理技术[M].长春:吉林科学技术出版社,2019.

[17] 董玲.综合护理实践[M].北京:人民卫生出版社,2020.

[18] 鲁昌盛.外科护理[M].长沙:中南大学出版社,2019.

[19] 程娟.临床专科护理理论与实践[M].开封:河南大学出版社,2020.

[20] 刘端海,洪珍兰.护理心理学[M].武汉:华中科学技术大学出版社,2020.

[21] 刘峥.临床专科疾病护理要点[M].开封:河南大学出版社,2021.

[22] 王丽.常见护理疾病诊疗学[M].昆明:云南科技出版社,2020.

[23] 李艳丽.实用护理操作与规范[M].长春:吉林科学技术出版社,2019.

[24] 刘爱杰,张芙蓉,景莉,等.实用常见疾病护理[M].青岛:中国海洋大学出版社,2021.

[25] 陈晓.临床实用护理操作[M].北京:科学技术文献出版社,2020.

[26] 胡卓弟.实用临床护理技术[M].长春:吉林科学技术出版社,2019.

[27] 沈晓岑,王雪菲.护理综合技能实训[M].武汉:华中科技大学出版社,2019.

[28] 刘敏,刘树淼.外科护理技术[M].上海:上海科学技术出版社,2020.

[29] 吴雯婷.实用临床护理技术与护理管理[M].北京:中国纺织出版社,2021.

[30] 吴欣娟.临床护理常规[M].北京:中国医药科技出版社,2020.

[31] 郝翠平.临床疾病基础护理[M].北京:科学技术文献出版社,2020.

[32] 潘洪燕,龚姝,刘清林,等.实用专科护理技能与应用[M].北京:科学技术文献出版社,2020.

[33] 黄俊蕾,赵娜,李丽沙.新编实用临床与护理[M].青岛:中国海洋大学出版社,2019.

[34] 刘楠楠.内科护理[M].北京:人民卫生出版社,2021.

[35] 万霞.现代专科护理及护理实践[M].开封:河南大学出版社,2020.

[36] 林红.舒适护理在阑尾炎手术护理中的应用[J].中国医药指南,2020,18(3):337-338.

[37] 韦丽艳,罗婷.甲状腺功能5项在甲状腺疾病鉴别诊断中的应用价值[J].现代医学与健康研究电子杂志,2020,4(1):150-151.

[38] 邹丹.妇产科护理的主要感染问题及应对措施[J].基层医学论坛,2021,25(2):281-283.

[39] 王朝阳,于静,舒玲,等.手术室专科护理质量指标体系的构建及应用[J].齐鲁护理杂志,2020,26(10):131-133.

[40] 冯笑.内科护理沟通中存在的问题及解决措施[J].世界最新医学信息文摘,2021,21(30):164-165.